図説 道教医学
東洋思想の淵源を学ぶ

吉元昭治著

勉誠出版

はじめに

「道教医学」について、筆者は長い間研究を重ねてきた。当初は道教と医学を結びつけたものが、「道教医学」だと認識していた。しかしこれだけでは、「道教医学」の真の理解にはならないという事に気付いた。

はじめに自然に対する畏れと敬いがあり、人は、何故病気となり、また、生れ死んでいくのかと考えるようになる。そして人の智力ではどうにもならないものの存在、万事を司るものの存在に思い至り、生れつき定まっている運命(宿命)と天から下された運命(天運)という概念が生まれた。天は神であり、病気もこれらの影響、支配の下にあると考える。そして、天や神を祀り、病など災害を敬して遠ざける願いがおこる。祈りであり、宗教の初まりである。宗教は生と死の問題を追及していったから、死の問題は宗教に、生の問題は医学がつかさどる事になる。中国においては生を追求した医学は道教であり、そのもとは道家を中心とした自然観より発展している。

中国の宗教、思想や医学という大樹の前に立ったとき、我々は目先の葉・枝・幹位しか見ていない。つまり根を見ていない。根は樹の栄養源である。根がしっかりしていないと、枝葉は繁らず、栄養も行きわたらなくなりやがて枯死して斃れてしまう。同じように我々もこれらの思想、宗教と医学の共通根を見極めて、大樹を眺める必要がある。

本書は、医学、医療にたずさわる人、いわゆる東洋医学に関心をおもちの方、もしくは、すでに日常診療で活躍されている方に、ぜひ御一読願って、ともすれば忘れがちである中国医学の根底にあるものが何んであるのかを分っていただきたいと願って編んだものである。

中国は古くて広い。とりあげた時代は有史以前から、中国古代医学や道教の姿をとどめている唐代頃まで、地勢的には西北地方から黄河下流域、いわゆる中原を中心にしている。古代殷・周・秦は西→東の抗争があった頃である。そして、後ちの金・元・清には北→南の異民族の侵入があった。この金元時代は中国医学が古代医学から訣別した時期に当たり、この頃には分化し現在の中国医学の形になるので

(1)

ある。

　医学は単に独りでなりたったのではない。医学古典をひもといてその字句の解釈、成立(勿論、第一に重要である)をみるだけでは表層的で真の理解とはならない。それぞれの時代ごとの歴史的背景——政治・経済・地理・社会環境・人々の暮し方や、人々の理想社会等を綜合して考える必要がある。そこで初めて医学の思想・背景が生きてくる。中でも宗教と医学の関係は重要で、筆者はこの点について長く発表・論文執筆・出版等を重ねたが、何故か東アジア全般では評価されているのに、独り我が国ではこの方面の研究は皆無に等しい(養生方面の研究は豊富だが)。旧著『道教と不老長寿の医学』を世に問いてから、すでに30年の時間が流れた。よって、もう一度筆者の考えをまとめて世に問うため、筆を新たにし、各方面より検討を加え、基礎的な点にふれ、平易な文にして書き上げた。今後この方面の研究がおこり、発展し、拡っていくことを切望している。読者諸氏の共感を得られたら幸い、これにすぎるものはない。

　なお、以前に刊行した『「道蔵」等中国医学関係経典索引』を合本した。道教医学の理解と活用に資するものであるので、ご利用いただけたらこの上なく有難い。なお、ほぼ同時に、『表解　素問・霊枢』『字句章句』『分解　素問・霊枢』『表解　神農本草経』を医聖社をわずらわせて発刊した。併せて参照していただければ幸いである。

　　　　　　　　　　　　　　　　　　　　　　　　著　者　識

目　次

はじめに ………………………………………………………………………………… (1)

本 文 篇

I. 歴史と文明 ……………………………………………………………………… 3

I-1. 歴史と文明 ……………………………………………………………… 3

I-2. 人はどのようにしてこの世に生れたか？ ………………………… 4

I-3. 母系と父系 ……………………………………………………………… 5

I-4. 神話・伝説 ……………………………………………………………… 5

I-5. この章のまとめ ……………………………………………………… 11

II. 自然観 …………………………………………………………………………… 12

II-1. 天地人 …………………………………………………………………… 12

II-2. 『黄帝内経』『素問』『霊枢』 ………………………………………… 13

II-3. 三百六十五 …………………………………………………………… 16

II-4. 腰以上、腰以下、天枢 ……………………………………………… 17

II-5. その他の古典から …………………………………………………… 17

III. 平衡理論 ……………………………………………………………………… 24

IV. 陰陽説 …………………………………………………………………………… 25

V. 五行説 …………………………………………………………………………… 26

V-1. 五行説の変遷 ………………………………………………………… 27

V-2. 各家の五行説 ………………………………………………………… 28

V-3. この章のまとめ ……………………………………………………… 51

VI. 易・干支 ························ 52

VI-1. 十干・十二支などの一覧 ···················· 52

VI-2. 医易同源 ························ 54

VI-3. 運気説 ························ 54

VI-4. この章のまとめ ························ 54

VII. 諸子百家 ························ 55

VII-1. 諸子百家の時代 ························ 55

VII-2. 医家の存在 ························ 55

VII-3. 諸子百家の分類 ························ 56

VII-4. 老子 ························ 56

VII-5. 郭店楚簡 ························ 60

VII-6. 『老子』「河上公章句」と『想爾注』 ··················· 61

VII-7. 列子 ························ 62

VII-8. 荘子 ························ 71

VII-9. 黄老思想 ························ 83

VII-10. 呂氏春秋と淮南子 ························ 87

VII-11. その他の諸子百家 ························ 98

VII-12. 黄帝四経 ························ 101

VII-13. この章のまとめ ························ 109

VIII. 古典類等の文献 ························ 110

VIII-1. 五十二病方 ························ 110

VIII-2. 『山海経』 ························ 113

IX. 道教と道教医学 ························ 117

IX-1. 道教 ························ 117

IX-2. 道教医学 ························ 121

目 次

X. 『道蔵』の医学的部分 ……………………………………………………… 151
X-1. 湯液・処方 ……………………………………………………………… 151
X-2. 本草 …………………………………………………………………… 154
X-3. 鍼灸 …………………………………………………………………… 155

XI. 道教医学を支える古典、経典 …………………………………………… 161
XI-1. 抱朴子 ………………………………………………………………… 161
XI-2. 太平経 ………………………………………………………………… 161
XI-3. 黄庭経 ………………………………………………………………… 179

XII. 符・図・籤・呪・善書 …………………………………………………… 193
XII-1. 符 …………………………………………………………………… 193
XII-2. 図 …………………………………………………………………… 196
XII-3. 籤 …………………………………………………………………… 198
XII-4. 呪 …………………………………………………………………… 198
XII-5. 善書 ………………………………………………………………… 200

図版篇

I. 歴史と文明 ……………………………………… 203

II. 自然観 …………………………………………… 214

IV. 陰陽説 …………………………………………… 216

V. 五行説 …………………………………………… 217

VI. 易・干支 ………………………………………… 230

VII. 諸子百家 ………………………………………… 239

VIII. 古典類等の文献 ………………………………… 244

IX. 道教と道教医学 ………………………………… 253

X. 『道蔵』の医学的部分 …………………………… 289

XI. 道教医学を支える古典、経典 ………………… 293

XII. 符・図・籤・呪・善書 ………………………… 308

参考メモ ……………………………………………… 352

附録　「道蔵」等中国医学関係経典索引 ………… 377

掲載図表一覧 ………………………………………… 463

参考文献 ……………………………………………… 469

あとがき …………………………………………… 470

著作一覧 …………………………………………… 472

索引 ………………………………………………… 474

本文篇

I. 歴史と文明

　人が病気になったり死んだりするくりかえしが歴史の集積となる。従って医学の創まりを見るにはまず歴史から始めるべきである。中国の歴史と文明は長い。そこで中国歴代の王朝の変遷を一覧できるようにまとめて表にした。ここからはなしは始まる（図表1・2）。

I-1. 歴史と文明

　歴史や文明は人類の発生から始まる。人骨などの化石から人類の祖先は原人という猿に近いものであったことが推測される。はるか遠く約60万年前には北京原人や藍田原人などがおり、約1万年前になると現人類に属する周口店山頂洞人がでてきた。人々が暮らす場所は山頂でしかも生活に必要な水が近くにある事が必要条件であった。

I-1-a. 石器時代

　約10万年〜1万年、石片をそのまま道具とした旧石器時代が始まった。猿人から現在の人類の祖先の姿になり、約3万年前には舌骨の発達から言葉がでてきて互いにコミュニケーションをとるようになり集団生活がなされるようになった。そして自衛的防禦の営みができるようになる。山頂洞人の時代では、住居は洞居であった。

　ついで割る、磨く、けずる、研ぐなどの加工を施し、石器を狩猟や日常生活の道具として使用する新石器時代（約8000〜2000年前）を迎える。人々は生活を共有することで集団化し、生活が向上、発展し、いわゆる「文化」というものが形成されてくる。

I-1-b. 古代中国文明の展開

　河は文明の母とよく言われる。世界四大文明としてナイル川流域の古代エジプト文明、チグリス・ユーフラテス川流域のメソポタミア文明、インダス河流域の古代インド文明及び黄河流域の古代中国文明がある。以下に古代中国文明の展開をみてみる（図表3）。

　○斐李崗文化（前8000年頃）：河南省新密市附近において新石器時代の石器や住居跡が出土した。水辺に近い小高い処に居をかまえており、多くの土器が出てきた。当地は黄帝が住んでいたという伝説ものこる地帯で、のちの二里頭、殷墟文化につながる処で、八里崗遺跡もある。

　○仰韶文化（前5000〜4000年頃）：河南省宝鶏市附近から陝西省にまたがる広域文化地帯で、前期のものとして半坡遺跡（陝西省西安市附近）がある。農耕文化が始まり粟・黍をつくっていた。石器は研磨し、成形して、道具とし、住居は半地下、墓制もあり洗骨もしていたらしい。また、彩陶土器も出土している。

　○二里頭文化（前1860〜1600年頃）：河南省偃師市附近。中国最初の王朝である夏の遺跡とい

3

われ、宮殿、集合住宅、これらを囲む壁の遺構が出てきた。出土品に玉製のものがあり、中に龍を模したものもある。龍は、天子のシンボル、吉祥獣として中国文化に大きな影響を与えている。

○殷墟文化(前1300年頃)：河南省安陽市附近において殷王朝城市跡が発掘された。19世紀末より著名な甲骨文の発見があり、漢字の祖字として位置づけられるもので大きな驚きであった。

○西周文化(前1050年頃)：陝西省、甘粛省にまたがる地域に展開した。殷より周に王朝が交替し、西周は西安近くの鎬京に、のち東周になると東に向い洛陽に都した。周は封建制度のもと、約800年の歴史を有した。その末期にいわゆる春秋戦国時代になり、やがて秦が統一王朝を開くこととなる(図表4)。

I-1-c. 黄河下流域
○大汶口文化(前4500〜3000年)：山東省中心の古代文化。紅陶がでている。
○龍山文化(前2500年)：大汶口文化のながれ。黒陶が出土している。仰詔文化と同時代。

I-1-d. 長江流域
○三星堆遺跡(前3000年頃)：四川省成都附近。青銅長人面像、青銅神樹像が出土。黄河流域とは関係がないとされる。
○良渚文化(前3000〜2400年)：漸江省抗州太湖附近。玉器や後の殷代にも模様にみられる獣面文が出土していた。

こうみてくると中国人の源点は(図表5)の黒く囲んだ地域——河南省、陝西省、甘粛省といった中国西北部から始まり黄土高原地帯がふくまれる。ついで、時代と共に四方に、殊に東南地の平野部に向い、多民族と混わり現在の中華人民共和国がなり立っていると思われる。その中心にいわゆる漢民族がいるのである。

I-2. 人はどのようにしてこの世に生れたか？

西洋社会の基盤ともいえるキリスト教の教えるところでは、創生は神によるものとされ、一神教のもとになっている。一方中国の「宇宙生成論」では何もない自然からこの世は生れてきたとする。『易緯乾鑿度』によると、この世の始まりは、何もない「太易」から気が生れ「太初」となる。ついで形がつくられ「太始」になり、さらに質が生じて「太素」となり、形質ともに備わりこの世となったという(「太素」という言葉は『古事記』にもあって天地の始まりと記されている)。

『老子』の第25章には「人は地に法り、地は天に法り、天は道に法り、道は自然に法る」と自然から天が開け、地がついでき、天と地の間に人を初めとする万物が生れたとする。さらに同じ第42章では「道は一を生じ、一は二を生じ、二は三を生じ、三は万物を生ず」とあり、この世は一という何もない処から(無、虚無ともいえるが、零という概念はなかったようだ。零の概念は古代インドにはあった)二(陰陽)を生じ、やがてこの陰陽から万物が生れたと説く。『史記』「楽書」では「天は貴く、地は卑しく、地の気(陰気)は上り、天の気(陽気)は下る。ここで

I. 歴史と文明

陰陽は互いに摩擦しあい、天地は交流し、雷霆は天地にこだまし、風雨は天地をゆり動かし、天にある日月は地を暖める。こうして万物は生れくる」とあって陰陽(男女、雄雌)の関係から生きものがでてきたとしている。この「陽気は下り、陰気は上る」というのは、鍼灸でいう経絡の中を流れる気血が陽経では下り、陰経では上ってくると考えることと同じである。

さらに『淮南子』「天文訓」では「天地の間には形がないもやもやしたものがふわりと浮んでいる。これを「太初」という。道はこのつかみ処がない処から始まりやがて宇宙(空間と時間)が生れ、ここから「元気」(万物のもとになる元素)が生じ、この中から二つの分化がおこる。清らかで明るい気は広くたなびいて天になり、重く濁った気は凝り沈んで地となる」とある(『日本書紀』の冒頭も同じように書かれている)。

朝の空気は清らかで澄んでいて、天の気(陽気)がきざしてくる頃、この空気を吸って古い濁気を出す――「故吐納新」とはこれであり、道教でいう「内丹」、仏教でいう「禅」、『荘子』のいう「坐忘」、そして気功もみな同じことを説明している。内丹や禅は呼吸法を重くみて、瞑想・内観・内視などに関わっている。禅のルーツをたずねると「ヨーガ」に達する。これらの関係は拙著『チャクラ・丹田・奇経八脈と禅』(医聖社)にくわしい。

I-3. 母系と父系

新石器時代に入ると人々は移動生活から洞居による定住狩猟生活に入り、グループをつくり、離婚、群婚、略奪婚をくりかえすようになる。その有様は『孟子』「告子篇」『列子』「湯問」にあるように、「その母を知るも、父兄弟を知らず」、「食と性は人のさがである」というそのままでもあった。王朝が始まると父系社会となるが殷の甲骨文からもわかるように、やはり母性崇拝ものこり、祖先崇拝の世界であった。甲骨文によると祟りを先王の妃(妣)によるものとしたものがあるが、記録が残るのは王室関係のみで、一般民衆の生活はうかがいしれない。

周代になると、封建王朝になり、王室を中心として血統・親属関係を重視するようになり、社会の秩序が保たれるようになる。『礼記』「婚義」に「婚礼は両性の結びつきで、祖先の廟を祀り、後世に伝える」と記されている。

春秋・戦国時代は、周朝末期から秦の全国統一までをいう。この時期は、家系・血統の重視から、「不孝の第一は子のないこと」とされ、父系制社会としてのあり方が濃厚となり、それに伴い儒教思想が拡がった。のちに『淮南子』「泰族訓」では「人々はみな色を好む性があるので婚礼の礼をつくり、すじをつくりここで男女の別を判っきりさせた」とある。

漢代に入ると『馬王堆帛書』の中に房中書が、また『漢書』「芸文志」のうちに房中の項などが見られ、男性中心の性的関係が、家系、血族関係の維持願望と重なってくる。

I-4. 神話・伝説

世界にはその民族独自の神話・伝説がある。ここでは中国のそれをみてみよう。

I-4-a. 盤古、天地創造神

唐代の『芸文類聚』では、盤古は、天地がまだ定まらない頃に生れ、その後1万8000年を経

5

本文篇

て天地が分れ、清く軽いものがゆっくり登って天になり、重くて濁っているものがゆっくり沈んで地になったという。盤古は天と地の間で毎日一丈づつのび、その距離はますます開いたとある。清代の『釋史』ではその死を迎えると、口からはく息は風雲、声は雷鳴、左目は太陽、右目が月、四肢は天を支える柱、五体は五岳（後述）、血は河流などとなったとされる。その姿は龍頭、蛇体であったとされている。

I-4-b. 有巣・燧人・伏羲氏

ついで有巣・燧人・伏羲の時代になる。このうち有巣氏は『荘子』「盗跖」、『韓非子』「五蠹」に「昔は鳥獣が多く人は少なかった。それで人はみな巣をかまえ鳥獣の危害をさけた。昼は木の実を拾い、夜になると樹の上の巣に住んだ」とあって有巣氏の名の由来が記されている。

燧人氏は火を初めておこした聖人をいい、北宋時代の『太平御覧』巻869に「遂明国という国は一年中、昼夜が分れず、そこの人々は不死でこの世がいやになると昇天する。ここに火の樹があり燧木というがこの枝を折ってきりもみすれば火を発生する。このきりもみして火をつくるのを初めた聖人を燧人氏という」とある。燧人氏の時代から人々は地上におり、火の発見により、暖房、照明、生食から火食に、そして野獣から身を守れるようになった。火と水とは生きるうえでの最低条件であった。また火は神聖なものとされ、どの宗教でも重要なものとなる。

ついで伏羲氏となる。伏羲は次の三皇にも入っているという混乱があるが、太皞とも太皞ともいわれ、人顔、龍体と西漢の『山海経』「海内東経」に記されている。また同じ頃の『史記』には八卦を、東晋の『拾遺記』では綱を、同じ時代の『抱朴子』「対俗」では瑟を作り、『礼記』「月令」では「孟春の一月、天帝を太皞といい、その下の神は句芒という」とあり、東方木徳の帝であるとされる。つまり神といわれる第一号である。

I-4-c. 三皇五帝

三皇と五帝は図表6で示したようにいくつもの組合せがあり、三皇の中には前項でのべた燧人とか伏羲が含まれ、五帝にも太皞が顔を出している。以下、三皇では女媧・祝融・神農・黄帝を、五帝では顓頊・帝嚳・帝堯・帝舜・禹について触れる。

○女媧：いろいろな言い伝えがある。『淮南子』「覧異訓」に「大昔、天を四方から支えていた柱が倒れ、火はもえ、洪水がおき、猛獣は人々を喰うようになった。そこで女媧が五色の石を練って天を補修し、大亀の脚を切って柱を立て直し、水の精の黒龍を殺して水害から護った」とあって、水や、火の制御を行ったことをいう。また『太平御覧』には「土を丸めて人をつくった」とあり、『淮南子』「説林訓」には黄帝が陰陽（男女）を作り、女媧がこれを助けたとある。またその姿は人頭、蛇体で一日に70回も生れかわって人をつくったという。

○祝融：神農黄帝の子孫（炎帝から7代目と『山海経』「海内経」にある。別説には黄帝から6代目ともいわれる）。後にふれるように神農と黄帝は同族なのでこのような混乱がおきたのだろう。『山海経』「海外南経」には「南方の神（火神）で人顔、獣体、二頭の龍にまたがっている」とあり、同じ『山海経』「海外南経」には「天帝の命により鯀を殺した」とされ、『史記』「三皇本経」には「共工（神農黄帝の子孫）、黄帝と神農が争って水と火の争いとなるが黄帝が勝利

I. 歴史と文明

すると蚩尤ついで共工が仇を討つため立ち上った。しかし黄帝の子孫である祝融に破れ、怒って不周山にぶつかり、地をつなぐ綱が切れ、天を支える柱がおれた」。それで土地は西北から南東に傾いた。これは中国の地勢に一致する。『淮南子』「天文訓」ではそのため不周山は、欠けた処があって山の形をなしていないとある。『山海経』「西山経」では、ここには棗に似た果実があり美味で、疲れがとれると記されている。

○神農（炎帝）：次の黄帝とは「神農・黄帝家系図」（図表7・8）にあるように異母兄弟とされる。ともに父は少典である。神農は『神農本草経』、黄帝は『黄帝内経素問』『霊枢』など、中国の医学書では馴染の深い名前である。一説では二人は異母兄弟ではなく、神農のあと500年たってから黄帝が生れたというものもあり、その伝承も様々である。

　　二人の父、少典は『国語』「晋語」によると「少典が附宝を娶り、黄帝をうみ姫水（河南省新鄭市西、嵩山の一つ大隗山〔一名茨山〕より発し渭水に入る。今では漯水という。姫とはこの姫水のことで、この時代は母性社会であった。のち父系社会になり名が変ったとされ、秦の始皇帝により制圧される）で姫姓を名のる。一方少典は女登と結んで神農をうみ、炎帝は姜水（岐水。陝西省岐山県西、岐水を源流として南、横水と合流。陝西省鳳翔県の南、雍に入る。このほとりで育ったので姜姓を名のる）と名のるとある。

　　二人の父少典は今の河南省、嵩山の東、新鄭附近にあった有熊国の首領で公孫はその姓である。有熊国は熊をトーテムとする。熊との因縁は彼はよく山で狩をしていたが、ある時突然大きな熊が現われた。しかし別段襲ってくる気配もなく何か食物を欲しがっているようなので持っていたものを与えた。大熊は少典を背にのせ走り出し、ある大樹の下でおろした。そこで夜を迎えるが、巨獣怪物が現われ、あわやと思われたとき、再び大熊が仲間をつれて集まってきた。少典は矢でその怪物を斃すと熊達は勝どきの雄たけびをあげた。それから熊との交流が始まり、少典が大樹の下で三たび大声でさけぶと熊が深山密林からやってくるようになった。少典は熊を命の恩人とし、人々は有熊氏の国と称したという。

　　つまり軒轅氏（黄帝）と炎帝氏（神農）とは同族になる。黄帝・神農といっても一人の事ではなく、部落の長、一族の首領でもありうるのである。

　　この両者の活躍した地域は現在の地図に表わすと図（図表9・10）のようになり、その遺跡所在地（図表11）を見てもほぼ図表5と一致している。

　　晋、于宝撰の『捜神記』第一の神仙・方士の類では、その第一は神農で「神農氏は赤色の鞭をふるって、いろいろな草をうって、おのおのの毒性、寒温の性、香や味が人にあっているかを検べてからいろいろの草穀をまいた。それで人々は神農と名付けた」とある。『淮南子』「修務訓」には「百草の味を吟味したため一日に70回も倒れた」とある。その他、耒を作り農業を教え、市場を開いて交易を弘め、占卦を行い琴をつくったという。『拾遺記』「第一」では「炎帝の時、雀が稲穂をついばみ地上におとした。炎帝がこれを拾って田に植えたところ、これを食べた人は皆不老不死になった」とある。

　　それでは『神農本草経』の「本草」とは何か。「本草」は、現在でいう「薬学」とか「薬草学」といった意味で、『漢書』「郊祀志」に成帝（前33〜7年）の項に「本草待詔」とある。この「本草待詔」とは一種の職名で、その70人ばかりを家に帰した（解雇した）事を記している。この人々は方薬を知る方士の類で、方薬の「方」とは方術すなわち医術の類でもあ

7

本 文 篇

り、この方薬とはほぼ医薬と同じであろう。『漢書』「芸文志」でいう「方技類」の方技とは医術の事で、方剤といえば医薬（現在の『日本薬局方』などに言葉はのこる）、方士（『素問』五蔵別論に方士の名をみる）といえばのちの道士である（116頁、方士の項参照）。同じ『平帝記』「五十二、元始五年（紀元5年）」には「天下に失われた書経を報告させたが、その中に方術・本草の書があった」とある。『楼護伝』「第九十二」には「護は父に従って医師を志し長安にいたが、家柄の高い家に出入しては医経・本草・方術の数万語を暗誦できた」とある。

　『神農本草経』の成立は判っきりとしていないが、『神農本草経』の名の初出は『隋書』「経籍志」で、その後、梁の陶弘景が『神農本草経集注』として再検討を加え（陶弘景については後の道教の項でふれる）、その後、唐の蘇敬の『新修本草』がでて、これは日本にわたり平安時代の医学教育テキストにもなる。ついで宋代になると官製の『証類本草』の類がでて、明の季時珍の『本草綱目』につながる。『神農本草経』では365種の薬物を上・中・下薬とわけ、上薬が「養命を第一とし無毒、久服しても人を傷つけず、軽身になり気力をまし、不老延年を望むものの薬」とある。上薬の薬効で一番多いのは軽身で、これは身が軽くなり天に昇る仙人のイメージであり、もう一方の不老延年とは道教の大きなテーマでもあり、道教とのつながりを考えると見逃せない書でもある。この365種も『本草綱目』になると、1890種にふえる。

　なお、日本では黄帝よりも、神農の方が馴染み深いものがあるのではなかろうか。大阪道修町の神農さん、東京湯島聖堂の神農祠などが知られている。一方、黄帝を祀る黄帝社が山口県荻市須佐の高山にある事は余り知られていない（拙著『日本全国神話・伝説の旅』550頁）。

○黄帝：黄帝は中国の「エンペラー・オブ・エンペラーズ」で、中国文明の祖ともされる。黄帝の黄は黄河であり、黄色は皇帝の色を示し、黄龍といえば皇帝を表し、また、黄色瓦は皇帝宮殿の屋根の色である。漢民族の起原が黄土高原地帯とすると、黄帝とは彼等の民族神、土俗神であったと思われる。

　『史記』「五帝本経」の第一に黄帝があり、「黄帝者、少典之子、姓公孫、名曰軒轅、生而神霊、弱而能言、幼而徇斎、長而敦敏（生れながらに神の心があり、幼児の頃からよくものが言え、幼年時代は篤実で人情に厚く、その動きは素早く成人しては聡明な人になった）」と記され、帝王の第一であることがわかる。

　『黄帝内経素問』「上古天真論第一」は「昔在黄帝、生而神霊、弱而能言、幼而徇斎、長而敦敏、成而登天」とあり、最後の部分は『史記』では「成而聡明」とあるものが『素問』では「成而登天」となっている。ここは重要な改変であり、すなわち『素問』の「成而登天」とは昇天、つまり「仙人」になった事をいうのである。「仙人」とは、『列仙伝』『神仙伝』など漢代頃の書では列記されている。さらに『史記』と同文が『雲笈七籤』「軒轅本経」では「軒轅は寿丘（山東省東門）」、『大戴礼記』「五帝徳第61」に「孔子曰、黄帝少典之子也」とあり、この二つともここ以下は『史記』と同文になっている。

　黄帝は、姫水のほとりで生れたという説と、山東省魯に生れたという二説がある。さきにのべたように、「成而聡明」「成而登天」の二つの説があり、漢代の頃には黄帝はすでに伝説化され、道教の色合いが濃い事が分る。筆者が道教に関心をもったのは実にこの点にあった。「医道同源」とか「医宗同源」という言葉の裏付にもなるものである。

　黄帝の事蹟を見ると、すでにのべてあるように黄帝と炎帝とは異母兄弟であったが、

I. 歴史と文明

次第に不仲になりついに阪泉(河北省、張家口市、北京西北方)で争うようになり、『荘子』によると、熊や狼が黄帝をたすけたとあり、炎帝は降伏し、以後後裔は振わず17世で消える。その後、東方の雄、蚩尤と涿鹿(阪泉の東で近い)で戦い、苦戦の末これを破る事ができた。黄帝の版図は河南省辺りから河北省まで東に拡った事になる。黄帝は115才で亡くなったとされ、今の陝西省黄陵県黄陵に葬られたという。考古学的には「斐季崗文化」の頃で、河南省嵩山一帯からは埋葬品、陶器片、人や獣の骨片、梅や杏の種などが出ている。

　『黄帝内経素問』は、黄帝と岐伯の問答形式を主軸とするものであるが、この岐伯という人物も医学史上重要な人物である。最近では「内経医学」という言葉以外に「岐黄医学」という言葉も目につくようになった。『中華医学報誌』(2012年5月号)の揚建敏氏の論文によると、「岐黄」とは「岐伯と黄帝」という事で、その出身は河南省新密市(新鄭市西、嵩山との中間)とされる。岐伯はその他、甘粛省慶応陽にいたともいうが、ここには薬王廟、岐伯廟、黄帝宮、軒轅宮など多くの伝承地がある(斐季崗文化)。『鍼灸甲乙経』『高士伝』『列女伝』などを書いた皇甫謐の出身は甘粛省霊台(陝西省西境)だから、この地方は古代に大いに開け、そこから(甘粛、陝西、河南省辺り)中国は華ひらいていったといえる。

○顓頊：高陽氏ともいう黄帝の3代目。春秋末の『国語』「周語」では北方の天帝、西漢の『大戴礼記』には「顓頊は龍にのって西海までいった」とあり、『国語』「楚語」では「その頃、民と神は混りあっていたので、天地の往来を絶った」という。これはまだ天地の距離はまだそう離れていなかったと考えられていた。東晋の『捜神記』「疫鬼」によれば瑞頊の子三人は死後、みな伝染病をおこす疫鬼になったとされている。

○帝嚳：高辛氏ともいう。前帝を援けて功があり、諸侯に封じられ高辛氏に領地をもらったとか、清代の『世本』では、嚳の四人の妃の第一の娘を姜源といい后稷(周の始祖)を、次の娘は簡狄を、次の娘は帝堯を産み、次の娘は摯を産んだとある。『呂氏春秋』「古楽」には高辛氏には二人の息子があり、長兄に商丘(河南省商丘)を与え、火星(辰星)を司らせた。後に殷(商)の人が封ぜられた。殷祖の始まりである。次兄の実沈は大夏(山西省夏県)に封じ水星(参星)を司らせた。後に夏・殷に仕えるようになる。

○帝堯：『淮南子』に「十の太陽が天にあって万物が焼け枯れた。堯はその時、矢を天に向って射て、十個の太陽を射落し、人々は喜んで堯をたたえて天子とした」とある。『荀子』「非相」では眉は八字のようで、『淮南子』「修務訓」では「体が(心労のあまり)やせ、骨皮になった」とあるように、民のため勤勉、実直な姿を伝えている。

○帝舜：虞舜とも。『荀子』「非相」には「短身」、『淮南子』「修務訓」には「顔は垢で黒かった」とある。『史記』「五帝本経」では、「舜が30才の時、帝堯は後継者を臣下に問うと、舜を推した。そこで堯は二人の娘を舜に嫁がせた。舜の父は、舜の母が死ぬと後妻をもったが、その子を父は可愛がり父子ともに舜を謀殺しようとする。しかし舜の二人の妻の機転で何回となく死機を脱した」とある。

　舜の子孫は『山海経』「大荒東経」によると秦族の祖先とされる。9人の息子がいたが『呂氏春秋』「去私」ではそのうち8人が初めて歌舞を行ったとあり、息子の一人、商均も歌舞を好み、今の河南省高丘に封ぜられたが、不肖の子であったので、天下を禹に譲った。のち南巡中、蒼梧の野(湖南省南部、広東省西部一帯)で亡くなり湖南省の九疑山の南に

9

本 文 篇

葬られる。
○禹：夏朝の祖。『山海経』「海内経」に、「天帝は鯀が治水の命令に反したので祝融に命じて鯀を討たしめたが、その鯀から禹が生れ、天帝は禹をして洪水を防いで水害から守るよう工事をさせた」とある。これは鯀や禹の治水に関する神話である。鯀が死んで3年たっても腐らず、そこで腹を割いたら禹が出てきたという。終南山辺りの今の陝西省、泰嶺山脈附近はみな禹の治めた土地である。

I-4-d. 時間尺

ここで「時間尺」という概念を説明しておきたい。今、1万年を1mのスケールにしてみる。すると1000年は10cm、100年は1cm、10年は1mmになる。我々の命は長くても100年以下だからスケール上ではわずか1cm以下のはかないものになる。悠久の命などは考えられない。戦争・飢餓・流行病・自然災害などはどれもが命のスケールに影響する。我々はこのわずか1cmの中に生きているのである。長く続くだろう道のりのほんの点にすぎないが、この道をつなげていく努力や英知が求められる。表（図表12）では、左欄は1万年前より紀元元年まで、右欄はそれから現在まで、中国と日本の王朝を中心とした時代区分の変遷を一まとめにしてある。

左欄は石器時代（日本では縄文時代）から前漢（同弥生時代）まで。左行は年数を表わし、時間尺では1cmは500年に相当する。

右欄は紀元元年から現在まで。魏晋南北朝（日本の大和時代）がほぼ200年で、左行の時間尺では1cmは100年に当る。つまり歴史前と後では5：1になっている。我々のいう紀元とは時間尺でいうと、現在から20cmにすぎない。

この表は中国の支配王朝を基準とし日本の歴史と対照している。夏より約4000年間、時間尺で今の0cmから40cm余りのうちに、現在の中華人民共和国まで14余りの支配王朝や政府が代わっている。最も長いのが周（779年間）、次いで漢（426年間）、宋（319年間）、唐（299年間）、清（267年間）、明（176年間）、元（89年間）、中華民国（37年間）の順になっている。この間の王朝交替により、社会システムや経済の大きな変動もあったが、被支配層——人民は、風俗、風習、宗教を守りぬき、医学も後でふれるように時代による変化もあったが、伝統医学として現在につづいている。

古代、殷・周と秦をふくめて西〜東、宋・金・元・明・清は北〜南の争いであった。

I-4-e. 歴史と地理

「時間尺」は「歴史」、すなわち「タテ」の流れであり、立体的に人々の営みを考えるためにはどうしても「ヨコ」の有様、「地理」「地形」「地勢」というものも検討を加える必要がある。医学思想の萌芽も地域性を考えるべきである。例えばアーユルヴェーダはインド、ユナニー医学はペルシア、ギリシャ医学はギリシャで、その土地の気候・風土にあわせて行われていた。

それでは、もういちど地図を見てみよう（図表5）。土地の高低で分類されており、白い部分は海抜200m以下、灰色の部分は200〜1000m、濃い部分は2000〜5000mの地域をあらわしている。白い部分は東部、華北平原や、南部の広東地方。灰色部分は中央西北の黄土地帯、新疆ウイグル、四川盆地。濃い部分はチベット、青海、四川、雲南、貴州、広西、及び東北地方となっている。

周・秦は甘粛・陝西辺りから出ており、黄河文明は黄河中流の黄土高原地帯より発している。中国文明の始まりはこの地帯からで西北方から東方の平原地帯に移っていった事がわかる。

この黄河は全長5464キロメートルにわたり、揚子江（長江、全長6300km）に次ぐ大河で、遠く青海省から発し四川・甘粛にくると北流し、オルドス地域（内モンゴル地区）で東に、再び南下して、長城をすぎ陝西・山西の境を行く。そして渭河・涇河・汾河を合し三門峡附近で東、ついで北東に、河北省に入り渤海湾に注ぐ。

中国地形のほぼ西の半分を占めるのが、チベット、新疆ウイグルで、後者はタリム盆地（北は天山山脈、西はパミール高原、南はコンロン山脈、東は河西回路を通じてさらに東に）がある。盆地はタクラマカン砂漠を包み、北は天山北路、南に天山南路と古代シルクロードが通っていた。

地形的・歴史的にみてこの中国西北方、黄土高原地域は漢民族の発祥地としても重要である。例えば秦は甘粛省天水市を出自としているが、秦の始皇帝の戦術——騎馬戦、集団戦闘また文字・度量衡の統一、道路の整備など、また有名な兵馬俑の中に西域人の風貌の像（図表13）がある事などをみてもどうもその後背区域の影響があったのではなかろうか。郭璞の『穆天子伝』や漢の武帝が名馬を求めて西域を遠征したのもこの例であろう。また神仙説も西方起源説（後述）があり、黄帝の師とされる岐伯や『鍼灸甲乙経』を書いた晋の皇甫謐は甘粛省の出でもある。

I-5. この章のまとめ

歴史と文明について考えるのには、歴史の悠久を「タテ」、その時代の情勢や地理、地形を「ヨコ」とする複合的思考が重要となる。

また歴史は、実際には考古学が明らかにし、その裏付けになるのは伝承——神話・伝説である。民族にはそれぞれアイデンティティがあり、固有の神話・伝説がある。これに気候・風土・風俗が加わり、信仰、宗教が加わり、医学思想が萌芽してくる。医学及び医学史を語るには、これらの点を綜合して考える必要があろう。

なお追加しておくと『韓非子』「五蠹」に、「上古の世に有巣氏、燧人氏、中古の世に堯・舜・禹、近世の世には殷・周があった」と神話伝承と歴史とのつながりを述べている。

中国の人は「中華」という言葉が好きである。中華に限らず「中庸、中和、中正」という言葉もあるように、平衡、バランスを何より重視していた。政情不安、生活不定などからこの「中」は人々の望むところであった。漢民族はすでに黄河中流域では農耕民族であった。農業にとって春の種まき（生）、夏の発育の消長（長）、秋の収穫（収）、冬の種や作物の貯蔵（蔵）は一年を通じて毎年くりかえす動きであった（循環の思想）。自分のいる処を世界の中心と考え、東西南北の中心に自分がいるとした。東を東夷（黄河下流）、西を西戎（チベット、トルコ等）、南を南蛮（インドシナを初めとする南海方面）、北を北狄（蒙古・匈奴・突厥・ウイグル・鮮卑）と他民族と区別し、自分達は世界の中心にいる優位な民族とした（図表5）。

西高東低という古代地形認識も時代と共にあり、のちには「南船北馬」という南北交流が主となる。

この表は後漢時代の流行病のあった年をまとめた表で、『傷寒論』の序文とほぼ一致しているので最後に示してみた（図表14）。

五行説でいうと土は五色では黄で木火土金水の中央であり五味では甘で味の調和をしている。

II. 自然観

II-1. 天地人

　狩猟生活・移動生活を経て、農耕を主とする定住生活に入った太古の人々にとって、毎年くりかえされる、春の種まき(生)、夏の発育(長)、秋の収穫(収)、冬における種もみや作物の貯蔵(蔵)はどれもが生活に欠かせないものであった。昼と夜とが等しい春分と秋分、昼が最も長い夏至、最も短かい冬至を太陽が地平線より昇る位置で知り、寒暖の差で季節を、星の動きで四季を、月のみちかけで一月(陰暦)、太陽の昇降で一日などを知った。歴代王朝にとって暦の製作は大仕事で、『周礼』などではすでに職制化していることが分る。

　人が天に向って地に立って空を見つめる(仰天俯地)と、天空はドームのように丸く、覆いかぶさるように自分を包んでいる(天覆地載、「蓋天説」、他に後漢張衛の天は卵のようだとする「渾天説」や「宣夜説」もあり、共に天動説である)。天が丸いのに、地はどこまでも広く平らで(天円地方)、そこには木や草が生えては枯れる。人も生病老死、幼―青―壮―老とくりかえし、次代に受けつがれる。すなわち循環の思想である。天と地とを結びつけるのには、目には見えない何かがある。それは「気」で、その気を呼吸して我々は生きていることに気付いた。つまり天地を人と結びつけているのは「気」で甲骨文では「≈」とかく。それは形のないもやっとしたもので、「宇宙生成論」では無形から気が生じ、万物が生じてきたとし、「魚が生きるのに水が必要なのと同じように、人が生きるのにも気が必要で、気が絶えれば死んでしまう」と例えられている。

　こうして天地人の思想は確立してくるが、また天を大宇宙、人を小宇宙とも考える。つまり天と人とは相対している。人の頭は天、足は地であり、日月は両眼である。

　また、豊年と凶年は気候・自然災害でも左右されるが、天が地にいる者に祝福を与えたり、罰を下すのだと考えた。天は我々を監視し、支配していると考え、天に宥和を受け、祈り、守って下さいと捧げ物をした。ここに天の信仰、宗教の初まりをみる。天と地は一体であり、天帝の支配が及ぶという理解から地上の支配者である皇帝は、天より命をうけたという儀式をもって権威づけをした。例えば高い山(秦山など)にのぼり天に近い処で「封禅」という祭りを秦の始皇帝、漢の武帝など強力な皇帝が行った。天地人の思想の一面である。さらに天文への意識がたかまり、夜空にある北方の不動の星、すなわち北極星に天の神、天帝がいるとし(紫微宮)、北斗七星を天帝の乗り物とした。また五星(木・火・土・金・水星)の動きから、国の運命、個人の運命を占う占星術がおこり、運気説もうまれてくる。北斗七星は我が国に入ると日蓮宗の尚ぶところになり、また妙見信仰にもつながってくる。

　高い山にのぼると空気は清らかで澄んでいる。人の集まる低地の空気はよどんで、汚い。「天高地低」はそのまま「天尊地卑」「天陽地陰」につながり、河川や水の流れは人の血管、血流にたとえられ、鍼灸では経絡という理論をうむ。『素問』「生気通天論」では「七竅〔耳・目・口・

II. 自然観

前陰・後陰〕は天に通ず」とあり、『淮南子』では「皮膚四肢体は天に通じる」とある。つまり口呼吸だけでなく皮膚やその他の部位からも外界の気が入り、人体を巡っていると考えた。すなわち天の気は人に入って人の気となり、気と血は共に経絡をめぐり、精（後述）も気にのって動くと考えた。天地人や気の概念は、自然観の重要なファクターで、自然に従えば生（順天）、反すれば死という事になり、自然に逆らわない重要性を説く。そこに養生説も生れてくる。

しかし、天から与えられた命、天と人とは一つであるという考えも時と共に変容もあり、のちには『淮南子』『養性延命録』に「我命在我、不在天」とあるように、自我の目覚めがおきて、人々は自分自身を見つめるようになる。

それでは以下に中国古典から「天地人」に関するトピックを抜き書きして示そう。

II-2.『黄帝内経』『素問』『霊枢』

まずは関連する記述の豊富な『黄帝内経』を見てみたい。『内経』の内容を要約すると、1)老荘思想　2)陰陽、五行説　3)天地人の思想と三分できると思う。

1)　天地の間や四方上下にみなぎる気は、九州（古くは中国版図を九つに分けた）、九竅（人間の耳・鼻・口・目・前陰・後陰の九つの穴を指す）、五蔵、十二節（手・肘・肩・足・膝・股の左右十二関節）、全て天気と通じている（『素問』「生気通天論篇第三」）。

2)　天は10日（十干）をもって一区切りとし、6個で60日となり、これを十干の甲から始まるので一周甲と言う。これがさらに6回めぐって一年となる。つまりこれが1年360日というわけである。それ故に、天の道に通じている者は陰陽のことをよく知り、さらに地にあっては九州、人にあっては九竅がすべて天の気に通じていることを知っていたのである（『素問』「六節蔵象論篇第九」）。

3)　天地の究極の数は、一に始まり九に終わる。一は天、二は地、三は人で、この三つの3×3＝9は、地で言えば九野で、天と地と人とは相対しているから、人で言えば三部という部分となる。人に上・中・下の部があり（内丹術では上・中・下丹田がある）、またこれは天地人の三部を表している。

この部分は、三部九候診の理論根拠を示している。9×9＝81は最も数字として最大、最高で、重陽節とは陽数の9が重なる日である。81には、『素問』『霊枢』の81篇、『老子』の81章、『西遊記』の81難、『難経』の81難（『黄帝八十一難経』のこと）等がある。

4)　天は覆い、地は万物を載せて、そこにはあらゆるものがある。その中にあって、人ほど貴いものはない。だから、人は天地の気の中にあって生きていけるのだ（『素問』「宝命全形論篇第二十五」）。

5)　聖人の域に達した医師は天地の変化を見極めて人を治す。つまり、天には星宿の動きが、地には水脈の流れ（経水）があり、人には経脈がある。これらの天地人は、互いに影響し合っているので、これらを完全に把握できないと、人を治すことは難しい（『素問』「離合真邪論篇第二十七」）。

ここで重要なことは、やはり天地人の相関を言っているが、経水と経脈の対比フレーズで、経脈は気血の流れと共にしばしば河川の水の流れに例えられている。これと同じ

本 文 篇

篇に、「陰陽は分かれず、天地も分かれず、地で地を、天で天を、人で人をその変化を
察し、人にあっては体の上中下の脈を見極めるのが重要だ」と三部九候診のことを言っ
ている。そして、それは、中府で調べる、とある。中府とは、手の太陰肺経で肩と胸部
の間にあるツボで募穴(経気の集まるところ)である。三部九候の脈を天地人になぞらえれ
ば、手の太陰肺経の中府は足の太陰脾経と会するところでそこに脈をふれる。つまり天
地の気が会するところという。

　このように、天と地の変化影響が人に及ぼすのは、今日的に言えば、環境、気候、四
季の変化などが人の病の元になり得るという自然論から発した病因論を言っている。

6)　道(医学の道)を極めたければ、上は天文、下には地理、その上下の中にある人につい
て完全にマスターすることだ。そうすれば、人の命も永らえるというものだ(『素問』「気
交変大論」『素問』「著至教論」)。

7)　五運(五行の歳運)の働きは、時に天気に従い、また時には逆らうこともある。天気に
従っているのに、地気に逆らい、反対に地気に従っているのに天気に逆らうといったよ
うに、互いに協調することもあるし、反対にうまく協調できないこともある。その理由
の一つに、天地の気の昇降がうまく噛み合わないと起こり得る。それはなぜかと、黄帝
が岐伯に問うている場面がある(『素問』「六元正紀大論篇第七十一」)。

8)　聖人として道を行うには、上は天、下は地、中は人に起こるすべてに通じていなく
てはならず、これには明確な規則も存在する。このことをよくわきまえれば、気がうま
く流れているかどうか、血の清濁、経気の運行の順逆などもわかるのである(『霊枢』「逆
順肥痩篇第三十八」)。

9)　「鍼の道も、究極には国を治める治国と同じである」、「その秘策を知って、それを霊
蘭の室(黄帝の書庫をいう)に収めて、後世に残し、みだりにもらすことのないようにした
い」と黄帝は論じている(『霊枢』「外揣篇第四十五」)。

10)　黄帝の問いに、伯高が、「天地、宇宙(六合)の中では、すべて五行と無関係ではあり
えず、人もこれに対応している」と言って陰陽二十五種の類型を挙げている(『霊枢』「陰陽
二十五人篇第六十四」)。

11)　「天は円く、地は平たい(天円地方)は、人に当てはめると、人の頭は丸く、足は平
べったいということと同じである。天に日月、人には両目、地に九州、人に九竅、天
に風雨あれば、人には喜怒がある。天に雷電、人には音声、天に四時あれば、人に四
肢、天に五音あれば、人に五臓、天に六律、人に六腑、天に冬夏、人には寒熱、天に十
日(十干)あれば、人の手に指十本、十二支に対しては人に十指と陰茎、睾丸がある。女
子については二つを欠くが妊娠はできる。天に陰陽あり、人には夫妻がいる。一年は三
百六十五日だが、人にも三百六十五の関節がある。地に高山があるように人には肩や膝
がある。地に深い谷があれば人には腋窩と膝窩がある。地に十二の大きな河の流れがあ
るように、人にも十二の経脈がある。地に泉脈があるように、人には衛気が流れている。
地に叢が生えているように、人にも毫毛がある。天に昼夜があるように、人の生活にも
起臥がある。天に列なる星があれば、人には歯牙がある。地に小さい山があるように人
にも小さい関節がある。地に山や石があるように人にも高い骨がある。地に林や木があ
るように、人には筋や腱がある。地に村落あるように、人には筋肉の隆起が見られる。

II. 自然観

一年十二月に対して人には大きな関節が十二ある。地では四季を通して草木の生えないことがあるように、人も子を産むことがないことがある。これらはすべて人と天地と相応しているのである」(『霊枢』「邪客篇第七十一」)。

　長い引用だが、次の九鍼論と共に、天地人の相関を『黄帝内経』中で最も詳しく、理解しやすいように記している部分である。天地人の重要性を示しているところである。

12)　九鍼の九とは、天地の重要な数をいう。一から始まり九で終わる。一とは天の掟、手本を表し、二は地、三は人、四は四時、五は五音、六は六律、七は七星、八は八風、九は九野にそれぞれ相応している。そして、一は天、陽、五臓が天に相応しているところは肺で、肺は五臓六腑を蓋している。二は地で、人の体で土に対しているところは筋肉である。三は人、人が生きていられるのは血脈の流れがあるからである。四は四時八風の風邪に侵されると、経絡はしだいに血脈を滞らせて、長い症状を起こしてくる。五は五音、五は一と九の中間に当たり、冬と夏、昼と夜の十二時、陰陽、寒熱の間にある。六は律、四時十二支と十二経脈に対応する。七は七星で、もし人の七竅から邪気が経絡に入ると痛みや痺症を生じる。八は八風で、人体では股や臀などの八つの大きな関節に対応している。九は九野で、人体では全身の関節や皮膚などの隙間から邪気が侵入し、しだいに強くなって溢れるように流れると、水気が皮下に貯まり腫れてくる。このように、さらに天と地と人の相関を述べ、九鍼(九種の鍼)のそれぞれの適応と使用法が述べられている(『霊枢』「九鍼論第七十八」)(図表15)。

　以上、11)と12)は『黄帝内経』中、天地人の相応、相感を示す白眉の二篇であろう。

13)　人と天地は互いに関係し、日月に応じている。例えば、月が満ちて海水が西方に盛んであれば人は元気でいられるが、月が欠けて海水が東方で盛んとなれば、人は血虚状態となり、衛気は去り、体だけが取り残されてしまう(『霊枢』「歳露論篇第七十九」)。

　月の満ち欠け、海の干潮も人体に影響することを、ここで述べている(後述する『黄帝内経蝦蟇経』参照)。

14)　黄帝が岐伯に診察の要点を尋ねると、彼は次のように答えた。

　「正月、二月は天気がすでに規律性をもって動いているが、地気はまだ動き出したばかりで、人気は肝にある。三月、四月、天気は盛んに向かい、地気も活溌さを加えてくるようになり、人気は脾にある。五月、六月は、天気が盛んなことこの上もなく、地気もまだ上昇し、人気は頭にある。七月、八月は陰気がそろそろ芽生え、人気は肺にある。九月、十月になると陰気はそろそろ凍りはじめ、地気も活動を停止してくる。人気は心にある。十一月、十二月になると陰気はさらに強くなり、氷結も進み、地気もまた同じく閉じてしまう。人気は腎にある」(『素問』「診要経終論篇第十六」)(後述する『九宮八風』参照)。

　ここでは、天地人の気の関係について一年を六つに分け、その季節の変化に応じた刺鍼を行うべきだ、としている。人気が身体を時間的に巡るという考え方は、『黄帝蝦蟇経』にもあり、道教では体の中に人神があり、人体を巡るという考え方もある。この人気が腎よりさらに失われると死となる。

15)　「春の脈は弓を張ったような弦脈で、肝であり、東方の木に属し、春は万物がすべて生まれる時である」と、岐伯は黄帝の問いに答え、以下、夏脈、秋脈、冬脈と続く(『素問』「玉機真蔵論篇第十九」)。

15

本 文 篇

四季に現われる脈と五臓の病気の関係を述べているが、この篇では「胃気が尽きれば死ぬ」とあり、胃気の重要を説いている。

16) 北方は天地とも閉ざされた地域で、冬に似て、人々は高いところに住み、風は寒く、氷は列なり、人々は遊牧し乳製品を食している。この人々の内臓は寒にやられ、体は腫れやすい。その治療は、灸で焼くのが良い。灸の療法は、北から伝わったのである。以下、南方からは微鍼が、中央から導引、按摩が起こったと述べている（『素問』「異法方宜論篇第十二」）。

II-3. 三百六十五

『黄帝内経』には三百六十五という数字がいくつか見られる。もちろん三百六十五とは一年の日数を言っているので、天と人との関係があると言える。

1) 天は六六の節（六十日を単位とすると、その六倍は三百六十日となる）で一年となり、人と地とは九九制会（地の九州、人の九竅が標準の決まりとなることを言う）となる。これに対応する人もまた三百六十五節がある。ここでは関節ということではなく、三百六十五の体の徴候がいろいろあるといった表現にもとれる（『素問』「六節蔵象論篇第九」）。
　この前半の部分は、『素問』「生気通天論篇第三」に似ている。

2) 一天、二地、三人、四時、五音、六律、七星、八風、九野というように、人の体も天地人の自然に対応し、鍼もこれに応じて九鍼がある。人の皮膚は天が宇宙を覆っているのと同じで、人の肉は地と同じく万物を乗せている（天覆地載）のと同じで、人の脈は人の状態を表す。人の筋の働きはいろいろあって、四季の気候の変化に似ている。人の声は五音に対し、人の陰陽が気と合した様子は、六律のような音階の変化と似ている。歯や目の配列は星の配列と同じようで、人の呼吸の気は自然界の風のようである。人の九竅と三百六十五絡は全身に配し、地上の九野に相当している。そこで、九鍼の方法をもって三百六十五の人体の骨節に潜む邪気を除く。人の心意は八風のように変わり、人の気は天の運行のように絶え間なく動く。髪、歯、耳目、五声の変化はみな五音六律という音律、調べの変化に対応し、人の陰陽、脈、血、気などが経絡中を絶えず流れているのは地に対応している。肝の気は国に通じ、その目も九竅に通じているので、九竅は三百六十五となる（この部分、はっきりと意味が通らず残欠があるのではないかと言われている）（『素問』「鍼解篇第五十四」）。

3) 気穴は三百六十五あり、一年に応じている（『素問』「気穴論篇第五十八」）。この論篇は、経穴に関する最大の論篇で、経穴数が三百六十五あるとしている。

4) 人に精気、津液、四肢、九竅、五蔵、十六部（手先二、九竅九、五蔵あるいは十二経脈、蹻脈二、任脈、督脈各一）、三百六十五節がある（『素問』「調経論篇第六十二」）。

5) 節の交三百六十五会とは、絡脈の中を流れる血や気を全身にいくつもある気穴に流すところである（『霊枢』「小鍼解篇第三」）。
　『備急千金方』（唐、孫思邈）（治病略例、第三）にも三百六十五絡は一年に応じ、三百六十孔穴があるといっている。

II. 自然観

　以上のことから、三百六十五とは必ずしも一年の日数を指しているわけではなく、多数と多種多様といった意味もあることがわかる。

　この三百六十五という表現は、日本にもあった。源信の『往生要集』の巻上に、次のようにある。

　「人の身中におよそ三百六十の骨があって、互いに交りあっている。九百の筋はその間にあり、三万六千の血の脉があって、三升の血がその中を流れている。九十九万の毛孔があって汗を出す。腹には五臓があってみな下をむいて蓮華のようだ」

　また白隠の『夜船閑話』にも三百六十の骨節、八万四千の毛孔の一つとして元気が欠けるようなことがないようにする必要があるとあり、さらに『素問』から「恬澹虚無」を引用しているところもある。白隠は『遠羅手釜』でも同じところを『素問』から引いているので、当時の禅僧は、この方面にも深い見識を有していたと思われる。また以前、江戸中期の儒学者、三浦梅園の故地、大分県国東地方を訪れたが、その記念館の書庫に『黄帝内経』の写本があった（拙著『中、近世傑人の医療』参照）。

II-4. 腰以上、腰以下、天枢

1)　腰以上は手の太陰（肺経）、陽明経（大腸経）が主り、腰以下は足の太陰（脾経）、陽明経（胃経）が主る（『霊枢』「終始篇第九」）。

　　大宇宙に対して人間を小宇宙と考えた場合、腰を中心として、それより上と下に分けた。これも天と地の考え方と同じである。

2)　「腰以上が天、腰以下は地」（『霊枢』「繋月篇第四十一」）

　　腰以上が天なら陽で、腰以下が地なら陰とも言える。

3)　「天枢の上は天気が主り、天枢の下は地気が主る」（『素問』「六微旨大論篇第六十七」）。

　　天枢とは、足の陽明胃経、臍の両側2寸の位置にあるツボのことをいう。ここが、天と地の分かれ目だという意味である。元来、天枢とは天の中枢という意味で、北斗七星の第一星枢星を指している。北斗七星は枢星を軸として回転しているから、天の中枢なのである。古代中国では、北極星を天の神とすると、北斗七星はその乗り物と考えられていた。また、人が直立して両上肢をまっすぐ拳上した位置でいると、天枢辺りが上下の中心になる。

　　この文章の後に天気下降、地気上昇という言葉が続く。「陽は下り、陰は昇る」という鍼灸の経絡の大原則と同じである。

4)　身体の半分より上には三つの気（司天の気）があり、天に相応しているから、天が主っている。体半分以下にも三つの気（在泉の気）があり、地に相応している。この上下の接する部位、人体の半ばの位置が天枢である（『素問』「至要大論第七十四」）。

II-5. その他の古典から （図表16は以下にとりあげる古典の紹介である）

（1）礼記

1)　「天気下降し、地気上昇すれば、天地は相和し、草木も萌え生える。天気上昇し、地

気下降すれば天地は不通となり、閉塞して冬になる」(『礼記』「月令第六」)。

2) 「地気上昇、天気下降、陰陽互いに動き、天地は相洗う。号令の合図の大鼓は雷や稲妻で、天地を奮い立たせるものは風雨、これを変化させるものは四時、この天地を暖めるものは日月である」(『礼記』「楽記第十九」)。

3) 「まず国を治めようとするなら、その家を整えなくてはならない。その家を整えようとするには、その身を修めなくてはならない。それには心を正しくすることだ。心が正しくあれば身を修められ、ひいては家を整い、さらに国は治められる」(『礼記』「大学第四十二」)。

　　ここでは重要なことを言っている。国：家：民：個人の関係は、天：地：人の関係と等しく問われている。治国治民、さらには治国治身とか、斉家養身といった儒教的養生の側面を見ることができる。国と人体の対比は、『抱朴子』などに強く見られる。

(2) 老子

1) 「天気の間はふいごのようなもので、中は虚ろのようになっていて尽きることがなく、再び動き出せば強い力がでる」(『老子』「第五章」)。

　　老子は例えによる語録が多く、一見難解のように見えてもこのように味わい深いところが多くみられる。

2) 「天長地久」(『老子』「第七章」)。

　　天地とも永遠に絶えることがないと言っている。天長節といえば天皇の、地久節とは皇后の生誕日を祝う日であった。

3) 「道は大きく、天もまた地も大きい。ゆえに、人もまた大きいと言える。この四大の中に人はいる。従って、人は地に順い、地は天を手本とし、天は道という道理にかなっていなくてはならない」(『老子』「第二十五章」)。

　　老子の究極は「道」で、いろいろに解釈されるが、「道法自然」という言葉もあるように、自然(宇宙・天・地・人)とこれらの互いの協調と対立が繰り返されて、その中で環境も変化することを述べている。従って、この変化する環境に順応することが、道(自然)にかなうものと述べている。

4) 「道は一を生じ、一は二を生じ、二は三を生じ、三は万物を生ずる。この万物は陰を背負い、陽を抱く。その陰陽が出す気で、すべての調和が保たれている」(『老子』「第四十二章」)。

　　老子の中でも有名な部分で、混沌とした何もないところから天が生まれ、やがてそれは地を生み、地は人や万物を育成するといったような意味である。「宇宙生成起源説」である。

　　この「一」というのも老子の哲学のうちの無(虚とか空、混沌とも言える)から生れたもので、やはり天地人の発生過程、宇宙生成論、陰陽の発生も、この理論から生れてくる。老子の言う〔一→二→三〕に対して、『周易』では宇宙生成を〔大極→両儀→四象→八卦→六十四卦→三百八十四爻〕と二の倍数で述べている。

II. 自然観

(3) 荘子

1) 「道とは万物を覆載(万物地栽)しているということである」(『荘子』「天地篇第十二」)。

2) 「心に何も求めず、落ち着いて静かに安らかでいることは、天と人に和することで、それは天地を包み込んで自然とともにあることである。これこそ天とともにする楽しみというべきである」(『荘子』「天道篇第十三」)。

3) 『荘子』の内容を見ると、いろいろな場面で比喩によって、道(自然)を説いているといった特色がみられる。彼の主張にはもう一つ「万物斉同」があり、これは天下万物は見方によってはすべて同じであるというのである。

(4) 列子

1) 「未だ何もない処から(太易)、気が始まり(太初)、ついで形が始まり(太始)、やがて形をつくる(太素)」(『列子』「天瑞第一」)。

2) 「清軽なものは天に上り、濁重なものは下って地となる。その中間にあって、天と地が調和したものが人である。だから、天と地は精を含み万物が生まれ出るのである」(『列子』「天瑞第一」)。

3) 「人の精神は天に属し、肉体は地に属する。天に属するものは澄んで飛び散りやすく、地に属するものは濁って固まる性質がある。人が死ぬと精神は肉体を離れていく」(『列子』「天瑞第一」)。

(5) 管子

1) 「天の道は虚、地の道は静。虚であれば尽きることなく、静なら変わることはない。このように、変わることがなければ、過ちもないことになる」(『管子』「心術上第三十六」)。

2) 「万物を覆い、寒暑を調整し、日月を運行し、星を巡らすのは天の常道である。天下を治める者は万民を養い、法を定める。これは終わってもまた始まるというような、尽きることのない天と同じことなのである」(『管子』「形勢解第三十六」)。

3) 「春は陽気が初めて上がり、万物が生れる。夏は陽気が高く上がり、万物は生長する。秋は陰気が下がり始め、万物は動かなくなる。冬は陰気にすべて下がり、万物は蔵せられる。春夏には生長し、秋冬に収蔵するのは四時(四季)の決まりである。天は万物を覆い、土地に乗せて養う。四時は万物を成長させて収蔵する。これは古今を通じて今でも変わらない道(規則、方則)なのだ」(『管子』「形勢解第六十四」)。

　　ここの生長収蔵のサイクルは『素問』「四気調神大論篇第二」と同じことを言っている。ここでも循環の思想がよみとれる。

(6) 呂氏春秋

1) 「天が全うなら人の心は和やかになり、目ははっきりとし、耳はよく聞え(耳目聡明)、鼻は臭いをよく嗅げるし、口も味がよくわかる。これは天と人の三百六十節が皆通じ合っているからである」(『呂氏春秋』「巻一木生」)。

2) 「昔のことだが、自分の身と天下を治める(治国治身)者は、必ず天地の道に従っていたものだ。そうでないと、耳は聞えず、目は見えず、口では食べられなくなってしまう」

本 文 篇

（『呂氏春秋』「巻二情慾」）。

3)　「天の道は丸く、地の道は方形である（天円地方）」（『呂氏春秋』「巻三圜道」）。

4)　「天は九野、地は九州、土地に九山、山には九つの道をふさぐところがあり、沢には九つの草むらがある」（『呂氏春秋』「巻一三有始覧」）。

(7)　淮南子

1)　「道は天を覆い、地を乗せる」（『淮南子』「巻一原近訓」）。

　　すでに述べているように、道とは道路ということではなく、自然、天地の理、ひいては人が生きていくのに必要なもとになるものを言い、『黄帝内経』で説かれている自然観、養生観、整体観などの底には、この道家の思想が折り込まれている。天は地の蓋になる。天を以て蓋とすれば地で覆われないところはない。

2)　「天気初めて下り、地気初めて上り、そこで陰陽は互いに交錯する。天が覆い、地は乗せ、宇宙をも包み込むが、これは陰陽の働きによるのである」（『淮南子』「巻二俶真訓」）。

3)　「澄んで明るい気は、薄くたなびいて天にあり、濁って重たいものはこり固って動かないで地となる。やがて天と地の精気は合して陰陽になり、その陰陽の精気は春夏秋冬の四時になり、さらにその四時の精気が分散して万物となる」（『淮南子』「巻三天道訓」）。

4)　「天の道は円、地の道は方である（天円地方）」（『淮南子』「巻三天道訓」）。

5)　「天には九野があり、九千九百九十九もの部分がある」（『淮南子』「巻三天道訓」）。

6)　「道は一より始まるが、一だけでは何をも生じない。そこで分かれて陰陽になり、それらがまた合して万物が生れる。つまり、一は二を生じ、二は三を生じ、三は万物を生ずということにほかならない」（『淮南子』「巻三天道訓」）。

7)　「春には万物が生まれ、夏には成長し、秋には収穫し、冬には貯蔵する」（『淮南子』「巻九主術訓」。このところは『素問』「四気調神大論篇」と同じ）。

8)　「天気は魂、地気は魄。これらを失うことがなければ上は太一（天帝のいるところ）に通じるが、その太一の精気は天にみなぎっている」（『淮南子』「巻九主術訓」）。

9)　「天の覆うところ、地の乗せるところ、すべては宇宙の間に包まれ、そこから陰陽が生じる」（『淮南子』「巻十九脩務訓」）。

(8)　抱朴子

　　『抱朴子』は「抱朴子曰く……」という文体で語録的だが比喩が多い。内篇、ことに論仙、対俗、金丹、至理、微旨などは、道教の理論を説いている。

1)　「一体のどこまでが自分のものなのか、心の動きはどうなっているのか、わからない」（『抱朴子』「内篇第二論仙」）。

2)　「澄んだ部分は上昇し運動を繰り返し、濁った部分は下降して動かない。これが天と地だが、なぜなのか天地も知らない。天地に比べて万物は小さい。その万物が小さいから天地の大きさがわかるのだ。また腹と背とは五臓（心・肺・肝・脾・腎）を包んでいるが、その五臓は腹と背が作ったものではない。これと同じく、天地は万物を包み込んでいるが、その万物は天地がつくり出したものではない」（『抱朴子』「内篇巻七塞難」）。

3)　「混沌のうちから澄んだ部分は上がって天となり、濁った部分は沈んで地になり、こ

こから万物を生じる」(『抱朴子』「内篇第二十六譏惑」)。

4) 「天は円く、地は四角(天円地方)で、形は違っている。また天は動いているのに、地は動かない」(『抱朴子』「外篇巻第三十八博喻」、天動説である)。

⑼ 太平経

1) 「天地に順うものは、末永く国を治めることができるし、四季に順って生きれば、その王はますます隆盛となりうるだろう」(『太平経』「巻十八〜三十四合陰陽順法」)。

2) 「清らかなこと著しいのは天で、濁っているのが著しいのは地で、その中で調和して生きているのが人である」(『太平経』「巻十八〜三十四闕題」)。

3) 「天は父で、地は母である」(『太平経』「巻十八〜三十四和三気与帝王法」)。

4) 「頭円は天、足方は地(天円地方)、四肢は時、五臓は五行、耳目口鼻は七政三光(七つのまつりごと、日・月・星の三つの明らかな光をいう。人間としてはっきりとした外からの感覚を受ける部分をいう)によって、人は日常生活ができるのである」(『太平経』「巻三十五分別貧富法」)。

5) 「地は万物を養っているから母、人はその地に養われているから子と言える」(『太平経』「巻四十五起土出書訣」)。

6) 「天は父、地は母である。天は人の命を養い、地は人の体を養う」(『太平経』「巻四十五起土出書訣」)。

7) 「四時の気、陰陽の気と天地との間にある気が、互いに調和し、互いに力を合せることが重要で、陽があっても陰がなければ独りで生きることはできない。こうなると、国もやがて滅ぶ。一方、陰があって陽がなければ、また独りでは生きられない。やはり国は滅ぶ。まだ陽も陰もあるのに、それらが互いに協調しなければ、人類もやがて滅亡するだろう」(『太平経』「巻四十八三合相通訣」)。

8) 「鍼灸をする者は三百六十の脈が安定して陰陽を通じているかをよく調べて悪いところを取り除くという努力が必要である。三百六十の脈とは一年に応じている。その一日一日脈が変化しているのは、四時五行に応じているからである」(『太平経』「巻七十四灸刺訣」)。

9) 「天地が病めば、やがて人も病む。人が無病であれば、天も無病でいられる。人がもし半病状態になれば、天もそうなる。人には誰でも大小の病気がある。そうなると、天もやがてことごとく病気になるのだ」(『太平経』「巻九十一抱校三古文法」)。

10) 「天は生を主り、地は養を主り、こうして人はでき上がる。五行は蔵、四時は気、この二つが合して陰陽となる」(『太平経』「巻九十三万薬厭固拍法」)。

11) 「天は精を生み、地は人を養う」(『太平経』「巻百十四天報信成神訣」)。

12) 「人の頭と口は天を象どる…(中略)…四季に順い、五行の方則に則り、風雨も順調にやってきて、日月や星々は光を与えてくれていれば万物は育ってくる」(『太平経』「巻百十七天咎四人辱道誡」)。

13) 「人は天に象り、天は人を象る」(『太平経』「巻百十八天神考過拘校三合訣」)。

14) 「天地が未だ開けぬとき、物事もはっきりしないうちに、すでに自ら上下・左右・表裏・陰陽が備わっているのである」(『太平経』「巻百十九三者為一家陽火数五訣」)。

15) 「天は太陽、地は太陰、人はその中間にいるし、万物もまた同じである。天はいつ

本 文 篇

も下に施しを与え、その気は下に流れる。地は常に上を求め、その気は上がって天気と中央で合流する。従って、人はその中間にいるのが正しい。万物は、この天と地の気を受けて、その形ができ上がっているので、この二気がなければ生きることは難しい。だから、よく善をなす者は天地がこれを知り、悪をなす者は天地がこれまた知るのである」（『太平経』「第百二十三〜百三十六太平経鈔辛部」）。

16) 「天に順う者は栄え、天に逆う者は滅ぶ」（『太平経』「巻百三十七〜百五十三太平経鈔壬部」）。

17) 「大きいのは天で、覆って万物を育てる。平なのは地で、地が平ならば万物を育てられる。天は日月五星を中心とし、地は山川を筋道としている。もし天地が常道を逸すれば、万物はみな災を受ける」（『太平経』「巻百五十四〜百七十太平経鈔癸部」）。

⑽　道蔵

1) 「人には四肢、五臓、九竅、三百六十骨節、天に風雨寒暑、人に喜怒がある」（『道蔵』「通玄真経巻三」）。

2) 「耳目は日月、気は風雨である」（『道蔵』「通玄真経巻三」）。

3) 「気は人の華、五臓は人の精である」（『道蔵』「通玄真経巻三」）。

4) 「人の孔竅は精神の戸扉である」（『道蔵』「通玄真経巻三」）。

5) 「気は経絡を貫き、三百六十の体の部分に分かれる」（『道蔵』「太上説玄天大聖真武本体神呪妙経巻五」）。

6) 「人の体は十二の大きな関節と三百六十の小骨孔から成る。この孔は脈と対応し、ここを気が行き交り流れる」（『道蔵』「道枢巻二十八」）。

7) 『素問』生気通天論篇第三では、十二節気はみな天気に近い。「十二節気は、人の十二経脈に応じている」（『道蔵』「天原発微巻四」）。

8) 「天長地久、覆載万物、天地覆載」（『道蔵』「道徳真経集義巻十二」）。

9) 「頭円は天を象どり、天は一である。足方は地を象どり、地は二である。両眼は日月を象どり、三焦は三界（過去・現在・未来を言う）、五臓は五つの大きな山、大腸・小腸は大きな河と小さな川を、心臓にある七つの竅は七つの北斗七星を象どっている」（『道蔵』「淨明忠考全書巻六」）。

10) 「頭円足方（天円地方と同じ）、上陽下陰は共に天地と同じである。天に風雨あれば人には血気があり、天に日月、人には両眼、天に万象、人に万神、天に八極（八紘と同じ、全世界を言う）、人に八脈、天に五行、人に五臓、天に四季、人に四肢、地に山岳あれば人には骨節、地に草木あれば人には毛髪、地に河や湖があれば人には血脈が流れている。これらはみな天に応じていないものはなく、それだから人は万物のトップでいられるのだ」（『道蔵』「太上長文大洞霊宝幽玄上品妙経巻二」）。

11) 「頭が円いのは天に準じ、足が平たいのは地に準じ、眼は日月に、五臓は五星に、六腑は六律に比べられる。心は中極（天の中心）で、一丈二尺の大腸の長さは十二時に応じ、二丈四尺の小腸の長さは二十四気に応じている。体には三百六十五の絡があって一年に、九竅は九州に則っている。天に寒暑があるのは、人に虚実があるようなものである」（『道蔵』「孫真人備急千金要方巻一」）。

12) 「日月は両目である。天気下降、地気上昇する」（『道蔵』「修真十書巻五十九」）。

13) 「天は陽気を地に降ろし、地は陰気を天に上昇させる」(『道蔵』「太上長文洞霊宝幽玄上品妙経第三」)。

14) 「心液下降、腎気上昇(心を天と陽、腎を地と陰に例えている)」中国医学でいう心腎不交の理論の元は、これである(『道蔵』「上陽子金丹大要妙用巻五」)。

　　最後に、以上に取りあげてきた諸家の自然説と関連する部分を表にして示しておく(図表17)。

III. 平衡理論

　東(春)、南(夏)、西(秋)、北(冬)といったように、四方と四季とは結びつけられており、人々は自分のいる処をもとにして方向や四季を考えた。当時には緯度とか経度という考えはなかったからあくまで自分のいる場所が基本であった。自分を中心として考えた場合、東西南北の中心という事になる。四方の中に中心があると五方、すなわち五行という事になる。ここに五行説が生れてくる。後にふれるがこれが中国思想の大きな柱となる。

　この考えは、もう一つの中国思想の中で重要な「平衡」という思想につながり、儒教の「中庸」、中医学でいう「平人」(健康人)、「平脈」(正常脈)、四方の「中央」やその他「中和」とつながる。後にふれる「陰陽説」からいえば、陰陽平衡、陰陽バランスこそが万事がうまく行く秘訣で、五行説に従えば、「黄・土・甘」などに相当する。黄については黄帝の処でもふれており略すが、土は木・火・土・金・水、五行の中ほどにあり、甘は味の調和に用いられる。

　個人の身心のバランスはそのまま、社会にもつながり、ひいては国の平和となる。人─家─国(治身・治家・治国、斉身・斉家・斉国)を考える政治理論にまで拡ってくる。このバランスをくずす社会的一因は『太平経』にいう「水・病・兵・火」でもあった。

24

IV. 陰陽説

　昔の人は、朝と夜、夏と冬、男と女などとどれも双極性をもっている事をなんとなく知っていた。「陰陽説」はごく自然の中からうまれてきたといえる。すでに『太平経』「和合陰陽法」にはこの双極性について「天地・日月・陰陽、春秋・昼夜、左右・表裏・黒白・明暗・剛柔・男女・前後・上下・君臣・甲乙・子丑・五六・木草・牝牡・雄雌・山阜(丘)」など対立するペアを並べている。

　よく「陰陽五行説」というが、元来「陰陽説」と「五行説」とは別個のものであり、「陰陽説」の方が古く、「五行説」は周の『尚書』が初めてである。

　「陰陽説」は「気」と結ぶと「陽気」「陰気」となり、「虚実」という概念から「陽虚」「陰虚」という中国医学の重要な言葉になる。

　しかし「陰陽説」は、二極の対立を現わすだけではなく、中国医学では「陰陽対立」の他に「陰陽互根」「陰陽消長」「陰陽転化」などの表現もある。つまり「陰陽」は互に行ききし、変化し、形や質を変えるというのである。このよい例が「太極図」(図表18)で、中心点を通る直径はどこをとっても、陰陽が判っきりと二分されることはない。割合の違いはあってもどこを切っても陽と陰とは混りあう。こう考えると分り易い。すなわち一日の明け方・夕暮れは判っきりとした昼夜ではない。明け方(曙)は夜の陰に朝の陽がきざし初め、夕暮れ(黄昏)は、昼の陽の中に夜の陰がしのびよっているのである。まさに「陽中陰あり」「陰中陽あり」といった有様である。

　なお、陰陽について『素問』陰陽応象大論に「陰陽者天地之道也」とあり、また『素問』天元紀大論、五運行大論に「左右者陰陽之道路也」という処がある。よく分らない処であるが、図表19を見ると、陰陽・左右等が互に交わっている。つまり道路のように陰陽は交互往来である事が理解できる。

25

V. 五行説

　前章でみた「陰陽説」は、物事を対立・並立するものと考えた。一方この「五行説」では、万物を五分類するが、その考え方は歴史的に変遷し、さまざまな説が入り乱れている。

　人は地上に立ってみて、四方を見渡し、東西南北の方向を見つめることで、自分がこの四方の中心にいる事を知った。「四風」という言葉もあり、東西南北から自分に向って吹く風により、種まき、生育、収獲、貯蔵の時期を知った。また四神は方角になぞらえられており、青龍(東)、白虎(日)、朱雀(南)、玄武(北)をいう。この四方＋中央という考えから五行は生れたのではないだろうか。

　現在の「五行説」ではその五つの要素を「木火土金水」に分類している。この「木火土金水」は当時、目にすることができた、太陽(恒星)をとりまく五惑星(五星)をさしている。木星(歳星)、火星(熒惑星)、土星(塡星)、金星(太白星)、水星(辰星)をいうが、実際には太陽系では太陽より順に、水・金・地球・火・木・土・天王・冥王星の順序に並んでいる。

　このように天文学の知識がすすみ、地上の東西南北とその中央を考えること、また、大宇宙に対して人を小宇宙と考えることなどから、万物を五分類する五行説となり、中国のあらゆる方面に拡がっていったと思われる(ここにも天地人の関係をみる)。たとえば五星のほかに「五山」というものがある。これも東西南北と係わっている。東岳(秦山、山東省)、西岳(華山、陝西省)、中岳(嵩山、河南省)、南岳(衡山、河南省洞庭湖南近く)、北岳(恒山、山西省)をいい、これらは山岳信仰と結ばれている。また、五感というと、視・聴・味・臭・触感をいう。

　この「五行説」を初めてとなえたのは『古文尚書』にある「洪範 九疇（こうはんきゅうちゅう）」で、すでに先秦時代からあったことになる。「洪範九疇」とは伝説の帝王である禹が伝えた9ヵ條(九疇)の天地の大法(洪範)のことで、その第一條が「五行」である(図表20)。五行の「行」とは「行為」の意味ではなく、一口にいうと「行ったり、来たり」という万物の行きかう十字路の交差点といった意味があり、甲骨文では「行」や「行」などとかく。あらゆる万物を5つのグループに仕分けて、そこに規則性、システム性を見出したのであって、我々の知っている医学上の五行説だけではなく、広く他の分野と関連してくる。この先秦時代からの「五行説」は、戦国時代の「諸子百家」(後述)というフィルターを通して、儒家・道家さらには医家などのそれぞれの「五行説」をうむことになる。

　以下、『尚書』の歴史について少し見てみよう。

　『古文尚書』「洪範編」は、周代に箕子が整理して武帝に呈したもので、その書体は春秋時代の篆書で書かれ、その文字は、一名その形から蝌蚪(おたまじゃくし文字)文字ともいわれる。一説では西漢景帝の時、魯の秦王が孔子の旧宅をこわした時、壁の中より出てきたので「孔壁尚書」ともいわれている。なお、同じ「古文系」の『儀礼（ぎらい）』は道ばたの泥の中から出て来たともいわれる。また、のちの『傷寒論』も江南地方の家の壁から出てきたともいわれている。

　篆書（てんしょ）は、漢字の歴史の上では甲骨文の次で漢の隷書の前にあたる(図表21)。「古文」と「今

文」は秦の篆書(大・小ある)が境となる。後漢時代になるとこれら「古文」「今文」の説の争いは激しくなり、時の章帝は白虎観に儒者を集め討論会(白虎観会議)を開き、結果、今文説が勝ち、以後はそちらが主流となる。「今文尚書」は漢代文字(隷書)で記されたもので、宋代になると『書経』といわれるようになる(なお、この古文で書かれたものには他に『韓詩外伝』『春秋左氏伝』などがある)。

　なお、この『古文尚書』「五行」では「水火木金土」という配列になっていて、水が第一になっている。この「水火木金土」を四季に当てると「冬・夏・春・秋・中夏」となる。周代の暦では、冬至の月(11月)を新年としていたから冬が初頭にあることに対応しているのであろう。漢代では、春を一年の初めとするので「木火土金水」の配列となるのである。

　『古文尚書』は、「五行」において、水は潤下(その働きは冷たく、収蔵する)、火は炎上(火が光ってもえ盛る、熱い、大きくのびる)、木は曲直(木が風に吹かれてゆれて曲ったり、またのびる、発育するとか形を変える)、金は従革(変革という言葉があるように、金は鍛錬により姿を変え、また質が変わる)、土は稼穡(種をまいて収穫する)としており、また味について、水は鹹、火は苦、木は酸、金は辛、土は甘と記している。『呂祖全書』「巻九五行端孝品第二」には五行と内丹を結びつけて記している。

　『今文尚書』は「白虎館会議」を通して主流となり、『白虎通義』という書がのこる。漢代班固の撰である。「今文説」は我々の目にする『黄帝内経』もこれに則っとり、さらに十干・十二支・八卦等ともからみあい、「運気説」とも関わるようになる。戦国時代には、斉の雛衍が王朝交替説を五行相勝(相勝は相克とも、後ちに説明)で説いている。

V-1. 五行説の変遷

　「五行説」を論じるには、まず「相生」「相克(相勝)」から始めなくてはならない。図表22のペンタゴン形式(五星形)に「相生」「相剋」が示されている。鍼灸方面ではさらに「相侮」「相乗」という方向もある。この「相生」と「相剋」とはどちらが早いかというと、雛衍の「王朝交替説」は、「相剋」にのっとっているので「相剋」の方が歴史が古いのではないだろうか。

　以下、「五行説」についての各説にふれるが、代表的な古典である『素問』「金匱眞言論第四」(図表23)についてまず説明しておく。

　図(図表24)では、「五行説」をそれぞれ「古文説」と「今文説」に分けて図示した。

　図では、上が南・表、下が北・裏と地図の見方からいうと上下、南北が逆になっている。中央は長夏・土で中心であり、ここに君子が南面(君子は南面して政事をみる)すると、背部は冬・北、左側は春・東、右側は秋・西となる。左右では左側を優位とする。この表で注目したいのは「古文説」では上から肺・心・左(脾)・右(肝)・腎と人体の解剖的には納得できることである。→印は四季の移動を示している。

　「今文説」では、中央に君子が南面しているとすると、前面は夏・火、背面は冬・水、左側は春・木、右側は秋・金となっている。これは人体の体内構成には合致していない。中でも、肝が左、脾は中央、肺が右という矛盾がある。先に述べたように漢代では一年は春より始まるとしていたため、左側が右に比べて優位にあることからここを春とし、木から始まる一年であるとしたことに由来するのではないだろうか。一年の四季の巡りは両者とも同じである。

本 文 篇

それでは次に各文献を挙げてその異同をみてみよう。

V-2. 各家の五行説

(1) 管子

管子は周代、斉の管仲(前730〜645年頃)の撰。『漢書』「芸文志」では道家に、『隋書』「経籍誌」では法家に分類されている。

○一、乗馬(巻一) 陰陽についての記述がある。

○二、幼官(玄宮)(巻三) 別表(図表25)に一括して掲出した。幼官には本図と副図があり、このうち本図では四季による服装、食べ物、音楽の音調、治、つまり君主の行う修行と人々を治めるのに必要な方策、尊重すべき数を挙げている。

　　ここの五行配列は服装の色、味、音をみる限り現行のものと同じだが、五聴(五音)は『霊枢』「邪客」では角、徴、宮、商、羽の順になっている。

　　天に五音、人に五気があるとされており、ここでも天人合一思想が顔を出している。『霊枢』「脈度」には「腎気耳に通じ、腎和ならば五音を聞く」、同じ経別に「体内には五臓があり、その五臓が五音、五色、五味、五位などに相応している」とあるから、五行説の中でも五音と五臓の関係を説くところがある。

○三、宙合(巻四)

　　左に五音をとり(維持し)、右に五味をとる。これは君臣の分とある(君は上座にあって五音をきき、臣は下座にあって味を整え、食を捧げる)。君は左に、臣は右に立つ(左右では左が上位、君主が南面して座っていると、その左は東—上位、右は西—下位となる。左大臣と右大臣では、左大臣の方が上位)。

○四、枢言(巻四)

　　道の働きは天では太陽、人にあるものは心である。それ故、気があれば万物は生き、気がなければ万物は死んでしまう。生きるのは気があるからで気がないと死んでしまう。

○五、移靡(巻十二)

　　陰陽の職分がはっきりしてくれば、性質は異ってくる。例えば甘草と苦草が生れてくるようなものだ。さらに陰陽の気が適当にあれば、例えば酸味と鹹味(五味でいう木と水、初めと終わりと同じということ)もそれぞれ丁度よい味になる(そのほどほど—適宜—中—和—甘味をいう関係になる)。

○六、心術(上)(巻十三)

　　心は体の中の君の位で、九竅はそれぞれ役目を負って動いているから臣である。心が道にかなっていれば九竅はそのきまりに従う。嗜欲が一杯になると同時に色を識別出来ず、耳は聞こえなくなる。従って上の者が正しく道を行わないと、臣下人民はその仕事を失い困窮し、遂には国が滅びる。

○七、明方(巻十五)

　　法は天地のありさまに従う(『老子第二十五章』「道法自然」と同じ趣旨である)。

○八、撥度(巻三十八)

五色とは青黄白黒赤である。五声とは宮商羽徴角で、五味とは酸苦鹹辛甘である（ここではまだ五臓はでてきておらず、五声、五味も現行のものと順序が異なっている）。

なお、図表26は『管子』「第三十九・四十」の分類である。

(2)　周礼

周公旦の撰という経書。天官、地官、春官、夏官、秋官、冬官の六官をたてその職分の区別・上下関係など百官のシステムをつくる。「周礼」の「天官」のところに、酸―骨　辛―筋　鹹―脈　苦―気　甘―肉という五味と人体の関係を論じている個所があるが、やはり今文説のものと合わず、その理由もよく分らない。

(3)　呂氏春秋

秦の宰相、呂不韋（前290〜235年）の撰。「奇貨居くべし」で有名。彼は始皇帝の父から仕え、始皇帝を援ける。一説では始皇帝の父ともされるが、のちに皇帝の不興を買い、自殺においこまれる。この書は彼の食客（一説に三千人）の論ずるものを集めたもので、中に儒家の思想が本流とはいえ、当時の様々な思想・哲学がおりこまれている。雑家ともいわれる所以である。
この一覧表（図表27）はその内容をまとめたもので、『礼記』「月令」を踏襲している。一年を春・夏・秋・冬の四季にわけ、その各々を孟・仲・季にわける。その一つずつは一カ月、三十日（陰暦）からなる。すなわち、三十日が四季で十二カ月、十日を旬としているので、十日×三、三十日が一カ月（初旬、中旬、晩旬という）。この三十日が十二カ月で三六十日が一年になる。表中の「律」とは「呂律」ともいい、「呂」は陰の「律」は陽の音階を表わし、仲冬の月の「黄鐘」は「律」、季冬の月の「大呂」は「呂」でついで孟春の「律」、仲春の「呂」となり、これがつづいて孟冬の「応鐘」の「呂」になって一巡する。「祀蔵」の処を見ると春＝脾、夏＝肺、秋＝肝、冬＝腎という「脾肺肝腎」の順序となっている。土用は長夏ともいい四季にはおのおの土用があるが今では夏の土用のみがのこる。ご存じのように「土用の丑の日」では鰻が大活躍する。
表のように『周礼』と『呂氏春秋』は余り変わりがない。人体内の五臓はまだ出てこないが、祭礼に動物の五臓を捧げて祭っていた事がわかる。

(4)　礼記

経書の一つ、周末秦漢時代の礼について書かれている。漢時代の載聖が伝えたといわれ、載後の『大載礼』に対し『小載礼』ともいう。単に『載礼』ということもある。
この『大載礼』「六十九」には、水・火・金・木・土・穀を六府というとある。五行説の前に古くは六行説があったともいわれる所処である。
ここの「月令」を一覧表に示した（図表28）。『呂氏春秋』と似ている。

(5)　淮南子

前漢の淮南王、劉安の撰。『漢書』「芸文志」には「雑家」になっているが「新道家」ともいわれる。現存するのは内、外篇のうち内篇二十一篇のみで、歴史上の出来事、吉凶禍福、流布していた話などがあるが、その初めの宇宙生成論は注目すべきで（殊に「天文訓」「時則訓」など）、

本文篇

『日本書紀』『古事記』の冒頭「国造り」に似ていることも注意したい。また一面『老子』の「恬淡無為」に近い部分もある。

このうちの「時則訓」を一覧表(図表29)にした。前の『呂氏春秋』『礼記』と同じく一年を四季に、さらに各季を三等分している。図表30は「墜形訓」の中の五行である。

今までなかった夏の中に「長夏」「土用」という盛夏をもりこみ、それを「土」「中央」とし、いままでの東西南北の中に「中」という場所を示し、四方の四角形から五角形という五行説が完成してきて、土(中央)甘(五味)心(五臓祭祀)香(五臭)宮(五音)黄(五色)五(五数)という現在の五行説になってきた。しかし『素問』『霊枢』でいう五臓ではまだなく、なんら生理観、病理観はでてこない。『素問』『霊枢』の五行五臓はこの時代にまだないとすると、どこからでてきたのであろうか。これらを編集、分類した蔭の人達がおり、それは一時的ではなく、ある時間的経過の中で積み重ねられていった一種の編纂物といえるものではなかろうか。つまり「古文説」から「今文説」の五行になると、「古文」では祭祀の動物の内臓を捧げる儀式であったのが「今文」になって人体の中に入り、現行の「五行、五臓」という医学観と結びつくのではないだろうか。ここの五行表は、『素問』「金匱真言論」のものと比較してみる必要がある。

(6) 文子

『文子』(老子の弟子の作と伝えられている。老子と文子等との問答体が主で、道家の『論語』ともいえる。後に偽作ともされる)には、「人は天地を生成する中心であり、五行を成立させるいとぐちになっている。それ故、人は天地や五行の気をうけてこの世に生まれ万物の長となり、陰陽二儀(天地)についで天地人、三材の一つとなる。しかし天地の気をうけるのにも差異があり、木気を多く受けたものはその性質は強く正しく五常のうちの仁の心をもって生まれてくる。火気を多く受けたものは、その性質は激しく、五常のうちの礼を尚ぶ心をもって生れる。土気を多く受けたものは、その性質は寛容であり、温和で五常のうちの信の心をもって生れる。金気を多く受けたものは、その性質は強くて潔ぎよく、五常のうちの義をもって生れる。水気を多く受けたものは、その性質はおちついて万事控えめで、五常のうちの智を多くもって生れてくる。つまり五行の精気も聚って人体を形づくっているから、受けた気が清純であればその人はとびぬけて聡明であり、その気が濁っていればその人物は愚鈍である」と記してある。

ここでは陰陽のうちの精気(最も細かく純な気)は人になる。ただしその気の受け入れ方に大小あり、よく調和のとれたよい気を得れば賢い人が生まれ、乱れた濁った気を受けて生まれた人は欲深く淫な人となるとする。

月の数は十であるから、人も十カ月たって生まれる。一月で膏(あぶら、形の定まらないさま)、二月で脈(血管)、三月で胞(胎胞)、四月で肌(皮膚)、五月で筋(筋肉)、六月で骨(骨骼)、七月で形(人の姿となる)、八月で動(手足を動かす)、九月で躁(胎内で胎動が激しくなる)となり、十月でついに生まれてくることとなり、生まれた時には肉体ははっきりと出来上り、五臓も備わっている(類似のものがある。別表(図表31)「胎児成育」参照)。また、体外を表、体内を裏とする。頭が丸いことは天、足が四角いことは地にのっとっている。天には四季・五行・九星・三百六十日があるのに対し、人には四肢、五臓、九竅、三百六十節がある。天には、風雨寒暑があるのと同じく、人にも喜怒哀楽があるとある。

30

V. 五行説

『淮南子』『文子』では「胆を雲、肺は気、脾は風、腎は雨、肝を雷とし天と相対して心を主とする。耳目は日月、気血は風雨である」と記している。

『素問』「陰陽応象大論」に「人は天地にのっとって形づくられる。従って聖人は天にのっとって頭を制御し、地にのっとって足を制御し、意識で五臓を制御している。天気は肺と通じ、地気は咽喉と通じ、風気は肝臓と通じ、雷気は心臓と通じ、穀気は脾臓と通じ、雨気は腎臓と通じ合う。六経(太陽、少陽、陽明、太陰、少陰、闕陰)を川とし、胃腸を海とし、九竅を水とする。天の法則にのっとり、その上、地の道理、道すじにのっとっていれば災禍はなくなってくる」とある。

左慈の『相決』(『宋史』「芸文志五」に『左慈助相規識一巻』とある)によると、「人の頭の丸いのは天にのっとり、足が四角のは地のかたちをかたどっている。左の目は日、右の目は月とする。左の眉は青竜(東)、右の眉を白虎(西)、鼻を勾陳(鉤陳、北極に最も近い星、顔で最も高い骨で天に近い)、伏犀(天庭より頭頂に至る骨)を朱雀(南)とし、玉枕(後頭結節)を玄武(北)とする。さらに前を朱雀とし、後を玄武とし左を青竜、右を白虎とする。

これは肢体のことで、鼻を勾陳とし、これは顔の中心である。またさらに左耳後部を秦山(五岳の一つ、以下同)、右耳後部を華山、額を衡、後頭を恒山、鼻を嵩山とみなす」といっている。

『孔子家語』「本命解」には「人は生れて三月たつとかすかに目が見え、その後、だんだんと判っきり目が見えてくる。八カ月たつと歯が生えて食うことができるようになる。一年で立ち上り次第に歩ける。三年で頭頂部の大泉門は閉じ、よくしゃべるようになる。陰は極まると陽にもどる。それで陰は陽に転化する。その陽が極まるとまた陰にもどる。男子は八カ月で歯が生じ八歳で歯がぬけ代る。十六歳ともなると精通してその後に大人となる。女子は七カ月に歯が生じ、七歳でぬけ代り、十四歳で大人となる」とあり、『礼記』「楽記」では「男は二十歳で成人に、父となることができ、女は十五歳で結婚して母親になれる」とあるが、これらはみな天地五行に沿ったものである。つまり人は天地五行によって生れて育ってくるというのである。これとよく似たものが『素問』「上古天真論」にある。

また、卜に配すると甲乙は皮毛、丙丁は瓜筋、戊己は肉、庚辛を骨、壬癸を血脈とする。一方卦からすると、乾(☰)は頭、離(☲)は目、坎(☵)を耳、兌(☱)を口、坤(☷)を腹、巽(☴)を手、艮(☶)を股や膝、震(☳)を足とする(十干・十二支については後ちにふれる)。

(7) 春秋繁露

漢代の董仲舒(漢恵帝紀元前3年)の撰。彼は「春秋公羊伝」に詳しく、武帝に儒教を国教とすることを進言しているぐらいだから当然儒家ともいえるが、そこを除くと天地人・陰陽・五行説にも言及し、その文言も『素問』『霊枢』に近い部分もあるので注目したい書である。

順序を追って、「天地人」「陰陽」「五行説」とに分け、その部分を摘訳、意訳してみた。全体として八十二篇に分かれる。「繁露」とは朝露が葉につぎつぎとたえまなく流れていくさまをいう。

巻初の「玉杯」「竹林」「玉英」「精蕐」「王道」などは儒家的主張がみられ、ついで君臣、親子、夫婦間の守るべきあり方、国の治め方、君主のあり方、人民の守るべき道、仁や徳にも及ぶ。だが内容が進むにつれて、題名からおして「天地人」「陰陽」「五行」を冠名とした篇が並ぶ。今

31

本 文 篇

これを並べてみると、

○天地人…「為人為天　第四十一」「天容　第四十九」「天弁在人　第四十六」「天道無二　第
五十」「四時之副　第五十六」「人副天数　第五十八」「循天之道　第七十七」「天地之行　第
七十一」「天地之行　第七十八」「天地陰陽　第八十」
○陰陽…「陽尊陰卑　第四十三」「陰陽位　第四十七」「陰陽終始　第四十八」「陰陽義　第四
十九」「陰陽出入上下　第五十」
○五行…「五行対　第三十八」「五行相生　第五十八」「五行相勝　第五十九」「五行順逆　第
六十」「治水五行　第六十」「治乱五行　第六十二」「五行変救　第六十三」「五行五事　第六
十四」

これらの篇名をみると、全体の約四分の一が「天地人」「陰陽」「五行」になんらか言及してい
ることが見受けられる。単に儒家の説く書ともいいきれないであろう。前漢時代すでに五行
説が完成していて、またそこに我々が五行説の全体は分っていても五行五臓の現在の姿はま
だ見ていないのである。

1)天・地・人
○春秋時代のきまりは、人は君に従い、君は天に従っていた。人の本性の中でも善と悪は
天から授かったものである(玉杯第二)(天―君―人民の基本姿勢と、人の心―本性もまた天よりう
けているといっている)。
○天地人は一つで、国の基本となり、また万物のもとでもある。天は万物をうみ、地は育
て、人は生きられる。天は孝悌(親子兄弟関係)、地は衣食をもって養い、人は礼楽をもっ
て生活をしている。この三者は恰かも手足のようなもので、どれ一つ欠けても人として
生きていく事ができない。これら天地人の関係がこわれると全てが滅びてしまう(儒教的
主義をおりこんだ天地人一体観を述べている)。
○天地の間の気のうちで最も軽くて清らかなものは精気、人の中で最も清純なことは賢い
ことで、人が修養するのに最も宝にするものは精気、国を治めるのに最も重要なものは
賢人を重用する事である。体は心を、国は君を中心としている。こうして徳(道に沿った
立派な行い、人民を感化し恵み従わせる)が国中に拡がれば、国は平和に治まる。
　　政治の要素はまず賢臣を用い、徳をもって人民を治める(儒教的政治理念を天地人と結ん
でいる。精気の重要、心が体のもとであるともいっている)。
○もし天の有様を知りたかったら、人を見れば簡単である。人には四肢が備わっているが、
そのおのおのには三つの大きな関節があり、合計十二の関節があって人体をつくってい
る。天には四時(四季)があり、その各の一つは三カ月からなり、都合十二カ月で一年に
なる。これらからも天の数と人の形とは大いに類似しているといえよう。
　　一年が四季に分かれるが、春は少陽、夏は太陽、秋は少陰、冬は太陰というが、その
一つ一つには孟(初)・仲(中)・季(晩)の三カ月がある(この部分『礼記』「月令」参照)人の体に
現われる諸現象は天のきまりであり、人が大小肥痩があるのは人の気がなせるのである
(「官制象天第二十四」)。

V. 五行説

○人となりという事を追究すると、それは父母がうみ育てたということではなく、天がなしたのである。人の本質は天から受けたので、天は人の曽祖父(先祖)のようなものである。人の身体は天数の変化に影響され、人の血気は天の意志で仁となり、人の徳行は天理の変化で義となる。人の好悪の感情は天気の暖かさ、涼しさによって変化する。人の喜怒の気分は天の寒暑による。人の情感は天の四時が転化してできるものである。それで人の喜怒哀楽があるのは、天に春秋冬夏があるのに似ている。喜は春に、怒は秋に、楽は夏に、哀は冬にそれぞれ対応している(「為人者天第四十一」)。

○陽気は正月に地から出て、万物をうみ、育て、立派に育てて養う。こうしてその仕事を終える。人もまた十カ月で生れる。これは天数と合っている。つまり天道と一致している。陽気は東北から初まり西方に入る。つまり孟春(初春、陰暦正月)にでて孟冬(初冬、陰暦十月)に終る。

　　(十を月日の標準にしているのは殷代の旬(十日)を区切としているように古い考えで、『白虎通義』「三正」によると夏は孟春、殷では、季冬(晩冬、陰暦十二月)、周では仲冬(陰暦十一月)をもって正月としたとする)。

○昔、文字を造った人は、まず横に三本、縦に一本の線をかき「王」とした。この横にひいた三画はまさに天地人をあらわし、中の縦の一線はこの三つを通る道を現わしているといっている。

　　仁とは正に天にあり、その慈しみの愛が、万物を育て、生長させ、養って大きくする。これが終るとまた始めからはじめる。

　　このように窮りないのが仁で、人が命をうけるのは天であり、父兄子弟、思想慈悲の心、礼儀互譲の行いなど、すべて人の道は天道と相合っているのだ(「五道通三第四十四」)。

　　(「王」という字のなり立ちは天地人とそれを連結する道を現わしている。故に王者たるもの天地人の見識をもつ必要があるが、その天は仁という慈しみを人に与える。そこで人もこれに応えるべく父子兄弟君臣及び人とのつきあい――礼をわきまえる。つまり天と人とは一体であるといっている)

○天の動きは定まった規則がなく相反していて同時に起ることはない。そこで「一」という字は一であって二ではないということである。すなわち天の運行――陰陽は相反するもので、出たり入ったり、左へ行ったり右に行ったりする。春には両者とも南へ(春分は陰陽は南に、三月二十一日頃)秋にはともに北に(秋分は陰陽は北に、九月二十三日頃)夏には前に交わり、冬には後ろに交わる(夏至では陽は前＝南、陰は後＝北に、一日が一年中最も長い、六月二十一日頃、冬至では陰は前＝北、陽は後＝南へ、一年中最も日が短かい、十二月二十一日頃)。このように終ってまた初まる。一はあくまで一であり、これが天の道である(「天道無二第五十二」)。

○天気は上に、地気は下に、人気はその中間にある。春は万物生じ、夏は長生育成し、秋は刈りとり、収穫し、冬には集めて貯える。それ故、この宇宙天地の中で、気より細密なものはなく、地より物が豊富なものはなく、天より神聖なものはない。この天地の精が万物をうむが、この中でも人より貴いものはない。人に三百六十の骨節があるのは一年の日数に合致している。体の骨肉は地の肥厚に、人の上部にある耳目が聡明に働くのは、天の日月の象徴である。体内に空隙や、血脈があるのは、川や谷が地にあるのと同じといえよう。心の中に喜怒哀楽の感情があるのは天の神気と同じといえる。

本文篇

　　人の体の頭が大きく丸いのは天の姿のようであり、髪は星、耳目が二つ並んでいるの
は日月に、鼻や口で呼吸できるのは天の風や気の流れのよう。胸中が動いて感性が働き
智恵がでてくるのは、天の神の叡智に、人の腹腔中がつまっていたり、すき間があるの
は、地上万物がいろいろあるのに、かたどられる。腰以下は地で、天地の境は腰のベル
トの位置で、頚より上は精神の畏敬を示す場所で天と相応している。頚より下は肥厚し、
精神的なほど高級な処はなく、地の土壌に比べられる。足底の平で方形なのは大地の形
に似ている。そこで腰以上は陽、以下は陰で、陽は天気、陰は地気となる。この陰陽が
動くと人の病、喉の病気をおこす。つまり地気は上って雲や雨となるのと同じである。
　　天地の類似、陰陽二気の動きは、互に符号していて、人の体に反映している。天の一
年は人では三百六十五の小骨節と日数では一致し、大関節の十二は月数に一致し、体内
に五臓のあるのは五行に、体外にある四肢は四季に、人が視たり寝たりするのは昼夜に、
力強くなったり、ぐったりするのは冬夏に、哀しんだり楽しんだりするのは陰陽にそっ
ている（「人副天数第五十六」）。

○天地の気は互に合って一つになる。そして分れて陰陽になり、それが転化して四時（四
季）となり、並べば五行となる。行とは徳行である。この徳行には五つあり、そこで五
行という。五行には官職があり、相生・相勝がある。それで治国、治身もこれらに逆え
ば乱れ、従えば治る（「五行相生第五十九」）。

○天に従うとは陰陽二気、四季の変化に従って生きることでこれが道というものである。
天地人および東西南北の和が必要で、その和を保つには中（バランス）が大切なことにな
る。つまり中和でその身を養うものは寿命を長く保つことになる（「循天之道第七十七」）。

○君主とは体にたとえれば心であり、それは目立たぬようにかくれて宮殿の奥にいる。そ
の君主に仕える百官は人体で例えると四肢で、手・足はそれぞれ役目を負っているのと
同じである。朝廷には四輔（左輔・右弼など四つの補佐官、周制）があるのと同じように心を
中心として肝肺脾腎がある。朝廷外に百官がいるように心臓の外には孔竅（毛孔などの皮
膚の穴、耳［両側］目［両側］鼻［両鼻孔］口前後二陰などの九竅）があるように、君主が補佐として
賢人をまわりにおくことは、恰も精神が心に集まるようなもので、こうすれば、君主の
命令が人民に行きわたるようになり、人体なら各部がよく動き全体が何事もなく生活で
き、健康で長生きできるようになる。君主がよい政治をして人民を慈しめれば人民は元
気になり、皮膚や九竅の流れがよくなり働けるようになる。血気が平穏であれば体は何
等苦しむ処がなく、天下も太平でいられる。反対だと耳目は判っきりしなくなり、手足
も傷つく。やがて臣は不忠となり、国は滅びてしまう（「天地之行第七十八」）。

○天地、陰陽、木火土金水（五行）で九となるが、これに人を加えると十になる（人を含めた
宇宙は十となる）。十とは数のおわりである。天地の間では陰陽の気がいつも人になじん
でいる。丁度魚が水にいつもひたっているのと同じといえる。見えるようで見えないで、
あっさりとしていて、人は普段は気にもとめていない。しかし人が天地の間に生きてい
る限り、魚が水から離れられないように、気は重要である。もし水がよく流れないと水
は泥のようになってしまうように、気がよく流れている人も気がよどんで動かなくなる。
天地の間には虚実があって、これらがあい交わり動いて、人はこの流れの中にいる。人
は世の不穏な気にそまり易く混りやすくなって、気がよく働かなくなってしまうので、

34

人は和を第一として、天地の気から人の気が生れるということを知っておかねばならない（「天地陰陽第八十一」）。

2）陰陽

○陽気は正月に地から出て万物を育てて養う。十カ月たつとその仕事も終る。同じように人もまた十カ月たつと生れる。これは全く天の数（十）と同じである。つまり天と人とは対比をしている。人が十カ月で生れるのは天道にかなっている。陽気は東北方から初まり西北方に入り、初春（一月）に初まり初冬（十月）に終わる（「陽尊陰卑第四十三」）。

○陰陽が互に会するのは一年に二回ある。南方で会えるのは中夏（旧暦五月）北方で会えるのは中冬（旧暦十一月）である。陰陽の気は独りでは何もできず、金木水火の助けをかりて自分の務めを果すことできる。それで少陽（春）は木気の力をかりておこり、春の万物の生を助ける。太陽（夏）は火気の力をかりて万物を育てる。少陰（秋）は金気の力をかりておこり秋の収穫を助ける。太陰（冬）は水気の力をかりて冬の万物を貯蔵するのを助け冬に備える。春は何者にも愛着を感じる時、夏は心楽しい時、秋は心がひきしまる時、冬は心が物悲しい時である。それで愛あれば厳しさもあり（春と秋）、楽しみあれば悲しみ（夏と冬）もあるという対比があるのである。これは四時（四季）の法則であって、喜怒哀楽は人だけではなくて天にもあり、春夏の陽も、秋冬の陰も天だけではなく人にもある。もし人に春気がなければ、なんで博愛とか寛容が生れようか、秋気がなければなんで人は自分に厳しく事を成しとげることができようか。人に夏気がなければ、なんで万物を育てたり楽しくすごすことができようか。人に冬気がなければなんで死をいたみ、喪に服す家族を慰めることができようか。一方天気に楽気がなければ、なんで陽がふりそそいで夏の生長が期待できようか。天に哀気がなければ、なんで物を貯蔵して厳しい季節をのりこえることができようか。人に喜怒哀楽があるように天にも春夏秋冬の気があるのである（「天弁在人第四十六」）。

○天の運行（天―日月星、四季など）は終りも始めもなくぐるぐる巡っている（循環している）。地は天の始点でもあり終点でもあって、陰陽が合ったり別れたりする処である。冬至（十二月二十二日頃、一年中で昼が一番短く夜が一番長い）の後では陰は西に入り、陽は東より出てきて（東から陽気がでることはいわゆる一陽来復という）夏至（やはり冬至と同じ二十四節気の一つ、六月二十一日頃、昼が一番長く夜が一番短い）と反対になる冬至は陽が少なく陰が多い。それで春を少陽、夏は太陽、秋は少陰、冬は太陰という。つまり春夏（木土）は陽、秋冬（金水）は陰となる（「陰陽終始第四十八」）（図表32）。

○春も半ばをすぎると中春（旧暦二月頃には）陽は正東に陰は正西となる（冬至をすぎると太陽は北から東に、その日の出の位置をかえてくる）。春分（三月二十日頃、春の彼岸の中日に当る）は陰陽相半ばの時で、昼夜等しく、寒も暑さもない。真夏の大夏の月には陰陽は真南で合って一つになる。これは日至（夏至、六月二十一日頃、昼が最も長い日）という。中秋（旧暦八月十五日）の日には陽は正西に陰は正東にあり、陰陽半ばし、昼夜が等しい。季秋（晩秋旧暦九月）になると、初めて霜がおり、孟冬（初冬旧暦十月）になると寒が初まり小雪が舞う。大寒（旧暦十二月、一月二十日頃）になれば万物を収納して蔵い、冬に備える。こうして天地の一年は終る（「陰陽出入第五十」）。

本文篇

○物事には必ず対称・対比・正反・(＋)(－)があるものだ。例えば(上―下)(右―左)(前―後)(表―裏)(美―悪)(順―逆)(喜―怒)(寒―暑)(昼―夜)などがそうで、陰気が出るには必ず陽気と合わなくてはならない。つまり陽あって陰である。(君⇄臣)(父⇄子)(夫⇄妻)などのように陽はひとりで成りたつものではなく相手(陰)があって成りたつのである(「基蔵第五十二」)。

○昔は年に四回お祭りがあった。この四祭とは四季に先祖を祀ることをいう。春を祠(春の祭をいう。一般には社とか祠)、夏を礿(夏の祭)、秋を嘗(秋の収穫祭、陰暦9月の神嘗祭、陰暦11月の新嘗祭と同じ)、冬を蒸(冬の祭)というが、時期を失しないよう祭をすることで、もしこれをしないと人の子としての道から外れた事になる。祠とは初めて韮を食べ、礿とは四月には麥を食べ、嘗とは七月に黍稷(きび)をかり、蒸とは十月に初稲を供えることをいう。これは天のおおすじ、地のすじみちである。祭をする時は斎戒沐浴、体を清潔にうやうやしく先祖父母を祀る(「四嘗第六十八」)。

○自分の身を大切にして健康に心懸けるのには陰陽の四季における変化を見極めることで、これはすなわち天の道に従うことになる。男女の間も陰陽二気に従う。陽気はまず北方から初まり南方で盛んとなり、その極期で陰と合体する。陰気は中夏(旧暦五月)におこり、初冬(旧暦十月)で盛んになり、その後、極期を迎え陽気と結ぶ。つまり一年のうちに陰陽二気は二回(夏至と冬至)交わるが、歳が終ればまたくりかえす。

　君子の修身、修養は体内にある気をどう昇華させられるかによる。およそ気は心に従って動くから心は気の君主ともいえる。それ故、心こそ根本となる。仁徳のある人は心を以て気くばりし、体を養っているから長寿者が多い。また高い所は陽が多く、広い部屋では陰が多い。だから身を治め養う人はこのような場所には住まない。天地―陰陽の和、バランスをとって生きることは重要なのである(「循天第七十七」)。

3)五行

○天地から生れた万物は人を養っている。万物の中で適応しているものは体を養える。その中で最も威厳があるものは身にまとう衣裳といえる。礼を行うのに欠くことができないからである。その様子は佩びている剣の左は青龍(東)を、右は白虎(秋)、膝の前だれは赤鳥(朱鳥、南)を、頚の上にかかげる冠には玄武(亀蛇、北)をかたどって象像化する(「服制第十四」)。

○天に五行がある。木火土金水である。このうち、木は火を、火は土を、土は金を、金は水を、水は木をうむ。水は冬、金は秋、土は季夏(旧暦六月、夏の土用が入る)、火は夏、木は春である。春は生、夏は長、季夏は養、秋は収、冬は蔵を主る。それで父が生んだものは子が育て生長させ、父が成長させたものは子が養い育て、父が育てたものを子が完成する。つまり父のした事は子が継承する。父の意志は人の道ともいえる。故に五行とは五行(五つの道すじ)である。これからいえば父は授け、子がこれも受けるのは天の道というべきで、孝とは天のさだめでもある(「五行対第三十八」)。

○天には五行(五つに宇宙間の万物を組合せ、分類して道すじをつくり、スムースに事を運ぶシステム)というものがある。

　木・火・土・金・水の木は五行の初まり、水は五行の終りである。土は五行の中で

ある。木は火を、火は土を、土は金を、金は水を、水は生む。これは父子(または母子)関係という(図表22)。木は左(春、土を中央として、土が南面している場合)、金は右(秋)、火は前(夏)、水は後(冬)、土は中央(土用、長夏、大夏)。土が中央にいて南面すれば(君子の位置)左は東、右は西、前は南、後は北となる。これは父子の順序であり、互いに受けあって併存している。それで、木は水を、火は木を、土は火を、金は土を、火は金を承受している。それを授けているのは父で受けとるのは子である。父が子をたえず使っているのは天の道である。それで木がすでに生じていれば火が養い、金がすでに死んでいれば、水がこれを埋め、火が木を楽しませると陽を養い、水が金を侵すと金はおとろえ死んで陰となる。土が天に奉仕するのは忠である。故に五行とは孝子、忠臣の行いと同じである。

　土は中央にいる。もし酸鹹辛苦の味は甘味がなければうまくもない。つまり甘味は五味のうちで中で甘い土だから、土こそ五行の主である。五行の主は土気で、五味が調和しているのは甘があるからで、聖人の行いは忠を尊ぶ。これが土徳という所以である(「五行三義第四十二」)。

○天には寒暑、人には喜怒哀楽があり、気温には涼暖寒暑があるが実はこれらは同じ事で、喜気は暖で春、怒気は涼で秋、楽気は太陽のように明るく朗らかで夏、哀気は太陰に当りすぎたので冬にふさわしい。この四気は天と人と共有している。喜気は春のうちに、楽気は夏のうちに、怒気は秋のうちに、哀気は冬のうちにつみとるのがよい。これは四気の調節や変化は、人でいえば心によるからで、心はうつり易いからである。四肢にはそれぞれ務めがあるのは四時のようで、寒暑を移動させる事ができないように四肢もおのおの相当した位置についている。喜ぶべきは春、怒るべきは秋、楽しむべきは夏、哀しむべきは冬で、春気は愛、秋気は厳、夏気は楽、冬気は哀で、春は生を、夏は養を、秋は収を、冬は蔵を、主っている(「王道通三第四十四」)。

○少陽は木気から起り、春は万物を生むのを助ける。少陰は金気からおこり秋の万物の収穫を助ける。太陽は火気からおこり、夏の万物を養い育てるのを助ける。太陰は水気からおこり、冬の貯蔵(秋の収穫したものを冬をのりきるためしまっておく)を助ける(「天弁在人第四十六」)。

○冬至の日(十二月二十二日頃)になると次の七十二日間は木の範囲(年をこし、春となるので)となり、その気は燥き濁るが清涼で色は青である。次の七十二日は火の範囲でその気は目にしみるような陽気でしかも赤色をしている。次の七十二日間は土の範囲でその気は濁り、その色は黄色をしている。次の七十二日は金の範囲でその気はさっぱりし色は白い。次の七十二日は水の範囲でその気は清らかだが寒くて色は黒い。こうして七十二日たつとまた木気がやってくる。こうして一年三百六十日は循環している(「治順五行第六十一」)。

○夏は暴風が多い。風は木気で五音では角(東、春、木の音)で秋には霹靂(へきれき)(急な雷鳴、ゴロゴロ、ドスン)が多い。これは金気で五音では商(西、秋、金の音)で夏には雷(稲妻)が多い。これは火気で、五音は徴(ち)(南、夏、火の音)で春夏には暴雨が多い。この雨は水気であり、五音では羽(北、冬、水の音)で最も清澄の音である。羽音というものは心が寛容でなければなり立たない。秋には雷が多い。雷は土気である。土は王であり、その音は宮(中央、土用、土の音)であり、土が充分に働かないと穀物は育たなくて雷が少ないと豊穣は期待できな

本 文 篇

くなる(「五行五事第六十四」)。

○天の道に従い身を養うのを道という。天には東西と南北という二極があり、一年の巡り
でその両極はその中をまわっている。それは永遠である。

　東は生の初まる処、北方は生の終る処、西方は物が成熟する処、南は万物を養い育て
る処である。始まるも終るのもその中(春分、秋分)で、中とは天地の初まり終る処であ
る。和は天地から生れたもので、徳を行うには和より重要なものはない。道とはまさし
く中にあるので、中和という言葉は天下の最高の道理といえ、聖人の守るべきものであ
る。中和をもって天下を治めればその徳は大いに盛んとなり、中和をもってその身を養
う者はその命は極りがない。

　男女の間のきまりも陰と陽がある。陽気は北からおきて南方で盛んとなり、その極み
で陰と合する。そして男女の和があって子供がうまれる。従って和こそ天地の正道であ
り、陰陽が平穏であれば万物はうまれる。

　天地の陰陽は男女に、人の男女は陰陽にあたる。そこで陰陽の和、男女の和こそ天地
の正道であり、陰陽、男女が平穏であれば物も人もうまれてくる。君子が道を達成する
と、気は昇華して上にのぼり、気は心に従う。

　心は気の君であり、身を養い、道を修めようとする人は心の中の修養、体の養生を心
掛ける。ゆえに、仁徳のある人は長寿の人が多い。対外的には無欲で心清く、おだやか
で、波風を立てず何事にも中ということを忘れない。人の身長は八尺をもととしている
から、四尺はその中で、宮は五音では中央の音である。甘は味の中で他の味を中和し
調味する。天の道では秋冬に向って陰がやってきて、春夏には陰は去る(「循天之道第七十
七」)。

○薺(なづな)は冬がうまい。茶は夏にできる。よろしく冬夏時宜にかなったものを食べる
べきである。何故かというと、薺は甘く、茶は苦い、甘は寒にかち、苦は暑にかつので、
冬に薺を夏には茶をとるのがよろしい。間の春秋には何でもよく、食味を調和してたべ
る。これが四時の和に沿った食事である(「法天之道第七十七」)。

　以上あげた陰陽、五行、天地人等の関係表を掲げておく。筆者の思考のルートが分る
ように同じような表がでてくるがまとめて考えてみたい(図表33　無から有に(陰陽から五
行に)・図表34　大宇宙と小宇宙(天地人)・図表35　天地人・図表36　天地人、時・図表37　陰陽、
五行、天地人・図表38　陰陽、五行、平衡・図表19　「左右者陰陽之道路也」の解釈)。

⑻　『五行大義』(図表39)

　本書は隋の蕭吉の選。彼の生年は不明だが多分、梁の武帝(530年代)の時に生まれ、梁が
亡びたのちに転々としたが、隋の煬帝(605〜616年、二代目皇帝、のち反乱に会い殺される)に仕え、
八十歳前後(恐らく530〜610年頃)で世を去っている。

　この書は、先秦から隋までの五行説を集めて分類・整理したものであるが『隋書』「経籍志」
にはその名がなく、『旧唐書』「経籍志」に初めて「五行記八巻、蕭吉撰」とあり、『新唐書』『宋
史』にもでてくる。

　彼の祖父は斉の皇帝、蕭正成の一族であるが、彼の父の名は史書ではっきりとしていない。

　本書は五巻からなるが、五行説の中で、相生、相剋、五色、五味、五臓に関するものは

V. 五行説

巻三、四で(他は八卦と政治に関する論篇)、ここを中心として『春秋繁露』と同じく摘訳、和訳を行った。幸い本書は『春秋繁露』とは異なり、次のような和訳本もあり、参考にさせていただいた。

　　○中村璋八氏他『五行大義』上・下、新編漢文選、明治書院、平成10年1月
　　○中村璋八氏『五行大義』、明徳出版社、昭和48年5月

○「万物には、自然と形体と性質が備わっている。名がないのは天地の始め、名があるものは、万物の母ともいえるものから生れている。万物は生れるが、子供は三カ月たつと笑うようになって名をつける」と『礼記』「内則篇」ではいっている。だから子が生れる前には名などなかったのである。五行は万物のはじめでその形質や働きは万物の成生を助けるものである。『説文解字』では「木とは冒である。その意味は地をおしのけて(宣)芽生えてくることをいい、その字は(屮)(草木の芽)の上と下の木の根を表わした形である。その時は春である」としている。……『白虎通義』では「火とは化で、陽気が働いて万物も変化する」といい、許慎の『説文解字』では「火とは燃え上ることで、その字の形は炎上する形をしている」。『釋名』では「夏を假というのは万物を夏にはゆったりとさせて生長させるから」という。

　　『説文解字』では「土」という字は二の字で地の下、地の中をかたどり、│をかくのは物が初めて地上に出る姿をかたどっているとしている。

　　『説文解字』では「金とは禁で、陰気初めておこり、万物の生長をストップさせるからで、土は金を生ずるが、金という字は土に従い右左にある⟨丶⟩は金が土中にあって光っている形を表している」とあり、秋については「物すべてを地に返すこと」とある。

　　水については、同書では「泉が並んで流れその中にわずかな陽の気のきざしがある事をいう」とある。『元命苞』に「水とは流れで、陰が変化してぬれて湿り、次第に浸潤していく。それで二人(仈)が交って、その中から一(丨)が出てくる。これが水という事で、二人とは陰(女)と陽(男)をいい、これらが交わって、一をおこす」とあり、さらに『管子』水地篇では「水とは地の血気であり、筋肉や血脈の中を流れて巡っている。それで水という」。『礼記』では「冬とは中で、中とは蔵るという事である」といっている(巻一、釈一五行名)。

○支干(干支、十干十二支)は五行によってできたものである。後漢、蔡邕の『月令章句』では「黄帝の師という大撓は五行の実際をとりあげ、北斗七星の柄が当る所を占って初めて甲乙をつけこれに日をつけ干といった。次に子丑という十二支をつくりこれを月と名づけて支といった。天上に何か異変があれば日(干)を以って占い、地上に変異があれば辰(月、支)を用いて占った」と書いてある(「巻一支干名」)。

○体とはその物の形により名づけ、性とはその物の作用、実際により名づけられた。

　　そこで体と性を共に述べると次のようになる。

　　木は少陽の位にあり春風相合し、温かくやわらかい、火がその中でひそんでいるからである。その故、木は温くやわらかいことを体とし、曲ったり、真直になったりすることを性としている。

　　火は太陽の位にあり、激しく燃えてしかも明るい。それで火は明るく熱いことを体と

し、燃え上ることを性とする。

　土は四季の中央に当り、季夏(初夏)の終り(中夏)となり、木・火・金・水の四行を統べ、いろいろな物を集めては実をつくる。土はそこで物を包容、保持するのを体とし、穀物などの食料を植えたり、かり取りすることを性とする。

　金は少陰の位にいて、西方は物が出来上るところであり、一般に物ができ上ると固くなって強固になる。また少陰は清らかで冷い。それで金は強くて冷いのが体で、清らかで自由に形を変えることができるのが性である。

　水は寒くて虚なことを体とし、潤い流れることを性とする(『尚書』「洪範」参照)。

　『淮南子』「天文訓」では「天地間の集まり合った気は陰陽となり、陰陽の中の純なものは四季となり、四季が散じて気は万物になる。陰の極の寒気は水となり、陽の極の熱気は火となる」と記してある。

　水は陰といっても全体すべてが陰ではなく、陽がその中ですでにめばえている(冬が終ると春となる。冬至の一陽来復とはそれを言っている)。木は少陽だが、その中にも陰気がひそんでいる。だから中は空でも外は花や葉があって花開く。金は少陰だが、その体は強くてするどい。殺性が外から見られても中はまだ光があって物を照らすことができる。土は木・火・金・水の四つの徳を包有している。それ故、その体は虚実あい半ばしているのである(「巻第一、第二弁体性」)。

○大体に、万物の始は無に始まって、有を生じないものはない。それで易にはまず太極があって、太極は陰陽を生じ、その陰陽は四序(春夏秋冬の順序)つまり四時(四季)を生ずる。その四序は生の生まれるところで、万物は繁り、生れる。この万物は陰陽の二気からなり、形をつくり互に交わり感応する。それだから陽のみでは万物は生めず、陰だけでも生むことはできない。必ず陰陽がうまく配合されて万物が生れて変化して拡る。すなわち天に気象があってその精気が下に流れ、地の道は、これを合成変化して形を生じる。従って陰陽の消長で万物は生れてくるし、一方ではまた滅んだりしてしまうのである。この訳を明らかにするには数の力を借りる必要がある(五行説の木火土金水に対応して数があるのはこれ)(「巻一起大衍論易動静数」)。

○行を五と言うのは万物にいろいろあっても、その数はまとめてみると五にすぎないのだ。それで天は五星、その神は五帝となる。昔孔子が老子にこのことをたづねると、老子は「天には五行(木・金・水・火・土)があってその神を五帝(『史記』では黄帝・瑞頊・帝嚳・尭・舜を、『帝王世紀』では小昊・瑞頊・帝嚳・尭・舜を挙げている)という」と答えたといっている。地では五方(東・西・南・北・中央)、その鎮は五岳(戦国時代、五行思想からうまれる。東岳(秦山)南岳(衡山)西岳(華山)北岳(恒山)中岳(嵩山))である。『黄帝内経霊枢』「五閲五使」では五官を「鼻―肺之官、目―肝之官、口唇―脾之官、舌―心之官、耳―腎之官」といっている。五行の行とは行で、万物の運行は巡って終りがないので行であり、『春秋繁露』「五行相生論」では「天地の気が連なって五行となる。それで五行とは行(並)なのである」とある(「巻一論五行及生成数」)。

○支干(干支)の干が十あるのは天地の定った数(周易禁辞上伝に、天の数は五、地の数は五とする)でそれを越えることはない。十は日を主り、十日を一旬とする。十二支は天に四時(春夏秋冬)があり、これはおのおの三月(孟・仲・季)からなり、これで十二となる。これ

V. 五行説

で一年となる。すなわち支は月をかたどり、十二カ月を一年とするのである(「巻一論支干数」)。

○音(五音)には宮・商・角・徴・羽があるが、本来は人の本命(生れた年の干支)に属する音であった。孔子は「自分は笛をふいて人の姓を定めた」といい、一に土を得るのを宮、三に火を得ると徴といい、五に水を得るを羽といい、七に金を得ると商といい、九に木を得るを角というとした(西洋音楽の七音階に対し、中国・日本の音楽は五音階)。一とは土は万物の主で、すべては土に帰る。それで一である。三の火は、天地人の三才で三である。水は天界では五星に対応し、人では五臓に対応するので五であり、金は七曜(日月火水木金土)に配当されるので七となる。木は天では九星、地では九州、人では九竅(人の九孔)となるのでその数は九となる(「巻一論納音数」)。

　次に「論九宮数」があるが、『霊枢』九宮八風にもあるように運気論に近いので省略する。

○ある書(書不明)では「天は一を生じ、北方の水から初まる(馬王堆出土帛書「太一生水」『漢書』「五行志」に「天は一を以て水を生じ、地は三を以て火を生じ……」『老子道徳経』に「一生二、二生三、三生万物」『内経素問』「三部九候論」に「一者天、二者地、三者人」『尚書』「洪範」では五行は水より初まっている)。地は二を生じ、南方の火に初まる。人は三を生じ、東方の木から初まる。時(季節)は四を生じ、西方の金から初まる。五行は五を生じ、中央の土より始まるとあり、天が初めて一を生むということは一より天が生じるのであって天が一を生じることではない」と記してある。それが『老子』道徳経のいう「一生二、二生三、三生万物」という事である。さらには四から四時(四季)を生じ、五の五行のもとは一となる。つまり五行は一から生じるということになる。従ってその数は五となる。

　土から五行を生じるのである。また五行は陰陽からも生じる。湿気は水を生み、湿気は火を生じ、強気(つよい気)は木を生じ、剛気(かたい気)は金を生じ、和気(おだやかな気、何もかも包みこむような気)は土をうむ。という事になる。ある伝え(例えば『白虎道徳論』「五行篇」)では「五行が同時におこり、それぞれ名(木土火など)をもって分れる」と言っているが、このようにおのおのの名をもって分かれると、次々にそのおのおのが働いて、ぐるぐるまわって、休んだり動いて盛んになったりする。こうして五行は「相生」(互いに生じる)という状態となる。この有様は異種のものが合って互いに変化するという事で、違う名前の男女が結婚して子供が生まれるという事と同じである。

　『孝経』によると、漢の劉徳の質問に温城薫は「天には五行、つまり木・火・土・金・水があり、木は火を生じ、火は土を生じ、土は金を生じ、金は水を生じ、水は木を生ず、木は春を主り、夏(火)は成育、秋(金)は収穫、冬(水)は貯える。つまり、父が生じさせたものを、その子が育て、父が養育したものを子がなしとげるといった事である。このように子は必ず父の意志をつなげ、人としての道をつくすのである。すなわち五行とは五常(人の常に守るべき五つの道徳、『白虎通義』では仁義礼智信という儒教的な意味をもつ)である」といっている。

　さらに五行の意味について各説が披露されているが、その中の『白虎通』でいう処を紹介しておく。

　木が火を生じる時、木の性質は温暖で、火はその中にひそんでいる。その時、木を切ったり、こすったり、焼いたりすると火が出る。だから木は火を生じるというのであ

本文篇

る。その火が土を生じるというのは、火は熱いから木を焼き、その木は焼かれて灰、すなわち土となる。それで火は土を生じるという。その土が金を生じるというのは、金は石の中に埋包され、石は湿り気のある所から生まれ、土が集まる山となる。その山の中には石が生れている。それで土は金を生じるという。その金が水を生じるというのは、金の少陰の気が充分あって山あいの潤った水の流れが金をとかして水とするからで、山に雲がかかると雨がふるのと同じ理屈である。それで金は水を生じるというのである（巻二、論相生）。

干支を人体に配当すると甲乙は頭、丙丁は胸脇、戊己は心腹、庚辛は股、壬癸は手足となり、子を頭、丑亥を胸や肘（ちゅうがい）、寅戌を手、卯酉を脇腹（ぼういう）、辰申を尻や股（しび・すね）、己未を脛、午を足とする。五臓では、干では甲乙を肝、丙丁を心、戊己を脾（ぼき）、庚辛を膵、庚申を肺、壬癸を腎（じんき）とする。支では、寅卯を肝、巳午を心（しご）、辰戌 丑未を脾、申酉を肺（しんゆう）、亥子を腎（がいし）とする。これらはみな五行にのっとっている。

また別に干では甲乙を皮毛、丙丁は爪や筋肉、戊己は肉、庚辛は骨、壬癸を血脈（じんき）とする。支では、寅卯を皮毛（いんぼう）、巳午を爪や筋（しご）、辰戌 丑未を肉（しんじゅつちゅう）、申酉を骨、亥子を血脈（がいし）とするというのもある。木（甲乙、寅卯）は生じて地上にあるので、皮毛、火（丙丁、巳午）はその芯は剛毅なので節や爪になる。金の性はかたくてつよい。それで骨とする。土（戊巳、辰戌、丑未）は地の上になんでものせて実らせるので肉となる。水は流れて潤うので、血脈とする。干支と身体を結びつけたもので重要な処である。

○五行では、君は臣、父は子に順に従うべきであるが、必ずしも生れる時や盛んな時は同じではない。互に次第に忌み嫌っては互に相剋（相勝）する。剋とは罪を裁くことでもある。その力が強いものは弱いものを制することができる。そこで木は土を剋し、土は水を剋し、水は火を剋し、火は金を剋し、金は木を剋するということになる。

『白虎通義』では「木が土を剋するというのは、力をまとめ集中して事に当るから、ばらばらに力をいたずらに散ずるものに勝つということで、その土が水に勝つのは、実が虚に勝つことで、その水が火に勝つのは、多が少に勝つことで、その火が金に勝つのは、精が堅に勝つことで、その金が木に勝つのは剛が柔に勝つことである」とある。

『春秋繁露』では「木とは農で、もし農民が反乱をおこせば（金に配当される）司徒（周制で教育を担当する職）はその反乱の統率者を殺す。それで金は木に勝つのである。司馬（兵馬を職とする）に当る火がもし、朝廷で不穏な考えをもち君主をないがしろにして惑わせるようなことがあったら、法を務める司寇がこれを殺す。よって水は火に勝つのである。土は君主である。もし君主が大いに贅沢し、その度をすごし、政事をおろそかにしたら、人民は君主にそむいて、困窮して君主を悩ませる。それで民である木は君主である土に勝つというのである。金とは司徒で、もし司徒が弱くて人民を治めることができなかったら司馬はそのような司徒を殺す。それで火は金に勝つというのである。水とは法を司る司寇のようなもので、もし法を行うものが、いたずらに物事に迎合し、平等に法を行えなかったら、君主はその司寇を殺す。よって土は水に勝つというのである」とある。

およそ上の者が下の者を剋するのは順な道理で、下の者が上の者を剋するのを剥奪（はくだつ）するという（下剋上）（「巻二論相剋」）。

○眼を通して人は五色を見る。『黄帝内経素問』「六節蔵象論」に「草は五色を生ず、五味を

42

V. 五行説

生ず」とある。色にあらわれて五色になるとは、東方は木で蒼色、万物が発生し、軟らかい若葉の色である。南方の火は赤く赤色で、太陽があかあかともえ上る様を、中央は土色で黄色である。すなわち天はくらく、地は黄色（『周易』）である。西方は金でその色は白色、秋は殺気がめばえ、白露か霜となる（二十四節では寒露十月八日、霜降が十月二十三日頃となっている）。この白は黒色、遠くを見れば果しなく暗い。水は太陰の性質をもち、暗黒のかたちをしている（「巻三論配五色」）。

○耳で感じるものを声という。五色と同じく五声がある。青は角、白は商、黒は羽、赤は徴、黄は宮の声である。声とは「春気和すれば角声の調べ、夏の気が和すれば徴声の調べ、季夏（晩夏）の気が和すれば、商声の調べ、冬の気が和すれば羽声の調べが調和する。」とあり、また『礼記』「楽記篇」では「宮声は君、それで宮声が乱れると、その君は驕慢となり、国は乱れる。商声は臣である。商声が調和を失って乱れると、その臣はその職務に堪えられず国は傾いてしまう。徴声とは事である。その徴声が乱れると、その人民は労役にかり出され働らかされ哀しみにふける。羽声とは物である。羽声が乱れると、その財貨は貧しくなり、その国は危うくなる。角声は人民で、角声が乱れると、そこの人々は怨みがましく心配が多くなる」とある。五声さえ乱れなかったら天下は平和で、危くする正しくない音などはないはずである。

　また『黄帝内経素問』「鍼解篇」には「五音は宮商角徴羽」とある（「巻三論配声音」）。

○『春秋左氏伝』で子産は「六気（陰陽風雨晦明）は五味になる」といい、ある書では「口を通るものは五味といい、鼻を通すものは五臭になる」とある。『礼記』「月令」では「春の日、その味は酸、その臭は羶（生臭い、木の臭い）東方においては万物の生ずるをかたどっている。夏の日、その味は苦、その臭は焦げくさい。火の味が苦であるのは、南は生長をつかさどり、苦は物をよく生長させるからである。五味は苦があってこそ、養い生育できるのである。季夏（晩夏陰暦六月）の日、その味は甘く、その香は（こうばしい）。それで土の味は甘いのである。この時、中央（土）は陰陽の気が中和する時で甘とは美味しいということである。秋の日、臭いは腥（なまぐさい）その味は辛（からい）である。西方には殺気があり、腥い臭いがあり、西方は金の気でもある。冬の日はその味、鹹（しおからい）で、その臭いは朽（くさい）」と言っている。

　酸味は骨を養い、苦は気を養い、辛は筋を養い鹹は脈を養う。これは相い助ける意味がある。『河図』では「人の食べものは極端に鹹くしてはいけない。そうなると腎気がたかぶり、心気は衰え、ついにはその人は発狂し、興奮して血をはき、精神不安に陥いる。辛味は極端にしてはいけない。こうすると肺気がたかまり、肝気は衰え、人は臆病となり悲しみにふけりやがては目が見えなくなり、頭の毛は白くなる。甘味も極端にしてはいけない。すると脾気が強まり、腎気は衰え、人を病愚、淫乱とさせ、精を洩らし、腰背痛を来し、膿や血が出やすくなる。極端に苦味なるものをとってはならない。こうなると心気はまし、肺気は衰え、人は勇敢となり死をもいとわず、せきが出て胸がつまるようになる。極端に酸味をとるのはよくない。すると肝気がまし、脾気が衰え、人は食べたものが消化できなくなり、耳が聞えなくなり、腹の中にかたまりができるようになってしまう」と記している。五臓相剋をいっている。

　『黄帝養生法』には「酸は肝に入り、辛は肺に入り、苦は心に入り、甘は脾に入り、鹹

43

本文篇

は腎に入る。病がもし筋にあれば酸味は禁、病が気にあるは辛みは禁、病が骨にあれば、鹹味は禁、病が血にあれば苦味は禁、病が肉にあれば甘味は禁とするとある。食べたくてたまらずこれらを飲食するにしても多くとってはならない。必ず害が自分に及んでくる。また肝の病には辛を、心の病には鹹を、脾の病には酸を、肺の病には苦を、腎の病には甘をそれぞれ禁ずる(五行相克による)さらにまた、肺の病にはもち米の飯、牛肉、棗(なつめ)、葵(あおい)を食するとよい。心の病には麦、羊肉、杏、薤(あんづ おおにら)がよく、腎の病には大豆、黄色い黍(もちきび)、豚肉、まめを、肝の病には麻の実、犬肉、すもも、韮(にら)を脾の病には鶏肉、桃、黍(きび)、ねぎを食べるとよい」と書いてある。

　肝・心・腎の三臓は実(充実、充満している臓器)だから、各々元来の五行に配当される食物をもって補い治療する(すなわち火の配当の心の病では火に配当された食物を、水に配当された腎の病の時には水に配当された食物を、木に配当された肝の病の時には木に、金に配当された肺の病の時には金に配当された食物をとる)。また脾と肺は虚(臓器に空隙がある)であるので、各自、五行の子や母に配当された食物をとって養うのである(金に配当された肺の病の時には金の親である土に配当された食物をとる。土に配当される脾の病の時には土の子である金に配当される食物をとる)。

　五穀は養をなし、五菓はこれを助け、五蓄はさらに効果をたかめる。これらの気味を併せ食するときは四季や五臓のおのおの合致したものにする。また人の顔色が黄色の時は甘、青い時は酸、黒色の時は鹹、赤色の時は苦、白色の時は辛味をとるのがよろしい(『五行大義』「巻三論配気味」)(以上図表39)。

○蔵府は五行六気によりつくられる。蔵には五つあり五行から本性を受けついで、五性(仁義礼智信)になる。一方六府は六つありそれらは六気(陰陽風雨晦明)からつくられ六情(喜怒哀楽好悪)になる(六情・五性・六気は「巻四論情性」に詳しい)。

　五蔵とは肝・心・脾・肺・腎を、六府とは大腸・小腸・胆・胃・三焦・膀胱をいう。肝は木、心は火、脾は土、肺は金、腎は水に配当される。また膀胱は陽、小腸は陰、胆は風、大腸は雨、三焦は晦、胃は明とする。蔵とはその体の中に蔵するから、府とは受け入れ、流すから府という。

　なお五常では仁・礼・信・気・智、五色では青・赤・黄・白・黒である。

　『今文尚書』では肝は木、心は火、脾は土、肺は金、腎は水となっているが、『古文尚書』では脾は木、肺は火、心は土、肝は金となっていて、その四気は同じではない。

　考えてみると『礼記』「月令」では「春の祭は脾、夏の祭は肺、季夏の祭は心、秋の祭は肝、冬の祭は腎を捧げて祀る」とあってこれでは五つの季節が五臓と相合しているといっても現行のものとは異っている。

　鄭玄は横隔膜より上にあるのは心(季夏)、肺(夏)で、下にあるのは脾(春)肝(秋)腎(冬)ということから『礼記』「月令」を説明している。

　『黄帝八十一難経』「三十二難」はこの点につき「心肺は横隔膜上にあるので、心は気、肺は血を主る。血は脈の中に、気は脈の外を通る。これらは互いに並行して体内を上下してめぐり、これら前者を栄気、後者を衛気といっている。それでこのような働きをするので心肺は横隔膜上にある」といい、『周礼』「天官疾医」では「五味、五穀、五薬でその病をいやし、五気、五声、五色でその生死を見分ける」といっている。

鄭玄の説は今文尚書説だが『白虎通義』「五行篇」、『黄帝内経素問』「金匱真言論」、『霊枢』「順気一日分為四時」にも同様な趣旨がある。

『老子』「河上公章句」では「肝は魂を蔵し、肺は魄を蔵し、心は神を蔵し、腎は精を蔵し、脾は志を蔵する。五臓がすべて傷つけば、これらから五神は去る」。『黄帝内経素問』「宣明五気篇」には「肝は魂、心は神、肺は魄、脾は意、腎は志（『道経義』では精）を蔵す」とある。魂は木気に、神は火気に、魄は金気に、意は土気に、精は水気にあり、魂は目に通じ、神は舌に通じ、志は口に通じ、魄は鼻に通じ、精は耳に通じる。『鍼灸甲乙経』「五賦変脈」では「鼻は肺の、目は肝の、口唇は脾の、舌は心の、耳は腎の器管で、これら目・舌・口唇・鼻・耳を五官という」とあり、さらに『孝経』「援神契（佚文）」では「肝は仁、目で見ることができ、肺は義で鼻で臭いをかぐことができ、心は礼で、耳で聞くことができる。腎は信で、体竅から排泄できる。脾は信で、口で教えることができる」といっている。『管子』「水地篇」では「脾は鼻から外に開き、肝は目、腎は耳、肺は口、心は下竅（下の排泄口）から外に開いている」とのべ、道家の『太平経』「十八巻三十四」、『闕題』には「肝神が去ると、目は見えなくなり、心神が去ると唇はチアノーゼとなり、肺神が去ると鼻は通じなくなり、脾神が去ると口は甘味を感じなくなる」とある。

『老子』道徳経、河上公章句では「天は五行の気をもって、人を養うが、その五行の気は鼻から入って心に蓄えられる。鼻は孔をもち息を出入できる。鼻の高いのは天にかたどられるので、鼻は天に通じ、気は心に蓄えられる」とする。

○『黄帝甲乙経』では鼻を肺に対応させており、『太平経』では「鼻は空虚なので気を入れ、肺もまた空虚なため気を受け入れる」とある。道家が鼻は心を司るとしたのは、心は陽であるからである。

『管子』「水地篇」では、脾は土であり、鼻は顔の中央にあるので鼻を脾の候とされ、『鍼灸甲乙経』では脾を口と対比し、道家が肺を口に対応させているのも肺は金で、金はかたくて物をたち切ることができ、口には歯牙があって食物をやはりたち切ることができるというのと同じである。『黄帝甲乙経』では、舌を心に、道家は舌を脾に、『管子』は心を下竅に対応させている。

これらの違いは、『黄帝甲乙経』や『黄帝内経素問』では病に対して診断・治療する医書であるので、現われた事実にのっとっているが、『太平経』や『管子』では、各々立てている所説によっていることによるものである。

もう一つの六府についてであるが、『河図』（伏羲の時、黄河に現われた竜馬の背中にある旋毛状の形状を写したという図、易の八卦はこれからつくられたとされる）では「肺は大腸と合し、伝導の府という。心は小腸と合し、受盛の腑、肝は胆と合し中精の府、脾は胃と合し、その胃は五穀の府である。腎は膀胱と合し津液の府とされるが、独り三焦のみは配当される五臓がなく内瀆の腑という」とあり、「黄帝内経素問」『黄帝甲乙経』でも同じ趣旨の部分がある。

五蔵であるのに六腑があるのは、六気が五行によって生じるようなものである。また五性が六情を生じることと同じである（「巻四論性情」参考）。

『黄帝内経素問』では「皮膚は大腸に対応し、その盛んなものは毛であり、心臓を主る。脈は小腸に応じ、その盛んなものは色（皮膚の色）で、腎を主る。筋は胆に応じ、その盛

本文篇

んなものは爪で、肺を主る。肉は胃に応じ、その盛んなものは唇で、肝を主る。肌のき
めや毛は三焦膀胱に応じ、その盛んなものは髪で脾を主る」とある。『管子』「水地篇」に
「脾は骨を生じ、腎は筋を生じ、肺は革(ぴんと張った皮膚)を生じ、心は肉を生じ、肝は
爪髪を生ず」とある。脾が骨を生じるというのは、脾は土で、その土からよく木が生れ
る。骨は体の骨組の本、木は地上に立って家屋をつくる。それで脾(脾は土)は骨を生じ
るというのである。

　『素問』「霊蘭秘典論」では「心は君主の官、肺は相伝の官、肝は将軍の官、胆は中正の
官、膻中は臣使の官、脾腎は倉廩の官、大腸は伝導の官、小腸は受盛の官、腎は作強の
官、三焦は決瀆の官、膀胱は州郡の官」とあり、また『黄帝八十一難』「三十六難」には「臓
はみな一つずつなのに腎だけは二つあるのは何故か」という問いに、「左は腎、右は命門
であり、精神の会する所、元気をつなげる所で男子では精を蔵する」とある。『河図』で
は、「命門と腎とは名は異なっても形は同じ、ともに水を蔵して形体、性質とも異なり
はない」と記されている。

　また、『黄帝内経素問』「宣明五気篇」および「調経論」に「心は神を蔵す」とあるが、これ
は神とは神のような明るさで万物を照らすという事で、心は全てをはっきりと了解・理
解できる事をいう。神は体の君主であり、「腎は精を蔵す」とは精は賢い知恵の気で、賢
もまた賢いので精は腎に蔵されるのである。「脾は志を蔵す」とは、志は土で、土は四行
を統べ、あちこちに手を出している。志は心の願いの方向上にあるので、志は脾(土)に
蔵せられる。「肝は魂を蔵す」とは魂はよく動くのでこういうが、肝は少陽で、陽は、絶
えず動いている。また木(肝)は仁でもあるので魂もまた善を主る。それで魂は肝に蔵せ
られる。「肺は魄を蔵す」とは魄はよくはっきりと物事を見るということで、肺は少陰で、
陰の性質上、物静かで騒がしくない。また一方、金は殺を主り、魄もまた悪を主る。そ
れで魄は肺に蔵せられるのである。五臓が主るものはこのように神・精・志・魂・魄だ
が、これを陰陽に分けると陽を魂、陰を魄ということになる(「巻三論配蔵府」)。

○五常とは「仁・義・礼・智・信」をいう。この行には終りがなく、一つも欠けてはならな
い日常重要なものなので「五常」といわれる。後漢の学者、鄭玄は『礼記』「中庸篇」を注釈
して「水の神は仁、金の神は義、火の神は礼、水の神は信、土の神は智である」といった。
　また、『五経』では、仁を易に配し、東方に、礼を火に配して南方に、義を伝に配し西
方に、智を詩に配して北方に、信を尚書に配して中央に、とのべられている(「巻三論配
五常」)。

○『尚書』「洪範」では五事を「貌(外観)を木、言(言葉)を金、視(ものを見る)を火、聴(聴くこと)
は水、思(思慮)を土に配す」とあり、さらに、「貌では恭々しい態度がよく、言では素直
がよいのがよく、視では大きな視野をもつことがよく、聴ではものをするどく聞くのが
よい。思いは賢くて見通しのよいのがよい」とある。そして、さらに「貌が恭々しいと慎
しみ深くなり、言葉が素直であると身が治まるようになり、視が見通しがよいと物事が
判っきり見えるようになり、聴が耳さといと、謀りごとをめぐらしてもよく当り、思が
賢いと何事もやりとおすことができるようになる」と書いてある。
　『洪範』で五事のうち貌というのは易では震(☳)であり、その震は木であるから、はじ
めになる、言は易では兌(☱)という。兌とは口にだしてもの言う形を現わしている。君

46

主が言葉を発し、法が行われれば、民はこれに従う。視は南方をさし目のかたちで、視は明という。明とは人を知ることを本とし、易では離(☲)とする。離は火で目である。聴は耳できく。易では耳は坎(☵)である。君主たるものはよく人民の意見や、気持を察して進んで聞く耳をもたなくてはならない(耳は腎に関わり水でもある)。反対ならば水の色は黒いから黒い災がおこる。

思は心で五事の主であるのは、土が五行の主であるのに似ている。易では坤(☷)とする。思心が得られることを容つまり包容という。もし思心が得られず他の四行(木・火・金・水。土以外で、貌・吉・聴・視に配当される)を失えば君主は臣下や人民を包容して養うことができなくなる。君主がしっかり政道を行わなければ天下は乱れてしまう(「巻三論配五事」)。

(9) 漢書 五行志

『漢書』は後漢の斑固の撰で、妹の斑昭が補修している。『後漢書』に対して『前漢』または『西漢書』ともいう。漢の高祖から平帝の元始5年(西暦5年)までの十二代、299年の歴史をつづり、十二本紀、八表、十志、七十列伝よりなる。『史記』につづく歴史書で、以後、歴代王朝が替るたびに前王朝の歴史をまとめる慣わしができた。これに続くのが『後漢書』である。本書の「芸文志」は当代までの書の分類目録として重要である。十ある「志」の中に「五行志」がある。これまで同様、摘訳をするが、中に劉向(前漢末の学者、目録学の始祖。著に『列女伝』『洪範伝』『説苑』などがある。前77〜前60年)や『春秋繁露』の著者、董仲舒の名がたびたび出てくる。和訳本としては、小竹武夫氏『漢書』(筑摩書房、昭和52年6月)があり、参考にさせていただいた。

易(周易)の八卦(陰陽の爻を組み合せて八つの事象で、宇宙全体、自然界を表わしている)は『河図』(中国神話時代、伏羲の時、黄河に現われた竜馬の背中の旋毛の形を写したという図)から作られたとされる。禹の時、治水に効あり『雒書』(洛書)を賜わり、尚書(書経)の『洪範九疇』はこれからつくられた。その後、殷の時、紂王の師箕子が、この書を整理したが、殷が周に滅ぼされると、箕子を武王が訪れた時、箕子は「昔、鯀が洪水を治めようとした時、天の定めた五行を守らずしたので天帝は大いに怒り鯀に『洪範』を与えず、そのため世の定めが乱れ、鯀は殺されました。ついで禹が治水に成功したので天は禹に洪範を与えたのです」といっている。

『洪範』の第一疇(疇とは長くつづくあぜ道をいう。ここではほぼ道と同じと解する)は「五行」、第二疇は「五事」。以下第九までつづく。

『河図』と『雒書』は互に経緯をなし、『八卦』と『九章』は互いに表裏をなしている。

周の文王は『周易』を広めたが、周は衰え、孔子は『春秋』をのべた。漢が興って景帝、武帝の時に董仲舒が『公羊春秋』をマスターして初めて陰陽を完全に理解し、儒者の宗家の一つになった。その後、宣帝・元帝の後、劉向が『穀梁春秋』をマスターして、仲舒と異なる処があった。

さて、その第一疇の「五行」だが、「五行」の第一は水で、第二は火、第三は木、第四は金、第五は土であるという。(すでにふれている)水の本性は潤す、火の本性は燃え上る、木の本性は曲ったり、まっすぐになることで、金の本性は、ものをそのままにしておいたり変革したりすることであり、土の本性は種をまいて収穫することであるとされている。

木は東方といわれる。『春秋』成公16年「正月、雨多く、木が氷った」とある。これは上陽

本 文 篇

がゆるんで、下陰が上達しないために雨がふり、木が氷り、悪い気が凍えて、木のその本性である曲る事が出来なくなった（以下同様な例の説明がつづく）。

火は南方だという。君主は南面して明るい方に面して政治を行う。例えば厳公20年夏、斉に大火災があった。劉向は、斉の桓公が色を好み、妾を妻とし、嫡子と庶子の位が定まらず大火災がおきたのであり、桓公はそれを悟らず、嫡子、庶子が相争い、死後9カ月も葬られなかったといい、董仲舒は君主は民の父母、夫婦は生育するもとである。そのもとがやぶれればそれにつながる末のものまでも災が及び、天災がきて火災がおこったのだと言っている（以下火の事例がつづく）。

土は中央で万物が生ずるものである。禹や周の文王は聖人の道をふみ政治を行ったから土は本性をえる。もし君主が奢淫にはしり、驕慢になれば土はその本性を失う。洪水や日照りがないのに草木や穀物が実らないのは、土の本性である稼穡をないがしろにしたからである。また麦、稲が不足したというのは、このことである（以下土の事例がつづく）。

金は西方である。戦いを好み、人々を軽んじ、城郭を飾り、辺境を侵せば金の本性である従革はできなくなるといわれている。万物は成熟して殺気がおこる。立秋頃になると鷹や隼が襲いかかり、秋分になると霜がおり初める。もし貪欲で、勝手な振舞をして、権勢づいて勝つことのみを求め、人民の命を軽んずると、金の本性である従革は失われる。『左氏伝』「昭公八年春、石がものを言った」とある。晋の平公がこの事を師曠に問うと「石はものは言えません。多分この石に神がのりうつり、君主のおごり、人々の苦しみの怨嗟を代表して物言わぬ石が言ったのでしょう」と答えた。金は石と同類で金が従革（軟らかで思うまま形を変える事）できずその本性を失ったからである（以下事例がつづく）。

水は北方であり、すべて事が終ってから、万物を収めかくすもので「宗廟を簡素にして祈らず祠らず。祭祀を廃して天運に逆うと水はその本性である潤下（うるおい流れる）しないことになる。人道においては命がおわり、形がかくれ、精神は肉体からはなれるが、聖人は宗廟をつくってそこは魂気を収め春明の度に祭祀してそれで孝道は全うできる。君主は位につくと必ず天地の神を郊外に祀り、山川の神々を招いて祭る。すると鬼神はそれを受けて福や助けをくだす。これは聖君によって陰の精気は順となり、神と人とを和らげるからである。十二月の間みなが、その気をえれば、陰陽は調和し、一巡りしてまた新しく次の年が始まる。このようであれば水はその本性である「潤下」をえることができる。もしそうでなくて、これに逆うと霧や水害をもたらし、すべての川は逆流して村々はこわれ、人々を溺らせ、長雨がふって作物をだめにしてしまう。これらは水が潤下しないからである。

桓公元年「秋大水が出た」とある。（董仲舒や劉向）桓公は兄を殺した。臣民はその兄、隠公をいたんで桓公を軽蔑した。その後、桓公は宋を裏切り、諸侯は連合して桓公を攻め、死者を多く出し、人々は大いに怨んだ。それで13年夏再び大洪水に見舞われた。また、淫行にふけり、陰の気を盛んにして大災をもたらすとも記し、以下大洪水の事例を挙げている（「五行志第七上」）。

○九疇の第二は五事である。その第一は、貌（大切なのは恭々しい外観）、第二は言（大切なのは従順さ）、第三は視（大切なのは明るいこと）、第四は聴（大切なのは耳ざといこと）、第五は思心（大切なのは賢い思慮をいう）。君の貌のうやうやしさとは、臣はつつましさとなり、君の

V. 五行説

言葉の従順なことは臣が職を完うできることであり、君が明るくものをみつめられれば臣はしっかり適切に行動できる。君が耳がさとければ臣は謀りごとをめぐらして事に当たることができ、君主が思心が充分ならば臣は賢くすぐれた者になれる。第一の貌ならば時節にかなった雨がふり、第二の言がかなうと時節にあった陽気がやって来て、第三の視がかなえば、時節にかなった暖かさがやって来て、第四の聴がかなえば、時節にかなった寒さがやって来る。第五の思心にかなうと、時機をえた風がふいてくる。

木の色は青い。貌に破綻（はたん）したものは木気をやみ、木気をやむものは金がこれを損い、互に当るようになる（金→木）。「易」では、震（☳）（[雷]を表わす）の卦は東方、春で木である。兌（☱）（[沢]を表わす）の卦は西方、秋で金である。離（☲）（[火]を表わす）の卦は南方、夏で火である。坎（☵）（[水]を表わす）は北方、冬で水である。一般に春と秋は日と夜の時間が同じで、寒暖の差もなく、気候は平穏であるのだが、木（春）と金（秋）は気は互に替り易く、変化しやすくなる。貌の気が傷つくと秋の長雨に、言が傷つくと春のひでりをおこす。冬と夏では、日夜の長さは反対で、寒さや暑さは冬と夏だけである。つまり水と火の気は互に並ぶことはできないので、視が傷つくといつも暑く、聴が傷つくといつも寒くなる。これらは気のためである。春と秋とでは陰陽の気が平衡し、木が病むと金が盛んとなり、反対に金が病むと木の気が盛んとなり、バランスをとっている。

ついで、大雨（時節ではないのに大雨がふる。雷がなる異変）狗（いぬ）（白い大きな狗が現われ、冠をかぶり尾がなかった）鶏（雌鶏が孵化して雄鶏となった）鼠（鼠が郊祭の種牛をかじり、牛は死んだ。鼠が踊って舞った）。城門が自然に開いた。大船が自然に転覆した。虫（いなご）（蝗や毛虫の害があった）雨がふらず日照りとなり、大旱魃に何回も見舞われる。大鹿や熊、角のある犬が出た。狗と豚が交尾して犬豚となった。青銅器の九鼎（夏の禹王がつくり殷・周の天子に伝えた鼎、帝位のしるし）が自然に震え出した（金が震えるのは木がこれを動かすから）。

以上の異変の何回かを五行説で説明している（詳細略）（「五行志第七神之上」）。

○真夏は日長く、その暑気が万物を養い、政事は一休みしてゆるんでくる。それでその時の罰はいつもよりあつくなる。あつければ冬は温く、その間の春夏は安定しなくなるから人々は病となる。暑い時は羊が病気で多く死ぬ。妖怪のしわざと考えられる。冬に凍らなく、氷がなく、十二月に李（すもも）と梅が実った。十月棗が実を結んだ。地に倒れた柱に枝が生え、恰も人のような姿をし、体は青黄で、顔は白く、頭には髪の毛があり、口ひげもあった。これらを草妖という。頸の白い鳥は黒い鳥と群れをなして争い黒い鳥がかった。（水→金）その他鳥に関する事例が挙っている。

その他、女の子が生れたが、赤い毛が生えていた。血の雨が降った。四月に寒がひどく民に凍死者が多かった。十月に雪がふった。冬大雪となった。これらの多くは支配者（やその近辺者）女性関係の淫行のためである。ある年四月に霜がおりて草木は枯れた。やはりある年の四月に霜がおり天下が餓えた。時に雹がふった。これは陽が陰をおびやかしたためである。

蛙（がま）と蝦蟇が戦った。魚が天からふってきた。蝗の発生が多発した。史官の記録では、渭水が再度赤くなったとある。君主が酒に溺れ、女色にふけり、賢人はいなくなり、国家の危機を報らせる異変である（「五行志第七中之下」）。

○心に思慮がなく寛くないと、その罰としていつも風がふく。それがひどくなると人を害（そこな）

本 文 篇

い(凶という)馬や獣を害す(短という)草木を害する(折という)ことになる。貌・言・視・聴(前節にでてくる)は心を第一とするが、この四つが失われてしまうと、愚かで道理が分らなくなる。雨・ひでり・寒・暑もそのもとは風で、それの罰として風がふくのである。「易」では、巽(☴)の卦は風であり、春、木であり、三月と四月の間にあって陽を受けついで陽が次第に勢いづき、木に花がさき、実がつくようになる。およそ思慮を缺き心狭き者は心腹の病が多い。土の色は黄色で思慮の缺けるものは土の気が病み、土の気が病めば、金・木・水・火が害をうけるということになる。この理屈にうまくのって順応すれば、その福は五事の第五の「孝終命」(つつがなく安らかにその命が長くしておわる)になる。

さらに大風の害について実例を挙げている。

ついで稲をくう「ずい虫」牛や鼠の異変とつづき、周の三大河川——涇・渭・洛水が地震で流れがとまった。陽がもぐって出られないで、陰が力をまして陽が出ないようにするので地震がおこる。陽が失われて陰が表にでるとその源は必ず塞がれて、川の流れもとまり、山と川は近くになり、下が枯れて上が崩れるのである。源が塞がれば国は滅亡する。これは周朝が亡びる前兆であった。実際に地震は、頻発していたらしい。

沙虫(蜮)「いさごむし」(水底にすむ、みの虫状の幼虫)はベトナム地方にいるものだが多発生したことがある。この地方は男女が同じ川で水浴し惑欲が生ずる。この虫は水辺にいて、砂をふき、人を射ては時に死に至らしめることがあるという。この沙虫はベトナムから来たのではなく「忠臣が善を進めても君が用いなければ、その罰として国内に沙虫が生ずる」といわれている。

周の末期、国を滅ぼした元凶の一人、褒姒は、竜の残した泡がいもりに化け、後宮に入り、そこの女性を妊娠させ、その子が褒姒だという。つまりこの竜は夏の代に出現しているので夏・殷・周三代にわたり影響を与えた事になる。また蛇が現われ、人々を驚かした。馬が人を生んだ。馬から角がはえた。

秦の始皇帝の時、身長五丈(足跡の長さ六尺、夷服をまとっていた)もある大男が十二人現われた。始皇帝は、これはかえって瑞祥とし、十二の金人をつくった。しかし長城をつくったり、儒者を穴埋めにし『詩』『書』を焼き、贅沢、暴虐をほしいままにしたためその十四年後秦は滅びた。

また女子が男に、男子が女(この場合結婚して子供を生む)にかわったこともある。お産の異常、奇型児の分娩など、すべてこれらの異変は、天にあっては陰陽の変化、五行の乱れ、人にあっては、君主の政治の暴走、君主又はその近くの者の淫行の結果であるとしている(「五行志第七下之上」)。

○「日蝕」に関する出来事が多い。

春秋時代の12公、241年間に日蝕が36回あった。平均6、7年に1回あった事になる。『穀梁伝』では、このうち、日蝕が1日(朔、太陰暦の1日。新月)にあったものが26、月のおわりの日(晦)、陰暦月末、みそかにあったものが2、2日にあったものも1回としている。『公羊伝』では朔が27、2日が7、晦が2回として、『左氏伝』では総計37あったとして、朔が16、2日前が18、晦が1、不明2回と記している。漢代になると、高帝から初まり12世、212年間、日蝕が53回(平均4年に1回)あり、朔が14、晦が26回、晦の1日前が3回あった。

50

日蝕が天変地異の予兆だとするのは古代人、世界各国でも同様であったが、この当時の中国では董仲舒や劉向は戦国時代各国の盛衰、争いに結びつけ、漢代では宮廷内のゴタゴタからおこるとし、蝕には五色あるといっている。

次に恒星が見えなくなった。慧星が現われる。隕石(恵帝より平帝まで11回)がおちて来たなども当時の天文学と結びつけ、彗星が出現した地方の国、隕石がおちた国には何か異変、災害、国の存亡の事件がおこり、これは逆にいえばその地方、国の出来事をこれら慧星、隕石に求めたのである(五行志、第七)。

V-3. この章のまとめ

以上をまとめると、五行とは神話時代の「河図洛書」から八卦-洪範九疇-五行・五事などの流れに始まり、さらに秦が滅び漢が立ってから、董仲舒『公羊春秋』、劉向『穀梁春秋』などで五行論がのべられ、宇宙、天地の異変が人にも影響を与えていることを説明しており、天地人、陰陽五行説に関わるところを記している。これらを表にまとめて掲出した(図表40)。

特に重要なのは『素問』『霊枢』でいう人体内の五臓六腑の生理観や病理観は、中国古典では祭祀の際に神に捧げる動物の臓器として五臓から挙げられていることで、それも土＝心は『淮南子』頃より出てきているということである。

VI. 易・干支

「当るも八卦、当らぬも八卦」とは有名な言葉であるが、ここでいう「八卦」とは「易」でつかう筮竹のことで、この八卦の示すところにより占いを行った。古くは「医易同源」(後述)という言葉もあるくらい、「易」は医学とも密接な関係にあった。

VI-1. 十干・十二支などの一覧

「易」を考えるときに欠かすことの出来ない十干・十二支・八卦(坎離)・四季の節目と方向などの概念を一覧表にして示した。まずそこから見てみよう(図表41・42)。

○十干：干とは幹であり中心をなすもの。五行(木火土金水)をそれぞれ陰陽に分け甲を陽(兄)、乙を陰(弟)、以下、壬を陽、癸を陰として10の分類をする。五行に連動して五臓を配当する。また甲を木の兄、乙を木の弟ともいって五行は甲、乙と順次組み合わされる。兄弟を干支ともいう。

○十二支：支とは枝で幹より分れていることをいう。陰陽家が天体の運行や年月を表わす際に使用し、12の要素よりなる。十干十二支は60年で一巡し、これがいわゆる還暦である。動物の12獣に配当される。

○八卦：「太極四像、八卦」の図(図表43)にある八卦の主要な表象を表(図表44・45)にまとめた。「乾坤一擲」とか「坎離」とかいわれている。八卦を自然、方向、人間、属性、動物、人体に配当してあるが坎離の表を見ると腎は耳、心は目にも配当され、前者は元精・元気、後者は元神とされる。腎は水、心は火であり中医学では心腎交は健康、心腎不交は病気、水火は相対している(水火既済)。

○六甲：十干・十二支のうち甲のつく日、甲子・甲寅・甲辰・甲午・甲申・甲戌の6つの日は神聖の日とされ、天上から天女が降りてきて人間世界にやってくると信じられた。この日は謹みながら日をおくり、降りてくる天女を待つ。こうして修行すれば天女と出会い、仙人になれると考えられていた。

○歴法：正月についての考え方は時代と共に変わる。

・殷暦…年初は新暦の12月。干支は子から初まる。

・周暦…年初は新暦の11月、冬至の月。

・漢暦以後…年初は新暦の1月。閏年はくり上るが正月は必ず寅から初まる。神社で新年いただく小絵馬にその歳の十二支の絵の他に、毎年虎が描かれていることはこの理由による。また1月(寅)、2月(卯)、3月(辰)、4月(巳)、5月(午)、6月(羊)、7月(申)、8月(酉)、9月(戌)、10月(亥)、11月(子)、12月(丑)となる。

○四季の区分・方位・八卦と十二支(図表46)。

VI. 易・干支

・この表では四季の節目と新暦相当と、方位、卦、日数期間をまとめてある。農耕民族であった昔は、重要なのは暦であった。
・四季の細かい節目と新暦の相当日を一括した。暦法は図表47にある。
・図表48は、五行・四季・月・十二支の関係を一図にまとめてあって理解しやすい図である。

○卜筮：うらない。卜は亀骨や獣骨を焼いてその割目の様子で吉凶を判断するもので、巫師とか、卜占者が行っていた。筮とはめどき(蓍)の茎を用いて占う。後には筮竹になった。筮の字の通り巫と関係がある。

○易と「老子」：「陰陽八卦図」(図表43)を見てみよう。太極を(一)、両儀・四象を(二)、八卦を(三)とするのと『老子』の「道」(太極)一を生じ、一二を生じ(両儀、四象)、二三を生じ(八卦)、三万物を生ず(六十四卦)とを比較対照すれば一致点がある。

　「易」はまた「生生之謂易」というぐらい「生生」すなわち連続して生れ、しかも休むことなく「周流不休」「終而復始」のように万物の循環を現わし、自然は万物をうむといった宇宙観、自然観から出発し、その折々の事象を説明している。

　「易」という字は簡(容易)、易(変る、変易)、不易(不変)という意味があるとされ、また『設文解字』によると「易」という字は「日月」の組み合せとあり、また蜥蜴(とかげ)はその環境・状況で体の色を変えるので、蜥蜴文字ともいう。

　日を離、月を坎とし、離(☲)の中爻(--)を陽中の陰、真陰(真汞)といい、坎(☵)の中爻(—)を陰中の陽、真陽(真鉛)といって錬丹術にとり入れられる。

　「易」には占いとしての面と、書物の「易」との2つのかねあいがある。易を記した書を『易経』といい、後漢時代になると儒家五経の第一になるが、歴史的には変遷がある。

　『易経』の伝えに「三古三聖」といういわれがある。「三古」とは「上古・中古・下古」を、三聖とは伏羲・周の文王・孔子をいう。

　この書の由来は、古く黄河の中から龍馬が出てその背中に文字があり『河図』という。また洛水から霊亀が現われ、その背にあった「洛書」から伏羲が八卦(先天八卦)をつくったという。さらに殷末、周の文王が八卦にさらに八卦を加え、8×8＝64卦(後天八卦)をつくったという。周代なので『周易』という。ついで孔子が春秋戦国時代に『易伝』をつくった。

　元来、「経」という爻や卦辞には儒教的色合いはなかったが、『易伝』になって「伝」になり、『十翼』で初めて儒教的な色彩を有するようになる。

○『周易参同契』：『周易』の名がつく『周易参同契』は、易と医、つまり「医易同源」のよい手本になる。この書は後漢、魏伯陽の撰になるもので『道蔵』にも収められている(図表49、『道蔵』中の『周易参同契』類、図表50、『道蔵』中の『周易参同契』の一部)。この名は『旧唐書』「経籍志」に出てくるもので、易の思想をかりて、錬丹(内丹)の法を説いている。その根底には陰陽変化、宇宙―天地人の循環をうまく、丹道・錬丹術の中に組み入れたのである。「参同」とは『周易』が集まり、「契」とは契合(約束の符号があうといった意味)するという意味がある。

53

本 文 篇

VI-2. 医易同源

「医易同源」という語が示すように「易」と「医」との係わりはふかい。図(図表51　医易同源)のように、『易経』の底にある哲学・理論はまず「宇宙観」「自然観」という中国思想の基本から発し、天地人、三才の関係(八卦の3本の横すじは、それぞれ天地人を表現しているという)、両儀の(─)(- -)はそれぞれ陽と陰を現わし、五行説は十干・十二支と結び、運気説のもとになる。また鍼灸でいう子午流注(子午の子は時刻で夜11時～1時、陽の初まり、午はひる11時～1時で陽の終り陰が初まる頃をいう。つまり陰陽が交替する重要な時刻である。これと鍼灸の12経とを組み合せる。流注とは気血の巡りをいい、経絡の中の気血は時刻によって変化するという説で、ここにも天人相感、天人相応の思想を見出せる)なども『易経』の影響を受けている。

やがて『易経』の思想は、両漢時代までには『黄帝内経』に受けつがれていく。ここにははっきり『易経』には見られなかった「気」の概念が導入され、中国医学の基礎の一つになる。この『黄帝内経』は道教が確立すると「道教医学」にも受けつがれ、ここに「外丹・内丹」の錬丹術、「精気神」の大きな要素が加わってくるようになる。

補完の意味で十干分類表(図表52)、人体と八卦(図表53)、八卦の主要な表象(図表44)をあげておく。十二支・五行・四季の関係はこれらによく示されている。

VI-3. 運気説

「五運六気」ともいう。唐の王冰が『黄帝内経素問』を編纂する最終段に「天元紀大論第66篇、五運行大論第67篇、六微旨大論第68篇、気交変大論第69篇、五常政大論第70、天元紀大論第71」を追加編入した事による。これらを「運気7篇」ともいう。

運気論は「易」から発し、「五運」は「木火土金水」を十干に配当(天干)、「六気」は「風火(熱、君火)湿暑(相火)燥寒」を十二支に配当(地支)したことをいう。こうして年月日をわり出し、一年のいろいろな世間の出来事、豊作凶作、流行病、気候、災害等を占うもので、運気説には主運・客運・司天・在泉・客主などがある。王冰が『素問』に運気説を導入したことから、盛んとなる。王冰には他に『素問玄珠密語』がある。北宋の劉温舒の『素問入式運気論奥』、金の劉感素の『素問玄機原病式』が、また、同じ頃の張従正などいわゆる「金元四大家」も運気論の著述がある。中でも宋政和年間、曹孝忠編の『聖済総録』では図(図表54)のように巻初第一が「運気」になっている。しかし時代と共に「運気論」は、理論の組み立てに深く入り、理解し難い面が出て来て、実際の医学から遊離してきて次第に減退してくる。

VI-4. この章のまとめ

「易」は古い時代、あらゆる面に浸透し、国や社会まで動かすことになるが、時代と共に個人の占いをする程度のものになっていく。「易」のあの宏大な宇宙観や自然観は消えうせ、ついには占い師の手におち、星相術、人相術、手相術の方面にのみ残されていったのである。

VII. 諸子百家

VII-1. 諸子百家の時代

　中国の医学の歴史、変遷を語るとき、その思想の変革・変動力になり、集約期でもあった「諸子百家」について述べることが欠かせない。「諸子」とは、いろいろな代表者、提唱者。「百」とは多くの、「家」とは、学派とかスクールといった意味がある。スクールには、師と弟子、先生と生徒がいるわけである。

　この諸子百家の時代は、歴史的には春秋中期(前550〜405年)から戦国末期(前221年)のほぼ300年の時期で、秦の始皇帝の全国制覇で終る(図表55)。この始皇帝3年、いわゆる「焚書抗儒」(農・卜・医等の実用的なもの以外の書をやき、儒者400人以上を、何等役に立たず、政治の邪魔になると生き埋めにした事件)により多くの書も佚失してしまう。群雄諸国図(図表56)を参照されたい。

　諸子百家は「百花繚乱」「百家争鳴」「百花斉放」の時代ともいわれる。この百家のいろいろな花が一度に開花した場所は戦国時代の七雄の一つ、斉(今の山東省)の威王(在位358〜320年)、宣王(在位、前319〜300年)などの有力スポンサーの、首都、臨淄の稷門(城門の一つ)の処に、各家の学者を集め、今でいえば学園都市をつくった時である。そこに学者達には住居を与え、高額な俸給を与えた。世に「稷下の学」という言論自由な時代であった。

　その百家の分類は、『漢書』「芸文志」による劉向の『七略』(前770年)によると、以下のとおり。

○諸子略：儒・道・陰陽・法・名・墨・従横・雑・農・小説家等　10種
○兵書略：4種
○六芸略：易・書・詩・礼・楽・春秋・論語・孝経・小学　9種
○詩賦略：5種
○数求略：天文・暦道・五行・箸筮・雑占・刑法　6種
○方技略：医経・経方・房中・神仙　4種

　この『七略』は亡佚してしまい、東漢時代班固の『漢書』「芸文志」によってうかがい知れるようになる。

VII-2. 医家の存在

　「諸子略」には「医家」というものは存在しないが、この時代に医学・医術を担った師弟の活躍も見ることができる(図表57)。

　『史記』「第45巻扁鵲倉公列伝」に、扁鵲は諸国を巡り、虢(今の河南省陜県)にやって来た時、その太子が病気になり扁鵲がその治療に当った事が記されている。そこに扁鵲は弟子の子陽

本 文 篇

に鍼を砥らせ、三陽(太陽・小陽・陽明)と五会(頭から百会・胸会・聴会・気会・腰会)に鍼を刺し、さらにもう一人の弟子、子豹に太子の体を温めさせ、薬を与えたとある。間もなく太子は息をふき返した。つまり扁鵲には少なくとも二人の弟子がついていた事になる。

さらに『諱詩外伝』(漢、韓嬰の撰。詩経を伝える内伝もあった)には弟子の名に陽子・薬子・子遊・子俄・子越・子遊らが、『説苑』(劉向撰。当時各国に伝わる詩について評を加えたもの)の中に子容・薬子・陽儀・子越・子遊等の名があり、各自得意とする治療法で手伝っていたらしい。その後、扁鵲は邯鄲(河北省西南、湖南省北部)では帯下医(婦人科医)、周の雒陽では耳目鼻医(耳鼻科か老人科?)、秦の咸陽では小児科にさま変りしているが秦の李醯にねたまれて殺されてしまう。このように多くの弟子がいたのは、扁鵲を師とするスクール——医家があったのではなかろうか。孔子も多くの弟子をつれて14年間も各国を廻っている(この間「陳蔡の厄」といって7日間兵に囲まれ、食糧缺乏の難儀にあっているほどである。『論語』「先進」『列子』「掲朱」)。

扁鵲が各地でいろいろな医師となって治療していた身変りの速さは、各地を渡る「カササギ」に似ている。扁鵲は一人ではなく、このようにグループ、スクールを構成した人達が遍歴していたと考えられる。

山田慶兒氏の『夜鳴く鳥』に、古代医師とは、「遍歴医」と「定住医」があったと記されている。遍歴医は時代と共に定住医となり、その土地に根をおろして治療を行ったとある。しかしこの遍歴医は消える事なく、長い歴史の中で底辺の医師——民間療法医——として残っていった。俗に「串鈴医」(がんれいい)(または走医・行医・鈴医とも)といわれる(「民間療法」の処でふれる)。

VII-3. 諸子百家の分類

諸子百家の一覧と時代を一つにしてみた(図表58)。図表59は諸子百家と宗教の関わりをみている。

これを見ると孔子・墨子・孫子などは生没年が分っているが、道家の老子・荘子は不明となっていて謎めくところである。以下各々についてのべる。

VII-4. 老子

生没年不明だが、『史記』「伝」にのる。楚(今の長江中下流域、湖北・湖南地方)の苦県厲曲仁里の生れという、楚は周武王の時、顓頊の子孫が封ぜられ始皇帝により滅ぼされる。当時文化の開けていた黄河中下流からすると低文化の地方と見られていたが、楚文字という文字があったし、屈原の『離騒』(りそう)のような詩文学も残っている。ここにその一例を挙げておく(図表60)。後述する『楚簡老子』の存在もある。ところでこの出生の「苦県」とは苦しい、「厲」とは「癩」というと流行病とか、今のハンセン病という事になり、「曲仁里」とは「仁」を曲げるという意味になる。仁とは儒家の最大テーマの一つだから、儒家に対する意識の現われともとれる。

老子と孔子は同時代の人ではないが、この二人が会った事は『列子』「仲尼」『荘子』「盗拓」にあり、孔子が周に行って老子と会い、そのすごさに驚き、「あたかも竜のようだった」と言ったという。

VII. 諸子百家

老子は『史記』によると、姓は李、名は耳、字は聃(耳が長いという事。仙人の相ともいう)、通称老聃、図書館の役人であったという。周朝の没落を目にして、野に下り函谷関に到り、そこの役人、伊喜の願いで、五千語余りの文字を記めて渡す。いわゆる「五千言」で、「道徳経」ともされている。そして青牛にのり西を目指して行方も知れなくなる(神仙譚からいえば仙去した事になる)。享年160〜200才ともいう。さらに太上老君といって道教の祖に祭り上げられる。

老子の誕生譚は『列仙伝』(前漢、劉向)では「季母81才にして生む。その左腋下をさいて生れたが白髪頭」であったとか、『神仙伝』(東晋、葛洪)では「季母季下にうむ。生れながらによく言い、季樹をさして我が姓とせよ」と言ったという。仏陀の誕生と似ている処もあり、「生れながらにしてよく言う」と黄帝伝説のようでもある。なお、81才でうむというのは例の陽数の極9×9＝81のことであろう。

『老子』には『論語』のように「子曰く」という書き出しはない(『文子』にはある)。

老子の主張には次のようなものがある。

○道：老子の最大のテーマの一つ。『老子』には「道」という言葉がよく出てくる。これは単に道路の道を示すものではない。その述べる処をふれておく。
①道は1を生じ、1は2を生じ、2は3を生じ、3は万物を生む(第42章)。
②道の道とすべきは常の道にあらず、名の名とするのは常の名にあらず。名なし天地の初め、名あり万物の母(第1章)。
③功あり名を遂げ身を引くは天の道なり(第9章)。
④人は地にのっとり、地は天にのっとり、天は地にのっとる。道は自然にのっとる(第15章)。
⑤漠然としたものが、天地ができる前にあった。静かで形もなく、ただあるだけだが、それに宇宙のすみずみまで及んで消える事はない。これは万物の母ともいえるが、私(老子)はその名を知らない。よって仮にこれを道と名づける(第25章)。
⑥上士に道を聞けば勤めて道を行うべきだといい、中士に道を聞けば半信半疑で、下士に聞くと、そんなものがあるはずはないと馬鹿にする。しかしこのように馬鹿にされないと(謙虚でいないと)道を達成することはできない(第41章)。
⑦道とは名付けようもない。これは谷川の水が海に注ぐように、道は天下のもとにある(第33章)。
⑧道は河が氾濫するように、右にも左にもいってとどめようがない。聖人といわれる人もこのように、とらえどころがないような偉大さがあるのだが、自分では偉大であるとは言わない(やはり謙虚をいっている)。
⑨上善は水の如し(第8章)。
⑩道は万物の奥にある(第12章)。
こう見てくるとたんに「道」といってもいろいろな方面がある事が分る。
　「道」は1を生ずとあり、道は自然であるとする。この1は宇宙の初まりでもあり、八卦の処で挙げた太極(太一・太乙)でもある。「道」は無から生じるというが、「無」とは「0」ではない。「0」からは何も生じない。「道」は「1＞0」で、古代中国では0という数字の概念はなかったようだ(古代インドではあった)。

本 文 篇

　また「道」は名もなく、形もなく、質もない。全くの曖昧模糊といった有様で、例え
ていうと母のようで、万物をうみ包容する。それは水の流れのように自由に姿、形を
変え自由に動く。しかも弱い流れも、下流にいくと大河となり、大きな力をもち、一
旦、洪水や暴風雨に会うととどめなく暴れて制御が難しいほどになる。すなわち弱々
しいものは、強いものに勝つというのである。

○弱・水・謙虚：弱は剛にかつ。例えば木は強く立っているが、大風に吹かれて倒れてし
まうこともある。一方、草は弱々しいが、風のまにまに吹かれてなびいて、倒れる事は
ない。このように弱いものは強いものに勝つ。勝つことが道であると説く。弱い女性が
強い男性に勝つというのである。弱々しく、また女性のように自己主張せず、謙虚でい
る事が道をなす道でもあるといっている。水はどこにでも流れる。初め例えば川の源流
は細く小さいが、やがて、あわさり他の川と混ざり大河となる。一旦洪水に見舞れると
大災害となり、人の力も及ばない強大なパワーを発揮する。

①柔弱は剛強に勝る（第31章）。

②人の生れは柔弱だが死ねば固くなる。万物も草木はその萌えはじめは柔かく、もろい
　が枯れると固くなる。すなわち堅くて強いというのは死の類であり、柔かく弱々しい
　のは生の類である。軍隊が強いと武力で他国と争うが、結局は負けてしまう。強いも
　のは従って、下手にいて目立たぬようにしておく事である（つぎの「国」のところの大国が
　小国に対する態度も同じである）。木の葉や枝のように弱いものは上にある方が安全でま
　た自然である（第76章）。

③天下の柔弱を例えるのには水に勝るものはない。また強いものを攻めるのに水に勝る
　ものはない。しかしこの点をわきまえて実行する者は少ない（第78章）。

④知る者は言わず、言う者は知らず（第56章）、本当の智者は謙虚で自己主張しない。
　ペラペラ偉そうに喋る者ほど本当の事は分っていない（耳がいたい話しといえる）。

○母・玄牝・谷：『老子』には「母系崇拝」があるというが、母系社会の残影とおもわれる処
　がある。

①名なし天地の始め、名あり万物の母（第1章）。

②谷神は不死、永遠に天地万物を産みつづけるもので、玄牝（奥深くうす暗い処にいる牝）
　という形はよく見えないが天地をうむおおもとである。長く永遠に万物をうみつづけ
　ても疲れをしらない。同じように谷は奥深くて、そこから万物をうむ（谷も牝も女性を
　表現し、谷とは女性性器を暗示している）。

③その雄を知り、その雌を守れば天下の谿になる。天下の谿になれば、徳はいつも離
　れず生れたばかりの児のように自然に帰り、道を得特した事になる（第28章）。ここは、
　雄の強いは危い面もあるので、雌の柔かく順な事を知って、雌のような道を守れば自
　ら徳が備わり、生れたての児童のように何等汚れなく、柔弱で自然体であるので、何
　事があっても怖れる事はなくなるといった意味である。

④天下に始めあり、もって天下の母となる。すでにその母を知り、またその子たるを知
　る。既にその子たるを知り、またその母を守れば、身を没するまで危い事はない（第
　52章）。ここにも母系家族の名残りを見る。天地の初めに、天地をうみ出すもの──
　道があった。この道から天地、万物が生じたので道は母といってよいだろう。そこで

58

この母——道を知り、自分はその子である事、つまり、自分は道からうまれた事を知り、その母である道を守れば一生安全であるといった意味がある。さらに、ではどうして道を守り安全でいられるのかという問いに、それには外界からの誘惑、雑念にかられないように、耳・目・口を閉じておくことであるという。この耳・目・口を閉じるのは、後でもふれるが、精・気・神の内三宝というのに対して外三宝といって道教では重要な概念になってくる。なお「第12章」に「五色は人を目に障害を、五音は耳をつんざき聞えなくし、五味は口の味を損う」とあり、やはり目・耳・口についてふれている。

○徳：徳とは儒家の大きな支えであるが『老子』にもでてくる。

①上徳は徳ではないが、是を以って徳があるとする。下徳の人は徳を失わないよう心懸けるあまり却って徳がない。上徳の人は無為で何もしないで、特別な事をしているわけでもない。しかし下徳の人はもっと徳を積まねばならないのにもう充分だと思ってしまう。つまり上徳の人はすでに徳が備わっているので、徳を今又積む事はないのである。陰徳があるのである。

　『老子』は第1章は「道」から、この第38章では「徳」から初まっているので「道徳経」といわれるが、『馬王堆出土　老子』では、道と徳が逆になっている。

　「徳」という言葉は、道家の流れである『素問』「天元紀大論」にもでてくる。「政治を行う上に立つものは人民を治め、下にいる人民は身を治める。そこで人民が明らかに安らかに暮せれば上も下も互に親しみ和やかであれば徳は水の流れのように上から下にあまねく及んでくる。これは「徳澤下流」と記されている。

○国：『老子』には、他の『荘子』などには余り語る処がない「国」についても述べられている。儒家のいう「国」とは少し考え方が異なっている。

①大国を治めるのには、小魚を煮るようにするのがよい(第60章)。すなわち弱火でじっくりと、急いではいけないとあり、なんだかんだといって政治をたびたび変える事なく、軍事力で威圧することなく、政治・経済・宗教など全般に自由にさせておけば大国といえども、よく治安が保たれ安泰でいられる。現在世界の大国がその広さ、人種の多様性、宗教の雑多性から必ずしもまとまっていない事をみても、すでに老子はこの点について警鐘を鳴らしていたのである。

②大国は譬えて見ると大きな川の下流にあって天下が交わるような処にある。まさに天下の牝のようなものだ。牝はいつも静かで争ったり騒いだりしないから、逆に雄を抑えつけられる。同じように大国(男性)は小国(女性)にへり下って政治を行えば小国の歓心がえられ、従えさせる事ができる。一方小国は大国にへり下っていれば、互に平和共存、共栄できるという。このよい例は唐朝であろう。他国の文化・宗教をとり入れ民生を重んじ、人種の差別もなかった。日本の阿倍仲磨呂が唐朝の高官になった事はよく知られている(奈良時代)。

③小国寡民(第80章)という言葉もある。これは大国はいま述べたように内外に矛盾をはらんでいるが、小国は人口は少なく、問題は話し合ってすむので、経済的にも国民総生産は高い。自由で平和である。このよい例はシンガポールであろう。多人種国家だが共存し経済力も高い。

本文篇

　　また、「小国は狭くても、そこで満足しているので、他国をうかがう事もない。小
　国の理想はたとえどんなに狭くても、隣の国を眺められる程近く、そこの鶏や犬の声
　が聞えても、他の国に行ったりしない。」つまり自分の今住んでいる処が最高と思って
　いるので他国に関心がない。自分は今一番幸せと考えている。こうなると国も平和で
　いられる。まさに「足るを知って足る。足れば常に足るを知る」(第46章)である。
○養生・寿：『老子』には他の道家、ひいては道教のような「不老不死」「不老長寿」の憶いは
　うすいが、以下のようなそれなりの部分もある。
　①天長地久：天地が長く久しいのは、自ら生きようとする気持ちがないからで、逆に長
　　久でいられる(第7章)。すなわち何等煩しさがないからである。これも『老子』特有な
　　逆説的だが、以前は天長節といえば天皇の、地久節といえば皇后の誕生日であった。
　②他人をよく知る者は智者、自分を知る者は聡明、人に勝る者は力があることは分って
　　いても、自分の限界を知る者は富者、相手に強行する者には志がある。その自分のあ
　　るべき姿をよく知って、長く持ち合せる事ができる者はその生命は長く安らかで、な
　　おその上に、道を知る事ができる者は仮令、生命は滅びても、本当の寿者といえよう
　　(第33章)。
○その他、日常使われていたり、重要な言葉を『老子』からひろってみる。
　・和光同塵(第4、56章)
　・愛民治国(第10章)
　・大道癈れて仁義あり(第18章)
　・絶學無憂(第20章)
　・大器晩成(第41章)
　・禍は禍のよる所、福は福のよるところ(第51章、禍福に門なし〔太上感応篇〕)
　・長生久視(第59章)
　・千里の行くも、足下より始まる(第64章)
　・天綱恢復、疎にして失わず(第73章)

VII-5. 郭店楚簡

　1993年10月、湖北省荊門市郭店で、小さな楚墓から、竹書がでてきた(北木南竹。北方では
木簡、南方では竹簡が多いということ。のちに、帛書から紙となる)。これらは「老子」「太一生水」「緇
衣」「魯穆公問子思」以下「五行」など以下11篇に分けられている。このうち「老子」「緇衣」は伝
世本が、「五行」は馬王堆出土帛書にあるが、その他は2000年余り地に埋もれていた事にな
る。
　写されている文字は当時使われていたいわゆる楚文字で記され、その書体内容から甲・
乙・丙本になっている。
　○太一生水：「郭店楚簡」のうちでも重視したい一篇である。文字等からは『老子』「丙本」と
　　一致するが、その思想内容は独特で、『老子』「丙本」が分かれてしまったあと、単独に
　　残ったのではないかという。
　　　その内容は「宇宙生成論」で、今までは天地分離に道(一)があったとするが、ここでは

「太一生水」、つまり太一（宇宙）の初まりはまず水があったという、具体的な表現がある。全体で264の字数である。

　水というと、『老子』の思想の中で、水について記されている。水は弱いが強い、柔だが強、何物にも形をかえる、などがあるが、「太一は水を生ず」というのである。太一とは泰一とも太乙ともいって宇宙をいうので、水から天─水─地─陰陽─四季─万物生成という順序になってくる。先述しているが、「古文説」の五行は水（「今文説」では木）から初まっている。中国の地勢は西北高、南東低で、水が流れている。さらに現代科学では地球に生物が生れたのは、まず水があってそこに太陽の光がそそぎ光合成でアメーバが生れ、これから生物、ひいては人も生れてきたとしている。「太一生水」時代、すでに宇宙・生物生成論があった事は大いな驚きを与える。

VII-6. 『老子』「河上公章句」と『想爾注』

我々が『老子』といっているのは、魏代王弼注（いわゆる五千言）であるが、『老子』注には他に「河上公章句」と「想爾注」とがある。
○「河上公章句」
　河上公とは河上丈人ともいい安期生（方士）の師で、多くの弟子もいた。戦国末斉国で、黄老の学を世に広めた。河上丈人は道家の祖でもあり、黄老学派の祖の一人でもある。
　『史記』「漢書芸文志」には「河上公章句」はなく『高士伝』（魏、嵆康）にでてくる。
　『神仙伝』「河上公伝」では「漢文帝の時、河上公は河のほとりで庵をくみ老子経を一心によんでいた。文帝も「老子」をよんでいたがよく分らない処があり、河上丈人のうわさをきき庵を訪ねて教えを乞いた。丈人はそこで書二巻を帝に与え「何も言う事はありません。ただこの書をよく見て下さい」というや、姿がなくなり、あとにはもやっとした雲霧がのこるばかりだった」とある。
　「河上公章句」は「黄老学派」の「無為治国」「清静養生」の見地から『老子』を解釈し天と地、国と身とは同一で虚無自然でいる事を基本思想として政治に法の重きをおいた。しかし漢武帝の頃、董仲舒が現われ、「百家のいう事をけずり、儒家だけを尊重する」という主張がいれられ黄老学派は次第に衰退していくが、のちの道教には影響を与えた。内容は体道第一から顕質第八十一まである。
○『老子』「想爾注」
　敦煌莫高窟から『老子』「想爾注」残巻がでてきた。
　『道蔵』の四輔の初に大玄部が6つに分れ、1〜2『老君道徳経』、3〜4（上）『老君道徳経』（下）『河上公』、5〜6（上）『老君道徳経』（下）『想爾注』になっている。
　『想爾注』は、蜀に拡り、張魯の時五斗米道のバイブルになり、祭酒という伝導者が人々に誦和（『想爾注』は五言を標準として誦和しやすい文面になっている）したという。病人を静かな部屋に入れ、思過させ、『想爾注』をよませたという（魏志、張魯伝）。
○『想爾注』と『太平経』
　五斗米道で想爾注が誦和されていた事と同じ、聖典でもあった『太平経』とは大いに関わりがあり、『想爾注』に、10、19、28、30、35章に「太平」という言葉がでてくる。『太

本文篇

平経』では、「太は大、平とは万物生育の地」とか「大乱なく、功高く徳正しいことを太平といい、これが世に広く行われた時が太平である」とある。また『太平経』の「守一」「中和」「五行」などの言葉も『想爾注』にもでてくる。

こう見るとやはり『想爾注』と『太平経』とは関わりがふかく、ひいては道教にも大きな影響を与えている事が判かる。

VII-7. 列子

『史記』には列子について記すところがない。生没不明だが姓は列、名は御寇（ぎょこう）という。戦国時代鄭（てい）（河南省渭南県）の生まれ、『荘子』にもよく顔を出し、そこに『列禦寇』という篇もある。『漢書』「芸文志」に「荘子に先だつ」とあるので道家の系統は老子―列子―荘子となる。

『列子』初頭の「天瑞」（てんずい）に「鄭の田舎に四十年も住んでいたが、つい彼が優れた人だとは知られなかった」とあるから世俗をはなれた隠遁生活を送り「道」を修めた人と考えられる。

その主張するところは、宇宙成生論、自然な境地、神仙説の芽生え、養生、殊に抗儒家の言など『荘子』に先立つものとして重視してよい処がある。『老子』の逆説的な話より『列子』『荘子』になると比喩、寓言の表現が多くなる。

○宇宙成生論及び仙人の濫觴

これについてはすでに『老子』の処でもふれたが、『列子』はさらにその考えを押し進めている。

①昔聖人がいて陰陽変化の推移をうかがっていた。無形のものから有形のものが生まれたのである。初めは太易（感じとれない漠然としたもの、まだ気を見ない）から、太初（宇宙形成の気の初め）、太始（その初から初めて形となって現われる）、太素（質の初め実体が出てくる）と変化し、渾淪（こんろん）（モヤモヤしていて、気、形、質が備っていても混然とし、まだ完全には分化していない有様）になった（「天瑞」）としている。

②太易とは、目をこらしても見えず、耳をすましても聞えず、追ってもつかまらない。それで「かえる」とか「改める」という意味のある「易」という言葉を使ったのである。易は変って「一」となる。「一」は形の変化の初めである。「渾淪」から、清らかで軽いものは昇って天にあり、濁って重たいものは降って地となる。その天地の間の冲和（ちゅうわ）（冲は中、天地の間にあって調和している気をいう）から生まれたのが人である（「天瑞」）。

③この世はすべて相対的変化で成り立っている。しかもそれらをすべて包容しているのだ。例えば、陰―陽、柔―剛（軟と強）、短―長、円―方（丸と四角）、生―死、暑―涼、浮―沈、甘―苦、くさい―香しい、無知―知識に、無能―有能などである（「天瑞」）。

この陰陽対峙は後に出てくる『黄老四書』『太平経』にもほぼ同文で出てくる。

④人の精神は天の領分、肉体は地の領分である。天に属するもの（精神）は清らかで散りやすく、地に属するもの（肉体）は濁って固まりやすい。人が死ぬと精神、肉体がそれぞれ離れて元のあり場所に帰っていく。これを帰―鬼という。つまり元の居場所（真宅）に帰るのである（「天瑞」）。この世を火宅ともいう。

次にこの地球の成生を語る処がある。

⑤昔女媧（じょか）（伝説上の皇帝、伏羲（ふくぎ）の妹で人面蛇身の像であらわされている）は五色の石をねり天の割

VII. 諸子百家

れ目を補修し、大亀の足を切ってその四本足で天を支える柱とした。その後共工氏は顓頊と互に天子の位を争い、怒りのあまり不周の山（西北の果てにある山）にぶつかり天柱を折ってしまった。それで天は西北に傾き日月や星が集まり、地は東南に隙ができたのであらゆる川水がここに流れこんだ（「湯問」）。

⑥殷の湯王（夏の桀王を討って殷王朝を開いた人物）と夏棘（湯王の家老職、『荘子』に出てくる）との問答の中で「渤海（ぼっかい）の東、ずっと遠い所に谷があり、そこに五つの山（五山・五岳）——岱与（たいよ）・員嶠（いんきょう）・方壺（ほうこ）・瀛州（えいしゅう）・蓬萊山（ほうらい）があり、山と山の間はすごく離れ、その頂上の建物はみな金銀宝石ででき、そこにいる鳥獣はみな真白、また玉からできている木があり、そこになる実は実にうまく、それを食べると人は皆老いる事もなく、死ぬ事もありません。みないわゆる仙人のようで日夜を問わず山から山へと、飛びかう者は数えきれません。この五山はもとは互につながっているわけではなくて、漂い浮いているだけです。そこで仙人達はそうなったら流れ流れて遠くへ行くのでは大変だといって天帝に訴えて動かぬように申しましたが、巨人がやって来て五山のうちの岱与、員嶠を北極に流してしまい、やがてこれらの島は大海原に沈んでしまいました」という記述がある（「湯問」）。

○自然な境地、無為自然

『列子』でもこのことを強調している。老子の説く処と同じである。

①黄帝が夢で華胥（かしょく）の国に出かけた。そこは斉の国から何千万里遠く離れているかわからない。とても舟や車または歩いていける処ではない。神わざで行ったにちがいない。その国では身分の上下がなく、自然にまかされている。また生も死も特別な想いがないので若死するという考えもない。自分がまわりの人と特に親しくしたいという気持もなければ、物を粗末に扱う事も知らない。だから愛惜の気持もない。また裏切るという事もないから利害関係もない。そこの人は水に入っても溺れず、火に焼かれても平気で、切ったりはったりしても傷も痛みも感じないし、引っかいても痛くもかゆくもない。空を飛ぶのも地上を歩くのも同じで、空中に浮んで横になるのは恰もベッドの上に寝る様と同じである。雲や霧がたちこめても視力を妨げるわけではなく、雷や稲妻が轟きわたっても耳が聞えなくなる事もない。また美しいものや醜いものを見ても別に心が乱れる事もないし、山谷を歩いてもつまづく事はない。よって神わざという他はない。

夢からさめてから二十八年ばかり黄帝は国を治めたが国はほとんど華胥の国のようによく治まった。やがて黄帝は亡くなり天に昇っていった（登遐（とうが））。人々は悲しみ泣き叫び続けること二百年以上続いたという（「黄帝」）。

まるでここはまさに仙郷で、続いて『荘子』のところででてくる藐姑射（ばっこや）と同じ列姑射（れっこや）の山の場面が続く。ともにそこにいる人は無為自然の生き方をしている仙人に近い人々であろう。神仙説のはじまりをみる。

②生きるべく生きている者は天から降された自然な、なりゆきであり、死ぬべくして死ぬ者もこれまた自然のなりゆきである。もし生きながらえて福を得るに足る者が早死する事があれば、自然が下された罰というべきだ。自殺しようと考えていても、いざとなったらなかなかできないで悩んでいるのもこれも自然の罰を受けた者である。つ

本文篇

まるところ生きようと思っていても死んでしまい、死んだ方がましだと思っていても生きてしまう。

　生死の問題は物のせいでもなければ自分のせいでもなく結局は運命だといってよいだろうし、人の智慧だけではなんとも仕様がないのだ。自然のなりゆきに身をまかせ、あるがままにしていれば、時は去り、また巡って来るし命も運も巡って来る(「力命」)。

　人生のあり方、すごし方、天命、自然に身をまかせるなど人生の規範を教えてくれる。

③列子が先生の壺丘子林(こきゅうしりん)に学んでいたときの事である。先生は「自分のことを後にすれば人に先立つことができる」というので「どういう事でしょう」と聞くと、「君の姿の影を見てごらん」といわれ自分の影を見た。自分の体を曲げると影も曲るし、真直ぐしていると、もとの体のように真直ぐになる。ここで物事が曲っているとか、真直ぐだという事は、自分の体——影を映すもの——次第で影自体の問題ではなく、縮んでいるとか、伸びているという事は相手次第で、自分がしたのではない。この道理が自分を後まわしにする事が人の先に立つ道理と覚った(「説符」)。

○道

①この世の物事はいつも生まれてはまた変化する。それは一時も休む事はなくまた変化し続ける。例えば、陰陽の移り変り、四季のめぐりなどといったものがある。このような中にあって、自分がこれらの変化に巻込まれる事がなく自分をしっかり守っていれば、道すなわち命は永遠である。つまり物事の変化に煩わされず超越できればである(天瑞)。

　このところは物事を主観的に見ないで、客観的に見よ、当事者の見方より離れた第三者的視点から見よ、といっているようである。時間はたえず変化している。その変化に煩わされず、どっしりとしている事だというのであろう。そうなれば心は安らぎ、ひいては長生きが可能となるという事になる。

　このストレス社会にあっての警鐘である。

　このあと『老子』第6章の「谷神死せず、これを玄牝の門という」という同文が「黄帝書曰く」とあるが、この『黄帝書』とは現在伝わっていない。

②無欲に自然と共に歩む者は道を踏んでいる。このような者は生きるべくして生きているので、もし生(肉体)が終ったとしても、道——宇宙不変の道——と共に不滅である。もし一所懸命生きるべき努力をしても、道——道理、道の方則を得る事ができなかったら誠に不幸というより他はない。また欲望のおもむくまま、命を縮めるような事をして死へと向う者は死という命運——死すべき道をたどって死んでいくのである。死への道をたどりながらなお生きていられるのは幸いというべきで、欲望を捨て生をむだに縮める事のないことが道をつくして生きるという事である(「仲尼」)。

　道という命題の、無為自然、道法自然は「老子」以来のものである。

○神仙説の芽生え、道教の素地

　『荘子』にもでてくる「華胥の国」「列姑射山」の話と同じく神仙説のはしりとみられる。

①列子が関尹(かんいん)(尹喜(いんき)。老子が西方に出かけたときの関所の役人。『老子道徳経』を授けられる)に「至人といわれる人は水の中にいても息をつぎ、火を踏んでも熱傷(やけど)をしなく、あらゆる物

64

の上を飛んで、高くても怖くないといいますが、何故こうまでなれるのか教えて下さい」というと、関尹は「形として認められるものはあくまで現象なのだ。その形のあるもの同士は何も違いがなく同じなのだ。だから認識されるもの（形）から自分を遊離できれば、そこに初めて至高な境地に到る事ができる。この世のはかないものに心をひかれ夢うつつにしているようでは到底この境地に達しない。至人とはこの境地にひたる事ができる人である。さらにこのような人は、生とか死、驚恐の気持など一切ないから、何事にもびくともしないのだ。すでに天の領域にいるので何事に傷つけられる事はない」と言った（「黄帝」）。

②秦の西方に儀渠（ぎきょ）という国がある。身内の者が死ぬと柴木を集めて焼く。その煙が上に昇ると登遐したといい、ここで孝行息子だといわれる（「湯問」）。（神仙説西方起源。儀渠とは陝西省。神仙説のところでふれる）。

③むかし死なない方法を知っている者がいた。燕の君主がこれを聞いてその方法を知ろうと思って使者を遣わした。ところがこの死者は遠まわりしてしまい、その間にその不死の方法を知っている者が死んでしまった。君主は大変怒りその使者を殺そうとした。そこに君主のお気に入りの家来がやってきて「人々の心配している事は死以上の事はなく、自分を大事にする事といえば命より他にありません。不死の方法を知っている者が死んでしまったのですからいくら殿様でも死なないでおられる事はできません」というと、君主は使者を殺す事をやめたという（「説符」）。

○肢体不自由者

　『荘子』にもあるが、『列子』でも不具者に普通の人にはない力がある事をいっている処がある。

①孔子がたまたま楚の国に行った。そこで、背骨の曲った男（佝僂丈人（くるじょうにん））が蝉を取るのを見たら、まるで物を拾って歩くようであった。孔子がそのわけを聞くと、その男は「私には技がありますが、それは技を磨く練習の賜ものです。技が進むと自分の関心は蝉より他になくなるので、私の心には、もう心配もいらいらもありません。何事も蝉にまさるものがなくなります。こうなると蝉とりの目的に達しない事はありません」と答えた。孔子は弟子にこのような人はまるで神技だというと、その背骨の曲った男はさらに「あなたは大きな袖の着物をきた儒者だ。何も知ってないくせにこんな質問をしたのですか、まずは自分の日頃、立派な行いができるよう勤めなさい。それができてから人の上に立って説教したらよろしい」と言った（「黄帝」）。

　　『荘子』「外篇達生」にも同じような処がある。伝承されていた話であろう。

②陳の国の重臣がプライベートに魯の重臣に会った。陳の国の重臣は「私の国には聖人がいます」というと、陳の重臣は「それは孔子さんではありませんか」という。「そうです、私は彼の弟子の顔回が孔子先生は思慮という考え事がなく、心を無にしてその時々の状況でありのままの行動をしますといったのを聞きました」。陳の人はそれを聞いて「私の国にもやはり聖人がいます。老子の弟子に亢倉子（こうそうし）という人がいて、老子の教えを守り耳で見て、目で聞く事ができます」と言った。これを聞いた魯公は大変驚き、亢倉子を礼をつくして招いた。亢倉子は「私の事を大げさにでたらめにお聞かせしたのです。私は見たり聞いたりするのに目や耳を使いますが、その働きを逆にす

本 文 篇

る事などはできません」。魯公は「それはなおの事不思議な事だ、どうかその話を聞かせてもらいたい」。亢倉子「実は私は体と心が一緒で、心とは気と共にあり、その気は神に近く、その神とは無に近いのです。何かが起ると、たとえ遠い世界のはしの出来事もこの体に知ることができるのです。それは私の体の外からの感覚を通してなのか、体の中の臓器が働いて知らせてくれるのかよくわかりません。多分に自然にわかる事なのでしょう」と答えた。魯公は大喜びしてあとでこの話を孔子にしたら孔子はただ笑って何も言わなかった(「仲尼」)。

○人の一生

　人の一生はよく「生老病死」といわれ、死から以後の事は誰にも分らない。宗教はそこを突き人の悩み、恐れを救うという永遠ともいえる命題に没頭している。道家にあってはまだ仏教の輪廻思想もなかった頃だったから古代中国人は死後の世界——むしろタッチしたくないようでもあったが——について余り深く考えていなかった。それよりこの世で生きている事が全てで、その生きている時も無事であり幸福でありたいと願っていた。

　そこに道教の素地もあったわけだ。一日、一月、四季の移り変わりと巡ってまた初まるという事は、自分の生活、環境に重大な影響があると考えた。ここに循環の思想という中国史や医学を考えるうえで重要なポイントが生まれて来た。この循環の思想——あらゆる万物は絶えず変化しているという処を生死に置き換え、人間の一生も長く見れば死は次の生に受け継がれていくと思うようになった。道教に「承負」という考えがあるがこれは「親の因果が子に報い」「因果応報」という事で、生前善行を重ねれば子孫繁栄、家は盛えるが、悪い事をすると子にそれが及んで子孫に累を及ぼすというのである。

①人生に四つの転機がある。乳幼児期、青壮年期、老人期、死期である。乳幼児期には生きる力が満ち、ただただ生きようとして争う事も知らない。青壮年期では何事にも対立し外物に影響され争いを起す。老人期になると欲望というものは大分少なくなり、体をこき使う事もなくなり争う事もなくなっていく。そして死期が近くなると、気は衰えただ休息をと願うだけで、もとのようには戻らない(「天瑞」)。

②林類という男はもう百歳近い老人である。「自分は若い時には人並の努力もしなかったし、年とっても人に負けまいと争ったりしなかった。妻子もなく、もう死期が近づいている。だからいまは心ひかれるものもないので、このように命を大切にして楽しく過ごそうとしているのだ」といったという(「天瑞」)。

③力(智力)と命(運命)が問答で、力がいろいろ例を挙げて理窟をいう。これに対して命は「物事に理窟などはない。真直ぐのものは真直ぐ、曲っているものは曲っていてそのままにしておく、長生きも若死も自然のなりゆきであり、挫折もあるが、一方成功とは自然に思いが叶ったにすぎない。地位が高い、低い、金持ち、貧乏も自然な事で、人がどうこう力でなるものでもない」と言った。

　すこぶる宿命論的である。

○病人

　病といっても今の精神病とか神経症とかいったようなケースが記されている。

①宋の陽里に住んでいる華子は中年になって健忘症になり、物忘れがひどくなった。朝

VII. 諸子百家

夕の区別がつかなくなり、歩いていると何処に行くのか迷い、部屋にいると座るのを忘れ、立ったままでいた。今の出来事も忘れ、後になって思い出さない。家の者が心配し占い師にみてもらっても占っても判っきりしない。巫に祈ってもらっても験はなく、医者に診てもらっても治らなかった。そこに魯の国の儒者がきて自分が治そうと申し出た。妻や子は財産の半分ほどをさし出してお願いした。彼は「これは占いに出るようなものでなく、またお祈りしても効き目がなく、医者も治せない。自分は病人の心や心配事を変えてみます。そうすれば治るだろう」といった。そこでその儒者は試しに華子の着物をぬがしたら、着たいというし、空腹にさせたら食べたいというし、部屋を暗くしたら明るくしろという。儒者は喜んで「病気は治るだろう。しかしこれは私の秘方なので公表するわけにはいかない。私は病人と一つ部屋に七日間いるようにしたい」といって家人を退けた。この間の事情はよくわからなかったが、長い間苦しんだ病人はいっぺんに治ってしまった。華子はやがて目がさめ、大変に怒りだし妻子を罰し、戈を手にもち今度は儒者を追いかける。宋の人々は華子をつかまえてその訳をきくと彼は「さきほど私が健忘症になっていた時は心がおだやかで、天と地の境もわからなかった。ところが今や物心がつくと数十年来の生死、得失、哀楽、好悪の感情がまた騒がしくいろいろ起きてきた。このような気持がこれから先々まで起きて私の心を乱すのでないかと心配だ。きっとわずかな間でも物を思わないで過ごせる事はもう二度と来ないだろう」と言った(「周穆王」)。

　この人は健忘症であった時の、物を忘れ、何も考えず、何も心配事がない時の方が幸せで、治ってからもとの世俗社会に戻って、いろいろ面倒な事に巻き込まれる方が不幸だという。すなわち病気であった方がよかったというのである。意識界と無意識界とでは後者でいた方が幸せだというのである。これも逆説的ではあるが、人間いろいろな事で悩み苦労をしているより、山や森、河に行ったり、海の遠くを、何も考えずぼうっとしている時が一時的にせよ心が安らぐのは確かである。都会の雑踏を逃れレジャーにひたるのもそうであろう。ただ現代人にはその時間さえも許されない有様である。

②秦の国の逢という人に息子がいた。子供の頃は非常に頭のよい子だったが壮年になると何が何だかわけのわからない病気になってしまった。歌を聞いては泣いてるといい、白を黒といったり、よい香りをかぐとくさいといい、甘い物を食べては苦いと思い、悪い事をしても良い事をしたと考えていて、この世のあらゆるものが、みな逆さまになっていた。父の友人が、魯の国の人は学問が進んでいる。ひょっとしてあそこに行って相談するとよくなるかも。行ってごらんというので、父は出かけた。途中、陳の国で老子に会ったので訳をはなすと、老子は「君はどれくらい息子の訳がわからなくなってしまった事をわかっているのか。実はわかっていないんだ。世の人は今、あるものが正しいか正しくないかという道理がわかっている人は一人もいないのだ。君の息子一人がおかしくなっても、君の家族はおかしくなるわけでもなく、住んでいる所の人、住んでいる国中の人や世間の人すべてがそうなったわけでもない。もし世間の人がみんなおかしくなったとしたらどうだろう。そうなったら君もおかしくなっているのだ。だから息子一人がおかしいというのはまだ救われるのだ。魯の国へ行って

67

本文篇

も他人がわからない事などわかってもらえないだろう。早く国に帰って息子の面倒を見た方がよい」と言った(「周穆王」)。

　ただ一人の息子の病気は世の中の人々からみればほんの一握りである。まして道理が通らない世の中であれば、おたおたする事なく、充分看護、養生する方が重要だといっている。

③魯の国のＡ、趙の国のＢが病気となって扁鵲に治していただきたいといった。やがて二人とも全快した。扁鵲は二人に「二人の病気は外から内臓をやられたから治療で治った。ところが君らは生まれつきの病気があって大きくなってからだんだん悪くなっている。どうだろう治してあげたいのだが」というと、二人は「一体どういう事なのか教えていただきたい」という。扁鵲は更に語をついで「Ａ君は意志が強いくせに気が弱い、それで充分思慮があっても決断力に欠けている。またＢ君は意志が弱いのに気ばかり強い。それでよく考えずに独りで実行してしまう。もし二人の心臓をとりかえたらどちらも丁度よくなるのだが」という。そこで扁鵲は二人に毒酒をのますと二人は三日間仮死状態になる。二人の胸を断ち切り心臓をとり替え秘薬を与えると目をさましたので扁鵲は帰っていた。

　ＡはＡの家に帰ったが妻子は見た事もない人だという。心臓をとりかえたためＡはＢになってしまい、一方、ＢもＢの家に帰るがやはり妻子は見た事もない人だという。(やはりＢはＡになってしまう。)両家の人は訴えを起し扁鵲に事の次第を判っきりせよという。扁鵲がいままでの経過を説明した処、納得し訴えを取り下げた(「湯問」)。

④楊朱の友人で季梁という人が病気となり、七日もたつと大分悪くなった。季梁は楊朱に「私の子供達はいわゆる不肖の子で、親に似ないでできが悪い子達です。お願いだから私のために彼等に歌を歌ってよくわからしてくれないか」というと楊朱は「命の事は天にもわからず、まして人がわかるものではない。もし助かっても天がしてくれたものでもなく、禍がふりかかっても人のせいともいえない。私や君はそれを知らないわけではないのだが、医者や巫などはとてもわかりはしない」と歌った。

　季梁に三人の子がいたがこの理窟がわからず三人の医者を呼んだ。一人目の医者は「日頃の摂生、生活習慣を守らないので、こうなった。病状は悪いが、積極的な治療を行うべきだ」と言う。季梁は「ありふれた凡医だ、早く帰してしまえ」と言う。二番目の医者は「あなたの病気はすでに先天的ともいってよく、長い間の積み重なりだ。今更治しようがない」という。季梁は「良医だ、まあ飯でも食わして帰ってもらえ」と言った。三番目の医者は、「あなたの病気は、天の定めた寿命でもなく、人の不養生で命を縮めている訳でもないし、何かの祟りでもない。そもそもこれは生まれた時すでに決まった運命なのだ。その運命には誰も逆う事はできない。しかし道に達した人ならわかっているはずである。今更薬や鍼をしたところでどうにもなるわけではない」といった。季梁は「まことに神医だ厚く御礼して帰しなさい」といった。まもなくすると自然に彼の病気は治ってしまった(「力命」)。

○養生

　『列子』にも養生──生命を全うする──についてふれているところがある。

①斉の家老の晏平仲が管仲に「養生」について尋ねた。「まず目耳鼻口の欲するものは我

68

慢せずその通りする事だ。体が疲れたら休み、したい事があればすればよろしい。もし死ぬまで欲望のおもむくまま楽しく過せれば、たとえ、一日、十日、一年、十年といった短かい人生であってもそれは長生きしたというものである。反対にこれらの欲望を我慢し、いつも心はおののいてずうっと生きているとしたら、たとえ百年、千年、万年生きたとしても私のいう長生ではない（長生きしたとはいわない）。

　　こんどは管仲が晏平仲「私はもう長生きの話をした。今度はお葬式の事を聞きたい」というと、晏平仲は「お葬式などどういった事もありません。死んでしまえば、どうして自分がわかりましょうか。火葬しても、水葬しても、土葬しても、風葬してもいいし、また立派に着飾って丈夫な石棺に納めてもよいのです、ただその時の状況次第です」と言う。管仲は「生きているときの事は前に、死後の事は後に出てきた処につきている」と言った（「楊朱」）。

○周穆王（ぼくおう）

　　周の穆王は前10世紀頃の周王で『穆天子伝』という中国最古の小説の主人公である。ことに西巡して西王母に会った話は有名で、西王母は『山海経（せんがいきょう）』「大荒西経」によると、中国はるか西の彼方、弱水に近く、昆崙（こんろん）の丘、砂漠に近く住んでいたという。西王母に仕えるのは三青鳥で彼女の食事を運んでいる。

　　ところで、穆王を記したものに、魏の襄王の墓から出た竹書がある（299年）。それは当時の流通文字と異なっていたので、これを組みなおし晋の郭璞（かくはく）（276～324年）が編集したものが今の『穆天子伝』である。

　　『列子』中の穆王のはなしは、『列子』中の諸篇のなかでもその重要さで白眉の一つと思っている。西王母伝記は神仙説にも結びつけられる（神仙説、西方起源説の一つの根拠）。

①穆王は昆崙山の丘に登ってかつての黄帝の都や宮殿の跡を見て、ついで遙地（ようち）のほとりで西王母に会って宴会をした。その後昆崙を越え、国に戻る途中、細工づくりの仕事人を献上したいという国を通った。その名を偃師（えんし）という。翌日偃師は人形を連れてやって来た。王がこれは誰かと聞くと「これは私が作ったロボット（自動人形）のようなものです」という。ちょこちょこ歩いたり、上をむいたり、下にうつむいたりおじぎをする。まるで人間そっくりであった。頤を動かすと声を出して歌い、ちゃんとリズムに合っている。手を挙げると踊って節（ふし）に合っている。王は姫や侍女をよんで見せたが、その技のおわりに女性達に向ってその人形はウインクをした。王は大変怒って彼を殺そうとした。彼は恐れて、そのロボット人形を解体して見せると、革、木、膠（にかわ）で固め色づけがしてあるだけであった。王が詳しく見ると中に肝胆、心肺、脾腎、腸胃が備わり、外表は筋肉、骨、関節、皮膚、毛、髪、歯などもみな本物ではなかったが、これらを皆合わすとまたもとのようになった。王は試しに心臓をとれば喋れず、肝をとると見る事ができず、腎臓をとると歩けなくなる。王は感嘆し彼を車にのせて帰国させたという（心―口、肝―目、腎―精の肉体）。

　　この頃魯に二人の技自慢がいて自分が最高の腕をもっていると威張っていたが、この話を聞いておとなしくなったという（「湯問」）。

○儒家への意識

　　『列子』では「仲尼」という一章をもうけ、その中に十六項の孔子を中心とした儒家につ

いての記述がある。『荘子』のように強く対抗意識をもっている訳ではなく、中立的にさらりと書いている。細かくはふれない。

○その他

　『列子』の中で特に記しておきたい寓話があるので紹介しておきたい。

①「杞憂」という言葉のもとになった話である。

　　杞(夏の後裔の国)の国の人に、今にも天地がくずれおち逃げる処もないと心配のあまり寝食もできない者がいた。そこにその男を心配してやってきた男がいた。そして「天は気が集まってできていて、その気のない処は何処にもない。私達が運動し呼吸しているのはこの天の中の気の中で動いているから、その天が落ちる事はない」と言うと、「それなら天が気の集まりとすると、今度は日や月や星が落ちてくるかも」という。相手の男は「それらも気の集まりの中で光っているだけで、たとえ落ちてきても人を傷つける事はない」と言うと、「それでは大地がくずれたらどうか」ときく。「この大地は大きな土の塊で四方八方どこまでいっても地なので、我々のいるのはその大地の上だから何もくずれたりしない」と言うと心配性の友は安心し、相談相手もホッとした(「天瑞」)。

②楊朱が宋を通りかかってある宿屋に泊った。宿屋の主人は二人の妾を囲っていたが一人は美人、一人は醜女であった。ところが不思議にも宿屋の主人は醜女をひいきにし、美人の方が扱いが低かった。宿屋の使用人に聞くと、「あの美人は自分は美人だと高くとまって鼻を高くしている。一方醜女の方は自分は美人でないといつもひかえめに一生懸命働いている。それで私達は彼女の醜さなど一向気にしていないのです」と言った。

　　楊朱は弟子にこの事を記しておけといった(「黄帝」)。

　　人は外観ではなく中身だという事をいっている。同じようだが身分、職業で人の価値を決めるのはどうだろうという次の話がある。『荘子』「山木篇」にも同じこの二人の女性の話がある(ここでは陽子となっている)。

③斉の国に貧乏人がいて市場で物乞いをしていたが、余り何回もやって来るので、ついには誰も物をくれなくなった。その貧乏人は斉の家老の田氏の厩にいって馬医(職業的にはごく低い仕事の人)のところで居候した。人々はこの男をからかって「馬医のいう事をきいて食べものにありつくなんて恥しくないのか」というと、その貧乏人は「世の中で乞食より恥しいものはない。その乞食の俺様が恥しいなんて思わないのだから、馬医者に使われるなんて恥と思うことなんかない」といった。

④周の尹氏は大金持であったが、その使用人をこき使っていた。年老いた使用人がいたが、昼間は力がつきるほど働いてもなお働かされた。夜になると疲れてぐっすり眠るが、みる夢の中では一国の主となり人々の上に立ち、立派な御殿に住み、したい事をして楽しく過ごしていたが、目が覚めると又働かねばならなかった。ある人が慰め顔にいうと「人の一生百年の内、半分は昼、半分は夜である。自分は昼は人のためこき使われているが、夜は一国の主となり楽しみは較べるものはない。してみれば、そう恨みつらみもありません」といった。一方の尹氏は世間の事に心を使い、商売で頭は一杯、ついに精神も肉体もすりへって、夜になるとくたくたになって寝入り、使用人

になった夢を見た。走り回って仕事をし、叱られ鞭で打たれた。やっと朝になると夢からさめホッとするのであった。この事を友人に相談するとその友人は「君は立派な地位財産があり人並優れている。だが夜になると人の使用人となり苦しみを味わっているという。苦しさと楽しさが交互にくるのは当たり前で、いつも幸福でありたいと願っても無理だろう」といわれた。ここで尹氏は悟り、使用人の仕事を少なく緩やかに、また自分も考え事を少なくしたところ悩みはだいぶ軽くなった(「周穆王」)。

⑤「愚公山を移す」で知られている寓話がある。

　　北山愚公という人はもう九十歳になっていた。住んでいる所は大変不便な場所なので家族を集めて、「どうだろう、皆で力を合わせて、この険しい土地を平にして予南(河南省予州の南)から漢陰(漢水の南)まで道を作ろうではないか」というと妻は「あなた一人ではなにもできないでしょう」という。そこで老人は一族の若い者を連れ、担い手三人が石を砕き土地をきり開いて、もっこをかついで渤海のはしへと運んだ。なかなか事はうまく運ばなかった。愚公は「我々には子供がいる。さらに孫もいる。子々孫々、ずうっと続くが、山はそのままの高さにあるが、それなら子々孫々ずうっと続けて山をくずして平地に出来ないはずはない」といった。山の神はこれを見て、天帝に報告すると、天帝は助っ人を二人つかわした。この二人は大行(山西省の山脈。河南、河北、山西にまたがる)と玉座(山西省の山)をそれぞれ背負って北西方(陝西、甘粛の方向)に運んだ。こうして今の河北省から漢水(長江最大の支流、陝西省から湖北省に入り、武漢で長江に注ぐ)まで、すなわち河北省から河南省にかけて平野になり高い山地はなくなった(「湯問」)。

⑥立派なお屋敷(豊)、美しい着物(美)、美味しい食べ物(厚)、美人(姣)がそばに侍るなどの四つがあれば他に何もいらない。もしこれ以上欲しいものがあるという人がいたら、その人は飽くことを知らない者だ。そういう人は肉体のみならず、生まれつきの運命さえも損ってしまう(「楊朱」)『老子』に「足るをもって知る」とあり『徒然草』兼好法師にも似たところがある。衣食住が足りていれば、それ以上のぞむものは贅沢というのである)。『列子』を『冲虚至徳眞経』といって『道蔵』に収められている。

VII-8. 荘子

荘子の人となりは『史記』でかいまみるしかない。それによると荘子は宋の蒙(もう)(河南省南部)の生れで、名は周といった。蒙の漆園の管理の役人だったという。時代は斉の宣王と同時代(ほぼ孟子と重なる)の人で、その学識は及ばぬ処はなかったが、その要は老子のいう処と同じである。その著書の字は十余万字あり、その多くは寓言(たとえ話)であるが、儒家や墨家の徒を攻撃した。楚の威王が荘子の賢い事を聞いて宰相に迎えようとしたが、彼は笑って「迎えるのに千金とは大金だし、宰相とは賢い地位だ。郊祭(こうさい)(郊外で天を祭る儀式)の牛をみてごらん。あの牛は長く大切に養われ、きれいな衣裳を着せられ大きなお堂に入れられる。この時になって犠牲になって殺されるのはいやだ。おれは子豚になりたいといってもすでに時おそしだ。自分は一生、役人などになりたくない。自分の気ままに生きたいのだ」と言ったとある。

本 文 篇

　『史記』に『荘子』は十余万言とあるが、現行の『荘子』(晋の郭象注)はそれでも六万五千字あ
り『老子』のいわゆる五千言の約12倍もある。従って『荘子』についての研究書も数多くその
註譯も同じではない。現行のものは三十三篇あり、内篇七、外篇十五、雑篇十一からなって
いる。このうち内篇の逍遙遊、斉物論、養生主、人間世、徳充符、大宗師、応帝王などは彼
の著と考えられ重要な部分となっている。外篇、雑篇は儒家に対する批判も加わり後の弟子
等が補足したものといわれる。
　荘子の読みだが、「そうじ」という事がある。これは孔子の弟子の曽子と区別するためであ
る。
　荘子の思想を一言でいうと、目先の事柄にとらわれず、それを超越した不動の立場をと
り、万物はみなこれ差別がない(万物斉同)。煩わしさは捨て、自然のありのままの姿に帰れ
といっている。そのいう処は老子のいう処と同じだが、老子のいう「国」とか「政治」には余り
関心がなく、あくまで自分個人の安心立命を説いている。
　後代、唐の玄宗天宝元年(742)には南華眞人と追号され、その書を『南華真経』と称せられ
道教の教典集『道藏』にはその名で納められている。
　『荘子』の内容は今も言ったように六万五千余字あるから、その詳細はその方面の専門書に
譲り、ここではその重要部分を集約しておく事にする。
　『荘子』「外篇天道」に『老子』「五十六章」の「知る者は言わず、言うものは知らず」という同じ
フレーズがある事は老子の影響が及んでいる事が分る。
　○自由な境地、超越、無為自然
　　①北の暗い端に魚がいる。その名も鯤という。その大きい事幾千里とかぞえられない程
　　　だが、変化して鵬という鳥となる。その背たけ幾千里かわからない。勢いよく羽ばた
　　　くと、その翼はたれこめた雲のよう。海が荒れると南の海の崖に向って飛ぶ(「内篇逍
　　　遙遊」)。
　　　　この文面のスケールの大きさには驚かされる。『荘子』の冒頭を飾る有名な一文であ
　　　る。そこには現実からの飛躍、自由な境地が見られる(翼竜という恐竜時代の鳥は翼の長
　　　さは長かったという)。
　　②列子は風のまにまに15日も旅をしたが、彼の心は自然のまま、風にのっているので、
　　　風の強弱、有無、方向などは気にしない。だから何にも煩わされる事がなく、自然の
　　　まま、無限の地に遊ぶ事ができたのだ。至人、神人、聖人、とはこのような人達なの
　　　である(「内篇逍遙遊」)。
　　　　列子は老子と荘子の中間に位する道家の人。至人、神人はのちに道教に、聖人とは
　　　儒家の高位者に与えられる名になる。
　　　　列子が、自由に風のまま無限の地に遊べるのは至人、神人、聖人の要素を兼備えて
　　　いるからだといっている。
　　③創造主というものがいるという。それは人の感情を左右する事があってもその形はわ
　　　からない。つまり実感としてわかっていてもその実体はつかめないのだ。例えば我々
　　　の体についてみれば、百骸(百もあるというほど多数の肢節)、九竅(目、鼻、口、耳、前陰、
　　　後陰の九つのあな)、六臓(心、肝、脾、肺、腎〔左右二つ〕)。『難経』(元滑白仁、1361)の説によると、
　　　[腎を右腎と左腎に分け、前者を命門、腎陽(火)とし、後者を元来の腎、腎陰(水)としている]の六

72

VII. 諸子百家

つの内臓。普通は五臓といって腎を一つとしている。五行説が起る前に六行説があったともいわれている）があるが、どの臓器をひいきにして、どれかをないがしろにする事などできようか、人にはそれぞれそれらをコントロールする「真君」というのがいて、この真君こそが創造主なのだ。この支配者真君が働いて人間の感情、感性、日常の生活ができるのだが、そのためには大切なのは自然に順って生きる事だ（「内篇斉物論」）。

現代医学に置き換えても、精神、肉体を共にコントロールして日常生活を全うするには、何事にも煩わされず、ストレスの解消、自然との調和、自然環境の維持が必要である事と同じである。ここでいう創造主、真君とは、体の中枢と考えてもよいだろう。老子のいう「道法自然」に通じる。

また一方、道教でもこの考えと同じ処があり、『太平経合校』（鼎文書局版）によると「第一のものは心で、それは意（意識）であり志（意志）をもっている」（369頁）。「心は神を司る」（377頁）。「心は五臓の主で神（精神）のもとで体の中で重要なものである」（687頁）。「心は王であり、それがわかれば必ず長生きできる」（688頁）。しかし、体の主は心でなく、脾だというのもある。『道蔵』の中の「修真十書巻五十五」には「脾は五臓の主である」といっている。現行五行説では五行中央の土は脾、古文説五行では土は心（神）となっている。

すなわち心は神であるわけだが、「喜、怒、哀、楽」はどこから湧くのだろうか、現代医学では人の精神、感情は脳にあると考えてはいるが、「脳と心」という問題は完全になお解決はしていない。幕末、西洋医学の洗礼をうけた鍼灸で名高い石坂宗哲はその著『内景備覧』（天保11年、1840年）の中で「脳髄より精神は生れる」と書いている。

○万物斉同

『荘子』のうちでおそらく最も重要な思想の一つである。例えば人工衛星から地球を眺めたとしよう。この青色をした美しい球体の中には数えきれないほどの人々が生活をしていて、その数より無限大に近い数の人が死んでいる。人工衛星から地球を見るとそこには生も死もなく、争いや平和もなく、男や女もなく、老若もなく、貴賤もない。人も動物も、植物も共存していて、万物は同じで区別なく生きている。荘子のいう「万物斉同」とは正しくこれで、あらゆるものの価値は同じくて差別や区別もできない。

この点、「老子」のいう「和光同塵」と同じといえる。この「和光同塵」についてふれておく。これにはいろいろな解釈があるが、次のような意味だと考えている。

戸の隙間の穴から洩れる太陽の光が、暗い部屋に指し込んでいる。その光のすじの中には、多数の浮んでいる粒子が見える。これは物理学的には「チンダル現象」（チンダル、1820～1893年、アイルランドの物理学者）といっている。

その一つ一つの粒子は、ダイヤモンドや金か銀の貴重な粒かもしれないし、或いは単なる、塵や芥かも知れない。つまり光の中に包まれている中では、貴いもの、無価値のものも同じなのだ。自分は偉い、といばっても広い世界の中ではただの一人にすぎない。つまり「万物斉同」なのである。

①天地は一指なり、万物は一馬なり（斉物論）。これだけではよくわからないが、普通の人は自分の指を標準として他人の指は指ではないという。自分の馬を見て、他人の馬は馬ではないという。しかしどうだろう。自分の指が本当の指なら他人の指も同じ指

73

本文篇

なはずだし、他人の馬も自分の馬と同じであるはずである。物事の区別、差別はなく皆同じである事をいっている。

②朝三暮四(「内篇斉物論」)。

　これも有名な言葉である。ある猿まわしが飼っている猿に餌にドングリを与えていた。

　初め「朝に三個、夕べに四個」あげようというと猿は怒った、そこでそれなら「朝四個、夕べに三個にしよう」と言うと今度は喜んだという。すなわち全体としては七個という数には変りはないのに見方によってその価値が違うと主張する。大所から考えればどちらも同じ、万物斉同なのだ。全体を調和し自然の姿で物事に接する重要さを説いている。『列子』「黄帝」にも同じ事が記されている(「内篇斉物」)。

③肝膽も楚越なり。体の中では肝臓も胆嚢もほぼ同一な処にあるが、(肝胆相照らすという言葉どおり)見方によっては楚と越の国ほどの遠さにも見られる。つまり遠い近いとは、単に距離だけの違いで、実はスケール上でのはなしで見方によっては同じなのだ。ここにも「万物斉同」が生きている(「内篇徳充」)。

　荘子には、死も生も同じで生死を超越した「万物斉同」のいくつかの場面がある。そこには宗教観といってもよい死生観がある。

④荘子の妻が亡くなった。友人の恵子がお悔やみに行ったところ荘子は両足をなげ出して座りお盆をたたいては歌っていた。恵子が「君と奥さんは長い間苦楽を共にし、ここまでやって来たのにこの有様はあんまりじゃないか」というと、荘子は「初めはとても悲しかった。しかし生まれる前の事を考えると本来生命というものはなかったし、肉体も、ましてや気もなかったはずである。もともとは自然の変化で陰陽の気が生まれ、肉体となり、やがて生命が生まれたのが、今それが変化して死んでいく、四季のめぐりと同じ繰り返しなのだ。いま妻は天地という大きな室に寝ている。それを、私が大きな声で泣き叫ぶのは、いかにも天命というものを知らなすぎると思われるので、泣くのを止めてお盆を叩いて歌っているのだ(「外篇至楽」)。

⑤生には必ず死が伴う。死はまた生の始まりで生死は限りなく繰り返されるが、一体、誰がそうしているのか全くわからない。

　人が生きていられるのは気があるからで、気が集まれば生まれ、散ずれは死となる。ゆえに生とは単に気の集散だと思い、生と死は一体であることを知れば、それで心を悩ます事はない。すなわち、万物は一体であってそのもともとは差別がないのである(「外篇知北遊」)。

⑥荘子が今にも死にそうになった時、弟子は盛大に葬式をしたいと言った。荘子はそれを断ると、更に弟子は「もししっかりしたお葬式をしないと先生は鳥の餌となり、地下では虫どもに食べられてしまいます」。「鳥や虫の一方の餌となり一方に与えないというのは不公平というものだ。すべて万物を公平にとり扱うと思っても心に不公平な気持があったらそうはいかない。つまりあらゆる万物は一となすという立場にたってこそ初めて真の公平は生まれる。それだから、鳥や虫に喰われないような立派な葬式をしても、万物これみな同じという視点から見ると無駄というしかない」(「雑篇列禦寇」)。

VII. 諸子百家

⑦次の「荘周の夢」というところも『荘子』の中で有名な場面である。

　　昔、荘周が夢で蝶となり、ひらひらのんびり飛回っていた。しかし、自分が荘周である事も気付かない。ふと目が覚めると、そこに自分がいた。これはどうなったのだろう。荘周が蝶に、蝶が荘周になった夢を見たのだろうか。元来は区別があるべきだが、夢か現実か幻かの有様である。同じように生き死との間に差があるのか、絶対的なものは何もない。万物斉同の世界こそ理想だといっている（「内編斉物論」）。

○道

　　『荘子』にも『老子』ほどではないが「道」について述べている処がある。

①徳を積んで師表となるような聖人は天に従い（順天）、なお自分の徳を積み外物に煩わされる事なく、自然という道（道法自然）から出発して無駄な事は考えないで、もしその行いが仁（思いやり、慈しみ）にあってもそれを頼りにするような事はせず、義（道理にかなった人の行うべき筋道）にせめられても、繰り返しはしない。相手が礼（礼儀、世間の秩序を守るシステム）をもって対応してきても、あっさりした受け答えをする。それが世の煩わしさから逃れる方法である（「外篇在宥」）。

　　聖人が行う道には、道、徳、礼、仁、義などの煩わしさが伴ってくる。このうちの殆どは儒家の徳目とする処だから、その対抗意識が読み取られる部分である。

②道には天道と人道とがある。無為自然にいるのが天道、何か面倒な事を起すのが人道である。ちょうど天道は君主、人道は臣下といった具合である（「外篇在宥」）。

　　天道と人道は君、臣の違いほど異なっている。自然に生きる事こそ貴いものだという事である。

③道とは万物をおおいその上にのせ、ひろびろとしているものだ、君子といわれる人はこの道に生きるには心の汚れを一切洗い流さなければならない。無為となって行うのは天、無為になって語るのを徳という（「外篇天地」）。

　　すべてを空虚―無為になって言動することの重要をいっている。

④東郭子が荘子に「道とは何処にあるのか」と尋ねると荘子は「それは蟻のような下等な虫、又稗のような下等な穀物、瓦のようなつまらないもの、さらには糞尿の中にもある」と答えると東郭子は何もいわなくなってしまった。荘子は言葉をついて「君の質問はものの本質に触れていない。例えば、市場を管理する役人は部下に豚が肥えているかを見る場合、尻とか脚のような末端の部分を踏ませて判断する。つまり、道とはどこにあるという事ではなく、すべてを超越してると思わなくてはならない。道はすべての物の中にあるのだ。周（あまねし）偏（あまねく）咸（ことごとく）という三つの字は、形は異っていても意味する内容の点では同じなのだ。道とは下等とか上等とかいうのは大した問題ではない（「外偏知北遊」）。

　　道とは普遍的でありながら絶対的な超越性をもっている事を説いている。

⑤荘子は「道を知るは易く、言ふなきは難し」という（「雑偏礼禦寇」）。

　　『老子』の処で少しふれているが、ここの意味は、道を知る事、この世の真の実体を知る事を頭の中で考える事は容易かも知れないが、いざそれを口に出さないで、心の中に秘め自由な境地にひたるというのは難しい。これが天に順うという事であり、知っていて、つい得々としゃべるのはつまらぬ知といいたい。老子のいう「言う者は

75

本 文 篇

知らず、知るものは言わず」である。

○神仙説の芽生え、道教への素地

　道家の思想は後に道教の中に吸収されるが、道教は不老長生を目的の一つとする宗教だから、その中に神仙説は大きな柱になっている。それなら神仙説は道家の中にその片鱗を見せてよいはずである。

　神仙説の神仙とは神人と仙人の二つの言葉の合成語である。神仙説のさらにもう一つさきにあるものは養生説に求められる。

　『説文解字』では仙を僊といっているが、これは「長生して僊去して天に昇る事」と解釋されている。『釋名』では「老人となっても不死なものを仙といい、仙とは遷である。遷は山に入る。だから仙とは人の傍に山を書く」と記している。つまり神仙説は古代の山岳信仰と結びつけられる。たとえば次に出てくる藐姑射の山の話がそうである。『山海経』にも神仙のルーツを見る事ができる（図表61）。

　一方、『史記』「封禪書」によれば、戦国時代、斉、燕の地方に「方僊道」という一派があったと記され神仙道とほぼ等しいものと考えられる。この地方は神仙説発生の地でもあった。このように考えると荘子が生きた前4世紀頃には不老不死の概念があった事になる。神仙説のルーツについては、著者は「西方起源説」をとっている。いくつかそれについてすでに述べているが『中国の暮しと文化』（明石書店、2006年、3、54頁）にまとめている。

①藐姑射という山に神人がいる、その肌は氷雪のように真白く、処女のようにしなやか。五穀を食べず、風を吸い、露を飲み、雲に乗り、龍に飛乗っては天地の外に出かける（「内編逍遙遊」）。

　この一文は全く仙人像で、神仙説の崩芽とみる事ができる。

　荘子より先輩格の『列子』にも「列姑射の山の山とは大河が海につき出た処にできる洲の中の大きな山である。その山上に神人がいて風を吸い、露を飲み、五穀を食わない。その心は淵の泉のように清らかに澄み、その姿は処女のようだ。誰、彼といって特に愛情をもつ事もなく、仙人や聖人もその人に従う」（『列子』「黄帝」）。荘子以前の列子にも同じような文がある事は、荘子以前の約100年前と思われる列子にも仙人の表現があった事になる。

②楚の国の南に冥靈という木があって五〇〇歳で春、五〇〇歳で秋といわれ、大昔の大椿という木はさらに八千歳で春、八千歳で秋をむかえるといわれている。人間では彭祖（殷の頃の人、八〇〇歳まで生きたという伝説上の人）は、今ではその長生きした事で知られ、人々はそれに習って長生きしようとしているが、できっこない浅はかな事だ（「内編逍遙遊」）。

　これも長生をしたくて仙人を見習う人々の心のありようをいっている。

③千年も生きてからこの世に「おさらば」し、俗世を去って天に登り白雲に乗って天帝の処に行く（「外篇天地」）。

　ここまで来ると「仙人」という字は出てこなくても、「仙人」の風景が浮んでくる。

　『抱朴子』「論仙」では仙人を天仙、地仙、尸解仙に『太平経』「巻四十五」では神人・真人・仙人・道人・聖人・賢人に区別している。『黄帝内経素問』「上古天真論」では上古に真人、中古に至人、次に聖人、賢人が生れた。真人、至人は自然に順い恬淡を旨と

VII. 諸子百家

したので長生し、聖人、賢人は完全に守れなかったので長生できなかった。

④その他、『荘子』に出てくる神人、至人などの処を見よう。
・神人(「内篇人間世」)(「外篇天地」)(「雑篇天地」)
・聖人(「内篇大宗師」)(「外篇天地」)(「外篇天道」)(「雑篇天下」)
・真人(「内篇大宗師」)(「外篇天道」)(「外篇田子方」)(「雑篇徐無鬼」)(「雑篇天下」)
・至人(「内篇斉物」)(「内篇天道」)(「外篇山木」)(「外篇知北遊」)(「雑篇康桑楚」)(「雑篇外物」)
・道人(「雑篇天下」)

　　以上、いろいろ名があるが、いずれも道を守り、その究極に達した者に与えられる尊称的なもので、いってみれば、字は違っていてもその意味はほぼ同じといえるが、「雑篇天下」では、天人、神人、至人、聖人の名を並べている。

〇養生

　『荘子』の中で一篇を占める重要な処である。文字通り「生を養う」という事だが、この読み方に「ヨウセイ」と「ヨウジョウ」がある。「ヨウセイ」と読むと如何に生きるか。生きていくためには生命(精神と肉体)をどのようにコントロールしていくかということで、「ヨウジョウ」とは一般的な読み方で、健康の増進、維持を図り、長生を目指すことで、「ケアー」、「攝生」、「病気や病後の看護」、よくいう「養生第一」という意味がある。

①自分の命はやがてなくなり、きりがある。だが知識を得る事にはきりがない。このきりあるもの(命)で、きりのないもの(知)を追っていけば疲れるだけだが、そうかといって、このきりのないものをさらに働こうとすれば、なおさら疲れるだけだ(「内篇養生主」)。

②庖丁という料理人が牛をさばくのを、戦国時代の魏の恵王が見た時の話である。庖丁を右に左に、快刀乱麻の如く骨と肉を分け、余す処なく解いてしまった。恵王が感嘆すると彼は「私が好きなのは道で、技は二の次なのです。今では、心で牛を見ていますと目には牛は映らなくなりました。それが自然の技というものです。この刀も十九年たって数千頭の牛をさばいていますがその刃は今磨いたようです」。恵王は「ああ庖丁の言葉を聞き、道に徹すれば、養生(生を養う、生き方のひらめき)できる事を知った」(「内篇養生主」)。

　　虚静恬淡(「外篇天道」)。これに似た字句が多くある。その意味する処は「心やすらかで無欲であっさりとして物事に執着しない事」というが、老子の教えそのままである。

③心斎(「内篇人間世」)。孔子が弟子の顔回に対して「お前の斎(おとき、飲食を慎み、斎戒する祭祀)は祭祀の斎で、心斎(心の中の斎、心を清め虚心となり外慾を断切り虚静となす事)ではない。まず雑念を取り去り、耳でものを聞かず心で聴く。さらに心で聴くのではなくて気で聴くのだ。気は空虚であり、道はここに集まる。この虚こそ心斎というべきである」と言った。

④坐忘(「内篇大宗師」)。孔子の弟子顔回が師に「私にためになる事がありました」、「何の事だ」、「仁義を忘れました」、「それはまだまだ」。しばらくして会った時「私は礼楽を忘れました」、「それでもまだだね」。その後また会ったとき今度は「私は坐忘をするようになりました」。驚いた孔子は「一体どういう事だ」ときくと「手足をだらりとして耳や目と一つになることです」と答える。孔子は重ねてすばらしいと誉めている。坐忘

77

本文篇

とはこのように自分の存在を忘れ現実に目の前のものの差別、区別を超越して一定の考えにとらわれない事をいう。仁義、礼楽という儒家の外面の主義より道家的な心の大切な事をいっている。心斉、坐忘といい道教でいう行気、内観、内丹に近い考え方で禪宗の本質にも迫るものがある。

⑤衛生の経。老子に南栄趎（老子の弟子、庚桑子のまた弟子）が養生のもとになる衛生の経（経とは縦系をいうが、ここでは物事の変らない道理をいう）とはどのようなものかと尋ねると「衛生の常法とは自然の大道に沿って自然のままなりゆきにまかせて生きていく。これこそが衛生の不変の法である」と答えている（内篇庚桑楚）。衛生とは今でいう公衆衛生ではなく長生と同じく如何にして身を守るかという方法をいう。元代道教全真教の丘処機がフビライの問いに「衛生の道はあるが、長生の薬はない」と答えている。

〇目、耳、口

　これも養生にかかる所だが、目、耳、口の外界の刺激が入る処を閉じて外界の煩わしさを防げれば自然に体内は穏やかに、伸びやかに、心静かとなり長生が可能となるという事で、のちに述べるように、道教の大きな項目、「精気神」に関りをもつようになる。

　「目耳口を閉じよ」、の具体的な例はいわゆる「見ざる、聞かざる、言わざる」の三猿がある。わが国ではこの三猿はさらに「庚申信仰」のシンボルになっていく。ところでこの目耳口に関する養生はすでにここ「老子」「荘子」に見られている。この事は道教の芽がすでに出てきた事になる。ここでは『荘子』の中に出てくる目耳口の部分について述べるが、他のところではその場その場でふれるのでこの三者がいかに拡がりをもっている事に留意されたい。この図（図表62）は昭和初期の尋常小学校教科書のものである。目耳口のはたらきを教えているが、やはりこのような意図があったのであろうか。

①「外界からの刺激を断ち、視たり聴いたりする事なく、心を静寂に清らかにしていれば、きっと長生きする事が可能となる。目には何も見えず、耳には何も聴えず、心には何も浮ぶ事がなくなれば生命は永らえる。だから、お前さん（黄帝のこと）の体のなか——心——を静め、体の外からの情報をシャットアウトしてごらん、知識がありすぎると駄目になる」と黄帝の問いに広成子が答えている。自分（広成子）は道を守りバランスよく暮しているので千二百歳にもなるが体はこのように衰えてはいないとある（「内篇至宥」）。そもそもこの世でだれでもいいなあと思うものは「富貴寿善」（金持ち、偉い人、長生き、喜ばしい生活）がある。そしてさらに喜び楽しむ事に身の安楽、美食、美服、美女、美しい音楽を聞く事などがあるが、反対に忌み嫌うものに、不安、貧乏、美味しいものが食べられない。きれいな着物が着られない。美しい女性が傍にいない。美しい音楽を聞けない事などだが、これらが持てないと人はくよくよして大きく悩み心が心配で不安になる。よく考えると、これは自分の外形——肉体があるために心が働くからで、これらから脱却できさえすればよい事なので、くよくよするのは馬鹿げた事だ（「外篇至楽」）。

②孫林（魯の人）が先生の扁慶（同じ魯の人）に「私はいままで少しもよい事がありませんでした。国からとうとう追放された身です。どうしてこんな運命にあうのでしょう」という。これを聞いて師は「お前は至人という人の話を聞いた事はないか、自分の体のどこに肝胆があるのかも忘れ、耳や目からの外界の刺激をも受け付けず、無我の境地

78

VII. 諸子百家

にひたり俗界を離れ、何もしないで自然の中でひとり悠々自適している人の事だ。ところがお前は反対に知識を鼻にかけ、目立つような立ち振舞をしている。それでも体は満足でき、耳目鼻口など九つの穴は無事に備わり、今まで、耳や目や足などの不自由な人にもならなかったのはまだ幸せというものである。それを今更天を恨むなどとはとんでもない男だ。早々に立ち去れ」と言ったという(「外篇達生」)。

　　五体満足で日常生活が送られるなら天運天命がどうのこうのという事はないと教えている。

③孔子が楚に行く途中、林の中で一人の背骨が曲った男の老人がまるで物を拾うようにすいすいと、もち竿で蝉を取っている。それを見て、どうしてこうできるのかと尋ねると、「それは工夫と練習だ、この世の物事には一切眼中になくなると、ただ蝉の羽にだけ精神が集中できる。体も心も動揺する事なく蝉の羽以外心がない。もうそうなれば、間違いなく取り損う事はない」と答えた。孔子は弟子に「心を一点に集中すれば心は乱れる事はない、という事はこの老人の事をいっているのだ」と言ったという(「外篇達生」)(『列子』の包丁のはなしも同じようである)。

○肢体不自由者の霊能
　　前述のように古代中国では肢体不自由者(いわゆる不具者)には特別な力、霊能があると考えられていたようだ。占い師、巫(みこ)、呪術師、祈祷師の中にはこういう人々がいたらしい。『荘子』にはいろいろなこういう人物が登場してくる。古代史の裏面を探るにも重要な事と思っている。

①支離疏(しりそ)という男は、下あごが臍の下にかくれ、肩は頭より高く、その頭のてっぺんの髪を束ねた所は天に向き、五臓は上方に寄り両方の大腿は脇腹のように見える。このような醜い背骨が曲った男だったが、縫物をしたり、洗濯していれば食べるのには困らなかったし、市場で箕(みの)で米をふり分けていれば十人の家族を養えた。

　　また役人が男子を兵役に駆り立てれば、彼はその場で平気でいられたし、また大きな事業に駆り出される事もないし、お上が病人に食料を下さるときは、食物や燃料にする薪をいただいた。このようにひどい体の持主でも生活できて食べていけ、長生きできるのである。ましてや人並の徳を持たない(普通の一般人)ならそれはできるはずである(「内篇人間世」)。

②魯の国に王駘(おうたい)という兀者(ごっしゃ)(兀とは罪をえて足切りの刑になった者、片足の不自由な者になる)がいたが、孔子とほぼ同じ位の数の門弟がいた。ある人が孔子に「あの男は一本しか足がないのにあのように先生と同じ位の弟子がいます。一体あの者はどのような者なのでしょうか」。孔子は「あの人は聖人です、私も弟子入りしたい位です。あの人は道理をわきまえ道を守っているからです、万物は皆同一です、この事を会得──道を極めた──した人は耳や目を喜ばせる美しいものなど忘れて心と徳とを併せて調和して、しかもあらゆるものは皆同じだという境地にあるのでたとえ王駘は片足がなくても大した事はなく土を払う位にしか感じていないのでしょう」と言ったという(「内篇徳充符」)。

③申徒嘉(しんとか)という兀者がいた。鄭の国の大臣の子産と共に伯昏無人(はくこんむじん)(荘子がつくった名前という。『列子』「黄帝」に伯昏瞀人(はくこんぼうじん)という名も出てくる)を先生としていた。子産が地位を鼻にか

79

本文篇

けていばり「片足なのになんで道を学ぼうとするのかね」というと申徒嘉は「世の中の
人は私を不具者と笑う者が多い。私は先生と知り合ってもう十九年もなる。しかし先
生は一度も私の不具な事を気づかれません。私はあなたと精神的な交わりをしている
はずなのに、あなたは私の体つきや世のうわべの事を言っていらっしゃる。これは、
誤っていないでしょうか」というと子産は恥ずかしくなりかしこまって話を打切った
（「内篇徳充符篇」）。

④魯の国の兀者の叔山無趾（しゅくざんむし）（足切りに合って足の趾のない人）が孔子に会いに行ったが初めは
軽くあしらわれた。が、無趾の言葉に感じ入り、彼が去ったあと孔子は門人に「君た
ちはもっと勉強しなさい。彼は兀者なのに前非を悔いて修行をしている。体に欠陥の
ない人なら、なおさら徳を積むべきだ」と言った。
　　その後無趾は老子と会い「孔子は至人というにはまだまだの人物だ。どうして貴方
にたびたびやって来て教えを乞うのでしょう。あの男はしきりに名声を欲しています
が、至人が彼にしがらみを与えて、にっちもさっちも動けなくしている事に気付か
ないのです」と言った（「内篇徳充」）。
　　ここでしがらみとは儒家の重要な仁義礼楽などの修行などが却って儒家の人をし
ばっているという。道家の対儒家の言葉とされる。

⑤魯の哀公が孔子に「衛の国に醜い哀駘它（あいたいだ）という男がいるというが、立派な男が彼と一
緒にいると側から離れられなくなるし、婦人がこの男を見ると「ほかの人の妻になる
より、あの人の妻になりたい」と両親にせびる有様。このような婦人が数多い。人の
上に立って事をしようとするにもただ人と調子を合わせているだけだ。偉そうな君主
でもないし、人の為になるような財産もない。その上、その醜さで人をびっくりさ
せる。きっと人並はずれた何かがあるのだろう」と考えて彼を召してみるとなるほど
人々を驚かすほどの醜さだ。しかし、一月も一緒にいると、彼に心がひかれ一年た
つと大臣にしたくなり大臣とした。ところがしばらくすると姿をかくしてしまった。
「あの男は一体何者だったろう」というと、孔子は「きっと彼は才能が完全で、しかも
徳が外に現われないからでしょう」と言った。そこで哀公が「才能が完全とはどういう
ことか」と聞くと孔子は「心が調和して和んでいれば何物も入りこむ予地がなくなり
ます。これが才能が完全という事です」。重ねて哀公が「では徳が外に現われないという
事はどういう事か」と聞くと「それは水が静止している時の有様と同じです。内には静、
外には動きがありません。つまり徳とは物事の調和がよくとれている事です。徳が表
に現われないのは、人々が彼を見つめていると自分の心もなんとなく穏やかになり、
つい離れなくなるからです。」と答えた（「内篇徳充符」）。

⑥「莫逆の友（ばくぎゃく）」（意気投合した心からの友として名高い、子祀、子与、子梨、子来の四人）のうち子
与が病気になった。子祀が見舞にいくと「見たことも会ったこともない創造主とはす
ごいものだ。見てごらん、おれの体をこのようにひん曲げて上下がさかさまのように
してしまった」と言ったが少しも不安なところがなく物静かである。そしてよろめい
て井戸の所までいってのぞきこみ自分の姿を見て「あの創造主めがおれの体をこんな
に曲げてしまった」。そこで子祀が「それではこれを憎むのかね」というと子与は「この
世に生れ出たのはその時機がきたからで、死ぬのはきまった順序だ、それだから憎む

80

VII. 諸子百家

はずはないでしょう」と答えた。

　その四人組の子来が今度は病気になった。ぜいぜいと呼吸も苦しく今にも死にそうになる。妻子はその周りを囲んで泣いている。そこに子梨が見舞にやってきた。彼は妻子にまわりから離れるようにいって「死人を驚かしてはいけない」といい、戸によりかかって子来にいった。「創造の神は偉いものだ。いったい君をどうしようとしているのだろう。どこに連れて行こうというのだろう」。子来は「天地は私に肉体を与えてくれ、また生命を与え苦労させ歳をとらせ、休息させて死を与えてくれる、つまり自分がよく生きるということは、死をもよく迎えられる事だ」と言った（「内篇大宗師」）。

　肢体不自由者が、人々に大きな影響を与えていたという事と、後の二例（大宗師篇）の「莫逆の友」の話から生も死も同じという「万物斉同」を見る事ができる。生死については のちの宗教とは違って、死後の世界まで語る処はなかった。

○儒家への対抗

　荘子には「反儒家」「儒家批判」の場面がいくつかある。その代表的なものを見てみよう。

①孔子が西方にある（孔子は魯──北東方の人）周の王室書庫に書物を納めようとした時、弟子の子路が「周の書庫の役人に老子という人がいますから頼んでみたらどうでしょう」というので孔子は老子に会うが、仲々引き受けてくれない。孔子は十二経（詩、書、礼、楽、易、春秋、六つの緯書。儒家の集約）を見せると、老子は「くどすぎる、要点をおっしゃりなさい」。「仁義が要するに第一です」。「仁義とは何ですか」。「まあいってみれば、差別なく人を愛する事です（仁愛）」。老子は「それはまわりくどい話です、自分中心の考え方です。自然を見てごらんなさい。この世はすべてありのままの姿で成り立っているから、この自然の徳で行動し、自然の道に従って修行したら、あくせくして仁義などと表にかかげる必要などはないはずです」と答えた（「内篇天道」）。

②その後、孔子が老子に道を聞く（「外篇天運」）。同じく仁義について尋ねるところ（同篇）があり、そのあと孔子は帰っても三日間口を利かなかった。門人が「先生は老子にお会いになったのでしょう。どうなされたのですか」と聞くと、「私は本当の龍を見てきた。立派な形をして美しい模様をしている。雲にのって陰陽自在。彼に会ってあいた口がふさがらなかった。なんで老子に教える事などできようか」と言ったという（「外篇天道」）。

③荘子が恵子に「孔子は六十歳にもなって六十回も考えを変えた。それだから六十歳の今、イエスといっても過去の五十九歳まではノーであったといえます」と言った（「雑篇寓言」）。

④「盗跖」。雑篇の一篇となっている。全篇これ孔子に対する批判になっている。

　盗跖は孔子の友人の柳下季の弟で、従うもの九千人という大泥棒で悪逆をほしいままにしていた。孔子は一つ改心させてやろうと、彼に会いにいく。初め盗跖は大いに怒り「もしお前の言う事がおれの気にかなえば許して帰すが、さもないと生かして帰さないぞ」という。孔子は再三再四、自分のいう聖人の道を説くが、彼は「人の命はたかだか上寿百歳、中寿八十歳、下寿六十歳という。そのほか病気なったり、途中で死んでしまったりする。また心配事も出てくる。天地は永遠かもしれないが、人間の命は限りがあり、それは丁度駿馬が戸の隙間を通り過ぎるようにあっという間のことだ。

81

本文篇

お前のいうゴタゴタした物言いは、おれがもうすでにみな捨て去ったものだ。今では何にも煩わされるものがないのだ、だから自由気ままにこのような大泥棒をしているのだ」と言う。孔子は再拝して小走りに門を出て馬に乗ったが三度もあわてて手綱をとりそこねた。顔色は血の気なく、ただ馬に体をあずけていた。やっと魯の東門に戻るとそこに柳下季がやって来て、「盗跖に会いに行ったのでは」というと、孔子は「そのとおり。私は病気でもないのに灸をすえ、走って虎の頭をなで、鬚をさわったようなもので、まさに虎口を脱したようだった」と嘆息まじりに言った。

『荘子』の中で最も孔子をあざ笑うかのような場面である。

○その他

その他特に記しておきたい事がある。

①「外篇胠篋」に『老子』八十章「小国寡民」と同じ「民縄を結びて ―― 隣国相望み、鶏犬の音相聞え、民老死に至るまで相往来せず」という文がのっている。また「雑篇反朴」には『老子』「第二十八章」の「その雄を知りその雌を守る…」という同文がのっている。

②列子が「外篇至楽」「外篇達生」に登場している。

③「外篇天地」に今でも通用しそうな話がのっている。

男の子が多いと、跡継ぎや、遺産相続などの心配があり、財産があり過ぎると面倒な事が多くなり、長生きしていると恥をかく事が多くなるとある。

④秦王が病気となり医者をよび、皮膚の腫れものを破って治したものに車一台、痔のとき、舌でなめて治したものには車五台を賜ったと荘子はいっている(「雑篇列禦寇」)。

⑤何が幸となるかは『列子』「説符」にこのような話がのっている。楚の国が宋を攻めて来た。城が囲まれ人々は食物がなくなると自分の子を他人の子ととり代えては食べ、その骨をさいて燃料とした(中国では戦乱、飢餓で食人〔カニバリズム〕がよく行われていた)。若者は皆城壁で防戦にかり出され、その大半は死んでいった。ところがここに二人の不具の親子がいた。そのため戦に加わる事もなく、敵が囲いをといて去っていくと、二人の不具の体も健康をとり戻した。

⑥これとよく似た話でよく知られている「人間万事塞翁が馬」というのがある。『淮南子』「人間訓」にあるが「塞翁馬を失う」ともいう。ある関所に老人がいたが、飼っていた馬が逃げだし胡(西北方の国、匈奴とか羌人の国)に逃げて行ってしまった。人々がお悔やみをいうと、老人は「いやきっといい事がやがてくるでしょう」という。その後数ヶ月も経った頃、その馬が今度は胡の駿馬をひきつれて帰り、老人は金をもうけたという。その老人に一人の子がいたが乗馬が巧みであった。ところがある時、馬から落ち骨折して片足が不自由になってしまった。その後一年、胡人が侵入して関所を攻めた。若い人はかり出され十人中九人は死んでしまった。しかしこの父子はその体のため戦う事なく命も全うしたという。つまり禍福は紙一重であることを教えている。『太上感応篇』(北宋か南宋初期、撰者不明)にはその初めに「禍福に門なし、ただ自ら人を召す」とある。

同じ「雑篇則陽」に孔子の処が蓮伯玉(衡の大臣)となっているだけで同じような文がある。多分後ちに『荘子』を編集する際、竄入したと思われる。当時有名な話であった事が知れる。

⑦『荘子』同「知北遊」に、人がこの世に生きている時間は速い白馬が物のすき間を走り去って行くくらいアッという間だというのがある。「白馬隙を過ぐ」という。人生のはかなさにもとれる。なお「逍遙遊」に「朝菌は晦朔を知らず、蟪蛄は春秋を知らず」(朝に生えて夕べには枯れるきのこは月の終りと初めを知らない。蝉は夏だけ生きているので、春と秋を知らない)とあり、これも人生のむなしさをいっている。

老荘を初めとする道家は孔子、孟子等の儒道と対抗意識がつよい。その理由はいろいろあろうが老荘は楚や鄭という南方、孔子の魯は北方というちがいがある。出生地の歴史的風土はその人物の成長に重要な鍵をもつ。つまり道家と儒家の争いは南北の争いと見る事が可能ではないだろうか。

VII-9. 黄老思想

道家の流れとして、「黄老道」といわれるものが、戦国末より漢初にかけて流行した。黄老とは黄帝と老子をいう。その思想を「黄老思想」という。

戦国初期に天人合一思想(天と地と人のかかわりあい)が陰陽家、道家にあり中原地方に拡がり、中期になると楚から老子思想が起り、斉の臨淄で結合し黄老道となり後期になると斉に学問の本拠を置く。

いわゆる稷下の学の一つとしてである。

この間の事情をもう少し詳しくいうと、黄帝は中国歴史文明の祖であり、「天人合一」思想をよりどころとして、神仙家や陰陽家が生まれる。『漢書』「芸文志」の神仙家・陰陽家の中で黄帝の名を冠したものが多い事からもうなづけられる。

一方、老子は道家の祖であり、その道家は神仙家とか陰陽家にかかわる処があり、それは今までみてきた『老子』『荘子』などを見てもわかるとおりである。不思議なようだが孔子の『論語』などの儒家の著には黄帝が顔を出さない。儒家が崇敬したのは堯、舜でそれを受け継いだのが周王朝で、彼等は「復古」に理想社会を求めた。

斉の国で黄老道が起ったのは『史記』「孟子荀郷列伝」によると、趙(慎到)斉(田骈、接子)楚(環淵)から学者が集まり黄老道を学びそれぞれ自説をたてた。これは時の斉王のバックが大きくあったといえる。

『史記』「老子韓非子伝」によれば、申不害という人物は鄭国の低い身分の者であったが、刑名(刑は形、形と名の名実が一致する事、つまり君主が臣下人民を賞罰する政治思想)を学んで韓の宰相となり、彼の生きている間は、他国の侵略を受ける事はなかった。この申不害は黄帝、老子の主趣にのっとり刑名を主とした。彼に続くのが有名な韓非子で、鄭国の低い公子につながる身分であったが刑名の学を好み、黄老の道を基とした。吃音(言葉がつかえてよくしゃべれない)があってよく議論はできなかったというが、『韓非子』を著わす。彼のいう処では、君主は平時には儒者を、戦時には武人を重要視する。それではいざという時はどうしたらよいのか、平時にはどうしていればよいのか、それには、普段から賞罰(あめとむち)を厳しく、人々を法のもとに束ね、君主は正しい道を行い国を治めるという法家を主張する重要な一人となる。

こうして黄老道は大きな流れとなっていき斉国の曹参は黄老道を政治の中心思想におく。

本文篇

　やがて漢(西漢、前漢)時代に入ると、竇太后(文帝妃、景帝母)が大いに黄老道に心酔する。文帝孫の武帝になると武帝は神仙思想に憧れるが、宰相の董仲舒は儒教を政治思想の中心におき、儒教を国教化する(紀元前136年)これ以後中国歴代王朝は儒教を国の政治システムに組み入れ、これが清朝まで続く事になる。こうして黄老道は次第に影をひそめていくが、武帝の影響もあり、その神仙的思想は道教形成の素地となる。

　黄老道とは、そのルーツは天人合一思想から初まるから黄老道は天地人を「天の時、地の利、人の和」といっているが、「黄老」の黄(黄帝)はどちらかというと法家、老(老子)の方は道家的の色彩が強い。

　黄老道は歴史や古典の中にもその名を見られるが、実際に我々が目にするのは二千年もの時空をこえて1973年湖南省長沙で発掘された「馬王堆三号墓帛書」で実物に接したからである。

　馬王堆三号墓帛書は帛(絹にかかれたもの)と木簡(木片にかかれたもの)からなり、その中に『老子』があった。その書体から甲、乙二本に区別し、後者乙本には『老子』とほぼ同じ文の前に古佚書四篇があり、正式な書名はないが、『黄帝四経』(経法、経、稱、道原)といわれて現在ではこの名が通っている。この内容を見ると黄帝は法家、老子は道家の事だが、その内容の比率は法家の方が高いようである。その内容は専門書に譲るが、その主要な処をふれてみよう。黄老道の歴史はそう長くは続かなかった。

①道は法を生ずる(経方、道法)。
　　書の初めから出てくる。『老子』では「道は一を生じ」とか「道は自然に法る」とあるがここでは「道は法を生ず」と現実的なものとなる。この解釈は難しいが、道とはあらゆるものの万物の方向性を示した道で、『老子』は「無為自然」を基本に置いているが、道とは万物には規則性があり、そのもとでたえず変化しているというように考える。天地も混沌という無規則なものから陰陽さらには五行という極めて規則性のあるものが生まれてくる。この規則性を守るには、現実的人間社会では、規約、制限、統制、善悪の判断が求められ、そこに社会が整ってくる。戦争、飢餓、天災という集団的社会的マイナス要因から個人でも争いや対立がある。平和でスムースに生活を送れる環境が求められるが、道路を通る時の交通信号を考えるとよくわかる。交通信号は規則があり法がある。道路とは車も人も通る人間社会を営むうえの大道である。その道路をスムースに動かすには交通信号という法が必要なのである。道を通すには法が必要——「道、法を生む」——となる。
②禍福の道は同じだが、その生れでてくる処はよく分らない。すなわち宇宙の万物は同じ道からでてくるが、その後の幸・不幸は同じ道をいくのではなく、その原因はよく分らない(禍福門なし)(経方、道法)。
③道と法との関係について、すべて物事はその大小には関係なく、自然に居るべき処がきまっている。逆順死生で物事はすべて名がきまる。こうして名と刑(実体、形)が判っきりしていれば物事は自然に収まってくる。そこで、道を得た者だけが自然界でくりかえされるきまりを明るくし、ついで君臣の区別をわきまえ、自分は偉そうに出しゃばらず、謙虚で、形式にとらわれないでいると、よく物事を考える事ができて、はじめて天下の

統治者となれる(経方、道法)。

④戦いで勝って他国を占領し、その国の財産を奪い、その国のまつりごとを壊し、女性達を我が物にするなどの略奪はやがて国を滅ぼしかねない(経方、国次)。

⑤民を豊かにするには禁令をゆるめ、税金を安くする。その一方、刑罰をもって臨み、社会秩序のためにならないものは、はっきりと処罰する。法が行われていれば、もし戦争になっても人民は王のもとに集まり忠誠を誓うだろう。そうなってはじめて国を守る事ができる(経法、君正)。

⑥複雑な法律はやめ、税金のとりたても、節度をもち、農繁期には農民を使役しないでいれば統治はうまくいく。君主は父のようなものだが、母のような愛をもてばうまくいく。そして有能な者の下に力強い者を配下におければ、防禦が整う。つまり文と武の両者をうまく使えば天下の国々は従う(経法、君正)。

⑦君主の行いを見ればその国の有様が分り、父親をみればその家の状態が分る(経法、六分)。

⑧天下の王者になるには、天の時、人の和、地の利が必要で、これらが交互に作用して天下を治める事ができる(『孟子』公孫丑に同文がある)(経法、六分)。

⑨智識人を大切にあつかわず、徳行のある人を先生として仰げなければやがて国は衰退し人々は他国に流れていってしまうだろう(経法、六分)。

⑩君主の動静が天地の動静にあっているのを文といい、他国を征伐に当るのに時宜がかなっているを武という。文であれば政治はうまくいき、武ならば国力は強大になる(経法、四度)。

⑪陽気がその極に達すると外部から殺気が起り、陰気がその極に達すれば内部に生気が生まれる。このように陰陽の変化は逆転するので、国家の興亡、滅亡にはこの原理(自然法則)をわきまえる必要がある(経法、四度)。

⑫天地は自然の法則でめぐっている。人間社会では上か下かの関係で、対立するか、従うかである。このバランスがくずれた時に、争いが起り、うまく機能している時は平和でいられる(経法、論約)。

⑬文で世を治め、武で天下にたつのは、天地の道である(経法、論約)。

⑭良い君主がいないと、その国は君主側と反君主側とが互に争い、ついには国のなり方がそこなわれて国は滅亡する(経法、論約)。

⑮国内では厳罰主義が横行し、対外的には失策すると国は滅びる。天道に背いて我ままな事をする国は滅びる。挙国一致して弱い国を攻めてもうまくいかないこともあり、もしうまくいったとしても余り名誉な事にはならない(経法、名理)(ヴェトナム戦争、中東扮争もそうであろう)。

⑯強を弱にかえられる者は生きのび、弱を強にかえる者は討たれる。弱に重きをおくものは幸をえるが強を表立つ者はやがて滅亡する(経法、名理)。

⑰国内では動乱が頻発し、対外的には、外交的なルールに反して面目を失墜する国はやがて討れる。天道に反し無暴の振舞いをする国は滅亡する。もし大国が小国を攻めてうまくいっても、それは天が助けたのであり、大国の為政者の手柄とはならない(経法、名理)。

本 文 篇

⑱黄帝は「天地は初めは混沌として陰陽も分かれず明暗もはっきりしない名づけようもない有様であった。それが二つに分れ陰と陽となる。さらに四季の変化が生まれた。そこで陽なものには(明るく正しいもの)恩賞を授け手本とし、陰なるもの(暗く不正なもの)は表ざたしないで刑罰を与える」と言った(経、観)。

⑲昔、黄帝はもともと、信を規範とし、その行いを自分の本領とした。四方の国土をまとめ、前後左右の下臣と相談し、天子の位につく事を3回も辞退したが、皇位にのぼると、下臣を組織化し、暦を制定した(経、立命)。

⑳春と夏は恩賞の時、秋冬は刑罰の時である。人間社会でたえず争いが起る。そこに賞罰の必要性が生まれる(経、観)。

㉑黄帝が臣下に「もし争う事があればどうなるか」と聞くと、臣下は「怒りとは血気が動くからです、もし怒るのを我慢していると皮膚の表面に脂がかたまり悪性のできものが出来てしまいます」という。そこで黄帝は山に登り気を休めること三年間、意を決して嵩尤と戦うが、その時の盟約は「道義に反して盟主に背けば死刑とする」とあった(経、五正)。

㉒天の時、地の利、人の和がうまくいけば戦はうまくいく(経、兵容)。

㉓およそ論議をするには陰陽という問題が基本になる、〔天―陽、地―陰〕〔春―陽、秋―陰〕〔昼―陽、夜―陰〕〔大国―陽、小国―陰〕〔強国―陽、弱国―陰〕〔何か事がおこる―陽、無事―陰〕〔伸―陽、屈―陰〕〔君主―陽、臣下―陰〕〔上―陽、下―陰〕〔男―陽、女―陰〕〔父―陽、子―陰〕〔兄―陽、弟―陰〕〔年上―陽、年少―陰〕〔尊―陽、賤―陰〕〔成功―陽、失敗―陰〕〔結婚し子供が生まれる―陽、葬式をする―陰〕〔支配者―陽、服従者―陰〕〔客―陽、主人―陰〕〔軍の指揮者―陽、従軍者―陰〕〔しゃべる―陽、沈黙―陰〕〔与―陽、受―陰〕などすべての陽のものは天に属す。その正しさをわきまえ、これから外れるものは違反となる。すべて陰に属するものは地を掟にして安らかに静かにして、ゆとりがあれば争はない。これが地の規則であり雌が守る節操である(『列子』「天瑞」『太平経』に似た文がある)。

　『老子』には治国思想があったが、その思想はやはりこの黄老道でも生きているし、黄帝も君主としてのあり方を説いている。『黄帝四経』からいえる事は国をまとめる治策のもととして法を説いているものといえる。

㉔黄帝曰く「天地、宇宙の初めは混沌としてもやもやし、丸い塊りのようで、明るさなくひる夜の区別もない。これはまだ陰気と陽気が分れていないからで、これには私も名づけようがない。いまになって、この混沌としたものが、陰陽二気に分れ、さらに四季となった。この判っきりとして明るい処で、法を定め、また密かに刑罰を行う」といった(経、観)。

㉕人民がやっと生活しているのは、食べることと、子孫をのこすためである。男女が交わらなければ子孫はできず、食物がないと生きていけない。春夏は恩賞を与える時で、陽気が充満すると刑罰の整備をする。秋冬は刑罰の時で、陰気が集まる時である。まず恩賞を先きに、刑罰を次とする(経、観)。

㉖黄帝が自分自身、よく理解できてないのはどういうわけかとか、争わないためにはどうしたらよいかという問いに、下臣の一人が「怒るのは血気により、争うのは皮膚や脂の

ようなもの。怒りが内にこもれば悪いできものになる。そこでこれらを除けたら身は枯骨のようになり、何んで争い事がおこりえましょうか」と答えた。『素問』などにも黄帝が独言をいっている場面が二ヶ所ある(「六微旨大論」「疎五過論」)(経、五正)。

㉗天下を支配するにはまず柔弱を信条としていればなすこと、することも柔弱となる。そのためには物事に当っては謙虚に、すべての事に対応できる柔軟さが必要である。陰謀には加担しない。勝手気ままな事をしない、他国を侵すような事をしないで人々の事を考え、自然の法則に従って行動すれば、きっと最期には勝利でき、国内は豊かになれる(経、順道)。

㉘道がまだない時は何もない。道がひらけると物々が備わりさらにそれに名前がつけられる。私利私欲に走れば権威が傷つく、欲望のままにしていると法令にかかり、法令に従わないと道にはずれる。もしこうなれば自身だけでなく国をも安全にする事ができようか(稱)。

㉙天、春、ひる、大国、強国、事が起る、伸々になる、君主、上、男、父、兄、長、貴、物事を達成する、妻をめとり子をうむ、人を制する、師、言、給金を与えるは陽で、陽は天に法って正を貴び、この正しさからはずれるものは違反で罰する。一方、地・秋・よる・小国、弱国、何事もない、物事に屈曲する、臣、下、女、子、弟、少、賤、物事をなしとげない、喪式、人に制せられる、主人、使われる身分、黙言、給金をうける、これらはみな陰で、陰は、地に流れる。地の徳は安静、ゆっくりで柔弱がまず先行して、争う事はない。これが地の定めで、雌のありかたである(稱)。

㉚永遠不変の初めは虚と同じでまた一(道)と同じである。初め混沌した気はまだ分れず、ひる・夜の区別も判っきりせず、目に見えない。道は天も覆う事も、地も載せる事はできないほど。やがて虫・鳥・魚・獣や万物もこれらから生れ人も亦然りである。だがその名を知らない(道原)。

㉛一とは道で、虚はその宿るところで、上を見ても下を見ても見極めがつかず、煌々として広大限りなく、並ぶものなく、あらゆる生物、万物も道から命をもらうのだが、このために道は減る事なく、ふえる事もない。堅いが折れる事なく、柔弱だが変化せず、聖人といわれる人はこの形のないものを察知できる(道原)。

VII-10. 呂氏春秋と淮南子

　諸子百家の中に「雑家」といわれる一群がある。文字通り雑——各家の部分をとり入れているので、この中には道家の思想も入っている、また医学的方面からいえば中国医学とも関わる共通の文言があるので重視したい。

　これから述べる『呂氏春秋』『淮南子』はこの中に入るが、この二つはいわゆる秦漢時代のものだから時代的には春秋戦国時代以後のものとなる。

　○呂氏春秋

　　編者は呂不韋(?～前235年)。商業で成功した。秦の荘襄公が若い時、趙の人質になったのを金で賄って秦に帰した。この時の「奇貨おくべし」という彼の言葉(『史記』「呂不韋伝」)は有名となる。王が秦王になると候に任ぜられ、子、政(のちの始皇帝)にも重んじら

本文篇

れ宰相として仕える。始皇帝は彼の子ともいわれるが、始皇帝は彼を忌み遂に服毒自殺をする。

　この間、彼の家には食客が三千人余りいたといい、これら食客の論議をまとめて『呂氏春秋』(始皇帝8年、前239年)を完成した。内容は儒家の思想が強いが、道家始め各家の論調も加わり、政治、社会、君臣、君民のあり方を説き理想社会を目指していた。全部で二十六巻、百六十篇からなるが、各篇は小さくまとめられ、当時の原稿整理に当って各家思想をまとめるのに便としたようである。この中から道家、医家的部分を見てみよう。

①今ここに音楽があったとする。これを耳で聞くのは大変快いのだが、もし聞いてしまうと耳が聞えない人のようになるといわれれば、誰も聞こうとはしなくなるだろう。また一つの色があって、それを目にした時はまことに気持ちがよいのだが、もし一目すると目の見えない人になるといわれれば、誰も見ようとはしなくなるだろう。ここに一つのよい味のものがあり、口に入れると、とてもうまい。しかし一たび口にすると、その人の口が利けなくなるといわれれば誰でも食べようとしなくなるだろう。それだから聖人といわれる人は声色滋味について、もしそれらが体に合って生きることに利益になれば、それらをとり、害と分ればそれらはとらない。これが生まれつきの命を全うする道である。聖人は天に従い道に従っているから心身ともに調和し、目はよく利き、耳はよく聞え、鼻はよく臭をかぎ、口の味はするどくなり、全身の三百六十の骨節はみなよく動く事ができる(本生)。

　　目耳鼻口の働きをここでも述べている。

②およそ長生きできるのは長生に励むからで、欲望が出ると長生の理に反するようになる。そこで聖人はまず欲望を抑えることを基本にした。家屋が広すぎると日当たりの悪い所が多くなり陰気が増え、御殿が高台にあると陽気が増える。陰気が増え過ぎると、つまづき易くなり、陽気が増え過ぎると足の力は弱くなり萎るようになる。これは陰陽のバランスがうまくいかなくなっためおこる病気である。だから聖王といわれる人は広い家屋には住まず、高い処に御殿はつくらなかった。食事も珍味を集める事はせず、衣服もことさら厚いものを着なかった。あたたか過ぎると、皮膚の穴は塞がれ気が通じなくなる。珍味を集めるとつい腹一杯食べてしまいその結果気が通らなくなる。こんな事でなんで長生きなどできようか。このような事をほどほどにしていたのが聖王の養生であった(重己)。

③聖人は深く天下の事を思慮した結果、最も重要なのは生より勝るものはないと考えた。耳目鼻口は生命を保つに必要な道具にすぎない。そこで耳が快い音楽を求めても、目が美しい色を求めても、鼻が芳潤な香を求めても、口が美味を求めても、それらが生命を脅かすものであれば抑え、一方これらが欲していなくても生命に有益な事であれば、あえて求めて行うことである。つまりこれらを上手にコントロールする事が生を貴ぶということのポイントになる(貴生)。

④天は人を生み出すに、貪欲という心をもたせた。欲にはそれを生む情があり、その情の動きには節制(コントロール、よしあしの区別)がつきものである。聖人はその節制をもって欲望を適当に抑えることができるので、情がすぎる事はない。だいたい耳が楽

しい音楽を、目は艶やかな色、口が美味な山海の珍味を求めるのは誰でも持つ、当たり前の情であって、この耳目口の欲望は身分の上下、知能の程度によるようなものではなく、たとえ神農や黄帝といった名君も、桀や紂王といった暴君とても同じである。ただ聖人の違うところは情の働きをうまくコントロールできるからである。生命を尊重する立場で動けば情は得られるが、もし軽視していて動けば情は失われてしまう。この情とその節制という事は死生存亡の基本といえる（情欲）。

⑤世間の君主は情のコントロールに欠けているので、行動を起す毎に身を損っている。耳目口の欲望はきりがないので、ついに体にまで異常を起し、全身に腫れものが出来たり、筋骨の動きが劣え、血の循環障害を起し、耳目口など体の九つの穴は働きが無くなり、この結果外来の刺激を受けつけなくなって、遂には体全体がおかしくなる。こうなるとたとえ八〇〇年を生きたとされる彭祖でも手の打ちようがなくなる（情欲）。

⑥墨子が白糸を染めているのを見て、「ああ」と感嘆して「青に染めれば青く、黄に染めれば黄に、染料を変えればその都度染上りの色が変る。五回こうすれば五色にもなる。だから染料はよく選ばなくてはならない」それと同じで、君主の良し悪しはその部下の良し悪しで染まる。それで昔の君主は配下の人材を選ぶのに気を使っていたのである。ありきたりの出来そこないの君主は身体を欲にまかせて、精神を疲れさせ、心を悩ませ、耳目を疲れさせてしまう。君主としての基本のあり方を知らないからである。この事は、君主だけの話ではなくて、孔子は老耼（老子）に教えを乞うた。墨子も周王室に関わる人の末裔から学んでいる。この孔墨の教えは後に天下に拡がり、それから出た人物は数えきれない。孔墨はこれといって地位のある人物ではなかったが人々に福音をもたらした。やはりこれらの門下の多数は師の染りに染ったのである。

　　いい人、いい師につけば名をあげられ、反対だとその名を辱められかねない。つまり「染る」ことが重要だといっている。『荀子』「勧学」に「青は藍より出て藍より青し」と有名な言葉がある。「出藍の誉れ」ともいうが、弟子がその師を越えたときの事をいう。これも「染る」である（當染）。

⑦甘過ぎ（大甘）。酸っぱ過ぎ（大酸）。苦過ぎ（大苦）。辛過ぎ（大辛）。鹹過（大鹹）。（五味）をとり過ぎ、体に充満すれば命を脅かす。喜び過ぎ（大喜）。怒り過ぎ（大怒）。心配過ぎ（大憂）。恐れ過ぎ（大恐）。悲しみ過ぎ（大悲）の五つの感情が激しく動くと心（神）に影響してはやり生命を脅かす事になる。また、酷寒、酷暑、燥湿の甚だしさ、強い風雨、霧などの気象が甚だしくなると人の精気を動揺させてやはり生命をも脅かす事になる。それだから養生にはその基を知る事が大切で、根本を知れば病気なる事はない。陶弘景『養性延命録』も参考になる。

　　「たえず流れる水は腐ることなく、いつも開け閉めされている戸の留め金を留めている穴は虫に喰われてしまう事はない」というが（流水不腐、戸枢不蝼）これはいつも動いているからである。形体も気も全く同じで、体が動いていないと精気は流れず、そうなると気鬱状態になる。こうして病になり、腫れものが出来たり、しびれたり、ひきつけたりする。耳にくれば聴えづらくなり、目にくればかすんでついには盲となる。鼻にくれば鼻づまりとなり息を吸ったり吐いたりが難しくなる。腹にくれば腹が張り腹をこわす。足にくれば足は萎えてつまずいてばかりいるようになる。

本 文 篇

　　比重が軽い水の流れのところでは禿とか瘤のある人が多く、比重が重たい水のほとりでは足に腫れものが出来、よく歩けない人が多い。甘い水の流れる場所にはきれいな美人が多く、辛い水が流れるところにはできものが出やすく、苦い水のところには背骨の不自由な人が多い。

　　およそ飲食にあたっては、強いこってりした濃い味、激烈な強い酒を避けるようにしたい。これらは病気の初まりで、規則正しく食事をとっていれば身に災害はふりかからない。食の道とは飢える事がない一方で、腹一杯満腹にならない事でこのような事を守ることを「五臓の宝」という。口にしたものは美味とし、体内の精気となごみ、姿勢は正しく、さらに神気を蓄えれば体のすみずみの骨や関節は嬉嬉として動き、だまっていても進んで気はめぐり、飲むにも少しずつ飲むように心掛ければ、むせたり、つまったりしない。

　　今の世、占いや祈祷や医者の力や薬で治そうとしているので、却って病ははびこる。昔の人はこれら治すことを賤しんでいた。本末転倒というべきであるからである(尽数)。

⑧耳や目に叶った生き方をし、欲望は適当に、智恵を働かしたり謀り事をめぐらしたり、うまく立ちまわるような事はしない。意識を無意識に近くおき、心を自然の道におく。こうなれば天から害はやってこなくなる。こうなると精(天地の間に生み出された精緻な細かい部分〈気より生ずるともいう〉)がわかり、この精を知る事になると神(超越された心の持ちよう)がわかり、さらにこのような状態になったのを「一」という。すべて形あるものはこの「一」を得てから成るものである(論人)(精気神についての記載である)。

⑨宇宙空間の精気は絶えず循環してしかも停滞する事がない。人体の九つの穴(耳二、目二、鼻孔二、口一、前陰、肛門)のうち一つでもつまると他の八つの穴は空になる。この状態が長く続くと死を招くようになる(圜道)。

　　「仲夏紀」の「大楽」「侈楽」「適音」「古楽」などでは続いて音楽のことを述べていて、『呂氏春秋』では音楽を重視していた事が分かる。音楽は儒家では「礼楽」として当時の教養でもあり、政治にも欠かせないところであった。その中に次のようにある。

⑩耳とは元来、美しい音楽を聞く事を欲しているが、その心に楽しみがなければいくら五音の調べが目前で奏でられても聞こうとは思わない。目は美しい色調を見ようとするが心に楽しみがなければ五音の艶やかさが目前にあっても見ようとはしない。

　　鼻は元来香りを嗅ぐのだが心に楽しみがなければ、いくら臭いがよい香りでも嗅ごうとはしない。口は美味なものを元来食べたいと思っているが、心に楽しみがないと五味の珍味があっても食べたいとは思わない。つまりこれらを欲しているのは耳目鼻口などだが、それらが楽しむか否かは心のままである。心は必ず和平であってこそ楽しみ、心がまず楽しんでいればこそ耳目鼻口もこれを欲するのである。すなわち心が楽しむためには心が和らいでいなくてはならず、その心を和げるためには何事も適度というものが必要である。人には長生きしたい安らかに暮したい。偉くなりたい、安楽にして苦労したくないなどの四欲がある。

　　この四欲を得られれば一方心にゆとりと安らかさが出てくる。道理にかなって国を治めれば、法がなり立ち、天下は服従する。つまり心を適正に保つ事に必要なのは道理に叶い、自然でいる事である(適音)。

VII. 諸子百家

　　ここでも耳目鼻口が働きを全うするにはまず心が平静である事で、この心掛けが自
　　分の生命を全うする道でもあり、ひいては国を治める道でもあると説く。「治身治国」
　　の思想がよく現われているところである。

⑪徳を施す人(仁人)が飴が手に入ると、病人や老人になめさせて養う。盗賊の盗跖は他
　　人の家に押入る時、飴を扉にぬって音がたたないようにするために使った。このように
　　に同じものでも人によって使い方が違うものだ。盗跖の飴の話は『淮南子』「説林訓」に
　　も出てくる(異用)。

⑫斉王が病気となり、宋の名医文摯を招いた。文摯は「王の病気は治りますが、治れば
　　きっと私を殺すでしょう」。王は「何んでそんな事をするでしょう、誓います」という。
　　そこで文摯は往診の約束を二回もすっぽかす。王は怒るが、文摯はやってくると靴も
　　ぬがずに王のベッドに登り王を踏みづけにした。さらに王を怒らす言葉を並べる。

　　たまりかねた王は一喝して立ってみると病は治っていた。しかし王の怒りはおさま
　　らず、釜ゆでの刑にするという。皇后や太子が諫めたが、とうとう鼎の中で煮殺され
　　る羽目となる。しかし三日三晩たってもこの顔色は変らない。文摯は「私を殺そうと
　　するならなぜ蓋をして私の陰陽を絶とうとしないのですか」と言うのでその通りにす
　　ると果してこんどは本当に死んだ(至忠)。

　　忠義のため死を選んだ医者の話だが、思うにこの王は思い悩んでいた。相克関係で
　　怒ることで重い怒りは飛んでしまったのである。これとよく似た話がある。ある若夫
　　婦が夫が仕事で遠くへ行ったまま仲々帰らないので、若妻は精神的におかしくなりあ
　　らゆる治療(おまじないやら薬など)をした。が、一向に効きめがなかった。そこにある
　　医者がきて私が癒してあげようといって二人にしてくれるようにという。するとその
　　医者は若妻の耳元で「お前はみだらな女だ、不義密通しているだろう」とある事ない事
　　をいう。たまりかねた若妻は、どっと怒りがこみあげ、一時暴れるが、その後いつの
　　間にか治ってしまった。その後、夫も帰りメデタシメデタシ。相克の手を使ったので
　　ある。

⑬天地には初めがある。天は清緻な気が昇って、地は重濁の気が充満して出来たのであ
　　る。天地(陰陽)の和合が万物を作ったのである。天に九野、地に九州、がある(有始)。
　　他の道家と同じ「宇宙生成論」だが、九野、九州は『素問』『霊枢』には九竅などの対比と
　　して出てくる。

⑭黄帝が天下をとった時、黄色を尚び政は土徳によった。禹は青、木徳、湯は金を尚び
　　白とし、金徳によった。文王は火気が盛んとなるといって赤色を、政は火徳によった
　　(応同)。

　　五行相克説による王朝交替をいっている。道教発生の先駆けとなった「五斗米道」
　　と共に「太平道」の「黄巾の乱」(184～200年頃)があるが、そのスローガンは「蒼天已に死
　　す、黄天当に立つべし」といっていたが、蒼天とは漢王朝の事で、そのカラーはあお
　　(水)で、五行相克説では黄巾の黄(土)かあおに勝つ(土克水)、つまり漢王朝に対抗した
　　のである。

⑮天地陰陽は変る事はないが、それから生まれる万物はみな同じではない。目は明暗を
　　見分けられ、白黒の色は区別できる。耳もその聴力は変りはなく、清濁の音は聞き分

本　文　篇

ける。全く同じ事だが、王たる者は「一」を強くもつ事で万物を正しく導く事ができる（執一）。「一」については前出「論人」に出ている。

⑯人は三百六十の関節、九つの穴、五臓六腑があるが、皮膚はきめ細く艶があり、血流は障りなく循環し、筋骨はしまり固く、心（神）の働きは穏やかに、精気もまたスムースに流れているのがよい。こうなれば病もいるところがなくなり、悪い病気も起らない。悪い病気になるのは精気が鬱滞するから起るのである。例えば、水が滞り流れないと濁り汚染する。木々の発育が悪く伸びないのは、木喰い虫のため、草々が育たないのは荒地になったためである。国も全くそうで鬱（憂い、滞り、伸びやかでない）が充満すると、君主の徳が民に行きわたらなくなり、逆に民の願いも君に届かなくなる。これが国が鬱するという事で長い間この状態が続くといろいろな弊害が一度におき、災難が後から後からやってくる。聖王といわれる王は豪気盛んな士や忠臣を大切にして、これらの人が進んで鬱塞した状態を切り開けるよう仕向けているのである（達鬱）。

　　ここでも、体と国と君主との対比と心の持ちよう、鬱─精気神の滞りは全てによくない事をいっている。人の体の良否と君主ひいては国とはパラレルの関係にある事をいっている。

　　実は同じような文言が『道蔵』中の『大道論』『黄帝九鼎神丹訣』『太清道林攝生論』にもあるので、『抱朴子』のこの文書は、そのまま道教にとり入れられ、道教から見た身体観をもいっている。

　　「人の体は国をかたどっている。胸腹は宮室、四肢が並んでいるのは国境で、骨節がいくつもあるのは恰も百官が並んでいる如く（体に仕え働いている）神（心）は君、血は臣、気は民のようで、治身ということを知れば治国も叶えられる。人民を愛する事は国を安んじる事で、気を養う事はその身を全うする所以である。その国の人民が散れば国は滅び、人は気が枯れれば死ぬ、死ねば生きかえれない。それで至人といわれる人は、まだ起きていない疾患や病気を未然に防いで何事もないようにできるのである。」

　　前項と同じ趣旨だが『三元延寿参賛書』（道蔵中）には「人の体の、耳目口鼻は家の門扉、手足関節は家の棟柱、毛髪皮膚は体の垣根や塀のようなものである。よくこれら門扉、棟、垣根や塀をしっかり固めていれば、家がしっかりしていると同じように体も長生可能である。」と記されている。

⑰春がはじまり雷がなれば、地中の冬籠りしていた虫達も動き始める。時にあった雨が降れば草木は生長する。その時飲食が適確であれば人の九つの穴、百もの骨節、千もの脈はすべて気の通りがよくなって病もやって来ないようになる（開春）。

⑱今ここに良医がいたとする。もし十人治療して九人まで治せる医者だったら誰しもこの医者を呼びたくなるだろう。だが今の君主は賢者を急いで招く事が分っていない。これは過ち以外の何物でもない。サイコロ遊びをする者は、度胸、日時の良し悪し、占い、お祈りには頼ってはいない。上手な者が勝つだけである。世の君主という人は必ずしも政（まつりごと）で体をいためたり心配をする事はないのであって、賢者を用いるだけでよいのである。そうなると雪霜雨露が来るのが時宣にかない、万物は健やかに育ち、人民はよく治まる。病気や悪霊のたたりもなくなる。このようにして賢者にまかせると

92

VII. 諸子百家

君子は四肢を伸びやかに、耳目は健やかに、心の動きは平静にできる。しかも百官は治まり国の秩序が保たれる(察賢)。

この『呂氏春秋』では、殊に初めの春記三巻(孟春・仲春・季春)を中心として長生論、医学的なものが多いが各編にも分散している。夏記三巻(孟夏・仲夏・季夏)では音楽論が儒家説とむすび、孟秋記が兵家、孟冬記が節葬を主張した墨家説と見る事ができる。雑家といわれる所以である。

○淮南子（えなんじ）

淮南（わいなん）(淮水以南の地。淮水は河南省—安徽省—江蘇省—黄河を流れる大河)の王劉安(前179〜122年)は沛（はい）(江蘇省)で生まれる。文を好み多くの門人をもつ。のちに謀反の罪を問われ自殺する。この門人との論議を劉安がまとめたものが『淮南子』(淮南鴻烈（わいなんこうれつ）ともいう)二十一編。

本書は道家と陰陽家の思想が中心となっているほか、儒家、墨家、法家などの思想がまじりそれで雑家に入る。しかし道とか気、あるいは無為を説く処があり道家の流れと見てもよい。この中で五行相生相克を説いているが、これは陰陽家にもある処だが、陰陽・五行説は道教でも中医学でも重要なものである。

①まず書の初めに天地のあり様をいう。

道は天を覆い、地をのせる。横には四方は限りなく拡がり、縦にはその高さも、その深さも計り知れない。天地をその中に包み込み、無形のものから有形の万物を生む。この様子はちょうど川の水が泉から湧き出るように初めは少しずつでもやがてもくもくと溢れるようになり、初めは濁っていてもやがて澄んでくるのと同じようだといえる。天覆地載は拡げれば天地を覆っているが、縮めると一握りにも満たない、縮めても拡がり、暗くても明るい、弱いが強い、柔らかいが堅い、四方を支えているのは、東南、西南、東北、西北でその中に陰陽を包み、天地をつなぐ綱があって、その中に日月星が輝いている。道はこのように広大無辺の世界をまとめている(原道訓)。

②道を求めるものは、やすらかに落ち着き、思い悩む事なく(恬然無思（てんぜんむし）)、ゆったり静かにして考え過ぎる事なく(澹然思慮)、天を車のおおいに、地を車に、四季を馬に、陰陽を御者として天宮をかけめぐり道と一つになる境地に達すれば道は得られる(原道訓)。

ここらあたりは老子の世界と同じで恬澹無為（てんたんむい）を説くのは『黄帝内経』でも同じだ。

③兵は強いと却って敗れ、木は強いと却って折れ、革は堅いため裂け、歯は舌より堅いが舌より先に缺け落ちる。それだから柔弱であるこそが生のもと、堅強は死の仲間というのである(原道訓)。

『老子』「第七十六章」と同じ、この後、「遽伯玉（きょはくぎょく）、年五十にして四十九年の非あり」と『荘子』「則陽」と同文が出てくる。

老荘の影響が『淮南子』にも強くある事がわかる。

④天下にあるもので水ほど柔弱なものはない(『老子』「第七十六章」)。水が至徳(この上ないすぐれた徳)を天下に為し遂げる事が出来るのはそのしなやかな形、なめらかな動きがあるからである。老子はそれで「水は天下で最も柔いものだが、最も堅い金石を支配している」(『老子』「第四十三章」)といったのである。清静である事が徳の旨、柔弱である事が道の重要なところである。心を空にしてゆったりありのままにしている。「虚（きょ）

93

本文篇

無恬愉」こそが万物を働かせるもとである。こうして道が達せられれば、見つめても
その形は見えず、ずうっと耳を澄ませて聴いてもその声は聞えず、無形であるのに有
形、無声なのに、五音をならし、無味なはずなのに五味を表わし、無色でありながら
五色が現われる。すなわち無から有を生じ、実は虚から出る。天下の広い中では名実
ともに変わっていないのである(原道訓)。

⑤耳や目を使って聞いたり視たりする者は体を使うだけで物事を明らかに察知する事が
できない。知慮に頼って政治を行うものは心を苦しめ痛めるだけで効果は上らない。
それで聖人といわれる人は「一」「道」を手本とし、それをうまくコントロールして、規
準に従っているのである(原道訓)。

　『呂氏春秋』「論人、季春紀」にも同じ趣旨がある。

⑥心臓は五臓の主で、四肢を制御し、血行をめぐらせ、善悪を区分し人のすべてに関与
するのである(原道訓)。

　心臓が循環器としての働きと、すべて物事の判断する脳の働きをもっている事を
いっているのがわかる(脳と心)。

⑦肉体(形)は生の宿るところ、気は生を充実させるところ、精や神は生を制御するとこ
ろである。もしその一つが居るところを失えば他の二つが傷ついてしまう。それで聖
人はこの三つを適所におき、その働きを忠実に行えるようにし、他の邪魔になるよう
な事はしなかった。それだからもし肉体が安らかさを失えば、体は衰え、気がなく
なって充実しなくなると気は洩れ、精神がうまく働かないと人は愚かになる。それ故
この三者は深く慎み守らなければならない(原道訓)。

⑧「始」とはまだ形を成さないこの世の初まりをいうが、この状態の前に「無始」というの
がある。これは天気は下降、地気は上昇し陰陽の二気が混り合い、広い宇宙に拡がり
物を作ろうとするが、まだそれに至っていない有様をいう。さらにその前に「無無始」
といって「無始」でもない状態で天地の気は上下しようとしているが動かず、静まりか
えり、静かでうすぼんやりしている状態がある(俶眞訓)。

⑨昔の人はほのかに暗いところにいて刺激される事がなかったから、その精神は外物に
動かされることはなかった。だから万物も自然のまま穏やかに静まりかえっていた
(万物恬淡以愉静)(俶眞訓)。

⑩さて、天が覆っているもの、地が載せているもの、宇宙の中にあるもの、陰陽が育て
たもの、雨露の恵み、これらあらゆるものはすべて同じ父母から生まれ、「一」という
道に帰せらせる。だがその一つ一つは同じように見えても、大小、遠近があるように
見える。例えば目で鳥の飛ぶのを見、耳で高い音と低い音の琴の音を聞き、心ではる
か北の雁門(山西省雁門山上の関)を思い浮かべれば心の中はばらばらとなり、宇宙の中
では一千万里の距離になると等しい。それなら体内の肝胆の隔りも北の胡と南の越の
国ほどの開きになってしまう。だがみな同じと見れば万物これ一つなのである(俶眞
訓)。

⑪天地が未だ定らない、形のない時の混沌としてふわっとした有様を大始という。やが
てこの太始から宇宙が生まれ気が出てきた。その気には清濁があって、清の澄んでる
明るい気は、ふわふわとただよい天に、濁ってどろどろした大気は、こり固まって地

94

VII. 諸子百家

となった。天の気は集まりやすく、地の気は集まりにくい。そこでまず天が生まれ、ついで地が生じた。この二つの気は互により集まり陰陽になり、さらにその陰陽の重さの違いで春夏秋冬の四季が生まれ、これから万物が生まれる。陽気が生まれ集ると、その熱気は火を生み、その精は日となる。陰気の集まりは寒気を生み水になる。その精をもつのが月で、この日月から余計な気がこぼれ落ちてできたのが星である。天はこの日月星を受け、地は雨水や塵埃を受け入る事になった。

　　共工は顓頊（せんぎょく）と帝位をめぐって争い、怒りに狂った共工は西北の不周山に頭をぶつけ、そのため天柱は折れ、地をつないでいた綱は切れてしまった。それで天は西北に傾き、日月星は、その方へ、地は東南がへこみ、そこに雨水や塵埃が流れるようになった（川の流れをいっている）（天文訓）。

　　この部分は『荘子』『列子』のところでふれた「宇宙生成論」と同じ趣旨である。

⑫天円地方、道は中央にある（天文訓）。

　　天は円く、地は平べったいその天地の間に道があるというのである。天地の間にあるものは人であり、その天地の間の気は冲気という、冲とは中であり、道とは人の道だから道とは「中」ともいえる。つまり中道とか中庸といったところか。過不足なく目立たない。謙虚でありたいという「老子」の道をいっているように思える。天地の間でバランスよくその間に立って何事にも振り回されず、何にも煩わされる事なく生きていきたいというのである。

⑬道は一に初まり、一にしては生まれず、そこで陰陽となり、陰陽合和して万物が生まれる。それで一は二を生じ、二は三を生じ、三は万物を生じというのである（天文訓）。

⑭東方は木、その帝は大暤（たいこう）（伏羲（ふっき））、星は歳星、獣は蒼龍、音は角。南方は火、その帝は炎帝（神農）。星は螢惑星（けいわく）、獣は朱鳥（音は徴）。中央は土、その帝は黄帝（帝堯（ぎょう））鎮星、その獣は黄龍（音は宮）。西方は金、その帝は少頊（しょうこう）（帝摯、黄帝の子）大白星、その獣は白虎（音は商）。北方は水、その帝は、顓頊（せんぎょく）（黄帝の孫）辰星、その獣は玄武（音は羽）（天文訓）。

⑮水は木を生じ、木は火を生じ、火は土を生じ、土は金を生じ、金は水を生ず（天文訓）と「五行相生説」をいっている。

⑯木は土に勝（克、剋）ち、土は水に勝ち、水は火に勝ち、火は金に勝ち、金は木に勝つ（五行相克）。そして木が強くなると水は老い（母子関係）ついで火を生じ（相生）金はとらわれ土は死ぬ（相克）。火が強くなると木は老い（母子関係）土が生まれ（相生）水はとらわれ金は死ぬ（相克）。土が強くなると火は老い（母子関係）金が生まれ（相克）木はとらえられ水は死ぬ。金が強くなると土は老い（母子関係）水が生まれ（相生）火はとらえられ木は死ぬ。水が強くなると金は老い（母子関係）木が生れ（相生）土はとらえられ火は死ぬ（相克）（墜形訓）。

　　以上のところで五行相生、相克、相乗（相克関係で、片方が強すぎたり、弱すぎたりして、相手を克しすぎること）、相侮（五行の一つが強すぎて克す相手を侮ること、例えば金→木の相克関係で、一方が強すぎたり、弱すぎると、金は弱まり木は亢進する）など五行説全般を述べているが中国医学の五行説に落した影は大きい。参考にすべきである。

⑰天地は分れて陰陽の二気になり、陽は陰から出て、陰は陽により生ず。この陰陽二気が互に交わって万物が生ず。この万物の中で最も尊いものは人である。その人

本 文 篇

の四肢、体は皆天に通じている。天に九重(数多く重なっている事)あれば、人に九竅(九つの穴、両耳、両目、両鼻孔、口、性器、肛門)はすべて天に通じている。天に四時(春夏秋冬)があって、十二ヶ月を決めている。同じように人にも四肢(両上下肢)があって十二の関節を使っている。天に十二ヶ月があって一年の三百六十五日を決めている。同じように人でも十二肢(何を十二肢というか不明)があって三百六十五の関節(同じく不明)を使っている。それで何を行うにも天に順に従わないのは、生きる事にそむく事になる(天文訓)。

　ここのところ「精神訓」にもあらわれる。まず陰陽転化、相生をあげている。一体に天人合一(相関)思想からいって天と人とのアナロジーは以後あちこちに顔を出し、『素問』『霊枢』にも出てくるし、儒家の一部にもあったから、この思想——天人相対の理論は、中国の思想、哲学、文学、医学、宗教などあらゆる処で目にする中国古来からの共通した思想である事を知る。

⑱精神は天から、肉体は地から受けたものである。だから「一は二を生じ、二は三を生じ、三は万物を生む。その万物は陰気を後ろに陽気を前に宿し冲気で調和を保つ」と「老子」はいっている。また妊娠するとその胎児は一月で膏を生じ、二月で胅(肉塊)となり、三月で胎児らしくなり、四月に皮膚、五月で筋肉、六月で骨、七月で人の形らしくなり、八月で胎動が始まり、九月でさらによく動き、十月で生れ、外形と共に内の五臓が備わる」という(図表31)。

　肺は目、腎は鼻、胆は口、肝は耳、脾は舌を司る(このところ通常の五臓配当と異なっている)。外の五官(両目、両耳、口、外表、刺激受容部分)は表、内の内臓の五臓(心、肝、脾、肺、腎)は裏となり、表裏一体となりそれらの働きは互に調和、調節されている。なお頭が丸いのは天、足の方形は地にかたどり、天に四時、五行、九解(九野のこと)、三百六十五日があれば人にも、四肢、五臓、九竅、三百六十節があり、寒暑があれば、人にも人のものを奪ったりする力や喜怒がある。そこで胆を雲、肺を気、肝を風、腎を雨、脾は雷、とする。これらは皆、天地と相関していて、心臓が主となっている。さらに耳目は日月、血気は風雨に当る(精神訓)。

　この後半部のところは『黄帝内経霊枢』「邪客篇」にほぼ同文がある。胎児の発育についてはすでにふれてある。

⑲耳目など、九竅は精神の戸窓のような入口であり、気志は五臓が働くための召使いのようなものである。その耳目が安定を欠き、音楽や女性の快楽にひたると五臓も安定を欠いてくる。また五臓が落着いていないと血気は休まらず動いてばかりいて精神はそのため外に逃れて体の中は空になる。そうなると身に降りかかる禍いや福も、悪い事なのか、良い事なのかの区別さえできなくなる。そこで耳目を静かに外からの誘惑に惑わされる事なく、虚静恬淡として情欲を減らし、五臓を安定させ、節して洩らさず、精神を体内に留め外に散らさないようにする。色は目をチカチカさせて疲れさせ、音は耳をガンガン騒がし、食べものは口の働きを鈍らせ味がわからなくなるような事はしない。物事を考え過ぎると心を乱し正常な判断ができなくなる。これらは生きている上には欠く事ができないものである(精神訓)。

　天地人の相関。耳目口などの外的刺激のコントロール、臓腑理論、胎生学などにも

VII. 諸子百家

及ぶ広く中医学に関わる部分で、同じような文章がこれからも続いて出てくる。やはり共通項として大きな位置を占めていた事がわかる。このところ『荘子』「天地」『老子』「第十二章、第四十七章、第七十五章」等を参考にされたい。

⑳血気は人の華(表に現われた華やかに見えるもの)、五臓は人の精(体の元気のみなもと、エネルギー)である。そこで血気が五臓に集まって外に散らなければ、体内は充実して嗜欲も少なくなる。こうなると耳目も清らかになり、よく聴えよく見える。五臓の主である心が忠実であれば、よこしまな気はなくなりその行いは正しくなる。そうなると精神の働きは盛んとなり気は散らない。心が安定すれば体の均衡は保たれ、こうなると万事はスムースにいく。心配事も病気も、邪気も入り込む隙がなくなる。それで余りにも求め過ぎるもの(欲ばり)は却って得るものがなく、見識が広いものは却って知る事が少ないのである(精神訓)。

㉑心は肉体の主、精神はその宝であるが、もし人が心神を失って体をひどく酷使すれば、ついには倒れ、精気を長く休む事なく使い過ぎると人のエネルギーは尽きてしまう。それで聖人といわれる人はこのような事はしないで恬静虚静を貴んでいるのだ(精神訓)。

㉒吹呴呼吸、吐故納新、熊経鳥伸、鴟視虎顧のような養生法は肉体を鍛えて長寿を願う人がする事である(精神訓)。

㉓昔の帝王の像(図表63 「黄帝像」)を見ると前後に前垂れがあるが、あれはむやみに物を見ないため、むやみに聞く事がないようにするため。居場所の周りに塀を囲むのは、たやすく外界からの刺激を受けないためである。これと同じく人体でも目でむやみに視れば、目は疲れよく見えなくなり、耳はむやみに聞けば、心は動揺して惑い、口はむやみに喋り過ぎると言動がおかしくなる。この目、耳、口を外三関というが、これを外来からの刺激を受けるところだから慎んで守っていなければならない。しかし余りに強くしばり過ぎると本質から離れ過ぎるからあくまで自然にいるという態度が必要である。内三関とは精気神をいう(主術訓)。

㉔とりかぶとは毒薬だが、良医はこれで人も治す。小人や目の見えない芸人は人としては病苦のあるものだが、君主はこれらの人に音楽を演奏させて楽しんでいる。つまり聖人といわれる人は、欠点と思われるものから、いかようにも用にたたせる事ができるのである(繆称訓)。

㉕王喬、赤誦(松)子は有名な仙人で、息を吐き呼吸して吐故納新して体を忘れ、智恵を捨て、自然のまま、真実に立ち帰り、身は天空に飛ぶ事ができた。いまこの道を学ぼうとしてただ息を吸ったり吐いたり、体を曲げたり伸ばし運動しても、精気や精神を体の中で養い留められなかったら、ただ真似事をしているだけだ(斉俗訓)(真道養神、偽道養形ということ)。

㉖目は色を好み、耳は声を好み、口は味を好む、しかしこれらの得失を知らないのは嗜欲というべきで、そのどれもが互に争ったら体によくない。この三官(目、耳、口の三関)の争いを制御しているのは心である。できものができて切開すると痛む。強い薬を飲めば苦い、のどが渇いた時水をのむとホッとする。空腹な時腹一杯食べると満足する。しかし、これらが過ぎると体に害を及ぼす。この四者(できもの、強い薬、渇き、

本　文　篇

飢え)は耳目口もどうしてよいかわからず、心が制御して初めてそれぞれよる処に落
着き、あるべき処に収まる事ができ、体は無事でいられるのである。だから欲望のま
ま放っておいてはよい事はない(説山訓)。

㉗地面の下に茯苓があればその上には兎絲がある。地面の上に蓍(めどき、メドハギ)が群
生していれば、その下に亀がいる。聖人は外観から内部をうかがい知り、出現したも
ので今までひそんでいたものが分る(説山訓)。

㉘病人が床についていれば、医者は鍼や薬で治そうとし、巫は神に供える白米や、神前
にひく菅や茅で作った敷物を用いて祈る。ともに病人を救う事では同じである(説山
訓)。

㉙清浄恬愉である事は生まれつき人のもっている本性である。それを慎み守っていな
いといろいろな事が出てくる。そうなると悔いる事が多くなり、病気となって初めて
心配する。こうなると扁鵲とか兪跗のような名医でも命を救う事ができなくなる。そ
もそも禍は人自身から、福もまた人が為し遂げたからで、禍福はもともと同じ門から
出ているのだ(『太上感応篇』に禍福同門とある)。

㉚そもそも道を会得したものは、精すなわち誠を体内に貯え、心すなわち神を安定した
処に置き、静漠恬淡としていれば、胸中に何もかも束ねる事ができ、邪気が留る処は
なくなる。四肢関節はよく動き毛は柔かく皮膚もつやつやし、内臓は互に調和し、百
脈九竅すべてうまく働いて健康そのものでいられる。これは、神がそのいるべき居場
所にいるからで、なんで世の養生家は関節をなで動かしたり、皮膚の手入れをして気
の通りを良くしようとする事だけをしているのだろう(秦族訓)。体を動かして養生し
ようとおもっても精神が充実してないと無駄であるといっている(やはり、偽道養形、真
道養神をいう)。

㉛体を養う上で最も重要なのは精神を養うこと、次に肉体を鍛える事である。同じよう
に国を治める上で最も大切なのは道によって人々を感化せしめ、次に法を正す事であ
る。精神や意志が正しく清らかで平静であれば、体の各部分もまた安らかである。こ
れが養生(性)の基本である。皮膚が艶々して光沢をまし、腹を充たし、欲望のままに
生きるのは、養生の終りというべきである(秦族訓)。養性と養生のちがいがでてくる。

㉜扁鵲が偉いのは病状によって薬を与えるのではなく、手で脈をみてその血行をうか
がって、病の本質を知り得たから偉いのであって、聖人が偉いのは罪によって罰を加
えるのではなく、世の混乱の原因を察知できるからである(秦族訓)。

VII-11. その他の諸子百家

○孔子(儒家)

　　魯の曲阜で生まれる(前251～479年)。

　　名は丘、字は仲尼、彼の語録『論語』は二十篇。

　　彼の理想社会は周の初期文王、武王または周公旦の時代だったから社会の秩序を最も
重く見た。また国の統治、君臣のあり方、人間相互の関係を説くが、その中に礼という
のがある。これは礼儀でもあり、人間相互の社会の潤滑油でありまた儀式儀礼でもある。

VII. 諸子百家

この儀式を行うには荘厳さを加えるために音楽を奏でて行う事が多く、この音楽を理解する事は、当時の教養人に必要な事であった。そして「礼楽」と呼ぶ事がある、しかしこの「礼楽」も時が進むと儀式化し複雑さを加え人々から敬遠されていく。

次に「仁」がある。「仁」とは「仁愛」という言葉がある位、愛する、慈しむ、思いやりなどの気持ちであり、相手を尊重し譲り合えば互の関係がスムースに進み、争いもなく世も平和になるというのである。

聖徳太子の冠位十二階に「徳仁義礼智信」とあるがこれはそのまま儒家の徳目（道徳の細目）であり、江戸時代、曲亭馬琴の『南総里見八犬伝』の八犬の名は「仁義礼智信忠孝悌」というが、これらはすべて儒教で説く教えをいっている。この八犬の名だけでも儒家の主張がわかる。

彼の門人は三千人ともいわれ、『史記』「仲尼弟子列伝」では上位の弟子七十七名の名が挙げられている。その弟子達を連れて諸国を遊説した時に『荘子』のところでも出てきた、また『論語』「先進篇」にもあるいわゆる「陳蔡の厄」のように大変な旅だったと想像される。

秦の時代、始皇帝により「焚書抗儒」事件が起き、儒家の現実社会から遊離した礼楽、厚葬などは次第に人により飽きられ形骸化され他方では道家、墨家からも反発されるようになる。漢代に入って儒家は国を治めるシステムとして登場し、官吏登用の科挙などは清代まで続く事になる。我が国でも儒教は治国理念のもととなり、仏教は精神的方面、儒教は政治的方面として、また武士道の柱として大きな影響を与え、江戸時代には朱子学、陽明学が大いに盛えた。

『論語』の中から、関係する処をぬき書きしてみる。孔子と弟子との問答体で話しはすすむ。

①学びて時にこれを習う、また説ばしからずや、朋あり遠方より来る、亦楽しからずや（学而）。『論語』の初頭を飾る一文である。

②子曰く「功言令色鮮し仁」（学而）。

③子曰く「君子というものは、腹一杯うまい物を食う事にひかれる事なく、住む所の安易さを求めるものではない」（学而）。

④子曰く、「政事を行うのに徳を以てすれば、恰も北極星をめぐって多くの星が正しくまわって動くのと同じだ」（為政）。

⑤子曰く、「自分は15才で学問を志し、30才で独立し、励み、40才にして迷うことなく学問一途に、50才で天命を知って、自分のあり方を知り、60才で何を聞いても理解できるようになり、70才で自分の思いのままにしても、道すじを誤るところがなかった」（為政）。

⑥温故而知新、旧きをたづねて新しくを知る（為政）。

⑦子曰く「周の文化は夏・殷二代をうけつぎ、花の咲くように美しい。自分は周のような時代にいたい」儒家の周朝の王朝復古がかいみまれる一節。

⑧子曰く「朝に道を聞けば、夕に死すとも可なり」（里仁）。

⑨子曰く「父母の年令は気にとめて、知っていなくてはならないが、他方では、それを知って喜ぶと同時に老令を気付うのが子としての誠ととうべきだ」（里仁）。

⑩子曰く「人というものは一人ではいられるものではなく、社会という中にあるのだ」

99

本 文 篇

（里仁）

⑪鬼神（死者の霊や神々）に対しては、うやうやしく敬って当りさわりがないように遠ざけておくのは知といえる（雍也）。

⑫子曰く「知者は水のようにたえず融通無碍で、その日常の動きも流動的だが、仁者は山のように、その日頃はゆっくり静かであり命も長い」。

⑬子曰く「上も下も、中庸（儒家でいう重要な言葉の一つ。中和・中正、ほどほどの片寄りがないこと）の心懸けは大切なのだが、今の世では人々はそうはなっていない」（雍也）。

⑭子曰く「道に志し、徳に依り、仁に従って芸に遊ぶ」（述而）。ここでは芸とは学芸、学問の中に身を沈め自由に教養を身につけること。

⑮孔子自身にくんでいるものは、祭祀・儀式のくどさやたどたどしさ、戦争や病気であった（述而）。

⑯子曰く「私はもう数年たって50才になったら易を学ぼう、そうしたらきっと大きな過ちを侵すことはないだろう」（述而）。

⑰孔子は、「怪・力・乱・神」について語る事はなかった（述而）。孔子はこの点でも道家とは違う立場であった。

⑱子曰く「三人一緒にいれば、そのうちの一人は、必ず先立ち、見習うべき者がいる」（述而）。

⑲孔子は四つの事を教えた。すなわち、文（詩・書・礼・楽の教養）・行（道徳の行い）・忠（自分に忠実で行いに誠のある）・信（人とは信頼をもって結び、あざむかない）である。

⑳孔子が病気になった。弟子の子路が神に祈祷しようと言った。そして神に早く癒りますようにと祈るというと、孔子はそういう祷りならもうとっくに天地の神に祈っているよと言った（述而）。

㉑曾子が病気になった。門弟をあつめて「自分の手足をみてくれ、何んともなっていないか。父母からいただいたこの身体、何も傷つけないよういつも戦々競々の有様であった。今やっとその心配もなくなった。やっとこれでこの世とも別れられる」（秦伯）（身体髪膚これを父母にうく、あえて脆傷せざるは孝の初めなり）

㉒人の特に死なんとする、その言うは善し（秦伯）。

㉓任重くして道遠し、死してのちやむ、まだ遠いといわざるをえない（秦伯）。

㉔子曰く「人々は無知だから、よく教えれば従えられるが、その訳けを説明しても、無知なればよく理解させられない」（秦伯）。

㉕「後世畏るべし」若い人はいろいろの可能性があるから自分（孔子）から見るとおそろしいが、40や50才になっても名を挙げられなかったらおそれるには足らない。若い人は「今でしょ」だからよく勉強すべきである（子罕）（「校正おそるべし」で著述関係者ではよく知られている）。

㉖子曰く「仁者は惑わず、仁者は憂えず、勇者はおそれず」（子罕）。

㉗孔子の食養が「郷党」にある。食事に注意し、あやしいものは口にしなかった。適量に、味もこくなかった。酒はのんだが度をすごすことはなかった。姜はよくおいて料理のつまみとした。祭りに捧げた肉は3日すぎたものは食べなかった。食事の時は余り話しをせず、小分けしてたべ、感謝の祈りをしたという（郷党）。

㉘魯の士太夫の李康子が孔子に薬をおくった。孔子は使者に「私はまだこの薬の服用法を知りません。よく考えてからいただきます。有難うございます」といったという。

㉙陳蔡の厄について記されている(先進)。

㉚弟子の季路が孔子に死者の霊魂や神々に仕える法をたづねた。孔子は答えて「まだ生きた人間に仕える事がよくできてないのに、何んで死者の霊魂などに仕えることができようか」という。さらに季路が重ねて「どんな死に方かたがよいでしょう」ときくと孔子は「まだどう生きるかも分らないのになんで死に方なんて分るはずはない」といった(先進)。孔子の死生観がうかがえる一場面。死後のことは余りふれたがらなかったようである。

㉛子曰く「南の人の言葉に〈人でありながら、いつも気ままで言う事もでたらめの人に巫医の治療いくらしても効かない。また徳がいつでも備わっていないと、何かの時に、恥をかく〉という占筮の言葉について、孔子はこれは占えないからだと言っている。つまり医療も祈祷も依頼者と術者の相互信頼関係がないと始まらない事をいっている」(子路)。

㉜子曰く「昔の学者は自分のために一生懸命学んだが、今の学者は人に知られようと、自己宣伝している」(憲問)。

㉝子曰く「人は自分を知ってくれない世間を気にするのではなく、自分が人に知られる能力がないことの方を気にすべきだ」(憲問)。

㉞子曰く「遠くに慮(おもんばか)りなければ、必ず近くに憂いあり」(衛霊公)。

㉟子曰く「君子に三つの戒めがある。若い時に色、壮なる時は人と争う、老いては欲をかく事である」(季氏)。

㊱子曰く「女子と無知な者は養いがたい。彼等は近づければ無作法になり遠ざけるとにくむようになる」(陽貨)。

○その他『論語』にでてくる言葉

・和を以て貴しとなす(聖徳太子17條憲法。房中術の言葉でもあり、この場合は男女間の和合をいう)

・義を見てせざるは勇なきなり

・1を聞いて10を知る

・死生命より、富貴天にあり

・己の欲せぜるところを、人に施すこと勿れ

・巧言令色少なし仁

・集大成

・過ぎたるは及ばざるなし

VII-12. 黄帝四経

1973年12月、湖南省長沙馬王堆3号漢墓より多くの帛書が発見された。この帛書の中に我々に重要な『五十二病方』の他に『老子』帛書もでてくる。このうち古い書体のものを甲、劉邦、高祖ごろ新しい書体を乙本というが、前者にはその文後に『老子』とはほぼ同じの古佚書

本 文 篇

4篇、後者では文前に『老子』とほぼ同じ文がのっていた（各文のおわりに篇、または章名がのっている）。

2本の古佚書を基としてみると、『老子』帛書の筆写される前とおもわれ、この「経法」「十六経」「稱」「道原」の篇がついているものを『黄帝四経』といっている（『漢書芸文志』「諸子略」に「黄帝四経、四篇」がある）。

前漢、武帝前、「黄老思想」があった（『史記』「老子韓非列伝」に「申不害が黄老に基づき刑法を主とす」とか、「韓非は刑名法術の学を学び、その言う処は黄老に基づく」とある）。

『史記』に「孝文帝や、竇太后は黄老の術を好んだ」（儒村伝）「申子の学は黄老を本とし、刑名を主とする（老子韓非列伝）などからして朝廷で黄老（黄帝と老子をいうが、その言う処は黄帝の統治者としての刑法を主とし、老子の治国の精神を結びつけている）の学を重んじていた」とある。

○道法

①道は法と生ず。『老子』では「道一を生ず」とあるが、ここでは道は法を生ずとある。同じ『老子』に「道法自然」とある。ここでは道とは万物、法とは社会のきまり、法律をいう。

交差点の道が交叉する処で、人は無差別に左に右に行ったり、とまったり、歩いたりすると混乱する。そこに交通信号というルールをもうければ、人々は信号に従って、道をわたる。つまりこの世ですべてのものがスムースに社会生活を営むのには法が必要で、自然もまた法に従っているという事である。

○国次

①他国を征服したら徹底的に廃墟にしないと、いつまた勢いをもり返してくるのかわからないからである。そのためにも自分のしたい放題のことは後にして、自然に振舞うのがよい。他国を併合したら、その国の城郭をこわし、その国の楽器を焼き、その国の財産、金品を分け与え、後宮の女は解放し、その国土は有能な部下に分け封建制度とする。これが自然にかなったもので、こうすればその功績は長く、過恨をのこすこともない。

②国がよく治まっていて余裕のある状態なら他国の侵略をうける事はない。反対に貧しく、法令がゆきわたっていないと他国の侵略をうけかねない。天には死生の時（生長衰死）がありこの生（春）で生を養う（夏）。これを文といい、天の殺気（秋）で死を伐つ（冬）。これを武という。この文武が共に行われれば天下は従うであろう。

○君主

①君主の姿として、煩雑な法令は下さず、税金もとるにもほどほどにし、農民は農繁期には使役にかり出さない。君主に父のような力がなければ人民を子供のように扱うことができず、母親のように慈愛をもって接しないと人民の力を集める事はできない。この父母のような働きは自然の天地の恵みと同じであり、この父母・天地の恵みが備わっていれば何事もできないものはなくなる。

②陽気が極まると外部に殺気が生れ、陰気が極まると反対に生気が生じる。そこで陰陽に逆らうと大では国を滅ぼし、小では身は危うくなる。

○孟子（儒家）

戦国時代、魯の騶県の生まれ（前372～289年）名は軻、字は子與、ほぼ荘子と同年代の

102

VII. 諸子百家

人。『孟子』七編。「孟母三遷の教え」(『列女伝』。孟子の母が子供を育てるのに環境が悪いからと三回住む所を変えたという故事)でよく知られている。

彼は孔子の「仁」についてさらに「仁義」(正しい道にかなうこと)という考えを出した。

彼も最も主張するのは「性善説」である。

性善とは、人は生まれつき善な心を持っているという事で、善悪の区別がつかないようでは人ではないというのである。他人に対しては憐れみの情をもつ(「公孫丑上」)。もし自分で悪い事をしたら恥じ、他人の不善を憎む(同)、互に謙遜して譲り合う(同)等を主張した。支配者が代っても人民は永遠にあるからと、ユートピアを夢見て全国を約20年、遊説するが挫折して隠遁して80歳で死去する。

彼の思想が支持され、儒家が漢の武帝頃より国政の中心思想におかれたが、やっと認められるようになったのは12世紀、宋代になってからである。

道家の老荘が中国南部の楚地方から、孔孟の儒家が北方の魯から起った事を考えるのは興味深い。その思想の発生根底には気候風土と、そこの歴史的背景などに関係しているかもしれない。両者間の距離は直線では800キロある。しかし戦国末期になると斉の臨淄でいわゆる「稷下の学」「諸子百家」のもとに交るようになる。

『孟子』は通行本によると、7篇、上・下に分れ計14篇からなっている。

①はじめに「50歩100歩を笑う」で有名な場面がでてくる(50歩100歩)。

　　梁の恵王と孟子の問答。孟子が「戦いで、負けそうになり兵士は逃げ、甲冑をぬぎ、刀をすて、ある者は100歩、ある者は50歩でふみとどまり、100歩で逃げたものを笑うとしたらどうでしょう。」という問に王は「どちらも同じではないか」というと、孟子は「もし戦争に勝って人民がふえて、財貨をえてもこれと同じ事です。人民をいつくしみ、無理な事をさせないで凶年になって人々は飢えているのに、国庫を開かないで、凶年の気候のせいだと政事をする者はいいます。このような事のないように政事をしっかりとしていれば人々は自然に王様のもとに集まります」(梁恵王章句)。

②恵王の問いに、孟子は答える。台所に脂がのった肉があり、馬小屋には肥えた馬がいる。一方では人々は飢え、野には死骸がごろごろしています。これは獣に人を食わせているようなもので、このような有様でしたらなんで国の父母といえましょうか。かつて孔子は「始めて人形をつくり墓にうめた人に子孫が絶えるだろう(後代、秦の始皇帝の兵馬俑のように)といいました。人形でさえそうなのにましてまして生きた人民を飢させてよい道理はありません」と答えた(梁恵王章句)。

③梁が秦・斉・趙により領土をむさぼられ、恵王が孟子にどうすればよいのかという問いに「政治は徳を以て行い、刑は軽く、税金は少なく、農民には充分耕作を、家では父兄に仕え、外には年長、目上の者に従うようしむける。こうなるともし敵がやってきても人々はみな一つになり事に当ります」と答える(梁恵王章句)。

④人々が王様に心から従っている様は、恰も水が低い方に流れるようなもので、誰れも止められないといった(梁恵王章句)。

⑤斉の宣王が孟子にある人から聞いた話として、ある王が御殿からみていると牛が牽かれてやってきた。聞くとこれから祭りの犠牲になるのだという。王はそれは可哀そうだから牛の代りに羊にせよという。これは牛を羊に較べて物おしみだとも思われるし

103

本文篇

羊をまだ見ていないからである。牛でも羊でもこの殺される運命を悲しんで、肉類を
食べるに忍びず、昔の人はそのため台所を遠くにもっていったのです。牛も羊も同類
とするなら、自分の家の老人や幼児をいたわると同様、他家の老人や幼児に及ぼしこ
れを拡大するは家や国家もまた安泰となります(梁恵王章句)。

⑥農民に桑を植えさせると50才の者に温かい絹織物を、鶏・豚・犬を飼ってふやすと
70才の老人に肉を食べさせられる。人々の賦役も季節を考えてすればたとえ8人の家
族でも食糧に困る事はないでしょう。こうすれば実の王になられます(梁恵王章句)。

⑦宣王は音楽を好んだが、斉・周の古典的なものより、鄭・衛のいわば現代音楽を好ん
でいるという。孟子は音楽には変りはない、独りで楽しむより人々と共に聴いて楽し
くしていれば政治もうまくいくといった(梁恵王章句)。

⑧斉国は開祖太公望が建国したが、その後他国からやってきた陳(田)氏の宣王の父、威
王になって(前358年)、新しく建てられた。つまり37年しかたっていない。その頃、
新しい国なので経験のある譜代の家臣がいなかった。ここが斉国の弱点だと王にいう
(梁恵王章句)。

⑨斉の宣王が燕を攻略した事は、他国に大きな衝撃を与えた。孟子は斉の占領政策が悪
政とみるや撤退を進言する。しかし失敗に帰し、以後、斉の力は衰退し、やがて秦に
破れる事になる。孟子はこれで王とうまくいかなくなり、一度は故郷の鄒国に帰るが、
やがて騰の文公の招きに応じる(梁恵王章句)。

⑩弟子の公孫丑との対話が「公孫丑章句」にある。ここでは「浩然の気」という有名なと
ころがある。この説明として「浩然の気」とは一言に説明できない。「何物より大きく、
どこまでも広く、何よりも強く、たわむことがない。まっすぐに伸び拡り天地一杯に
なる。この気は義と道から離れられない。もし、別れると気は飢えて死んでしまう。
人の行いが義にかなわないと浩然の気は死んでしまう」と孟子にいった(「浩然の気」は幕
末、藤田東湖の「天地正大の気、浩然として神州に集まる」という句がのこっている)。

この浩然の気とは老荘などの道家でいう「道」「気」の概念をとり入れ、孟子は天地に
漲る気を「浩然の気」といった。この気(自然の気)が身体に入ってきて「人体の気」にな
る(公孫丑章句)。

⑪惻隠の心は仁のはじまり、羞恥の心は義のはじまり、謙虚の心は礼のはじまり、よし
あしを判断できる心は智のはじまりである。この仁義礼智の4つのはじまりがあるの
は人に四肢が備わっているのと同じである。この4つのそなえをしながら実行できな
い者は自ら損うものといえる(公孫丑章句)。

⑫孟子は「天の時は地の利にしかず、地の利は人の和にしかず」、「天の時、地の利、人
の和」でよく知られている。いくら敵を攻めても勝てないのは天の時が地の利に及ば
ないからである。そう敵は強くないのに味方が退却してしまうのは、地の利が人の和
に及ばないからである(公孫丑章句)。

⑬斉を去って故郷の鄭国に戻った孟子は、その後、騰の文公に招かれ、「井田制」という
農制を復活した。そして学校をつくるよう進言する。

⑭心をくだいて努力する者は人を治め、労働して働く者は人に治められる。前者は
人々から食べさせてもらえるが、後者は人々を食べさせなくてはならない。これは

天下の道理でもある。昔堯帝の時は、天下まだ定まらず、洪水は度々氾濫をおこし、草木はのびほうだい。鳥獣はふえ人を襲うようになり、五穀は実らない有様であったので堯は舜に治水、土地整理を行わさせた。ついで禹は火で山村をやいて鳥獣をころし、諸川をさらって洪水を防いだ。禹は8年家にもどらず3回も自分の家の前を通ったのに家に入らなかった。后稷は民に農芸を教え、ために五穀は実り人々は暖い着物をきて、腹一杯たべられるようになった。人々に人の道を教え、父子、君臣、夫婦、長幼、友人の交わり方、道義を教えた。孔子はのちに堯舜の治政を大いにほめたたえた(滕文公章句)。この章句に「もし薬瞑眩せずんばその疾癒えず」という有名な文が含まれている。

⑮墨子に対する批判として「墨子は兼愛と称して、だれこれとなく愛せよといっているが、これは他人を愛するあまり、自分の父を無視することになる。この上、君主をも無視したら何等、禽獣に変ることがない」という(滕文公章句)。

⑯孟子はいう「人を愛しているのに、相手から親しんでもらえぬ時は、まだ自分の仁愛が足らぬと、他人を治めているつもりでも、そうはうまくいってない時は、自分の智恵が、他人に敬意を表わしているのに、それに答えてくれないことがあれば、なお自分の、他人に対する仁愛・智恵・敬意がまだ足りてないと反省する」(離婁章句)。

⑰人はよく「天下・国家」を論じるが、天下のもとは国、国のもとは家、家のもとは自分自身にあることを知ってはいない、と孟子はいう(離婁章句)。

⑱孟子は「人のわるい事は、他人に自分の言い分を通し、人の上に立とうとしていることである」(離婁章句)。

⑲君主が臣下を自分の手足のようにうまく使えると、臣下は君主を自分の胸や腹のように表裏一体に政治ができるが、もし、君主が臣下を犬馬のように使うと臣下は君主を他人のようにおもい忠実さを失い、君主が臣下をごみのように扱うと、きっと君主に敵対するようになる(離婁章句)。『論語顔淵』に孔子が斉の景公に「君君たり、臣臣たり、父父たり、子子たり」といったとある。

⑳孟子は「大人といわれる人は、いつもベビーのような純真無垢の心を失わない天真爛漫な人である」という(離婁章句)。

㉑「舜も人なり、我も亦人なり」という言葉がある。君子が人と異なっているのは、その懐く心にある。しかしその気概も努力でなるものだから堯帝も自分ももとをただせば同じといえる(離婁章句)。
　「万章章句」にも「汝は汝たり、我は我たり」とある(万章章句)。

㉒人の本性は善で、恰も水が低い方に流れるのと同じで自然に備わっているものだがもし不善の行為があるとすれば、本性ではなくて外力の影響である(告子章句)。孟子の主張する「性善説」である。

㉓告子(孟子のいう性善説と論議した)は「食と性は人間の生れつきのものである」という。食慾と性慾はだれもがもっている生れつきなものであるという事(告子章句)。

㉔人の元来生れながらにあるのは善という性である。もし悪い事をしてもそれは生れつきではない。人は相手を憐み同情する心(仁)、善悪の心(義)、相手を敬う心(礼)、良いか悪いかを判断する心(智)などは誰れももっているのに、悪を行うのはこの元来備

わっているものを自覚しないからである(告子章句)。

㉕人の目・耳・口の感覚は誰れもが同じであるのに、万人の心が一致しないのは、真理や正義というものがあるからである。聖人はだれもよりこの目耳口と心の一致を見出しているのである(告子章句)。

㉖天爵(天から与えられた仁・義・忠・信で善行を行うのに少しもあきないこと)と、人爵(他人より与えられた公・卿・大夫という人の位)がある。昔の人はこの天爵を修めて人爵がこれに従っていたが、今の人は天爵を修めてもなお人爵を得ようとする。人爵を得てしまうと天爵を捨ててしまう(告子章句)。

㉗君子には3つの楽しみがある。第1は、父母や兄弟と無事に暮せること、第2は天に恥じず、地に恥じない行いをしている事、第3は天下の英才を集めて教育することだが、天下の覇者になるのにはこの3つがないとなれない(尽心章句)。

㉘「春秋は善戦なし」。凡そ戦には一方だけの正義の戦いというのはありえない。反対の方からはこちらが正義の戦いだという。比較的なことである(尽心章句)。現在の国際的扮争を見ても一方から見れば正しいが相手も亦正しいとする。どちらもどちらであるという事。

㉙孟子は楊朱・墨子の思想はすでに失われ、儒教の思想が先頭に立つべきだと説く(尽心章句)。孔子をつよく慕っていたといえる。

○荀子(儒家)

はっきりと生年はわからないが、前238年頃死亡したようである。名は況、字は卿。趙国に生まれ稷下に学び、祭酒(国立大学学長にあたる)となる(『荀子』「三十二編」)。

人間の性は元来、悪で努力次第で聖人にもなれるという。性悪説を主張、そのため教育を重視した。

「人の性は悪、その善は偽りである」(「性悪篇」)と孟子の「性善説」に対している。

①初頭から「出藍の誉れ」で有名な言葉がでてくる。「青は藍から取り出すが、藍より青く、氷は水からできるが、水より冷い」(「勤学篇」)。

②血気・志意・智慮を働かせるのに礼をもって行えばスムースにいく。飲食・衣服・日常生活も礼によれば調和がよくとれるが、礼によらないと病気になる。礼がなければ人は生きる事ができないし、事をなすにも礼がなければ成し遂げられず、国家も礼がなければ安泰ではない(「修身篇」)。

③道はどんなに近くても行かねば目的地に達せない。物事はどんなに小さい事でも、なさないと仕事は終らない。人でも、なまけるくせのある者は、いくら勉めても成果はえられない(「修身篇」)。

④義を先きにして利を後とするものは栄え、利を先にして義を後にするものは恥しい目にあう。栄ゆる者はいつも物事を成しとげ人を制する事ができ、恥められる者はいつも困窮し、人に使われる(「榮辱篇」)。

⑤飢えれば腹がへり、寒さに当ると温かさを欲し、疲れれば休みたくなり、利益になる事は好むが、反対に害になる事は憎む。これは誰れでも持っている生れつきの本性で、目が白黒や美悪を見分け、耳が音声をきき分け、良い音、悪い音を聴き分け、口の酸鹹甘苦を吟味し、鼻が香ばしい臭いをかぎ分け、体が寒暑・痛み・痒みを感じるのは

VII. 諸子百家

誰れもがもっている生れつきのもので、禹のような聖王、桀のような悪王でも同じである(「榮辱篇」)。

耳目口についてはたびたび出てきたが、当時共通していた身体観で、単に道家でいうだけではなかったのである。

⑥人には3つの必窮がある。上の者が下を愛する事ができず、下の者が上を非難するのが一つ、面従腹背が二つ、智恵が浅はかで、善悪の判断が並の人とかけはなれているので仁者を推める事ができず、また賢者を明らかにして用いる事ができない、これが第三のものだ。この3つの必窮の行いがないと、上に立つものはその地位は危くなり、下の者では身を滅ぼす(「非相篇」)。

⑦聞かないのは聞くに及ばす、聞くには見るに及ばず、見るのは知るに及ばす、知るは行うに及ばない(「儒効篇」)。

⑧殷も周も一介の狭小な国から興った。これは義があったこそであり、斉の桓公、晋の文公、楚の荘王、呉の闔閭、越の勾践はみな辺縁の地から天下を動かすに到ったのは信が確立していたからで覇者となれたのである(「王覇篇」)。

⑨臨武君と孫卿子(孫子?)が趙の孝成王の前で用兵について議論した。臨武君は「上は天の時(天気や時に恵まれる)、下に地の利(地理やそこの風俗を察知し)により、軍を動かすのが第一(敵に先んじて行動する)」というと孫卿子は「そうではない。自分の聞くところでは古くは、用兵攻略のもとは人心を一つにすることである」。重ねて臨武君は「そうではない。兵法の大事なことは、勢いというもので、その謀り事は変化極まりのない意表をつく事である。まさに敵のうらをかく電撃戦である。どうして民の心を一つにするなどという迂遠なことでおさまられようか」といった(「議民篇」)。

⑩天にはきまった道があり、地には不変の道理があり、君子にはいつも変らぬ常体がある。君子はこの常体でいつも変らぬ道によるが、小人は一時の功をあせり、自分を見失ってしまう(「正論篇」)。

⑪人の本来の性は悪である。生れつき善があるというのはうそで、今の人は生れながら利を追求している。そこで争いがおこり互に譲りあう精神にかけている。また生来、ねたむという気持ちがあって、他人とのつき合いがわるくなり、誠がなくなる。また耳目の欲があり美声美色を好む性質がある。それで淫乱の気風が拡り、礼儀を失し、混乱が生じてくる。それで教育が必要となり人々に礼儀を教え互譲の精神をとく。こうすれば道理がうまれやがて世は治る。こう見ると人の性は生れながら悪で、善だという孟子のいうのはうそである、教育が必要で世が安らかなのは人為的な結果である事は明らかである(「性悪篇」)。孟子の性悪説をいう一篇である。

⑫南郭恵子が子貢に「あなたの門下には各種雑多の人がいるがどうしていろいろな人がいるのか」というと子貢は「君子は身を正しくして何事にも対応します。去るものは追わず、来るものは拒まずです。それは良医の門前には病人が多く、曲った木をのばす道具のそばには曲った木が多いのと同じです」と答えている(「法行篇」)。

○墨子(墨家)

生没年は不明『史記』では簡単に『孟子』「荀卿列伝」の終わりにわずかにしか紹介されていない。紀元前5世紀半より4世紀初めの、孔孟間の人といわれ、生まれは魯。『墨

本文篇

子』は五十三編。

　その生まれは上級階層ではなく、下層の生まれという。『淮南子』「要略篇」では彼は初め儒学を学んだとあり、その後「礼」は繁雑で、その「葬」は手厚く人々の財物を浪費させ、「喪」は長すぎ、そのため人々の生活をこわし仕事も手に付かなくなってしまっているとわかり、儒教と訣別する。すでに儒教が王侯貴族のため形式化され形骸化して、決して人のためになっていないと考えた。その理想を儒家が周の文王、武王、公旦においたのに対し、夏の禹を手本にした。禹は洪水を防ぎ、道を作ったといわれ、墨子もこれにならって、土木工事を大いに行う事になる。墨子の墨とは珍らしい名だが、一説に墨家の集団は「入れ墨」をしていたともいわれる。墨子という人はいろいろな側面をもっている。

①兼愛の思想。人を愛するから自分も人から愛される。人を憎めば必ず人から恨まれる。つまり自分も他人もなく無差別に愛するという事で、この点儒教の「仁」の差別がある愛とは違っている。この兼愛の思想は「キリスト教」の教えにも似ているので、近頃注目されてきている（兼愛）。

②尚賢主義。賢人を尚び人材登用を行った（尚賢）。

③実利主義。儒教では「利」を賤しんだが、墨家では利を重んじた（兼愛）。

④宿命説。宿命説の否定。天には意志というものはなく、単なる自然とした。天帝を否定し、合理主義に近かった（天志）。

⑤厚葬久喪を排し、音楽にひたることを不可とした。礼にもまた同じ態度で臨んだ（節葬）。

⑥節用。節約の必要を説いた（節用）。

⑦鬼神の説。墨子の宗教的な面を見るところで世界を天・鬼・人の三つに分け、天は世界の最上層にあって、鬼・人の世界を主宰する。

　　鬼は一般の人を看視し、人が天や鬼の意向（これが義とか道徳、倫理にあたる）に反すると天災が起ったり事故のもとになる。そこで人は天や鬼神を祀る必要があるというのである（「明鬼上」）。孔子は『論語』「先進」で、李路が「鬼神に仕える方法を教えて下さい」というと、孔子は「まだ生き方もよく知らないのになんで死について語れようか」と言っている。

⑧非攻と墨守。戦争反対を説くが「一人を殺せば死罪となるが、不義を犯して戦って多くの人を殺しても勝てば正義になる」といっている（非攻）。

　　墨守とは今に残る言葉である。墨子は土木作業、工作機械製造に秀でた一群、墨家を主宰していた。彼等はいろいろな攻城用武器を作ったり、城の守備を固めた、つまり攻城、守城を請け負った集団でもあったらしい。ここでいう「墨守」とはこの中から生まれたもので、楚が宋を9回にわたって攻撃した際、宋の大夫をしていた墨子がすべて撃退したという。この所が『呂氏春秋』「愛類編」『淮南子』「修努訓」にも出てくる有名な話で、転じて今では「墨守」というと自分の考え方や主張を頑として曲げない事をいう。

⑨鉅子。鉅子とは墨家の主領者をいう。鉅子にまつわる墨家の最期が『呂氏春秋』「上徳」に残っている。

　　墨子のあと継いで鉅子になった孟勝は楚の一族、陽城君と親しく、その所領の一部

VII. 諸子百家

を守っていた。ところが楚の王室の内紛で陽城君はそれに関わったとされ逃走する。残った孟勝は預っていた所領が没収されると、陽城君との盟約を果たせないのでここで自殺しようとする。弟子の徐弱は「まずは冥土の道案内、先導役となります」というと自分で首をはね死んでしまう。孟勝はさらに二人の弟子を当時宋にいた田襄子のもとに送り鉅子の位を譲る事を伝えさせて自分も死ぬ。この二人は戻って孟勝のあとを追おうとするが田襄子はこれをとどめるが、とうとう楚に帰りこれまた孟勝のあとを追う。こうして、孟勝のあとに従ったものは180人にも及んだという。

なんともすさまじい話であるが、これで墨家の系統は絶え、墨家が再び世の注目を浴びるのは約2000年後の清代になってからである。実利主義者の多い中国人の中にあってこの話は滅多にないものである。それだけ墨家集団の相互の結びつきは強かったといえよう。

○韓非子(法家)

戦国時代の諸侯韓国の一族の出身(生年不明、死亡は前233年)。生まれつき発音障害があったが、『韓非子』五十五巻を作る。唐代に儒家、韓愈がいるので「韓非子」といわれるようになったという。

初めは孟子に学ぶ。法家の系統では後期に属し、のちに共に机を並べて学んだ季斯により秦国で自殺させられる。申不害も法家の一人。

法家は国を治める方法として「法」をもって統率する主義である。具体的には「信賞必罰」「刑名一致」(刑とは形のあるもの、名は形のないもの)などを説いている。

VII-13. この章のまとめ

「諸子百家」の時代は、思想的・哲学的にも変動・集約的であり、以後に与えた影響ははかり知れないものがある。この項の儒家の説くところは、本書の主目的でもある医学と宗教の関係からみると希薄のように見えるが思想・哲学は綜合的、根元的(天地人など)に見つめないと生れてはこない。そこの人生訓・社会訓・政治訓は今日性を失っていない。また日常何気なく口にしている言葉の由来もでてくるので、何か役に立つ事もあろうかと思っている。「老荘」的な思想は諸子百家時代以後、医学的思想・哲学の中にちりばめられている事を強調しておきたい。

VIII. 古典類等の文献

　道教と医学を語るとき、その両者だけでは充分ではなく、さらに、中国古典群の中にある医学や宗教思想に共鳴する部分を抽出・整理し全体として把握する必要がある。医学や道教に出てくる言葉は中国古典にも共通して存在しているからである。医学、道教と古典とが三者一体となって思想形成を考える事を指摘しておきたい(図表64)。

VIII-1. 五十二病方

　1972〜73年にかけて湖南省長沙市、馬王堆3号漢墓から多量の竹簡・帛書が出土した。このうち埋葬されていた木簡に前漢文帝初元12年(前168年)の年記があるので、その頃のものと思われる。出土したもののうち、医学関係は14種、そのうち前漢時代に通行していた文字によるものは『十問』『合陰陽』『雑禁方』『天下至道談』、秦代の小篆文字で記されたものは『足臂十一脈経』『陰陽十一脈灸経』『脈法』『陰陽脈死候』『五十二病方』があり、他に『却穀食気』『導引図』『養生方』『雑療方』『胎産書』がある。

　ここでは主に『五十二病方』についてふれるが、本文では缺字・残簡が多い。そのため文意が通らない処は除外してある。

　内容は大別して呪術的(禹歩する、祝する、息をふく、なでる、女子布、四方のどちらかにむく等)・医術的(湯・散・丸・灸・外科的療法)・治療的(つける、はる、ぬる、のむ、むす、やく、あたためる)なもの、また、病状(いぼ、鼠径ヘルニア、毒蛇やさそり、犬にかまれる、化膿する、精神不安定など)や薬材(桂枝・棗・淑・朮・韮・麦・麻・黍・藜・苓・芍・禾・柳・桃・桐・漆・肉・虫など)の記述がある。

　なお、『天下至道説』『合陰陽』『養生書』は、房中術——性科学に関するもので、『胎産書』は産科的なものである。

○借字(しゃくじ)：現行の文字と比べると、漢字の左扁か右扁をとった借字がある。本文をよむに当って参考になるよう、その主なものを記しておく。(　)内は本字である。

久(灸)、尤(疣)、又(有)、智(知)、里(理)、司(何)、九(究)、道(導)、受(授)、包(胞)、要・杅(腰)、梢・宵(消)、具(俱)、豆(頭)、娄(屢)、古(祝)、零(苓)、暇(霢雨)、距(巨)、華(華)、兔(菟)、涂(塗)、如(茹)、沮(咀)、布(補)、咬(父)、無(蕪)、母(無)、智(知)、支(肢)、它(他)、施(弛)、摩(磨)、戻(尿)、斉(薺)、蜚(飛)、国(膕)、食(蝕)、北(背)、伏(服)、伏(茯)、勺(芍)、弱(溺)、穀(谷)、澤(釋)、洛(酪)、辟(避)、抬(刮)、列(裂)、秦(太)、疾(蒺)、胃(謂)、物(勿)、衷(中)、空(孔)、匈(胸)、仰(卬)、刑(形)、孫(損)、南(男)

VIII. 古典類等の文献

○呪術的な内容

　本書の目的とする医学——道教に関する内容からいって『五十二病方』の呪術的な面を見てみたい。

　呪術的なものは巫が担っており、医療も、宗教的なものも担う存在であった。さらに殷代のように、巫王として政治的権力をもつものもあった。

　『五十二病方』に見られる呪術的な項目と病症の記事の一覧表(図表65)を掲げておく。

○禹歩三：「禹歩三」とは禹歩すること3回という意味で、この禹歩とは『道蔵』中の『洞神八帝元変経』によると、禹が南海の浜で鳥が歩く姿に似た歩き方で禹歩というとあり(図表66)、また禹が治水・治山に熱心の余り、山川をわたり歩き、それで跛行するようになったともいう。

　『道蔵』中の『金鎖流珠引』によると図表67のような「三歩九跡」図がある。同じ『道蔵』中の『黄帝太一入門入式秘訣』では、一歩が七尺だから三、七、二十一尺の歩幅になるといい、『太上除三尸九虫保生経』では禹歩することで体内の悪い虫を追い出すとある。

　禹歩の儀礼として、まず室内に祭壇をつくり、その前で叩歯(歯をかみ合せる、道教所作の一つ)15回、気を閉じ、禹歩すれば避邪の効果があるとしている。

　禹歩は『抱朴子』「内篇仙薬」にもあり、『荘子』「徳充篇」にあるように、跛行者、奇形者、足首のない者(罪により足首が斬られる)などの異形の人に巫を行うような超能者がいると信じられていた。

　以下に「禹歩3」とでてくる病状とその内容にふれてみたい。「呪文を唱える」とある部分は呪文内容を省略してある。

・鼠径ヘルニア：月の16日、月が缺ける頃、禹歩3、呪文を唱える。

　別方：柏の杵にし、禹歩すること3回。

　別方：首を北にねかし、禹歩3、呪文を唱える。

・毒蛇にかまれる：水を一杯、ひょうたんに入れ、北の方に向って禹歩3。

・疣(いぼ)：月の終りの日のひる下り、鶏卵大の土の塊りを男子なら7、女子では14個を室の後ろにおき、その土塊をもって禹歩し呪文を唱える。

・魃(小児の精神状態が不隠で寒熱のあるもの)：禹歩3してから東に向って桃の枝をつくり、そこから人形をつくり、門戸の扉にさす。

○祝：「お祝いする」という事ではなく、祈って祭りを行い呪文を唱える事をいう。「甲骨文」では「祝」とかく。左の「示」はテーブルの上に供物をおき右の「兄」は人が踞って祈り言葉を捧げている様を表わしている。

・傷をうけての出血：祝して「男は竭き、女は裁つ」と唱える。

・子供のひきつけ：澄んだ水の部分を3回すくい、祝し、呪文を唱える。

・巣(病状不明)：巣になったら、雷が光った時、両手をすり合せ、雷に向って祝して呪文を唱える。

・疣：月の終りに祝して呪文を唱える。

・鼠径ヘルニア：日の出を待って患者を軒下の東に向わせ、他人には杵をもたせて西に向

111

本 文 篇

わせ、祝して呪文を唱える。

○四方に向って祈る

・まむしに嚙まれる：息を吹き「おそれ入れ、父は北に、母は南に、兄弟3人もいる」と呪
　　文を唱えれば治る。
・さそりに嚙まれる：唾をはいて傷につけ「父や兄は大山の産れ、谷のふもとに住んでい
　　るお前なんぞ立ちどころにやっつけるぞ」という。
・排尿困難：古い枯草か、薪に火をつけ患者の北（背）をあぶり、他人に尻をなでさせると
　　治る。別方として己巳の日の朝、東向きに器に小便する。
・鼠径ヘルニア：罪で足首を切られた者に晴明節の日に東に向って竹筒を足につけ14歩歩
　　かせる。別方として辛卯の日、家の下にたち、東方に向い太陽に向って「今日は辛卯の
　　日だ。名を改めて禹と言うことにした（どうだ驚いたか）」という。

○三 淏 汲：濁った水の沈澱物をとり除いた上澄を3回汲い、呪文を唱える。癃病（排尿困
　　難觀）の項に2回出てくる。
（さんひょうきゅう）

○辛巳日、卯日の日に：癪（鼠径ヘルニア）に、辛巳の日に息をはくこと3回くり返えし「天
　　神が降りて来て病気を治し、神女が壁によりかかり神のいう言葉を聞く」という呪文を
　　唱える。卯日については前出。

○女子布：女性の下着には特別な魔力があると考えられており、初潮血のついたものは珍
　　重されていたらしい。初潮血の効能については、「紅鉛」（後でのべる）がある。また『傷寒
　　論』に「焼禅散」といって、男性は女性の、女性は男性の下着をやいてのむというのもあ
　　る。
・馬癇（てんかんの一種。馬のいななきのような声を出し、体が反張する。他に牛・羊・猪・犬・鶏癇等
　　がある『千金方』）：女性の初潮血がついた下着をもやし、一杯の酒盃に入れ、のませる。
・鼠径ヘルニア：女性の下着を水につけ、その汁で肉をにて、その汁をのます。別方に月
　　経血がついた下着を水につけ、ついで火であたためて焼いてのむ。
・牝痔：痔で出血していれば、女性の下着を器の中で焼き、その煙で薫蒸する。3回で治
　　る。
・火焼糜爛：女性の下着を水に浸し、その汁を患部につける。別方に、水銀2、男子の精
　　液4、丹沙1の割合にまぜ、煙突のそばに3日おいてから患部につける。
・蠱（正体不明の病状をいう。元来、蠱とは、いろいろな虫をあつめ、皿に入れ、ふたをする。互に殺し
　　合いをさせ、最後に残った虫の毒を人を害するのに用いることをいう）：女性の下着をやいてのむ。
　　別方に、処女の下着を杯につけ、桂枝を加えて臭いをとってのむ。また別方に北に向っ
　　て符をやいてのむというのもある。

　『五十二病方』についてまとめると、本書は前漢時代、湖南省──当時では南方の呉・越・
楚といった地方──の土俗的医療を示しており、内服療法・外治療法と呪術的療法が混在し、

VIII. 古典類等の文献

巫医時代の様子を伝えている。鍼灸方面では、経絡が12でなく11という現代の鍼灸が確立する前の姿をつたえ、『導引図』という今の気功に尾をひく処もあり、『合陰陽』とか『天下至道説』という房中術に関わるものもある。房中術は『漢書芸文志』では医療の大きな部門としてあったし、道教の中でも修行法にまでなっている重要なものでもある。

VIII-2.『山海経』

『山海経』は、いつ、だれが書いたのか判っきりしていない。司馬遷『史記』「大宛伝」によると張騫は当時の西のはてまで旅したが、黄河の源流は見当らず、『山海経』にあるような昆崙とかの奇怪な生物は見なかったとある。ここには書名はのっても作者名はない。方士が関与していると思われる。漢代、劉向・劉秀親子が『七略』という当時現存した書の目録を作ったが、この書は今は亡佚している。後漢、班固が『漢書芸文志』の中で『山海経13巻』として記述しているが『芸文志』は『七略』を参考にしたものである。現行流通本は東晋の郭璞が撰述したもので以下のように18巻になっていて、『芸文志』所蔵の巻数とは符合していない。

1)南山経	6)海外南経	11)海内西経	16)大荒西経
2)西山経	7)海外西経	12)海内北経	17)大荒北経
3)北山経	8)海外北経	13)海内東経	18)海内経
4)東山経	9)海外東経	14)大荒東経	
5)中山経	10)海内南経	15)大荒南経	

これを見ても1)～5)と6)～18)に篇名が大別され、前者を前篇、後者を後篇と見ることもできる。

全体を見てみると『中山経』(現在の山西省南西部から河南省北西部、当時の中央部分)中心で(内容も豊富)以後、遠近により海外・海内・大荒と分け、さらに各々を東西南北に分けている(遠近、東西南北四方も、現在からいえば判っきりしない点もある)。

内容を見てみると『山海経』には次のような性格があるようである。

1) 地理書。山や川、その名称などからして、当時の地理書といえるが、現在の地図と照合してみる必要がある。

2) 博物書。各地方の物産(鉱物・植物・動物——獣・魚・鳥)を記してそれらの名称、効能が記されている。鉱物探査のためには、当時の技術者(方士)の必要書ではなかったろうか。

3) 食養面。例えば獣・魚・鳥などの食用にするとか、その特色や毒性、逆に人を食うなどもあって、旅行する上にも必携書ではなかったろうか。植物の中には現在も漢方生薬材料とされるものもあり、やはり見逃すことはできない。

4) 巫や神。本書は山岳信仰の書といってもよく、山には巫がいて薬をとっていたり、巫の信仰もあった。また神がいて、神話伝説は神が登場し、その家系も記されている。

5) 奇怪な獣・魚・鳥・人。一部を図(図表68・69・70)で記しておいたが、想像を絶する姿のものがある。人も獣身、獣首であったり、よくこうも考えられるものと思うほどで

113

本 文 篇

ある。当時の人はこの図を見て、辺境の地には何がいるか分からないと思ったであろう。西王母はこの頃は美人ではなく老婆の姿になっている。

『山海経』は、その中味は多岐、多種、多様なので、各経について一覧表をつくり、さらにそれを総括した総覧表をつくった。こうすると複雑な記述も理解しやすいとおもわれる。詳しく知りたければ原書にあたられたい。

①南山経(図表71)(数字は記録されている数)
　鉱物類では金玉・玉・金が多く、植物では木・草が、椒・苟杞という薬草もある。動物類では、獣類が多く、中に象・犀が生息していた。人・神では人面で鳥・龍・馬身がある。神人や伝説的人物として穆王、鮌、赤松子(仙人)、天帝などの名を見る。

②西山経(図表72)：鉱物類では金玉・玉(両者の区別は金の含有量によるのだろうか?)・丹(丹粟)・雌黄・硫黄・碧・礜石等の鉱物類が目立ち、錬丹術(外丹術)でも欠かせぬ材料になっている。植物類として椒・桂・芎窮等の薬草類が、動物類として人魚(図表70)、三青鳥、天狗(図表69)がいる。人魚とは我々の知っている人魚とは違うし、天狗も我々のいう天狗とは異なっている。平安朝時代(日本書紀、舒明天皇)、大きな流れ星をみて天狗(天にいる犬)の鳴き声といっていた。三青鳥は西王母に仕え、食事の世話をしたということである。人・神では黄帝・神農・西王母がある。神話・伝承がここにもある事に留意したい。

③北山経(図表73)：鉱物類では玉が最も多く、ついで金玉・鉄になっている。植物類では木・草の他に、椒・芍薬・芎窮等の薬草が、韮、桃、季、葱、漆等の名もみる。動物類では獣・魚・鳥の順に、蛇、人魚、蝦蟇が、人・神では神農、人面蛇身がある。

④東山経(図表74)：金玉・玉・水晶の順、植物類では、苟杞、荊、桃季等の薬物としても用いられるものもあり、動物類では獣が多く、蛇、亀の名もみる。人・神では人身で龍・羊角・蛇身で人面のものがいる。

⑤中山経(図表75)：最も種類が多い。当時中国の中心地であったためのようである。鉱物類では玉・金・鉄、錬丹術の原料でもある雌黄・磁石・雄黄などもあり、貴金属の金・白金・銀・錫、宝石の玉・水晶がある。文石とは紋様がある美しい石のこと(大理石?)。植物類では木・草が多く、芍薬・桃枝・棗・天門冬・菟糸・杏・芭・芎窮等の薬草原料が、桑は蚕──絹の存在が分る。橘・季・桃・粟・梨等の果物、穀とは米稲や黍、或いは麦などをいうのだろうか。動物類では獣・鳥・魚が、人魚・豹虎・鹿・熊・牛・象・猪などがある。このうち象は当時この地方にもいたらしく「南山経」にもでてくるが、陝西省に古象の化石がでた処があるのでやはり生息していたのは判っきりしている。人・神では人面で馬身・龍身があり、穆王、禹、鮌の名と共に巫祝がいる。また交趾という現在でいうとヴェトナムと思われる地名もある。

⑥海外南経：以後、国名がでてきて、その国の人種やその風貌、風俗や、物産(ここでは特に挙げない。数も今迄のものに比べて少なくなる)について言及している。貫匈国(図表69)、羽民国(図表68)、讙頭国(図表68)など、奇怪な人姿だが、羽民国は仙人様でもあるし、人面有翼の図もある。不死の民、不死樹もあり不老伝説があった事を示している。人・神

名では堯・嚳などの名がある。

⑦海外西経：奇肱国、巫咸国、女子国、軒轅国の名が見え、山では群巫が登葆山という山を昇り降りして薬をとっているとある。神名に蓐収を見る。

⑧海外北経：無臂国、一目国、無腸国などの国名、神名として共工の神、顓頊(高陽氏)を葬るという記述がある。

⑨海外東経：大人国、君子国、黒歯国、毛民国の名があり、『淮南子』や『離騒』にもある「堯、羿に命じて十個の太陽を射る」という場面も記されている。勾芒の名もみえる。

⑩海内南経：伯慮国の名と共に突厥・匈奴の名があるのは「南経」とはいいながら、中国西部、北部を指しているといってよい。桂林八樹というのがあるが桂林といえば南方である。舜を葬った場所もある。

⑪海内西経：貳負之国、貊国の名と共に重要なのは、貳負の臣、危危が武負・窫窳を殺すとあって、開明の東(開明獣とは海内崑崙の虚にあって、九門を守り中には百神がいるとある)にあって、そこで巫彭、巫抵、巫陽、巫履、巫凡、巫相がいてみな神医である。(『世本』[物や人物の出所を記す。『隋書経籍志』には劉向撰となっている]では巫彭初めて医をなすとあり)これらの巫は不死の薬をもって、窫窳の死骸を囲み再生を願っているとある。窫窳は蛇身人面とされている。

⑫海内北経：犬戎国、犬封国、鬼国の名が、西王母(図表68)、三青鳥(三足鳥ともいう。三足鳥というと神武天皇の八咫烏、熊野大社の旗印、日本サッカー協会のマークもみな三足鳥である)に関する記述もある。姑射国(『荘子』には藐姑射がある)、蓬莱山(渤海湾中にあり山上に仙人がいる)、大人の市(蜃気楼)などがあるが、ここに倭の国の名がでてくる。倭とは日本を指すようであり「倭は燕(中国東北部、河北省中心)に属す。帯方(朝鮮)の東、大海の内にあり、女子を以て主となす。その俗、髪を結って束ね、衣服は針を使わない貫頭衣で、体に丹朱をぬる。一人の男性は数十人女性を娶る」とある。『魏志倭人伝』と似ているのは注目される。

⑬海内東経：天竺国、始鳩国の名がある。天竺とは一般にインド方面でもあるし、他に大夏、小月氏、西胡などが記されている。流沙の中にあるというから遠く西域地方を指しているようだがここに20余の渭水、洛水、漢水等の名(この3つは黄河の支流)があり、その流れが書かれている。これらは『水経注』と対照してみる必要がある。

⑭大荒東経：大人国、大秦国、小人国、中秦国、白民の国、黒歯国など多くの国名が並ぶ。大秦とは古代ローマを指すが、白民の国とは白人種のことであろうか、「海外西経」にもでてくる。大人国の人は長身であるとあり、倭国の人が大海の外で大風にあい、ある国に漂流し、そこで身の丈、丈余、姿は胡人(西域の異民族)に似る人を見たと記されている。

　　帝俊、帝鴻の名も見られ、人面獣身、人面鳥身、人面虎身の存在もあるし、三青鳥もでてくる。

⑮大荒南経：三身の国、委禹の国、義和の国等の名がのり、巫山には天帝の神仙の薬があり、黄鳥がいる。黒水は崑崙山より発し、登葆山では群巫が昇り降りし、菌人という小人もいる。狄山には帝堯、嚳、舜を葬るとあって、さらに不死国、不死の樹とある。やはりここらでは不老不死伝説、巫の信仰等を見る。

⑯大荒西経：西周の国は姫姓とあり、黄帝の家系、周朝のルーツともとれる。帝嚳、后稷

本 文 篇

をうむとある。北狄の国では顓頊―黄帝―祝融と家系があり、女子の国もあり女性だけの国というと「アマゾネス伝説」のようである。軒轅の国では人面蛇身、人面鳥身の獣がいる。不周山は顓頊と共工が戦い、共工が破れて口惜しさに不周山に頭をぶつけ、山の形が変ったという事で知られ、大荒の中に豊沮玉門という日月の出入する処には巫咸、巫即、巫肦、巫彭、巫始、巫眞、巫礼、巫抵、巫謝、巫羅の十巫が薬草をとるため昇り降りしているとあり、王母の山という山には三青鳥がいる。西王母は崑崙におり、崑崙の丘は流沙の浜にあり、西海の前、赤水の後、西王母は虎齒・豹尾で穴居し三青鳥が食事をはこんでいる(西山経では玉山にいる)。日月山は日月が出入する処で天枢という。大荒の中に山があり天狗(天犬)がいる。火山国には火澣布(火中の白鼠を捕えその毛で布をつくる。防火用の布)がある。

⑰大荒北経：肅愼の国の名がある。現在のアジア東北地方。朝鮮北部地方を指す地名である。「海外西経」にもあるが、西方にあるというのはおかしい。北斉の国は姜姓であるという(姜姓は戦国時代斉の国の姓)、毛民の国、深目民の国、牛黎の国、犬戎の国(「海内北経」にもでてくる、西方の異民族である)。黄帝の蚩尤を破った阪泉の野も記されている。附禹の山には黄鳥、青鳥、豹、熊、蛇などがいる。人面鳥身、鹿首人身、人面獣身の獣もでてくる。

⑱海内経：『山海経』の最後のもので、ここには朝鮮があり、今の楽浪郡と紹介されている。朝雲の国、列襄の国、釘靈国や不死の山、巴人(今の四川省)や苗民(今の長江漢城、洞庭湖、鄱陽湖附近、中原地方から圧迫され南下)の名もある。ここでは黄帝の家系が記されている。黄帝―鯀―禹という系統で『世本』によると、黄帝―昌意―顓頊―鯀―禹となっていて(図表7)、祝融は鯀を打ち、共工とも戦っている。また伏羲は琴、神農は瑟、帝俊の子八人は歌舞を、后稷は百穀をまいたとある。

『山海経』の総覧を表(図表76)にしておく。西山経～中山経では出現する鉱物類・植物類・動物類・人神の数を記してある。このうち『中山経』が最も数が多く、次いで鉱物類では『西山経』が、植物類では『北山経』が、動物類では『南山経』が多かった。この事から本書は『中山経』という当時の中央を中心としたもので、物産類には、東西南北の特性があるようであった(方向性の合わないものもあるが)。

以上の事から、本書は、方術的・薬物的・巫の存在とその信仰、鉱物類の探索は山岳信仰と結びつき、神や神々の家系は民間信仰に関わるなど、多方面に亘る内容を有しているが、この書を必要とし、推していたのは当時の方士で、方士とは「方術の士」という事で、今でいえば技術者、技能者といった処で、さらに祭祀・祈祷・養生術・医術・占星・卜占などを行い、鉱物探査(『山海経』)、薬草採取(『神農本草経』)、医術(『黄帝円経』、『素問』、『至真要大論』)らにも関わる。『史記』「封禅書」にすでに見られ、後漢時代になると呪巫を行う集団(太平道・五斗米道)の基になり、道士という姿に代り、のちに道教がおこると道教徒となっていく(図表2)(『素問』「五蔵別論」に「方士」の名がでてくる)のちの道士となる人々であったようだ。つまり、本書は道教と医学という方面からも重要な書といえる。この時代、魏晋南北朝時代は道教が誕生する変革期であった。

なお『道蔵』中の『山海経』には「図讃」(図表77・78)がある。讃のみで図はないが、讃の部分は参考になる。

IX. 道教と道教医学

　ここまでの章でいろいろな事を見てきた。これは少し迂回しているように思われるかも知れないが、道教医学に関する真の理解を得るためには知っておかねばならない基礎知識でもある。

　本章ではいよいよ道教と道教医学について図表に従って解説していく。併せて、既刊の拙著や参考文献中の書籍も参照していただきたい。

IX-1. 道教

IX-1-a. プレ道教時代

迷信から科学に(図表79)

　歴史においては迷信からの脱却から科学がおこる。この間、あらゆる面で試行錯誤の連続があり、まず迷信時代は、何事も自然——天とは連動し、天人合一の時代であった。自然への恐れ——飢餓、風雨晦明、雷、洪水、大火、流行病など自然現象が人の生活に関与していて、人々は天を仰ぎ、地に俯し、天には神——天神がいて人の世界も上から支配していると考えられた。そして、天と人との仲介に巫の信仰がうまれ、祭祀という宗教のめばえが始まる。同じ頃、雑居生活、非定住生活は「母を知るも父は知らず」といった有様で、母系家族時代は同時に何事も天や精霊のためと思われていたから、やがて天や祖先を崇い祀るという祈りがおこり宗教のはじまりとなる。

　ついで、この荒々しい制御も効かない自然現象を鎮める方法を考える。一方では祈り、祝う方法、一つには、マジック的な方法(呪術、巫術、方術)と、一つには積極的に人を癒そうとする方法(医術)等がおこる。自然との対話の時代といえる。

　次に、人智が発達し、観察力がまし、宗教との分離もおこり経験の集積もあって、自然への積極的介入の時代に入る。人類の歴史時代(紀元前後)、物事を分類・分析し、観察し、復原し、システム化するという科学的態度がうまれ、自然への調節・介入時代に入る(「我命在我、不在天」。『養性延命録』など)。現代がまさにそうである。宗教は世界各地の民族の間で独自の神を祀ったので各種であるが、一神教と多神教とに区別できる。精霊主義も原始宗教にある。仏教、道教、儒教は多神教、キリスト、イスラム教などは一神教。一神教は信仰が昂じて狂信的にもなることがある(今のイスラム社会)。

創生より道教へ(図表80)

　天地開闢から神話時代になるが、すでにこの点は述べてあるので掲出の表に従って見てみる。

　天人合一思想は、星の信仰をうむ。五行説にもあるように五星があり、北極星は天の中心、天帝の星——天帝のいる処の紫微宮で、北斗七星はそののる車で、その他五惑星の運行

本文篇

や、四季の移り変りに見せる太陽の位置(春分・冬至等)、月の満ちかけ(1か月のサイクル)を知り、朝昼夜の変化で時間を知った。これらの天文学的知識は陰陽・五行説・十干、十二支や八卦(易)へと展開する。

巫については巫医分離(扁鵲のいう六不治とか『周礼』「夏官」に医師、春官に司巫に分かれている)がある。巫は巫医と元来の巫に分れ、この巫は巫王などにみられるように祭政一致になる(殷代)。一方の巫医は経験、観察から医術、次いで、のちに医学となる。

巫の信仰は、天の信仰などと共に古代民間信仰のもとになり、道家の思想などと一つになって道教(原始道教)となっていく。

IX-1-b. 道教
道教のなりたち(図表81)

道教の定義にもいろいろな考えがある。これは筆者が最も妥当と考えている、東大名誉教授である故窪徳忠先生のいう処をまとめた表である。それを道教の基盤から内容、方向、目的等に分けてみた。道教とは何かという骨格が分ってくる。

道教の構造(図表82)

道教を、構造的に理論的、医学的、方術的、祭祀的部門に分けてある。本稿では、2の医学的部門が中心になるが、それは他の1および3とも連動しているのである。

道教の展開(宋・金・元時代)(図表83)

道教の流れ全体については初めの図表1を見ていただきたい。「儒の門は宋に分れ、医の門は金元に分れる」といった言葉もあるようにこの時代は道教も分裂、発展した頃で、現在の道教二大主流、全眞教と古くからつづく天師道が正一派となり他の弱小教団を圧えて力をましてくる。

道教の流派

道教はその奉する方法で図表84ように、大体七派に分かれ、その主義主張をもっている。

道教の三大思想(図表85)

道教の思想における三大柱を示してある。

IX-1-c. 道蔵

道蔵という言葉は、現在では慣用的に明の正統年間にできた『正統道蔵』を指している。これが今現在において道蔵のほぼ完全な姿をみることのできるものであるからである。道蔵は道教経典の集大成で、仏教の『大蔵経』に相当する。道教を研究するための第一次資料である。しかし以下のように時代による変遷を経けている。

道蔵の歴史

時代順に並べると次のようである。

- 『三洞経書目録』南朝5世紀末。折から勢力がましてきた仏教に対抗するため、道教経典の集録が求められ、陸修静が蒐集、編纂した。1228巻。
- 『天宮宝蔵』4565巻。宋、天禧3年(1019)。
- 『雲笈七籤』122巻。宋、1020年以後。天宮宝蔵の重要と思われるものを張君房が抽出、編集したもの。これ以前にのこる道蔵が散佚しているので古い道蔵の姿をとどめる。「小道蔵」ともいわれ、「大道蔵」が入手できない時代の重要な参考書籍で、『正統道蔵』に収められている。3冊本の新文豊出版(1906年)、1冊本の斉魯出版(1988年)がある。
- 『万寿道蔵』宋、徽宗、政和年間(1111〜18年)。版本となり多く出版された。
- 『玄都宝籤』6455巻。金、明昌3年(1192)。蒙古の乃馬真后3年(1244)にも同じものが刊行された。この頃、新興道教の全眞教の経典類も編入、増大する。また、仏教との争いが強まり、その後、『道徳経』『雲笈七籤』を除いて版木は焼き捨てられてしまう。
- 『正統道蔵』。明の正統10年(1445)、奉勅により全国的に蒐集し編纂。5305巻となる。ついで万暦35年(1607)、第50代天師張国祥が180巻を追加して『続道蔵』ができ、両者併せて5485巻となる。今日、『道蔵』といえばこれをいう。

  しかし『道蔵』分類法である歴史的な「三洞四輔」も、この頃では、全眞教などの多くの典籍が入ってきてその分類がつかないものがあったり、誤字等で混乱しているのが実態でもある。道蔵として入手できるのは、1)芸文印書版(縮刷版)60冊(1977年)(台湾)、2)中文出版30冊(1977年)(日本)。

  なお、『正統道蔵』には、上海涵分楼(1923〜1925、1120冊)、台湾新文豊出版(1977年、60冊)、北京文物・上海書店・天津古籍出版合同出版(1988年、36冊)等がある。これらは一応、三洞四輔の形をとっている。

- 『道蔵輯要』清、光緒32年(1906)、賀龍驤の撰、287種。新しく『正統道蔵』以後のものや、洩れていた経典を集めて編集した。新文豊出版、23冊がある。
- 『蔵外道書』1994年。題名のとおりの道蔵にない経典を集めたもの。36冊、巴蜀出版。
- 『中華道蔵』華夏出版、王卡主編、49冊。

道蔵索引類

『道蔵』は何にしろ大部で、分類も煩雑なため、目指す経典を探すのに便利な索引(インデックス)類がある。さきの経典集にはそれぞれ巻初か巻末に目録がついているが、以下のようなものもあるので紹介しておく。

- 『道蔵子目引得、ハーバードインデックス』1966年
- 正統道蔵目録通検：揚金駕改編、中文出版、1986年
- 正統道蔵総目録、新文豊出版編審部、1987年
- 道蔵索引、弛白人(フランス)原編、上海書店、1996年
- 新編道蔵目録、2冊、北京図書館出版、1999年

本 文 篇

・中華道蔵総目録、正卡主編、華夏出版、1991年

道蔵提要類

道教経典の要点を要約して、出典、著者名を記し、道蔵のどこにあるかなどを書いていて、手助けになるものとして次のようなものがある。

・道蔵提要、任繼愈主編、中国社会科学出版、1991年
・道蔵提要(第3版)、任繼愈主編、中国社会科学出版、2005年
・正統道蔵提要(上下)、蕭登福、文津出版、2011年

なお次のようなものもあり参考となる。古くは『道蔵源流考』(1963年)、『道蔵源流考続考』(1983年)もある。

・『道蔵書目提要』潘雨延、上海古籍、2003年
・『増注新修道蔵目録』丁增仁、巳蜀出版、2008年
・道蔵註略、上下、朱越利、北京燕山出版、2009年

『道蔵』については、道教の研究の第一資料であるが、これを通読するには脳力(能力)以外に気力、体力も必要になる。筆者はかつて、5年をかけて2回ばかり通読し、その中から医学的関係部分を抽出し、プリントし22冊の私製『道典』をつくった。これは『「道蔵」等中国医学関係経典索引』(本書所収)の作成に大いに役立った。

辞典類

次のようなものがあり、参考として座右におきたい。

・道教事典、野口鉄郎、他編、平河出版、1994年
・道教の大事典、坂出祥伸編、新人物往来社、1994年
・中華道教大辞典、胡孚琛編、中国社会科学出版、1995年
・道教大辞典、蘇州道教協会編、華夏出版、1994年
・道教三百題、王卡編、建安出版、1996年

『道蔵』中の黄帝を冠名とする経典(図表86)

黄老思想というように黄帝は道教では崇ばれている神だが、その冠名とする経典は『道蔵目録』を見ても36種あり、このうち医書としては『素問』『霊枢』『八十一難経』『運気論典』『玄珠密論』等がある。陰符経は21種あった。

黄庭経類は20種を算える。『黄庭経』はのちにふれるが「道教医学」を語るうえに重要な経典で、「黄帝」類の医書と同列である。

この『黄庭経』類が道書の中でどう分布しているかを見たのが図表87で経典名がちがっても、黄庭がつく経典が多い事が分る。

合冊した『「道蔵」等中国医学関係経典索引』も併せて参照のこと。

IX-2. 道教医学

これから本書の目的とする「道教医学」についてふれる。以下図表に従う。

蔵府形状之図(図表88)

伝統的な中国医学の解剖図は、ほとんどこのようで、「内景図」ともいわれている。

目立つのは肝蔵の左にあり、腎に命門と腎がある(君火と相火)ことである。簡単にいうと命門は精(腎精)、腎は泌尿系的腎といった処で、左側に肝蔵があるのはよく分らない。多分、左は右に比べ優位にあり、五行説に従うと肝＝木で、木は春、つまり一年の初めとなる。従って木が第一となると肝は他の者に優先し、左側に収まるといったように考えたのであろう。

道教と医学、道教とは(図表82)

道教の内容と区分について。

区分については成立道教と通俗道教、つまり、教会と民間の違いにあったという説もあった(今ではそう区分していない)。

内容の中では医術的方面として、服餌(内服)、辟穀(食餌)、調息・導引(運動呼吸法)、房中(性的方術、後でふれる)がある。

方術的なものとして符録、呪語・禁忌等がある。符に書かれたものは神から下された神聖なものでこれを身に佩びる(外服)、呑む(呑符)、壁にはりおがむ(貼符)などする。黄色の紙に朱書するのが普通で、描かれたものは文字の変型が多い。今日のおふだ、お守り、絵馬のルーツである。

道教医学の周辺(図表64)

このトライアングルは、道教医学を知るうえで重要な因子を示している。まず当然、古典医書であり、同時に一般的な古典より医学的関係記事を拾う。また道蔵(正統道蔵)より医学的関係経典を探索し、まとめる(本書所収の『「道蔵」等中国医学関係経典索引』参照)。この3つを一つにして、道教医学に向うのがよいと筆者は考えている。

道教医学の三層構造(図表89)

この図は重要で、中国はじめ東アジアの研究者には大方認められたものである。

まず中心に、中国伝統医学がある(湯液・本草・鍼灸)。これがコアで、その外の中間層には、導引・調息・辟穀・房中・服餌といった道教的医術があり、養生面が絡んでいる。自力的なものである。ついで最外層には符・斎・籤・呪・祝といった祭祀(斎、祝、呪)、占籤や符術が並ぶ。中間層の自力的なるものに対して、神や霊魂に頼る他力的傾向のものである。

この三層全体が一つになって道教医学をつくっているわけである。

本文篇

道教医学と中国医学の流れ（図表90）

左に時代区分を、次に道教医学と中国医学の関係を、右欄には備考とすべき内容を示している。

この図も重要で、医術から医学に、さらにその発展には、どのようなものが関与していたかを示している。

この表だけで、医学の歴史がわかる。

中国医学、道教医学と道教（図表91・92）

前図と対照して御覧になられたいが、中国医学、道教医学の理念のルーツ、それは道教とどう関わっているのかを、理論面と実際面で分けて示している。

中国医学も道教医学も、もとはその始まりは、自然観からで、自然は絶えずめぐっているという循環思想とあいまって、図のような順序で、道教、道教医学、中国医学等は漸次分枝し、道教は民間信仰に、道教医学は民間療法に、中国医学は日本とか韓国の東アジア全体に拡っていく有様を示している。

これも全体の理解に重要なものである。

中国伝統医学と道教医学の接点

くりかえしのようだが、中国伝統医学と道教医学の間の共通理論を以下に示す。共通項はよく見ておくべきである。

道教と道教医学の基礎（図表93）

民間信仰、巫の信仰と自然観（陰陽説など）を基盤とし、人が誰れもがもっている不老長寿への憶い、その達成は養生説と関わる。さらにこの世の天国を目指す、現世利益と結ばれる。現世利益を一口にいえば「福・禄・寿」になる。

道教医学の基礎理論（図表94）

道教医学の三層構造があって、それをとりまくいろいろな要素を挙げてみた。どれもが欠く事のできない重要事項である。

巫、巫医分離、医家の存在、道教医学（図表57）

巫というシャーマニズムは、扁鵲の六不治「巫を信じて医を信じない」といった処から分離し、巫と巫医に分かれる。巫医の方はのちに経験をつみ、神ではなく、天でもなく、人を見るという科学的思想が芽ばえ医学の路を歩むようになる。人々の自覚もすすみ「我命在我、不在天」（『養性延命録』など）と経験的、科学的な方面にすすんでいく。

この間、諸子百家時代を迎えるが、筆者は諸家の中に「医家」があったのではないかと深くおもっている。次項にてふれる。

医家の存在

諸子百家の中には医家はないが、医家は諸子百家に入ってもよいと思う。「医家」の存在、

IX. 道教と道教医学

ここは本書の目玉の一つの処でもあるので改めてやや詳しく述べておく。

『史記』「扁鵲倉公列伝」第四十五に扁鵲が諸国を巡り、虢(東・西・南・北など四つの虢があったが扁鵲の頃には滅亡してなかったとされる、今の河南省陝県)の国にやって来た事が記されている。虢の太子が病気になったというので、その治療を扁鵲に依頼する。診察して弟子の子陽に鍼を砥せ、三陽(太陽・少陽・陽明)と五会(頭の上から百会・胸会・聴会・気会・腰会)に鍼をして更に子豹をして温めたり薬を与え蘇させている。

つまり扁鵲には鍼の専問子陽と、薬とか、温めたりする施術をする子豹という弟子を連れていた事になる。

『韓詩外伝』(漢・韓嬰の撰、漢代で詩経を伝えた一派)には弟子の名に、陽子、薬子、子遊、子俄、子越が、『説苑』(漢劉向著、当時の各国に伝わる詩について評を加えたもの)では子容、薬子、陽儀、子越、子遊らが各々得意とする治療手段を用いて手伝っている。

その後扁鵲は邯鄲(今の湖南省北部、河北省西南部)では帯下医(婦人科医)、周の雒陽では耳目卑医(老人科? または耳鼻科か)、秦の咸陽では小児科と早変りしている。しかしここで秦の李醯にねたまれ殺されてしまう。この巡国の前には斉で桓候を診察し趙の国では扁鵲といわれるようになった。つまり扁鵲の名のとおり鳥の「カササギ」のように諸国をとびまわっていたのだが、それは単独ではなかったろう。扁鵲の名も一人ではないという説もある。虢の国のはなしのように弟子がいたし、各国でいろいろな医者になれたのも、多人数いた方が、なり易かったろうし、またそれに自分の「医」の力を示して歩くデモでもあったようだ。

そして各国で医師の名声を博すとそこに自分の弟子をおき、それこそ「扁鵲流」としての「医家」の確立を図っていたのではないだろうか。

「儒家」の祖孔子も自分の儒家の思想を拡げるべく諸国を巡ぐり自分及び弟子の売り込みに努力したのである。その具体的な例として「陳蔡の厄」の話が名高い。

『論語』「先進」に「弟子の多くをつれて、陳蔡(ともに河南省淮陽県と上蔡県)の間で未だ就職もできないでいる多くの弟子をつれていたが食糧が絶えて苦労した(孔子は五十五歳から六十九歳まで十四年間諸国を巡ってしばしば危い目に会っているが、この時は六十三一四歳頃であったと思われる)」と孔子は述懐している。この事件は有名な事であったようで『列子』揚朱にもでてくるが『荘子』「雑篇譲王」にも「孔子は陳蔡の間で両国の軍隊に包囲され七日間、煮たきすることができず食べるのに事かいた。弟子の顔回がやっと菜を調理し、子路・子貢などが従った」とある。

扁鵲は自分の医流を確立、広げるため、弟子をつれて諸国を歩き「医家」としての地位を確立したかにみえたが、志半ばにして非業の最期をとげ、その願いもかなわず、歴史の上で「医家」は「諸子百家」にも入らなかったと考えている。対して黄帝を源流とする黄帝流——素問・霊枢等——が力をえるようになる。

これらは、図表57中の二重枠、医書・古典・経典でことに重要なものである。ここではこのうち、『素問』『霊枢』『神農本草経』『太平経』『黄庭経』について書いておく(『抱朴子』は立派な訳本があるので略)。

『素問』『霊枢』についてはいくつかの訳本があるので略したが、筆者は『表解』「素問・霊枢」『分解』「素問・霊枢」『成句章句』などを発表している。ここではそのうち、『素問』『霊枢』に出現する文字をみた。こうするとこれらの書の主張も判ると考えたからである。任継愈氏の『黄帝内経章句索引』を基としてしらべた。

123

本文篇

『黄帝内経章句索引』の字句出現頻度一覧(図表95)
　表に従って出てくる文字の順は、陰・陽が最も多く、ついで、天・地・人、病、脈、気、寒・熱。五臓では腎、五行では水が多かった。やはり本書に陰陽、天地人、気などといった自然観からうまれた思想がちりばめられているのが分る。腎と水というペアーが五臓・五行の中でも多いのは、水の重視、または「太一生水」の現われだろうか？

『黄帝内経章句索引』の中の「五行」に関する字句出現頻度一覧(図表96)
　五行の中でも五臓・六腑という言葉が最も出現する。ついで五味・五行という言葉がつづく。

IX-2-a. 神農本草経
　次に『神農本草経』についてみる。
　本書は、『素問』『霊枢』と同じく道家の思想が見られるので『道教医学』にとっても欠かせない。しかし『道蔵』中にはなく、『図経衍義本草』がある。

神農本草経の刊行歴史(図表97)
　まず、『神農本草経』の名がでてくるのは『隋書』「経籍志」である。陶弘景の『神農本草経集注』、唐の『新修本草』を第一代、宋朝の『証類本草』などの官製版を第二代、明・清時代の注釈本や、季時珍の『本草綱目』を第三代とする三つの波があったようにおもわれる。
　これらのうち、清の孫星衍(二孫本)と日本の森立之の注釈本が秀れているといわれ、別著『表解』「神農本草経」でもこの二冊について考究している。

『神農本草経』の上・中・下薬(図表98)
　365種(1年の日数に相当)の草物を上・中・下薬に分け(120、120、125種)、各々その特性や薬効を分けている。注目するのは上薬で、君の位、養命、天に応じ、無毒、多服するも副作用なく、軽身・益気・不老・延年作用があるとしている。

森立之・孫星衍の比較(図表99)
　両者とも357種、上・中・下薬に分け、孫本では玉石類・薬草木・果菜・米穀等に分けてある。これによると草薬類が最も多く玉石類がつづく。

『神農本草経』の薬効数と順位(森立之)(図表100)
　軽身が37.8％を占め、ついで不老(17.0％)、延年(13.9％)等とつづく。殺三虫とは、人体に害をする、現代では考えられない想像的な寄生虫である(後述)。この表には神仙作用もあり、一方軽身とは身が軽るくなり空をとぶという神仙のイメージがある。太一余糧というものは薬効飛行千里とうたっている。
　『神農本草経』を実際につくった者は不明だが、当時の方士ではなかったと考えている。方士すなわち方術の士とは、医術・占術・天文・暦数・養生・呪術(『漢書芸文志』「方技畧」に、医経・経方・房中・神遷とある)等を行う今日的の技術者、科学者、医師でもあった。こう考える

IX. 道教と道教医学

のは、不老長寿・神仙・益気等の極めて現実的願望の達成のための玉石類等の鉱物類の探索は『山海経』でもふれてあるように方士の働きがあったためである。上薬の中に玉石類があり、第一に挙げているのは、不老不死の薬物として丹類(水銀類)が推されているのと一脈通じている。

IX-2-b.『黄帝内経蝦蟇経』

『素問』『霊枢』『太素』には「黄帝内経」の語がつくが、これも『黄帝内経蝦蟇経』といわれるもので、広くいえば黄帝系——道教に結びつけられるが『道蔵』にはない。短かいもので一巻、撰者不明。

要旨は、大宇宙と小宇宙(人)との対比から月の満ち欠けに連動して人気(気血)は体内を巡るという。灸をする場合、何時でも、何処でもよいわけでなく、月—気血の関係で禁忌とかすえる場所があるという。

この書は『隋書』「経籍志」や『通史』「芸文志」にある『黄帝内経蝦蟇経』とされ、日本の文政6年(1823)、敬業楽群楼版に収められている。

ここでは、中国古籍出版(1984年)本をもとにした。図(図表101・102)のように、太陽には三足烏(西王母に仕える三足烏、神武天皇東征の八咫烏、日本サッカー協会のシンボルマーク等。熊野大社のシンボル)が、月には、蝦蟇と兎(『史記』「亀策伝」『淮南子』「精神訓」『論衡』「順彭伝」など)がいるといい、『太平御覧』に引く『黄帝医経』には「蝦蟇図」がある。

「新月(陰暦)2日で月中の蝦蟇は動き出す」。月の前半では図によれば蝦蟇が、十五日ほどでは満月、次いで月末までは兎が優勢だが、それも26日すぎるとかくれ始め30日で見られなくなるというサイクルになっている。この各日に人気は体をまわり、灸のすえるよしあし、適応が記されている。

この人気(気血)の循環が日によって影響があるというのは『霊枢』「九宮八風篇」に似ている。これでは、四季の変る節目——例えば春分、秋分、夏至、冬至などに太一(方仙道、黄老道でいう最高神)は移動し風をおこし、これが人体に影響を与えるというのである。

『黄帝内経蝦蟇経』には図表103のように「六甲日神遊舎図」というものがのっている。

六甲とはいろいろなものがあり、五行分類ではない。

また、それぞれ神名があり、それも一様ではない。『道蔵』中には次のような六甲の経典がある。

ⅰ)上清瓊宮霊飛左右上符
ⅱ)上清六甲祈禱法
ⅲ)上清瓊宮霊飛六甲籙
ⅳ)洞玄霊宝六甲玉女上宮歌章
ⅴ)六十甲子本命元辰暦

上清教の経典のものだが、内容は神名の羅列で、符もあり神呪が印されている。

この中の神名は玉女名が多く、図表104のように女神像が描かれている。『道蔵』中の『道門経法相承次序』「巻下」に、図表105のような記載がある。一甲〜六甲、寅〜子、木〜水神

本 文 篇

(五行の木・火・土・金・水)に風が加わる。さらに身体の主配する処が書かれてある。六甲という呪的なものと身体を結んでいることが判明する。六甲の日は天女が天からやってきて幸いをもたらすというので人々は身を清めて待っていたという。

六甲とは元来、十干・十二支を組み合せた六十干支があったが、これが漢代、陰陽・五行説と結合。甲乙〜癸亥などのサークルをつくった。そしてそれを年に割りあて、その年に生れた人の星宿神とした。こうして六丁とか六甲ができ上るが、今のべたように道教では神の名が多い。

六甲(甲子・甲戌・甲申・甲午・甲辰・甲寅)は陽神、六丁(丁卯・丁巳・丁未・丁酉・丁亥・丁丑)は陰神ともする。

『神仙伝』「左慈」では左慈は六甲を修業し、精通したという。

要するに、本書は灸の適応日、禁忌日を月の満ち欠けと照し合わせて行うという養生、呪術にも係わるものである。

IX-2-c. 馬王堆出土帛書

1973年、湖馬省馬王堆三号漢墓から、多量の帛書(絹に書かれた書)が発掘された。この中に11種の医書があり、『五十二病方』はその中の一つである。他に房中に関するものや、養生、鍼灸、導引、産科系のものがある。これらは春秋〜戦国〜漢代に亘るもので、存在が確かな医書として最古のものである。

本書の薬物は240余りあるが、草木類が多く、次いで動物、少ないのが鉱物等で、前述の『神農本草経』とは趣が異なっていることに注目したい。つまり発掘された湖南省は当時は南方で、春秋・戦国時代の楚といわれ、独特な文化 —— 楚文字、屈原の『離騒』、辰州符(辰州とは湖南省)等があった。老子も楚の人であった。南は北と比べて雨が多く草木もしげり、当然そこから薬草類を得ていた。今でも南方や台湾には「青草」店という野生植物を薬材として売っている。

『神農本草経』で玉石類があるのはどうも北方系と考えられる。玉石は当然、山谷にある。楚などの南方は平地である。

『五十二病方』の病名と呪術方法(図表65)

本書の中を見ると、内服療法の他に、祈り、外服、まじない、などの呪術的方法が多い。これは前漢時代、巫医が活躍してた頃でまだ医薬が主役をえる前であったともいえる。この表を見ると、呪的方法が大きな役目を負っている。中に「禹歩」というのもある。

禹歩は、古代の王、禹の歩き方を元来いい、反閉(邪気を反覆閉塞するという意味)ともいい呪術文を唱えて舞うことをいう(前出)。

IX-2-d. 精気神(図表106)

漢方では「気血水」とよくいうが、道教では「精気神」という言葉があり、一つの見方をすれば「道教医学」とは「精気神の医学」といってもよい。

『太平経合校』「令人寿治平法」(王明著)に「精気神は共に一つで、天地の気にもとづき、神は天、精は地、気は中和(天地の間)より受けている。それで神は気に乗っていき、精はその中

IX. 道教と道教医学

にいる。この三つは互に助けあう、もし長生きしたかったら気を受け、神を尊び、精を重んずべきである」とあり、同じ「還神邪自渡法」には「人気は体をぐるぐる廻るが、神と精はこれにのって出入している。神精に気があるのは、魚が生きるのに水が必要のように、気が絶えれば神精も散りじり、水がなくなれば魚は死んでしまうのと同じである。それで、長生の道は身を安くし、気を養い、いたずらに喜んだり、怒ったりしない事だ」と記されている。

三宝と三関

　この精気神は三宝とか、三関といわれる道教用語とも関係する。

　三宝とは『長生詮経』にひく『衛生経』に「精気神を内三宝、耳目口を外三宝という」とあり、『周易参同契』では「この耳目口の三宝を固く閉じ、拡がらないようにする」といっている。耳目口についてはすでに『老子』「第12章」では「五色は人を盲にし、五音は人を聾にし、五味は口の味をおかしくする」とあるので、古い時から耳目口から入ってくる外来の刺激を避ける事が生きるうえに重要と説いている。この耳目口については図表62の昭和初期の尋常小学校教科書にものっている。これを編集した時どのような意図があったか不明だがやはり、耳目口に注目していたのは大いに考えさせられる。庚申信仰(拙著『日本全国神話・伝説の旅』参照)の庚申塔にいわゆる三猿(見ざる、聞かざる、言わざる)を見る。これも目・耳・口と係わっている。

　三関とは『道枢』には「口を天関、手を人関、足を地関、泥丸(脳)を上関、絳宮(心臓)を中関、下元(下腹部)を下関という」とある。これらをまとめて表にした(図表107)。

　また、『還眞集』にのるこの図(図表108)を見ると、三宝に先天、後天があり、先天三宝は元精・元気・元神、後天三宝は精気神となっている。交感精とは男女の交合、呼吸気は後天の気、呼吸、思慮神とは感性、感情、思考、意志、記憶等の脳の働き、俗にいう「精神」である。

　『素問』「陰陽応象大論」に「精化爲気」とあるが、『三関四象図』(図表109)では、天関—心、人関—気、地関(形)、及びこれらが目耳口鼻と関連されている。

　錬精、錬気を身体的活動とすれば、錬神は精神活動といえる。これを前者を「性」、後者を「命」とし、「性命双修」というが、道教の大きな目標になる。『霊枢』「寿夭剛柔」に、「形(身体)と気がともに全うしていれば長生きでき、そうでないと若死する」といい、『抱朴子』「地真」には、「人の体は国に例えられる。神は君、血は臣、気は人々のようだから、自分の身を治めるのは、国を治めると同じで、人々を愛して安んじされば国も安泰で、気を養うのは体を全うすることになり、人々が散り散りになれば国は亡びるように、気が枯れば死んでしまう」とあり、やはり精気神の重要なことを述べている。

心

　心については『霊枢』「邪客」には「心は、五臓六腑の君で、神の宿るところで、心がおかしくなると、神は去り、神が去ると死んでしまう」とあって、心＝神であることが分る。同じ「五癃津別」にはやはり「心は五臓六腑の主とする」とあって、五臓六腑の中で心は最高位にあって、身体も精神もコントロールしていると考えていた。この身体と精神の関係について、『西昇経』、『太上老君中経』という経典の中に「偽道養形、真道養神」という言葉がある。つまり、形(身体)をいくら鍛えても、神(心)の修養がなければ真の道とはいえないという事である。スポーツがいくら盛んになっても、ルールを守らず、精神的修養が加わらなくては真の

127

本　文　篇

スポーツとはいえない。スポーツ精神という言葉が生きてくるのである。

気

　気は、先天の気(元気)と、後天の気(水穀の気―消化、と呼吸の気―肺)があり、また榮気(血管を巡る栄養の気)と衛気(脈管外にあって全身をめぐる。免疫概念に近い)という分け方もある。

　『荘子』「知北遊」に「人が生きていられるのは気が集まっているからで、気が散ると死ぬ」、『類経』「七十七臓象類」に「気が集まっていれば生、散ってしまえば死、生死は気にあるが、その気は、精にもとづく」とあり『脾胃論』「巻下」には「気は神の祖、精は気の子、気は神精のもとだ」と、精気神の関係を記している。また『素問玄機原病式』「六気爲病」には「気は身体の主、神の母」であるとあり、『諸病源候論』「癥候」に「榮は血、衛は気である」として榮衛の働きをいっている。『鍼灸聚英』「手太陽小腸経」に「水は気の子、気は水の母、血が流れるのは水の流れのように、気が滞れば水もまた、滞ってくる」とあって気滞、血瘀に関わる記述もある。

　この結滞するということについて、道教医学では「解結」という言葉がある。『霊枢』「九鍼十二原、衛気」等には「解絡」という言葉がある。この意味は十二経などに病の鬱滞があれば鍼でその結び目をとくといった意味で、道教経典でもこの解絡した場所を祈ってとく方法があり「解結」といい、人体では解結する場所が十二ヵ所あるという。気滞、血瘀に似た考えである。

精

　精については、次の「房中」にもかかわってくる。精も先天の精(いわゆる精、腎精、元精)と後天の精(飲食物の精微なもので先天の精を絶えず補給している)とに分けられる。

　『管子』「内業」に「精とは気から生れる」とあって気が精のもとであるといい、『諸病源候論』「虚勞精血出候」では「腎は精を蔵し、その精は血からできる」とあり、『類経』「臓象類」では「精は気による、故に気が集まれば精もまた盛んになる」とか、『類経』「疾病病類」では「五臓六腑の精気はみな頭に昇り体の七竅(両耳、両目、口、前陰、後陰)の働きを主っている。それで頭を精明の府という」とある。ここでは頭を中枢と考えていたようで、心＝神とは異なっている。精が脳と関わることをいっている(還精補脳)。

　以上のべた精気神の由来と、それがどういう処と関係しているかを見たのが図表110の精気神・天地人等の相関図である。

　気→精・神→形(身体)→身体外・中・内のルート、気―天―天地―陰陽・五行・十干・十二支のルートと、気―天地―天地人―天気・地気・人気→天円地方→自然の気と人体の気→内因・外因・病因のルートなど、気といってもいろいろあることを示している。

精気神と現代医学の比較(図表111)

　外三宝を外界からの刺激、内三宝はその情報を処理する働き、その身体に現われる反応部位の臓器を示し、外三宝を情報系、内三宝を機能系、調節系。中医学の考えでおのおの腎・肺・心に配当し、反応系とした表である。道教医学と現代中医学との関係がわかる。

IX-2-e. 房中（術）

『漢書芸文志』「方技畧」に「医経・経方・房中・神仙」とある。

房中（『医心方』では房内という）の「房」とは室の事で、「閨房」というと女性の室という事になる。房中（術）とはセックスの事だから、方技畧にあるのは、今日的に見ると何故かというような気もするが、古代にあっては真面目な問題であったのだ。『孟子告子編』には「その母を知るも、父、兄弟を知らず」とか「食色に性あり」（食欲と性欲は人の本性である）といっている。古代では母子家系、雑婚、掠奪婚の時代でもあった。

食欲・性欲は人だけでなく動物もみなもっている。人だけが金欲と権力欲がある。「猫に小判」というように動物に、お金と餌を出したら、間違いなく餌にとびつくだろう。さらに人が誰れしもが持っている願いが、長寿、健康（今日の言葉では健康長寿）で、これらは一口に言うと「福禄寿」になる。まさに現世利益そのものだが、このうち、福と禄は金を積めばなんとかなるが、寿だけは金で買えない。不老不死、永久の命が理想だが（そこから神仙説もうまれる）、現実に無理だと分ると不老長寿の願望となる。これは養生するとか医薬の力でカバーできる。ここに道教と医学の接点を見出せる。『尚書』「洪範」にはこの福禄寿とほぼ同じ意味の「五福六極」という言葉がある。五福とは長生き、金持ち、健康、徳行・善行、終りよければ全てよしという安らかな最期をいう。まさにカントのいう（Es ist gut）である。六極とは反対に不幸なことで、若死、病弱、病気もち、心配性、貧乏、醜い、弱々しい事をいう。福は中国の吉祥図では読みが似ている「蝙蝠」で現わされたり「福寿」といって、子宝に恵まれ長生きするのを目出度いとした。「寿老人」、「寿星」といえば子供を抱いて長寿のシンボル「桃」をもっている。

房中書の流れ（図表112）

右から『漢書』『隋書』『旧唐書』『唐書』『宋史』の経籍部分にのる房中関係書である。『漢書』のものはすでに見られなく、『玉房秘決』『素女方』などが、隋書にあり、今でも見られるが、房中独立部門はすでに『隋書』では医方に入り、『宋史』の医書類にはこれら房中関係書は見当たらない。これは時代と共に房中が表を歩くのより裏道に入っていった事を示している。一方道教では「房中派」もあったが、漸次「内丹派」に組み入れられ、ついで民間・俗間の中で生きているようになる。

生・性・精（図表113）

これらはみな同じ「セイ」とよむが「生」は生れる、「性」は男女間のこと、「精」は精力とか精液といった「性」のもとのエネルギーであり、それはまた「生」をつくるもとになるといったサイクルをつくっている。

還精補脳（図表114）

房中術の要諦で『抱朴子』「釈滞」には「陰をとって陽に益する。これが還精補脳というものである」とあって、女性と交わりその陰精をすいとり陽精のもとにする。相手となる女性も一人ではなく、若く、多くの女性と交わりその精をすいとるのが良いとされる（「多々益々使する」）。『霊枢』「五癃津別」にも「補益脳髄」とある。要するに精を脳にもどし、脳をたすけ、健

本文篇

康(心身とも)のものにする。性が精の循環のもとになるといっているのである。

これら「還精補脳」について一覧したのが図表114で、左に現代医学、右に道教医学を対比してある。

まず人体を上部(脳)・中部(胸)・下部(下肢)と分ける。この三分別は天地人でもあり、『素問』でいう「三部九候論」も同じ考えである。

右の道教医学については、前項の「精気神」、内三宝が基になっている。上から頭(神、上丹田、泥丸)、胸(気、血、中丹田、絳宮)、下腹部(精、下丹田、尾閭)とあって神—気—精の流れで精は体中を上昇(のちにでてくる「内経図」によると背部の督脈に沿って脳にいく)。このサイクルで、腎に精がたまる(腎精)と体のエネルギーが充実、体力はまし、腎精が脳にたまると耳目聡明、頭脳明晰、身心共に丈夫となり長生可能となる(内丹術では気の循環になる)。中医学では、脳は髄海、心は神、腎は右腎を命門とする。そこでこのサイクルの中で精を浪費せず、蓄える事が重要になる。つまりいたずらに精を洩さない事になる。実際の性交になると射精をこらえて、精を還脳するのが房中術の極意になる。そして女性とは「和を以て貴とする」(聖徳太子憲法十二條とは違ってここでは男女の和合をいう)を旨とし、「接して洩らさず」が「還精補脳」の目的にかなう。

女性は陰(水)、男性は陽(火)とすると、どちらかが強いと一方の方がダメージをうけるので、水火の均衡が重要となる。これは人の健康状態もそうで水火(腎と心)がつり合っていれば健康(水火交)、よくなければ病気(心腎不交)になる。

内経図(図表115)

道教医学の解剖学図ともいえるが、「内経」ではなく「内景」といった方がよいと思っている。北京、全眞教総本山白雲観にあるが、台湾でも複製している。この図で脊椎に当る、鍼灸でいう督脈から精気はのぼり〔上丹田→中丹田→下丹田→上丹田→……〕と精気が循環している。この図では各臓器に神がいて(身神)、その神には名があり、働きがあり、おのおの図示されている。また臓器が絵画的に具象化して描かれている。

七損八益(図表116)

・『素問』の「上古天眞論」と「陰陽応象大論」の2ヵ所にこの字句が出てくる。

「上古天眞論」では、表のように七損は男子4損、女子3損、八益は男子4益、女子4益に分け、男性では8、女性では7をもとに、年令と共に人体の成長、変化をきめている。例えば、女性では(二×七)14才で天癸(月経)が初まり、(七×七)49才で閉経となり、男性では(二×八)16才で精気がおこり、(八×八)64才で性的能力はなくなるとある。

「陰陽応象大論」では、黄帝が岐伯に長生の方を問うと「「七損八益」という養生方を知らないと若死する。人は平均すると40才すぎると精気は半減し、動作はにぶくなり、耳や目も判っきりしなくなり、60才すぎるとインポになり気力低下、九竅(両側の耳・目・鼻孔と口・前陰・後陰〔肛門〕)の機能は低下し、上実下虚の状態になり、さらに鼻水や涙が出やすくなる。そこで七損八益を知っていれば、身体は丈夫で長生きできる」と答えている。『霊枢』「天年」にも年令と人生の盛衰を述べている。しかし現在の高齢化、平均年令の上昇からすればあわない処もある。

IX. 道教と道教医学

- 『天下至道談』：馬王堆出土帛書の一部。表に七損と八益の内容が記されている。七損は閉(精道がつまる)、泄(早漏)、渇(精気が枯れる)、勿(陰茎が立たない)、煩(あせって不安がある)、絶(女性への性欲がわかない)、費(セックスを早急にしたり、セックス過剰で徒らに精を費す)をいい、八益は治気(房中の気功導引の訓練)、致沫(舌下接吻してその液をのみこむ)、智時(セックス感情の亢まりをつかむ)、蓄気(精力を貯める)、和沫(接吻して互に口中の液をすいとる)、竊気(相手の気を吸いとる)、待贏(精気を充満させる)、定傾(このようにすればインポは妨げる)、などをいうが、その他性交するのに良い女性、避ける女性を見分ける法を記してある。
- 『医心方』：別に七損八益を挙げているが『玉房秘決』からの引用である。

　　七損。絶気(無理してセックスすると病になる。それを治す性交体位が記され日に九回行えば治る。以下治すのに体位をあげ日々の回数も書いてある)、益精(あせって、両性の気が亢まらないうちに行うと精を失う)、奪脈(ペニスが固くならないうちに続いて交わり、また途中で射精すると気が体外にもれる)、批関(体がしっかりしていないうちに交わると肝を傷つけるような内臓の障害をおこすことをいう)、百閉(体の脈が閉塞する。女性が激しく男性の精をすい取る)、血竭(血気がなくなる、疲労している時行うと血は枯れ精気はつきてしまう)。八は八益。やはりいろいろな体位、回数、方法が記されている。固精(月経過多に)、安気(冷え症)、利蔵(男性は気が安んで、女性には冷え症)、強骨(関節病、無月経)、調脈(膣痙攣)、蓄血(男性は強力に、女性は月経不順)、益液(強骨作用)、道休(陰部の臭みをけす)などと記している。

符

　上清派は符籙派でもあり、「おふだ」を重視している。その綜合書ともいえるものが経典の『道蔵』中の『上清霊宝大法』である。その一例を図に掲げておく(図表117)。下は『医心方』の目次の一部を示している。

房中の挿話
次に房中について若干のはなしを加えたい。

- 「九浅一深」：文字通りの性交法。
- 「紅鉛」：明、龔廷賢『万病回春』にある。一般に女性の初潮は平均5048日に初まる。その初潮血を採り、烏梅、乳粉、辰砂(硫化水銀)などをまぜ、火でねり混ぜる。第1回初潮血からとったものは金鉛、第2回のものは紅鉛、以後のものを後天紅鉛というが、こうなると効き目はあまりないという。服用しすぎて死んだ人もいる。
- 「女几」：漢、劉向、『列仙伝』にある。女几は陳(河南省)の街で酒をうる商売をしていた。ある時仙人が立ちより、酒代の代りに『素書』(『素女経』か『素女方』か)を置いていった。彼女はその書の性技の要点を書きとめ、多数の若者を連れこんでは酒をのませ、建てました部屋の中で性技に励んだ。こうして約30年つづけると彼女はずっと若返り、20歳頃のようになった。その後、また仙人がやってきて「教えもしないのによくやったのう」と笑った。彼女はそこで店をたたみ、跡を追い行方も知れなくなった。
- 「人蝦」：『子不語』(清、哀子才)。清の初め、明の遺臣が国に殉じて死ぬのはいやだと思い、それなら房中過多で命をちぢめようと性にふけった。ところが死ぬどころか、背骨

131

本文篇

は曲り、首はたれ、蝦のようになった。人々は「人蝦」といったが84歳まで生きていた
という。中医学でいえば精―腎となり、腎がおとろえれば死に到ると考える。

　房中術は『漢書芸文志』「方技畧」に医術、長生法、養生法と同列にあった。つまり、人
の健康目的であって、決して今日的なセックスばかりが目的の書ではなかった。しかし
時代が下ると、中国思想を大きく支配した儒教の影響もあって淫書のレッテルを貼られ
てしまうようになる。儒教は中国では表であるし社会秩序を重く見た。仏教は色即是空。
独り道教のみが、養生、健康と快楽の2方面を併せて房中術を現世利益の一つとして保
持していった。しかしこの流派も全眞教などの修業にきびしい教派が台頭するとなお俗
流に流れていく(図表118)。

・房中の歴史書

　房中の歴史書ではまず、オランダ、ファン・フーリックの「Sexual life in Ancient
China」(和訳『古代中国の性生活』松平いを子訳、せりか書房、1988年、中文「中国古代房室学」、李零
他訳、上海人民出版、1990年)を挙げる。その他、フランス、シャルル・メイエール、辻由
美訳の『中国女性の歴史』(白水社、1995年)、『中国五千年性の文化史』(邱海涛著、納村公子訳、
集英社、2000年)などがある。

　『素女経』『素女方』『玉房秘決』『洞玄子』『天地陰陽交歡大楽賦』をまとめた『雙梅景闇叢
書』(伊吹淳訳、公論社、1983年)があり、辞典的だが、『中国古代房室養生集要』(宋書功、海
南出版、2011年)もサマリー的によむにはよいとおもう。

・房中小説、性小説

　古くから性に関する男女間の有様を、現実的に描いた性小説は数多い。最もポピュ
ラーなのは明代の『金瓶梅』だろう。作者は笑々生という不明な人物、筆者もこれを検討
し、「日本医史学会記」38巻(1952年)、「東方宗教」7号(1952年)に発表している。同書は西
門慶という薬商の豪家の生活を描いているが、正妻の他に金・瓶・梅という妾をもち、
それ以外にも多くの女性を誘惑している。当時の市井の情況、家庭の有様がよく分る。
病気が篤くなると道士をよんで祈禱をしたり、あやしげな街医者や、巫婆という女性が
産婆をしたり、女性を仲介するなども登場する。万暦38年(1610)、発刑、西門慶は精力
剤ののみすぎで血をはいて死んでしまう。これにつづいて『続金瓶梅』もうまれる。

　次に有名なのは『肉蒲団』だろう。一名『覚後禅』ともいい、清代、作者不明。この中に、
臓器移植のはなしがある。雄犬と雌犬を交尾させ、その頂点で、雄犬の性器を切りとり、
主人公未央生に縫いつけるというのである。これを行ったのは原文では「術士」とあるか
ら、正体不明だが多分、呪術師的な道士か医師であっただろう。未央生はその後も、女
性遍歴をくりかえすがやがて空しさを感じ仏門に入る。

　他に明代『如意君伝』、明代の『痴婆子伝』、清代の『怡情陳』などの書がある。また『秘
戯図大観』という大冊、春画集があり、日本の春画も紹介されている。

IX-2-f. 神仙説

今では宇宙までロケットが飛びかい、飛行機は全世界をめぐっている。古代の人の願望の
一つに、羽根をもって空を飛びたい、つまり鳥のように自由になりたいというものがあった。
民間信仰ともいってよいだろう。その流れを示した(図表61)。空を飛ぶにはまず身軽でなく

132

IX. 道教と道教医学

てはならないから、そのためには食事の制限やら服気、仙薬、運動、また神に近づくための祈りなどさまざまの事に努力を重ねた。空を飛ぶには、風にのらねばならなかったが、そのエネルギーの源動力(エンジン)がなかった。人類が初めて空を飛べたのは、ライト兄弟の飛行まで2千年近くも待たねばならなかった。

仙人

初めは鳥のように空を飛ぶことができるのは空想的でもあったが、そのうち実現できると思い込み、その努力次第では、空を飛べると思うに到った。それが仙人であり、それを具体化したのが神仙説であり、それを系統化、宗教化にしたのが道教である。

この仙人のはなしは、歴史、文学、美術、民俗、風習におとした影響は強く、民間に滲透していき、多くの「仙人物語」をつくった。仙人は普通の人とはちがう神のようであったから仙と神が合成して神仙という言葉になる。日本の仙人の代表者はまず役行者であろう。また、聖徳太子の伝承には尸解仙をみる(拙著『日本全国神話・伝説の旅』参照)。

『釋名』(漢、劉熙撰)では「老いても死なないのが仙であり、仙とは僊(舞うさまをいう)で山に入る。そこで仙人といい、人のそばに山をかく」とある。仙人は空を飛ぶという事の他に不老不死の身をもつという二面性をもっていることになる。他方、我々——俗人——は山の間の谷底にうごめいている人々である。

神仙説のこの二面性を支えたのが、巫や民間の信仰、養生説などであった。

神仙説の起源

神仙説の起源は戦国時代、斉(現山東省)で始まったという。この斉の国は、周が西周より東周に移る際、呂尚(いわゆる大公望。周の文王に用いられ、殷を滅ぼす)に功があり、ほぼ今日の山東省に当る土地を与えられ国をなした。その出自は周と同じく姜性で、今の甘粛、陝西、河北方面の西方民族であった。戦国末になると秦により統一されるが、この秦も甘粛省天水市辺りが出自で、何百年もかけて渭河を下り西進、始皇帝の時代になり、咸陽に都する。つまりその始皇帝も西方の出といえる。

『史記』では始皇帝が東の海にやってきて海市(蜃気楼)を見て仙人郷に思いをはせ、徐福をして東方の海にあるという、蓬莱・方丈・瀛州を探訪し、不老不死の薬を求めさせた(徐福は日本に到来したといい徐福伝説をうむ——拙著『日本全国神話・伝説の旅』参照)。さらに『史記』では、漢の武帝も神仙説に心酔した事を記している。

秦の東西交流

これまでのべたように秦は元来、西方民族で、建国は前771年、始皇帝の死後に滅亡、それが前221年であるから、この間約500年つづいた事になる。秦の背後には西域があり、始皇帝統一の戦いの原動力はこの西域とは無関係ではない。騎馬軍隊としての馬(西域は馬の産地でもあり、武帝が汗馬を求めたというはなしも伝えられている)の利用、始皇帝の貨幣、文字、度量、道路等の規格統一もそれまでになかった事である。

ほぼ時代もそう違いのないギリシャの古代歴史家ヘロドトスの『歴史』第4巻に「スキタイ」(前7～3世紀、黒海北部の遊牧、イラン系民族が建てた国。騎馬用具、武器製造に力を入れ、その金属製装

本 文 篇

身具は今に残る。中央アジアひいては中国にまで影響があった)について「スキタイには多くの占い師がいるが、占いに多くの小枝をまとめて大きな束にして解いて一本一本並べて呪文をとなえまた棒を束ねて、また一本づつ並べて占う(岩波文庫、松平千秋訳)」とあり、筮竹にも似ている。秦の時代と重なるし、始皇帝の武力の源もここらにもありそうである。もう一つ、蜃気楼を海に見たというが、これは西域砂漠でも見られる現象である。秦の歴史の中でこの蜃気楼が刻みこまれていなかったとはいえない。言い伝えもあったろうし、始皇帝は東海で蜃気楼を見た時、その伝承を憶い出したのではなかろうか。

さらに始皇帝と西域の関係が分るのは、あの有名な兵馬俑(へいばよう)の中の一兵士の顔貌である。よく見るとどうもモンゴロイド(漢民族)というより西域的なコーカソイド系である。その頭の帽子は軟帽といい他の兵士のものとは異っている。この軟帽はフェルト製と思われ、今でも中央アジア、キルギスの人々が愛用するカルバックに似ている。つまり秦の軍団中には西域系の兵士もいたと思われる(写真1)。

神仙説の西方起源説

神仙説は『史記』『秦始皇本記』『封禪書』では今のべたように東方起源説をとっているが、前項でみたように秦が極めて西域との交流が深かった事が分ってきた。神仙説が東方ではなく西方から起ったという「西方起源説」がある。戦後、昆明(雲南省)で凶弾に斃れた聞一多(光緒25年(1899)、湖北省で生れ、抗日文筆派として名高い)の『神仙考』(聞一多全集収録)の主張である。ここではその要旨を記してみる。

斉は神仙説の発祥地でもなく、海と神仙説とは無関係である。斉にはじめ不死観念があってあとから神仙説が生まれたのだが、じつはこれは中国の種族と関わっている(すでにふれたように斉は周と同族である)。

『墨子』「節葬下篇」に、秦の西に儀渠(ぎりょう)(陜西省と甘粛省の間にあった国)という国があり、そこの人は親戚が死ぬと柴を集めて焼くが、その煙が空に昇ると、登遐した(とうか)と言った(登遐とは天に昇ることを言うがのちには皇帝の死をさす言葉になる)。火葬にするのは霊魂が火に乗じて昇天し永生をえるという考え方で、火葬が行われた地方は不死の伝説が残っている地方に重なる。現在の甘粛・新疆一帯で、古代羌族がいた地方は『山海経』のいう、不死民、不死国、不死山、不死樹、不死薬などみなこの付近に一致する。こう考えると斉人のいう不死の観念は西方から由来していると言えよう。

火葬するのは、肉体と霊魂とは一致するものではなく、まず肉体を傷つければそこから霊魂は解放されると考えたからである。『後漢書』「西羌伝」では「戦いで死ぬとその霊魂はその創から天に昇れるが、病気で死ぬと天には行けない」とある。すなわち肉体を毀損してこそ霊魂は早く放出できると思っていた。

しかし西戎である斉人が東方土着民族である殷人が住んでいたところにやってくると、土着の影響を受け、霊魂不死観念はしだいにうすれて肉体不死観念が生まれ、戦国はじめころになると、斉・燕地方に突如ともいってよいほど神仙説が出現する。神仙説を信奉した始皇帝もその出自は西方である。当時の方士は斉人が多かったが、斉と海とはまったく関係がなく、神仙はことさらに海に執着したものではない。かえって神仙が現れたのは崑崙山で、東の蓬萊・方丈・瀛州(えいしゅう)三神山とは関わりはなく、神仙説は西方起源で斉で起こったのではない。

IX. 道教と道教医学

羽人と仙人

　神仙や仙人の西方起源説から、東西交流と関わる考え方の紹介をしたが、仙人のプレステージとして羽人の存在があった。その具体像として羽人像がある。古代の人はどう表現したのだろうか。そのひとつとして図表119のような青銅製のものが陝西省などで出土している。前漢時代のものである。像だから信仰の対象であったのかもしれない。また漢墓壁画石に羽人が刻まれたものが河南省、四川省などの各地から出土している。これらはみな髪や羽根や裾を風にふかれて後ろになびかせ、やせて耳が大きい（老子も耳が大きかったという）。

　羽客・羽士・羽人などはみな仙人のことを言う。

　『山海経』にはつぎのように記している（図表120）。

　羽民国の人は長頭で羽根があるが、遠くには飛べない（海内南経）。

　讙頭国の人は翼を持ち、鳥のような口ばしをして魚をとっている（同）。

　羽民の人はみな羽毛が生えている（同）。

　その他、

　羽人に会い昼夜輝く丘に行き不死の故郷に留まる（『楚辞』遠遊）。

　羽人が裸でいるところは不死の国である（『呂氏春秋』慎行）。

　羽民国を来朝させ、裸人国を従える（『淮南子』原道訓）。

　讙頭国の人はみな仙人に似ている。羽民国の人は翼があっても遠くに行けない（『博物志』巻二）。

　昔の仙人は体に羽翼を生じて変化飛行できた（『抱朴子』対俗）。

などの説がある。

　また、漢孝武帝は方士、欒大に命じて仙人にまねて羽衣を着せ夜、白い茅の上に立たせた（『史記』「孝武本記」）など、羽人と仙人とは極めて近い関係にあり、有翼人物像では図表121のようなミーラン（西域南道。楼蘭に近い）の仏教遺跡から出土した有翼天人といわれる四世紀のものがある。その顔つきはまったくコーカソイド系である。羽人の記憶が楼蘭という現在の中国版図内にあったことになる。この仏教系の羽人は莫高窟や法隆寺金堂壁画の女性の飛天や東京国立博物館蔵の「摩耶夫人像」の侍女の姿に続く。飛天はショール様のものを肩からかけ、風のまにまに雲の間を上下しては舞っている。これが日本に入ると、羽衣物語となり、羽衣をまとって飛ぶということになる。漢画石にも仙人、羽人像が刻まれている（図表122・123）。

　同じ空をめぐるのでも仙人のような道教系のものと、有翼天人のような仏教系のものとがあることも留意しておきたい。

　神仙説の仙人を固定的に考えるだけでなく、いろいろの面から見てみると、古い歴史とか、東西交渉のもとから生れたと考えられる（例えばキューピットの存在）。従来とちがった視点でとらえてみる必要がありそうである。

　述べてきたように、この神仙説は道教の一つの大きな柱である。不老不死、不老長寿の願い、その最高の到達点が仙人で、仙人になることを目標とし、そのために多くの試行錯誤を重ねた。仙人とは現実的には存在するものではないが、修業をつんだ。これが宗教でもあり、

135

本 文 篇

道教であるのである。

IX-2-g. 三尸説

三尸説とは

三尸とは、実在はしない、想像が生み出した人体寄生虫である。寄生虫だから人体に害を及ぼすと考えられ、当然その予防法、駆除法が考えられていた。予防法は養生であり駆除法は医学である。しかし、蛔虫、蟯虫、條虫等は実際に知っていたらしい。

『神農本草経』には駆三虫の薬が並んでいるがこの三虫とは三尸の事で古いものである事が分る。『抱朴子』「内篇巻六、微旨篇」に「人体には三尸という虫がいて、形はなく、霊魂・鬼神の類で、この虫は人を早く死なせたいと考えている。人が死ぬとこの虫は幽霊になって外に自由に出歩き、死んだ人の供物を好き勝手に食べてしまう。そのうえ庚申の日（十干十二支で60日に1回巡る）になると、天に昇り人の命数を管轄している司命に、その人の犯罪を報告する。その罪が大きな者は紀（三百日）の命を奪い、小さい罪の者には算（三日）の命を縮める。その他、月の終りみそかの夜、かまどの神も天に昇ってまた人の罪状を報告する」とあり、山川・草木・井戸・かまど・溜池や人体にも魂が宿っていると書いてある。

この部分で三尸の性格がすべてわかる。例えば『太上咸応篇箋注』（編著不明、北宋末～南宋初、いわゆる善書の一つ）（図表124）でも同じような事をいっている。ここでは三尸の名が上尸一名彭琚一頭部にいる、青姑、中尸一名彭躓、白姑、腹中にいる、下尸一名彭矯、血姑、人足中にいる、と記されているからこの頃すでに一般によく認知されていたと思われる。

また三尸のうち上尸は上丹田、中尸は中丹田、下尸は下丹田にすむという。『修眞十書雑篇捷経』では、上丹田は両眉間、心を中丹田、臍の三寸下を下丹田とするとある（さらに同書では人体の三等分として三焦について、上焦（心一泥丸、脳――一身の宗、百神が交わる処）、中焦（心一臍）、下焦（臍一湧泉）とやはり上中下をいっている。中医学には三焦説がある）。色は各々、白青、白黄、白黒としている。三尸の名は彭琚（一部彭倨）、彭躓、彭矯といいこの三尸を三彭ともいう。また三尸は三魄と同じだともいう。

『太上除三尸九虫保生経』の図（図表125）、『道枢』によると三尸の形は上尸―道士様、中尸―獣様、下尸―牛首人足の姿をしているとある。

三魂七魄

『雲笈七籤』「巻54魂神部」には、人の魂魄について、人に三魂七魄があるとある。医学的には魂は肝に蔵せられ東方、木であり、魄は肺に蔵せられ西方、金であり、前者を陽、後者を陰とする。

道家のいう三魂は名があって、胎光（天に属し太清陽和の気があり益寿益年の働きがある）、爽霊（財禄を主り、陰気を以って陽気をコントロールし、人を働かしては疲労させ禍災をおこさせる）、幽精（陰気がまじり地に属す。人をして好色、欲ばりにし身心消耗、腎気不足をおこし死に導く）。

この予防にはねる前、又は明け方に叩歯（歯を上下かみならし、神に祈りながら行う。辟邪のまじない（例えば入山時））を三通りして、「太上老君急急如律令（道教の祈りの言葉、文字通には〔早く命令のように事を行え〕といった言葉で、仏教の南無阿弥陀仏のようなもの）」と唱えれば効があり長生可能になる。七魄は同書の「制七魄法」によると、尸狗、伏矢、雀陰、呑賦、非毒、除穢、臭肺の

IX. 道教と道教医学

七つがあり、『太上除三尸九虫保生経』によると図表126のような「三魂七魄図」がのっている。この七魄は毎月の朔日(太陰暦で月の第1日)、晦日(月のおわり、みそか)に人から離れて、その人の悪事を天に奏上する。そこで叩歯して名をとなえ罪のゆるしを乞う。

九虫

しばしば「三尸九虫」といわれ、九虫とは九種の虫(寄生虫)だが、三虫(三尸)とは異って、図表126のように具体的な形になってくる。各種経典から集めた九虫を表にあげておく(図表127)。このうち、白虫(又は寸白虫)は現在の條虫、蚘虫は回虫、蟯虫は蟯虫に相当するものと思われる。往時、人体より排出される寄生虫(條虫、蛔虫、蟯虫)を見た時、当時の人は驚き怪み、これは悪魔のなせる業と思い、自分の体内に巣くっていると考えたであろう。そこでお払い、祈り、予防法を講じたに相違ない。

これらの虫類による症状は虫の種類によりさまざまで、詳しくは拙著『道教と不老長寿の医学』を参考にしていただきたい。

三尸九虫の治療法

・内服法

『後漢書』「方術伝巻82華佗」の処の「漆葉青黏散」がよく知られているが、『抱朴子』「至現篇」にも益母草や貫衆の効果が記されている。

表の「三尸九虫駆除の処方」は、いくつかの経典に出てくる治療薬を示している(図表128)。ほぼ同じ内容で図表129は乾添、貫衆、雷丸等よく使われたものについての図である。図表130には『医心方』による治療法の一部を示しているが、服薬と同時に呪術的方法も記されている。

・呪術的方法

符についてはいろいろあり、図表131に示した。符(おふだ)は左下のように佩服(体につけておく、外用法)、右下のように三軒の井戸水をとってきて申の刻(さるの刻、午后4時)に服用(のむ内服)とあって、符には二つの方用(内・外服)があるが、次の図の左の符は、並んでいる三通を毎月庚申の夜、白紙の上に朱書し呑むとある。つまり呑服するというものである。符の使用法にもいろいろある事が分る。

なお医学的に符を大きくとりあげたものは『道蔵』中の『道法会元』『霊宝領教済度金書』『霊宝玉鑑』『上清霊宝大法』等があり各疾患、症状に対応する符がのっている。符が大きな治療法の一つであった事を知る事ができる。すなわち道教医学の一つの大きな柱である。

伝尸説
<ruby>伝<rt>でん</rt>尸<rt>し</rt>説<rt>せつ</rt></ruby>

現在でいう結核症を指している。葛洪の『肘後備急法』に「尸注鬼」としてでてくる。『道蔵』中の『急救仙方』『十薬神書』(清、陸修園)等にもある。「伝尸勞瘵」「肺癆」、あるいは骨蒸(骨とは深いこと、蒸とは盗汗や、熱が出たり引いたり、骨蒸癆熱ともいう)などともいう。三尸九虫のうち、蟯虫、蛔虫、寸白虫以外は六代にわたって次々に変化をしては悪い事をするが、これらの虫は人体に毒をまいて生れ、病人の親属まで伝染させてしまうという。図表132「伝尸虫の変伝」のように姿を変えては次々と人を侵す。

137

本 文 篇

病状については拙著『道教と不老長寿の医学』に詳しいが、その主要な処を述べると、病人が死んでもなお兄弟、子孫、親属へと拡り、ついには一族が滅亡することもある。初期は微熱、寝汗、食欲なく、この時病気の本態は不明なので、よこしまな祈祷師、下手な医師などに看てもらうとさらに悪化していく。この虫は十日の間に人の四穴(名は不明)にくらいつき、10日かけて人の体を上方から下方に移動する。この時虫の色は白いが日数と共に、黄、紫、黒色と変化し腎に入る。こうなると救い様がなくなる。

治療法は各変代期に相当した薬剤(例えば第一代守霊散、第二代盧成散、第三代は記載なく第四代魂停散、第五代金明散、第六代天霊蓋散)などが『古今医統大全、伝屍虫論』(明、徐春甫)にある(内容も拙著参照)。このうち天蓋散の天蓋とは人の頭蓋骨で、檀香で蒸した湯でよく洗い、酥(チーズのようなもの)をぬり、あぶり、呪文を唱え、「急々如律令」を7回してから使うとある。いずれにしろ呪術的医療である。

虫の色もその口先きが青、赤、黄色なら治療できるが、黒、白色のものはすでに精髄を食いちらしているので治るのは難かしい。もし嘔物や排泄物に虫様なものをみたら、その衣服、ふとん、身のまわりのものはすべて焼き、病人を隔離して伝染を防ぐ。

図表133は『急救仙方』にのる伝屍に対する鍼灸治療を、図表134は伝屍に対する符法である。『上清霊宝大法』では「肺癆」とあり「肺結核」をいう。

伝屍説は伝染性疾患として知られていたことが分り、その伝染力の強さは一族郎党まで及ぶ危険があった。それで「飛尸」ともいい孫思邈の『備急千金要方』巻十七、肺臓第八にあり、『道枢』には五尸として飛尸、遁尸、沈尸、風尸、注尸(『千金要方』では尸瘵)の名を挙げ灸法も記されている。

治療法を通覧すると補方とか、天蓋散を始めとする薬物、東南方を向いている桃、柳枝、桑白皮、石榴根を用いるといった呪術的な療法や、今のべた符法などがあるが、当然今から見ればほぼ無力な治療であったといえよう。

IX-2-h. 道士医師

『雲笈七籤』「庚申部」『上清霊宝』「玉符序」に「道士医師」という言葉がでてくる。道士と医師は別々なのか、同列なのか、全く同一なのか判っきり言えないが両者はほぼイコールと思われる。

つまり道士の前身、方士は山野を跋渉して薬物を採っていたし、『山海経』でもふれているように方士は、辺地に足をはこび、薬物を求めていた。『抱朴子』「雑応篇」に「古くは初めて道士で道を学ぼうとしたものは、医をともに学ばないものはいなかった。こうすればさしせまった禍を救うことができた」とあり、また全眞教開祖王重陽の『立教十五論』の中で「薬は山川の秀気で、草木は精華である。これらについてよく学べば人の命を救うことができる。もし医学を知らないものは、人の身体を傷つけてしまうから、道を学ぶものは、医学にも通じていなくてはならない」といい、さらに明の『医学入門』(南豊季)は「よく言われていることだが、医師は仙道に通じて、半分ぐらいかくれた陰徳をつむべきだというが、ただたんにかくれた善行を半分位にすましておいてよいものだろうか」と記している。清代、趙学敏の『串雅内篇』を見るとこの点にふれている。

こう見てくると道士と医師の境界はぼやけてきて、医道双修こそ重要なことだといっている。道士は医学に通じてこそ立派な道教徒になるし、医学に明るく、自分で健康管理し(養

138

生)、他人にまで及ぼすのが人を救うという宗教の本義にかなっていることになる。それが道教の不老長寿という目的にも沿うことになるのである。拙著『中・近世の傑人の医学』でものべているが、殊に禅宗の僧はこの点に留意していた。

医系の分類

古今東西、いつでも、どこでも社会システムには格差があり上下関係がうまくいって世の中はスムースにいっていた。

医に携る医系の人々にも職業的に種類や差別もあった。この表「医系の分類」は明代頃までの医系の分類で、文献にのっているものである(図表135)。

医師の間でも区別があり、高級、下級があった。名医の別名を国手といった。国を治めるのも身を治すのも同じと考え、さらに医聖、神医などの名もある。

山田慶兒氏の『夜鳴く烏』によると医師に定住医と遍歴医があったとある。前者は定住して医療を行い、上は宮廷医、名医で名をのこした人など。後者は各所を巡り治療を行ったとある。その代表例が扁鵲である。この遍歴医は、江湖(世間)にあって、各地を巡り治療を行い、走行医、鈴医、串鈴医、行医などといわれた(後述)。

医師の制度は、『周礼』「天官」のようにすでにあったが、この中で「年末には、医に携っているものを考査し100％治したものを上、以下90％、80％、70％、60％とつづき、その治癒率で食禄をきめる」とあり、厳しいものもあったようだ。『霊枢』「邪気蔵府病論」では上工90％、中工70％、下工60％と治癒率できめ、『霊枢』「根結」では「上工は気を正常にもどし、中工は脈を乱し、下工は人の気をたやし、命を危くする」といっている。同じ『霊枢』「官能」では「上工はまず気を正しくして、病気の芽をかりとり、下工は今ある病を診るだけだ」と記されている。

古い時代から医師の評価はその腕にかかっていた事が分る。

道士、医師

ここで、医師であり道士(あるいは道教に近い人)といえる人物を挙げておきたい。

1)岐伯

『黄帝内経』は黄帝と岐伯の問答で進められるのが多い。他に伯高・鬼臾区・少兪・雷公など黄帝の臣で黄帝と問答をしている。岐伯は師でもあり(『神農と黄帝、岐伯』(『漢方の臨床』61巻1号、2014年)を参照されたい)、黄帝と強く係わるので挙げた。最近「内経医学」というのに対し「岐黄医学」という言葉が中国で生れている。陝西省の生れとされている。

2)扁鵲

伝説ではあるが、戦国時代、周威烈王二十年(前406年)に生れ、赧王5年(前310)85才で亡くなったという。古代最高の医人の一人で、筆者は前にのべたように諸子百家時代、医家という一つの流派をつくったのではないかと思っている。

姓は秦、名は越といい、秦越人(『傷寒論序文』にある)ともいう。渤海群鄭の人。『史記』「扁鵲、倉公伝」によると、青年時代、倉長(駅亭旅館の責任者)になったとき、長桑君に会い、師

本文篇

と仰ぐようになる。その後、長桑君は扁鵲に「私はもう老いた。そこで秘方をもっているのでお前に授けたいが、誰にももらしてはいけない」といって懐から丸薬をとり出し、「これを雨露の水とともにのめば、30日もすればその効を知るだろう」といって更らに一書を授けると、忽然と姿が見えなくなった。果たして30日もすると、体の表面から病人の病巣をみつけるようになり、垣根をへだてていても向うの人が見えるようになった（ここは仙人物語に似ている）。こうして彼は遍歴医、行医となり全国をまわる。このうち虢の太子の急病を救ったのは有名な話しで、この時すでに彼には数人の弟子がついていた。斉の恒候も扁鵲の言う通りにしないばかりに死んでしまう。邯鄲では婦人科医、洛陽では老人科医、咸陽では小児科医、と早変りする。扁鵲の鵲とは「カササギ」をいい、今では日本では天然記念物となり佐賀平野にすむ。扁鵲の名がこの鳥からきているとすると各地を飛びまわったというイメージに重なる。

　図表136は、漢画石に刻まれた扁鵲といわれるもので、鳥形をして下段のものは手に鍼らしきものをもっている。後の漢代に遠い戦国時代の名医の記録としてのこっているのだ。

　扁鵲は秦国にやってくるとそこの太医（宮廷医）の李醯にねたまれて殺されてしまう。偉大な星を失った事になってしまう。こうして集団的に、遍歴を行い各地で医業を行った扁鵲とその一党は歴史上から抹殺されるが、筆者は以前のべたように、扁鵲流医療集団—医家があったと思っている。この集団のなきあと黄帝の名をいただいた黄帝流医療集団—黄帝内経派集団が残ったのではないかともおもっている。

　扁鵲の名がついている書は『漢書芸文志』『隋書経籍志』『宋史』「芸文志」『通志』『文献通考』などに『扁鵲内外伝』『扁鵲肘后方』『扁鵲偃側針灸図』『扁鵲療黄経』『扁鵲針経』『扁鵲秘訣』『扁鵲脈経』『扁鵲指帰図』等の名を見るが佚失している。ただ『扁鵲注』「黄帝八十一難経」というのが『隋書』「経籍志」にあり、『唐書』「経籍志」では秦越人が注したとあるのが、今ある『八十一難経』との関係は不明である。八十一難経といえば『道蔵』に図（図表137）のような『元始天尊説薬王救八十一難経』というのがある。「霊応薬王扁鵲君」の名が八十一並びその下に病状が書かれている。この病状に相応したら扁鵲に祈りを捧げて治してもらうというのである。扁鵲は薬王という神として祟られてくる。

　『傷寒論』を見ると序で、秦越人の名をあげるも『内経』をひき、『素問』「熱論」をより処としているのをみるとやはり、張仲景の頃、扁鵲流は言い伝えでしかなく、「内経理論」が医学の中心にあった事も判明する。

3）華佗

東漢永合6年(141)に生れ、建安13年(208)に卒したとされる。『後漢書』『三国志』にその名をみる。今の安徽省、沛の人。伝えでは100才になっても若々しかったので世人は「仙人」だといったという。

　彼の事蹟はまず、「麻沸散」をもって麻酔を行い手術した外科医であった。関羽の矢傷を治している場面は錦絵にもなっている。鍼をもって死胎を下したとか、「漆葉青黏散」で人体寄生虫を出したとか、「五禽戯」をあみ出したとされる。五禽とは虎・鹿・熊・猿・馬のことでこれらの動物の動作をまねて導引法をつくった。（馬王堆出土医書の中に「導引図」がある）。

　しかしその彼ものちに曹操の怒りをかって殺される。扁鵲といい華佗といいその最期は悲

IX. 道教と道教医学

劇的である。華佗も神医として崇められている。彼の著としては『中蔵経』『急救仙方』『華佗枕中灸刺経』『華佗方』『華佗針灸経法』『華佗内照図』『華佗老子五禽六気訣』『脈経』『内照図』等があり実際に書いたのか不明だが、導引、調息等の「道教医学」に係わるものや、鍼灸、湯液に関する著述もある（「中蔵経」『漢方の臨床』62巻6号、2015年参照）。

皇甫謐 (こうほひつ)

東漢建安2年(215)生れ、西晋太康3年(282)に死す、67才。玄晏先生ともいう（先生とは元来、道教では道を達成し人を教え導く人をいう）。彼の著『鍼灸甲乙経』(282年)は、『黄帝内経』を整理、編集したもの。他に『高士伝』『列女伝』『元晏春秋』など。寒食散、いわゆる五石散が当時盛行し彼もまたそれを服用していた。時の皇帝のお召を断った文に「私は長い間の病気で体の半分が効かず、19年も右脚がちぢこまってちいさくなっています。また寒食散を服用したあとその副作用が7年もつづき、夏はあつくてもだえ、冬には裸になって氷をくらう有様で、せきがひどく、時には痙攣発作をおこし、時にはさむけがおそい、体はむくみ、四肢は重だるくなっていて、今では妻子とも別れ一人暮しです」といっている。苦しさの余り自殺を図ったともいう。このような名医でも当時流行していた寒食散(外丹)の誘惑には勝てなかった。彼の生れは甘粛省平涼だから西方の出であることも注目したい。

韓康

輯伯林、『後漢書』「逸民列伝」にでてくる。売薬の祖といわれ、百草翁ともいう。山に入って薬草をとり長安にでて、掛値なしで売ること30年。ある時一人の婦人が薬を求め、値をまけろという。彼は断るがその婦人は「あなたは本当にあの輯伯林ですか。だからまけないのですか」といわれ、彼は嘆いて「自分は今まで名を秘していたのに婦女子まで知るようになってしまった。もう薬など売っていられない」と山に入る。時の桓帝が礼をつくして迎えたが固辞し、天寿を全うしたという。

董奉 (とうほう)

三国時代(221〜264年)、福建省閩候県の人。いわゆる「杏林」の名で名高い。『神仙伝』によると医師として働いていたが患者から金銭をとらず、重病の者が治れば杏林五株、軽い者は一株を植えさせた。こうして何年もたつと杏林は10万本以上となる。杏が熟すと倉をつくり「杏が欲しい者は穀物一椀をもってきて、杏一椀を好きにもっていってよろしい」といった。もし多くとりすぎると林の中から虎がでてきてほえる。盗んだ者がいたが虎がその家までおいかけて殺してしまった。しかし、家人があやまって杏を返したらまた生き返った。貧者、旅行者でこの穀物を受けとった人は二万人にもなったという。彼はこの人間社会に300年余りいたがその顔色は20才のようだという。西晋永嘉年間(307〜311)に亡くなったとされる。杏林といえば名医の代名詞になる。

許遜

呉朱鳥二年(239)に生れ、東晋孝武帝寧康二年(374)、136才で亡くなったとされる。南昌の人。民間医薬神の一人で「許真人」「許真君」「咸天大帝」「慈済真君」ともいう。母が夢見で許遜を

141

本文篇

はらみ、生れてから賢く武芸に励み、医学のみならず歴史・天文・地理・音楽などに精通したという。20才の頃、西安の呉猛に師事する。呉猛は「神烈真人」といわれるぐらい強い術をもっていた。当時、江南地方に蛇が多く人々を悩ませていた。ある蛇が美女に化けてでてきた。呉猛はすでに老い法術が充分使えないので許遜が代って刀をぬき蛇を斬り殺した。当時人々は貧しく、彼が霊丹を金にかえ、地中に埋めて人々にとらし税金とさせた。42才で呉令になる。流行病がはやり、死者7〜8割となる。そこで許遜は神方を用い、符呪を行ったところたちどころに収まったという。うわさをきいた人々は他県からもやってきて一日千人近くなったという。城外の河に竹を印として符をおき、そこの下の水をのますとみな癒ったという(符水)。その後、晋室の乱れを嘆いて官を辞し故郷にもどる。県民はその徳を感じて祠を立て、像をおき祈ったという。彼の最期は白日昇天で、天より妙なる音楽がひびき龍車が玉女を従えて降りてきた。従うもの42人、鶏犬も供にした。俗に「一人道をえて鶏犬昇天す」という事になる。そのあとに石の箱、薬をつくる臼、車のこしき、鍼などがのこり、人々は昇天の途中でおちたものといった。この様子は黄帝の鼎湖での昇天のはなしとよく似ている。

葛洪

西晋武帝四年(283)生れ、東晋穆帝元年(343)に(一説に361年)に亡くなる。抱朴子を号とする。医学、神仙の道を好み、彼の親属に左慈の弟子の葛玄がいた。葛玄は弟子の鄭隠に錬丹の秘術を授けたが、葛洪の師に当る。葛洪は神仙、錬丹術に励み、交趾(今のベトナム)に丹砂が出るときき、広西省東北の句漏の県令となりさらに広州にまできた。しかしここの長官はこれ以上進むことを許さなかった。やむなく羅浮山に留り錬丹の研究、『抱朴子』の完成に力を注いだ(『晋書』「本伝」)。

ある時、後援者でもあった広州の長官に手紙をとどけ「しかじかの日に遠い処に師を求めて出かける」とあったので長官は驚いてかけつけると葛洪は坐ったまま眠るように死んでいた。歳81才とも61才ともいう。彼はぬけ骸のような、いわゆる尸解仙のようになったのである。

『抱朴子』は、道教に理論的根拠を与えた重要なもので、本書では特に項目をもうけなかったが、和訳本も立派なものがあるのでぜひお読みいただきたい。道教の実際がわかる。この本は彼が20才頃から書き始め10数年、建武年間(317年頃)に完成した。神仙道、仙薬の処方、不老不死の法を著した内篇と、儒学の思想がつづられた外篇とがあるが、彼の面目は内篇にある。

それまであった原始道教から脱却し、仏教に対抗する必要上理論をのべ、内篇には「金丹」「仙薬」「黄白」等の不老不死のための記述がある。すなわち金丹をつくるための雄黄、丹砂、石英などの鉱物や、五芝(霊芝)、茯苓、地黄、麦門冬、他の草類が記され、「金丹篇」では「丹砂は焼くと水銀にもどり、また丹砂にもどる」とあり、これは硫化水銀(Hgs、朱色)⇄水銀(Hg)と可逆反応をおこすことを示し、固体⇄液体の変化が永遠不滅ー不老不死の観念に結びつけられ道教理論の大きな力となった。

彼は他に『肘後卒救方』(または『肘後備急方』、肘後とはハンドブックのようなもの)、『神仙伝』『隠逸伝』『神仙服食薬方』『太清神仙服食経』『抱朴子養生法』『遁甲秘要』などの著がある。図は『道

蔵』に収められている『抱朴子』である(図表138)。

陶弘景

宋元嘉二十九年(452)に生れ、梁大同二年(536)死去。

この頃、揚子江南部の地方で江蘇省を中心として新しい道教教団がおこる。上清派ともその根拠地の茅山をとって茅山派ともいわれる。開祖は魏華存という女巫で、上清派の重要経典『黄庭経』(後述)を著わしたとされる。『道蔵』に「上清云々」という冠名がつく経典が多いがみなこの流派のものである。

道教は寇謙之、陸修静らによって宗教の体裁がとられたが、陶弘景は上清派の重要な人物である。江蘇省南京の南、丹陽秣陵の人。彼も母が夢見て生れたといわれ、仙人の相である長耳で、身丈も高かったという。

永明十年(429)、官を辞し茅山にこもる。此の山に三階の館をつくり、著作にふけり、時の梁の武帝の政治顧問ともなり、世に山中宰相ともいう。養生に心懸け導引や辟穀など行い、85才で亡くなるが、顔色は少しも変らず、その遺骸は生きている時と少しも変らず屈体ができたという。

彼の業績は、道教徒として大清派を確立したのみならず医学者としての一面もあった。仙人になるのを志し山野の薬物を尋ね、従来からあった『神農本草経』を編集集注して『神農本草経集注』をつくり、『肘後百一方』(葛洪の『肘後備急法』を再編、補足した)を編んだ。百一とは仏教でいう「人に四大あり、一大に一百一病」ありという所から来ている。曇鸞(仏教、浄土宗の名僧、初め陶弘景を訪ね服気を学び道教に入ろうとしたが、帰路、洛陽で菩提流支と会い、仏教にも『観音益寿経』という長生のための経典があると教えられ、仏門に入る)との係わりあいなどからみても当時、道教と仏教は互に見つめ合っていた事が分る。その他陶弘景は医書的なものに『養性延命録』『治除三尸諸要方』『導引図』『導引養生図』など、道教経典としては『真誥』『登眞隠決』『眞霊位業図』など七十種位の書を書いている。

魏晋南北朝時代は道教にとっても仏教との対抗に迫られた時で、道教の一更の確立を目ざしたのである。道教医学にとっても、道教というヴェールをかぶった医学ではあったが、葛洪、陶弘景はその立役者であった。こうして次の隋唐時代に移るが、なお道教的、呪術傾向のある医学スタイルは失われていなかった。

孫思邈

隋開皇九年(581)に生れ、唐永淳三年(682)死去する。101才とされる。陝西省燿県の人。『新唐書』『旧唐書』に記されている。

七才の時、学を学び始め、二十才で老荘や経典に親しみ人々は「聖童」といったという。『列仙全伝』に彼の説話がのこっている。或る日彼が青蛇が子供にいじめられているのを助け放してやる。後日、白衣の少年が馬にのりやってきて「あの青蛇は私の弟です。お礼をしたい」といって馬にのせ、大きな御殿についた。中に入ると一人の少年が出迎えたが、この少年があの青蛇だったのだ。三日ばかり滞在し帰りに「龍宮寿方三十首」という書をもらい「貴方はきっと済生救人の人になるでしょう」と言われた。彼の著『備急千金方』の千金とは、人間の命は千金の価があるという意味である。

143

本 文 篇

この書では『傷寒論』より処方薬剤が増し、中に十味以上のものもあり、陰陽、五臓六腑についても記されている。薬方だけではなく、養生、鍼灸、按摩、服気、房中、食養など医学全般にわたり、また、『千金翼方』(翼方とは扶翼——たすけることという意味がある)には薬符、寒食散、禁忌諸法がのっているが初めの方には、玉石から初まる草・木・果・菜などの薬名がつらなっている。

その他『老子注』『荘子注』『千金傷寒論』『養生要録』『千金養生論』『枕中記』『海上急救方』『摂生論』など多いが、彼が全て実際に書いたのかは不明である。死後、薬王の一人として世人の尊敬をうけている。

葦慈蔵

生卒不明、西域の人ともいう。景龍年間(707〜709年)に官を辞し、いつも黒い犬をつれて、背にはひょうたんをいくつも背負い多くの人の病を救った。玄宗は「薬王菩薩」の名を賜り、皇后は彼の姿を絵にして「薬王」といった。生前、薬王の名があるのは彼だけである。

王冰(王砅)

唐景雲元年(710)生れ。貞元二十年(804)、94才で死去。出生地は不明だが一名、啓元子という。これは師の玄珠先生から『素問』の教えを受けたからである。

『素問』『霊枢』を『黄帝内経』といい、この名が『漢書芸文志』「方技畧」に18巻あるが、これは今のものと同じではなく散佚している。次いで『隋書』「経籍志」『新唐書』「芸文志」に『全元起注』「黄帝素問」があるがこれも伝わってない。これを初校正という。次に『新唐書』「芸文志」に『王冰注』「黄帝素問」とあり、これを次校正という。ここで王冰は全元起本第9巻にあった「上古天真論」を巻首、第一にした。「上古天真論」の内容はどうしても彼が主張したかった処であった。また運気説(後述)を導入した。この次校正に関しては当時は唐代道教の最盛期の頃でもあったから、彼も道教徒であったと思われ、その立場で『王冰注』ができたのであろう。次いで『宋史』「芸文志」に『林億注』「素問補注」24巻の名があり、現在我々の手にできるもので、新校正といわれる。『素問』も『霊枢』もおのおの81篇からなっている。これらは『道蔵』中に収められ、『素問』は50巻にまとめられている。『素問』『霊枢』が『道蔵』という道教経典集の中にある事は、道教徒にとっても重要なものだとの認識があったのではないだろうか。「道教医学」にとっても大きなポイントであり、筆者が「道教医学」について研究に入ったのもここが原点であった。

趙学敏

時代は下って清代となる。道教が時代と共にいわゆる三教合一の気運にのって、全眞、正一教のような道教の本筋と民間信仰の流れに分かれたように、道教医学も、医学知識の発達とともに民間信仰の間に埋没し、民間療法の形をとるようになっていく。そこには怪しげな人物が往来したりまやかしの治療法もあった。しかし一般民衆の間では大いに迎合され、身近な医療であった。遠い扁鵲の遍歴医の流れは、この頃では串鈴医、走方医、鈴医などといわれ、放浪の医師でもあった。その姿は図表139のような姿で、手にもった棒に図表140のような串鈴をつけ、ふりながら鈴をならし全国をめぐった。背中には笈(薬箱)を負い、土

地土地のいきさきで薬草(地道薬材)を採っては治療したり、鍼灸を施したりした。

この代表者的存在が趙学敏で、清の雍正八年(1730)生れ、嘉慶15年(1810)に亡くなる。浙江省杭州銭塘の人、字は恕軒。『本草綱目』を補足した『本草綱目捨遺』の著者だが、走医となり『串雅内外篇』(1790年)人民衛生出版、2007年、中国医薬科技出版、2011年)も著す。この中には、民間の秘方、経験方もしるされ、走医の面日は「賤・験・便(安い、効果がある、便利)」だといい、三大法として頂・串・截の三法があるとしている。これは各々、汗・吐・下に相当している。この書の中で「薬物に違いがある事は一般の医師は知らなくてもよいが、走医は必ず知らねばならない。これは走医は土地土地の薬物で治療するからで、また、奇経(奇経八脈。明、李時珍の『奇経八脈考』がある。奇経は正経十二経に対し簡単に経穴を八穴とり治療する。奇効を呈する)も医師は全部知っているわけではないが、走医は必ず知らねばならない。これは治療の近道であるからだ」といっている。

また、『黄帝内経』『難経』『道蔵』まで読んだというから道教にも関心をもって医療に当ったのに相違ない。

図表141は有名医師の一部、図表142は医神像を示している。なお、同じ清代に劉鉄雲(甲骨文研の究で有名)の『老残遊記』の初めに歩行医が登場している。

IX-2-i. 医薬神

道教は宗教だから、人々を救い、人々の病気治療を大きな目標として拡がりの手段とし、医業に携るいわゆる医聖といわれる人を神に祀り上げて民間信仰、民間療法をなした。

ここではこれらの神々について考えてみたい。

民間信仰にあって民間療法は人々の大きな支えであった。古代の神から歴史的名医までも神として祀り、人々の篤い願いを集めていた。

薬皇

先医ともいう。神話伝説の伏羲・神農・黄帝の三皇をいう。祀っている廟を三皇廟という。

薬王

いろいろな名がある。登場するのは、扁鵲・孫思邈・葦慈蔵・岐伯・華佗・許遜などで、各地に薬王廟がある。

保生大帝

台湾などで医薬神として多くの尊敬を集めている。保生大帝とは呉真人・呉真君・真人先師・大道公・呉公真仙などともいわれ(一説には孫思邈だというのもある)、姓は呉、名は木。宋、大平興国四十四年(979)、福建省泉州で生れる。やはり母が夢見て妊娠し産れる。のち医学を学び多くの人を救った。

多くの逸話が残っているが、「保生大帝医虎喉、点眼龍」というのがある。「医虎喉」という話しは、大きな猛虎が一人の女性を食べたところ、その骨が喉にささり、虎は七転八倒、大声を出す。たまたま呉公が通りその様をみた。符水をのますと骨が出てきた。虎はひざまづいて感謝し、呉公が成仙してからも、保生大帝の守護役をつとめた。「保生大帝廟」の門前左

本文篇

右の黒色の虎石像がそれで「黒虎将軍」という。「点眼龍」とは、ある一匹の巨大な龍が眼を患い、人に化けて呉公の診察を受けにきた。呉公は龍だと見破り、だます事はできないというと、龍はもとの姿にもどり、治して下さいと懇願する。符水を与えると治り、龍は感謝して去る。呉公が成仙すると呉公を乗せて駆けめぐったという。

また「糸脈」の話もある。明の成祖、永楽年間(1403〜1424)、文皇后が乳房疾患となり、宮廷医や名医に診せても治らなかった。

呉公は一人の道士に化け宮殿にやって来て診察を申し出る。しかし皇后は乳房を見せるのを恥ずかしがったので皇后の手首に糸をまき、門外まで延し、その糸の波動で脈診をする「糸脈」を行った。成祖は呉公の力を試そうと、糸の端に猫をつなげた。すると呉公は「熊にあらず、豹にもあらず、猫なり」といった。今度は門の環につなげると「これは金木の性で、人の脈ではない」と答えたので大いに感嘆し、こんどは乳に糸をつなげた。呉公は「肝脈が強くて長い。きっと乳房の病気にちがいない。灸をもって治療したい」と言ったが直接皇后の体に触れないので、屏風の外から糸を悪い処につけそれに灸をした処、見事に治った。成祖は礼をしたかったが受けとらず、白い鶴に乗って飛び去ったという。この時、名前は、ときいたところ「昔、都陽湖で高宗を助けたものです」といったので大帝と知った。成祖の次の仁宗の時、廟をつくり、「恩主昊天金闕御大慈済医霊妙道眞君万寿無極保生大帝」という長い名を賜った(一般に長い名ほど有難いものとされる。道教経典にも長い名のものがある)。これから呉公を保生大帝とよび、その廟を慈済宮というようになった。

康熙三十八年(1699)、台湾で流行病が発生し手がつけられないようになった。医師も手をこまねいているばかりだった。台湾の対岸から台湾にやって来た移民は舟をとばして海を渡り、大陸の故郷に戻り、大帝の分神をもち帰り奉祀したところ、病が収まったという。福建省出身の多いところに保生大帝廟が多い。

媽祖

おそらく女性神としては最も崇敬されている。「天上聖母」「天后」ともいい、やはりルーツは福建省で、さきの保生大帝と結ばれたという話しも残っている。

福建省甫田県湄州島の生れ。母の夢に観音菩薩がでてきて一粒の丸薬をもってきた。母がそれを飲むと妊娠しやがて女児(媽祖)が生れる。この児は一ヵ月たっても泣かないので「黙娘」だといったが、生来賢明、幼にして仏前で経をとなえ、焼香していた。また武術も習得していた。彼女にもいろいろな伝説があるが、ある時、母と織物の仕事をしている途中、ねむってしまった。夢では海が大荒れし、波間に一隻の船が風雨にうたれ、波にのまれ沈む。この舟には父と兄が乗っていた。彼女はすぐさま海にとびこみ、手には父、口には兄をくわえ岸に向おうとした時、母の声で夢がさめた。すると彼女は「お父さんが海で溺れた」というが、母はとりあわなかった。しばらくすると父は溺れたが兄は助かったという報せが入る。彼女は夢の中と同じだったので、こんどは舟に乗り父を探しに海に出て、三日目に父の屍を背負って帰る。その孝行に人々はいたく感動したという。媽祖が航海安全の神、海神として崇められる所以になる。

やがてある重陽節(9月9日、陽数が重なる目出度い日)に白日昇天したという。

清朝が台湾を攻めた時(鄭成功との戦い)、媽祖がその先導役として功があり、康熙帝は「護

146

国庇民妙霊昭応仁慈天后」の名をおくる。ここで「天后」というようになった。他に咸豊年間には64文字の長いおくり名が贈られ、その尊敬の強さが分る。

　媽祖には「千里眼」「順風耳」という従神がいる。それぞれ、千里を見渡せる眼と、遠くの音まで聞こえる耳の持主である。媽祖のいる湄州島の西北方の山にこの二神はいて、彼女の美しさにひかれ妻になれと迫る。そこで互に激しい争いとなりやがて媽祖に屈服される。二人はそれで媽祖を守る下僕となった。媽祖を祀る廟を天后宮というが、日本でも横浜（媽祖廟）、長崎（崇福寺）に祀られている（神戸、横浜には関帝廟もある）。

　媽祖は今では単に航海安全の神だけではなく全能の神でもあり、病気祈願でも訪れる人が多い。

娘 娘

「娘娘」「奶奶」「娘奶」とは女神を親称している言葉で、娘とは少女、「娘子」といえば少女の事でもあるし、夫が妻をよぶ時も使われる。元来、「娘々」とは「皇后」又は「天后」の事で、「天下の母」という事から「女神」をいうようになる。媽祖も「娘々」である。

　この「娘々」がついた女神をいくつか紹介する。

- 碧霞元君…北京、白雲観（全眞教総本山の元君殿に祀られる。その他、東嶽廟、大石橋娘々廟（旧満州）。この左右には催生娘々（お産）、送子娘々（育児）、眼光娘々（眼病、往時はトラホームが多かった）、天花娘々（天然痘を治す）等が並んでいる。
- 王母娘々…西王母の事で、「瑤地金母」ともいう。『山海経』でみたのは恐ろしい姿をしていたが、美しい姿になっている。周の穆王の西巡、漢の武帝の仙桃などに登場する。
- 池頭夫人…やはり福建省泉州が信仰のもとであり、註生娘々の傍にいる。あの世にある血池（難産などで死亡すると血池におとされるといわれる）を守る女神とされ、安産の神。難産、産褥などの病気を免がれる祈りの女神である。

医薬神の分析

以上、ここまでに挙げた医薬神から整理すると次のようになる。

1）歴史上から

- 歴史上確かに存在した人物が医薬神になったもの…淳于意、張仲景、華佗、王叔和、皇甫謐、葛洪、孫思邈、劉完素など医師でもあった人。
- 地域的観点…北部では碧霞元君、南部では天上聖母信仰がつよい。
- 主神と陪神…保生大帝（三十六将軍）、註生娘々（送子、催生、姿祖）、臨水夫人（三十六姿祖）、媽祖（千里眼、順風耳）、保生大帝（黒虎）、医薬神ではないが、関帝（関平、周倉）他、仏教では薬師三尊がある。

2）職能的観点

- 産婦人科的な医薬神…註生娘々、鳥母、床母、池頭夫人、臨水夫人、姿祖。
- 外科的な医神…華佗。
- 内科的な医神…扁鵲、孫思邈、保生大帝。

本 文 篇

・眼科的な医神…眼光娘々。
・小児科的な医神…痘疹娘々、床母、天医真人。
・薬神…神農、薬師仏など。

　以上、道教から見た医師の他に民間信仰から見た医神などを見た。より詳しくは、拙著『道教と不老長寿の医学』にふれてあるので併せて御覧になっていただきたい。

IX-2-j. 十干・十二支・八卦・易・運気
『素問』の中に「運気7篇」と称する一群の篇がある。

・天元紀大論　　第66
・五運行大論　　第67
・六微旨大論　　第68
・気交変大論　　第69
・五常政大論　　第70
・六元紀大論　　第71（第72、第73巻は遺篇）
・至真要大論　　第74

等である。王冰が、当時盛んであった「運気論」(天地のまわりあわせの人の健康、幸不幸に結びつくという説、五運六気とも)を医学領域に導いたのである。北宋の劉温舒の『素問入式運気論奥』には、「論治法第三十」があり、実際に医療にかんして運気論を取り上げている。同じ宋末の曹孝忠等編の『聖済総録』の巻首は「運気説」から初まっている（図表143）。また、金元四大医家の一人、劉完素は『素問玄機原病式』を書いている。これは『道蔵』中にはないが、『素問』「至真要大論」を基とし、「運気論」に大きな影響を与えた。しかし、以後その余りにも複雑で、実際的でない事から以後衰退していく。
　運気論を知るには、十干・十二支や八卦の知識も必要となる。十干・十二支(干支)は他にも出てくるし、『霊枢』「九宮八風」では八卦がある。
　十干と十二支は元来別のもので、互に絡みあって十干十二支又は干支となる。丁度、陰陽説と五行説が別々なのに陰陽五行説といいならわされているのと同じである。さらにこれらが重なり合って複雑化してくる。
　十干とは木火土金水の五行を陰陽にわけたもの。元来は1月を十日毎に分け(旬)、その十日を10に分け甲〜癸としたものである。甲(キノエ)、乙(キノト)、丙(ヒノエ)、丁(ヒノト)、戊(ツチノエ)、己(ツチノト)、庚(カノエ)、辛(カノト)、壬(ミヅノエ)、癸(ミヅノト)と分け、甲と乙をペアー、前者を陽、後者を陰とし木、東、春、肝に当て、陽を兄、陰を弟とする。十干はすでに殷時代頃にはあったと思われ、殷(商)の約30代、600年の王の名前は、図表144のように十干の名がつづく。甲、乙、丙のような順序ではないが、これは例えば、第Ⅰ世、第Ⅱ世といった意味があったのではなかろうか。武丁以後の即位年は干支で判っきりする。周に滅ぼされた最期の王、紂は帝辛であった。
　筆者の小学校頃の成績評価は甲乙丙でありクラスの組合せも甲組、乙組、丙組であった

IX. 道教と道教医学

し、兵役徴兵検査も甲種合格、乙種合格であった。十干はこのように今でいうＡ、Ｂ、Ｃとか No.1、No.2 といった符号のようにも用いられた。なお、十支・十二支は「Ⅵ. 易・干支」に詳述したので略す。

周易参同契

後漢の魏伯陽の撰（漢順帝、126～167年間の成立）とされる。この書を一言でいうと「漢代の易の卦象を以って錬丹の作り方の理論」とするという事で、『旧唐書』「経籍志」に初めて名がみえる。『道蔵』中には、図表49を見ると11種あるが、同名のものがある。これは編釋者の違いである。

この中では比較的『周易参同契分章通眞義』がよく読まれている。後蜀、彭暁の編著で上・中・下3巻90章からなる。その初めに「乾坤は易の入口、他の卦の父母で、坎離を水火、男女とし、陰陽を以て龍虎とし、五行を以て道すじとする」と言っている。

本書の著者とされる魏伯陽は、葛洪の『神仙伝』によると、彼は呉の人で、家柄の高い人であった。幼にして道を志し、弟子三人と錬丹造りに励み、完成したので、まず犬に試そうとして服せたところ犬は死んでしまう。こんどは魏伯陽自ら、それなら自分で服すといってのむとまた死んでしまう。弟子の一人虞は師のあとを追うように服んだところやはり死んでしまう。残った二人は山を降り二人の棺を求めに行ってしまう。すると残った魏伯陽はすくっと立ち上り、虞と犬に丹薬をのますと生き返った。この二人は仙人となり犬と共に天に昇る。途中で会った木こりに郷里に感謝の手紙を託した。残った二人の弟子はそこで初めて後悔したという。

九宮八風

『霊枢』に「第七十七 九宮八風」という篇がある。自然の一年のめぐり、四季、風といったものが事態に影響する詳細をのべ、その対応を説いている。道教医学の自然観を知るのに恰好のものなので、ここに一項を設けた。

九宮とは空の天体の道行、八風とは四方八方から吹く風の変化、つまり天地の関係をのべ、その間にあって人はどうしていれば病にかからず、予防でき長生きできるかという事をいっている。

まず「九宮」とは図表145のようにそれぞれに名があり（叶蟄、招揺等）、中央を中心として、東、西、南、北さらに東北、東南、西南、西北と九つの天空に天宮があるとする。このうち北極星は北辰ともいわれ、北斗七星（第1～第4を魁、第5～7星を杓という）はこの廻りを四季の移りと共に廻転する。表には数字があるが、1、3、5、7、9の奇数を陽とし東、西、南、北、中央にあり、2、4、6、8の偶数を陰とし東北、東南、西南、西北にある。5は、五行でも中間であり、中央、中宮（仲夏）に当る。数の小さい方から大きいものに、四季の気候、寒暑、一日の日照時間を示している。

ここの北辰には太一神という最高の神がいて（太とは最も尊いということ）、冬至の日には北、叶蟄にいる。図表145のように、46日たって立春の日には天留に移る。以下46、または45日の間隔で太一神は東、西、南、北と移り、冬至の日に北に戻り一年が終る。表のように易、八卦、その代表の水火等にも係わる。また表のように南からの風を大弱風、西南よりの風を

本文篇

謀風などという。

　農耕民族にとって、春は東、夏は南、秋は西、冬は北風がふき、それで季節の移りを知り、春の種まき、夏の成長、秋のかり入れ、冬の貯蔵、いわゆる「生長収蔵」をくりかえしていた。天を見上げれば、天空に一きわ輝く北極星を見、不動の星でもあり、北を指向する星でもあった。北斗星の魁杓は太上神の車で、天空を四季の方向に従って廻転している。この太一神が移動する日(季節の変り目、春分など)には風雨がおこり、そうなればその歳は吉で、農作、人の暮しも安らかで、病も起らないという。もしその前に風雨があれば、雨が多く、それ以後にあれば旱魃の歳になるという。図表146のように異常な風は人を傷つけ、影響を与える。故に聖人といわれる人は石矢が飛んでくるように風を避けたのである。

　『素問』「診要経論」に「正月、二月は人気は肝に、三、四月は人気は脾に、五、六月は頭に、七、八月は肺に、九、十月は心に、十一、十二月は人気は腎にある」といって、体内での人気の循環をいっている。「八卦」でも、乾―立冬―首、坤―立秋―腹、震―春分―足、巽―立夏―股、坎―冬至―耳、離―夏至―目、艮―立春―手、兌―秋分―口と、人体内での季節により病になり易い部位を示している(図表53)。

　風の異常な吹き方は人の身体に障る怖れがある。「風は百病の本」という言葉は『素問』五蔵眞気風病論　骨空論」などに見られる。また『素問』「風病論」には風が五臓などを侵して肺風、心風、肝風、脾風、腎風、胃風、首風という症状をおこすことが書かれている。また『素問』「陰陽応象大論　五運行大論　気交変大論」などには「東方生風」と一年の気候の初めにあげ、ついで「南の熱、西の中央の湿、西の燥、北の寒」を、また、これらのような風や熱、湿、燥、寒が病因の外因になることをのべ、天の運行、四季の変化と連動しているとする。自然観、天地人の思想に立脚していることが分る。風もふくめて「陰陽風西晦明」の病因となるというが、これは図表147の中にもみえる。五行説と六行説とではどちらが先行するのか分らないが、表を見ると納得する点がある。いつの間にか、五行説の方が優勢になってきたのである。

150

X.『道蔵』の医学的部分

　前章では「道教医学」を中心にのべてきたが、本章では実際に『道蔵』中にどのような医学的なものがあるかを見てみたい。厖大な『道蔵』から該当するものを全て挙げるわけにいかないので、下記の項目に限って、またその一部を摘録する。符・図・籤・呪・善書についてはXII章にまとめている。なお、用語の検索の便をはかるために『「道蔵」等中国医学関係経典索引』(本書所収)を合刊してある。参考にされたい。

①湯液
②本草
③鍼灸

X-1. 湯液・処方

　『神農本草経』を初めとして中国古典医書を一読して理解する事は難しい。そこで一度分解・整理・組織化してみたらどうかという主旨でつくったのが『表解　神農本草経』(医聖社)である。『神農本草経』を初めとして、中国の薬物書(本草書)の中の薬効の第一は「軽身」とある。軽身とは文字通り身が軽くなる事だが、単に体重減少をいっているのでなく、軽くなって天を飛ぶ——仙人願望に似たおもいが秘められていると思えてならない。本書をつくったのは筆者の考えるところでは「方士」といわれる人々で、「山海記」に見られるように方士は薬物の採取も行ったし、医療もしていたし、のちの道士につながる人々である。

　『表解　神農本草経』と併せてよんでいただきたい(ここでは薬量は省略してある)。記されている薬名は同種異名のものもある。

1)還丹衆仙論
・解丹薬毒駆丹散…麦門冬、天門冬、乾地黄、甘草、人参、茯苓、紫苑、地楡、大赭、山梔子

2)修眞十書
・治病肺蔵方、消風散…人参、玄参、防風、沙参、天雄、薯蕷、丹参、苦参、黍芃、小茱萸
・治心臓病法、五参圓…黍芃、人参、玄参、乾姜、沙参、酸卑、丹参、苦参

3)修真精義雑論
・理潤気液膏方…天門冬、黄精、地黄、茯苓、桂心、甘草

本文篇

4）太上霊宝五符序
- 眞人軽粮辟穀不食方…巨勝(胡麻)、茯苓
- 仙人下三虫伏尸方…陸散、茯苓、草陸根

5）黄帝太一八門逆順草生死訣
- 治傷折骨損方…黄荊子、紅芥、菜子

6）四気攝生図
- 不老、心病…茯苓、菖蒲、苦蔓、山茱萸、兔絲子、牛膝、細辛、続断、巴戟天、防風、山薬、天雄、蛇床子、柏子、遠志、杜仲、石斛、蓯蓉
- 補腎気腎瀝湯丸…羊腎、茯苓、芍薬、玄参、生姜、地黄、人参、甘草、沢浮、五味子、防風、蒼芎、当帰、黄耆桂、地骨皮、磁石

7）図経衍義本草
- 面皯皰…兔絲子、麝香、熊脂、女萎、藁本、木蘭、梔子、紫草、白爪子、蜂子、白歛、白朮、蜀葵花、向附子

8）枕中記
- 服食巨勝法…胡麻、大豆
- 服雲母法…雲母、白砂、又は雲母粉、硝石
- 令多子、無傷…甘草、丹砂、大黄、乾地黄、五味子、人参、茯苓、天門冬、木防己、猪苓、細辛、決明子

9）神仙服食霊草菖蒲丸方
- 菖蒲は仙草であるとして菖蒲を基とした処方を挙げている。

10）太清経断穀法
- 服食萎蕤、服食巨勝、服食雑米麦、還食穀解薬等

11）太上肘後玉経方
- 良王君河車方…紫河車(胎盤)、乾地黄、牛膝等二十二味

12）三元延寿参賛書(三元とは上・中・下元をいう)
- 下血奇方…鹿角霜、鹿角膠、兔絲子、栢子、斛地黄

13）太清金闕玉菜仙書八極神章三皇内秘文
- 辨識三十六種芝草変形章第八…仙足芝、丹芝、雲芝等三十六種
- 辨識三十六種仙薬形象章第九…一名朱砂精、一名曽青精、一名石膏精、一名雄黄精、一名硫黄精、一名空青精、一名石砂精、一名白礬精、一名雲母石精、此九種仙薬の精、皆

金石所化也。以下、禹余精、人参精、天府精などがつづく。

14)太上除三尸九虫保生経
・老君去尸虫方…貫衆、白雀蘆、蜀漆、燕黄、雷丸、僵蚕、厚朴、狼牙子、石蜑
・初神去本丸又名制虫丸…大附子、黄陸黄、青木香、麻子仁、乾地黄、大黄、朮、茱萸、桂心、雲芝英、丹砂

15)至言総
・神枕薬材…芎窮、当帰、白芷、辛夷、杜衝、蜀椒等二十四種

16)大玄宝典
・草丹度世章…天之精(天門冬)、地之精(地黄)、日之精(拘杞)、月之精(松黄)、陰之精(遠志)、陽之精(人参)、山之精(巨勝)、水之精(藕節)、人之精(蘭花)。心目通神明、不飢、不渇、骨堅、軽体、以可居山

17)上清子金丹大要妙用
・外薬、内薬、外丹等の記述

18)洞元霊宝道学科儀
・神枕品…15)と同じ。

19)三洞珠嚢
・八瓊丹…胡麻散、茯苓丸等八種

20)孫真人備急千金要方
・腎臓(巻六十)、補腎第八…建中湯、人参湯、四十二種、灸法
・養性(巻八十三) …黄帝雑忌法、房中補益等

21)急救仙方(産婦人科関係の薬剤が多い)
・防己湯、妊娠脾虚、遍身浮腫、心腹脹満、小便不利…防己、桑白皮、赤茯苓、紫蘇葉、本香、大便不通加枳穀、檳榔
・当帰芍薬散。妊娠腹中絞痛、心下急病…白芍薬、当帰、茯苓、沢瀉、川芎、甘草
・加味四物湯。妊娠傷寒…熟地黄、当帰、川芎、芍薬
・消遙散、婦人虚熱…地加皮、甘草、紫胡、黄苓
・経験天霊蓋散、治癆虫…天霊蓋(頭蓋骨)、阿魏、麝香、辰砂、安息香、連珠・甘遂(癆病は肺結核をいう)
・釣虫丸、駆虫…磁石、龍骨、碙砂、麝香、膩粉
・桂心丸、玄三屍九虫…熱地黄、乾漆
・雄黄丸、玄三屍九虫…雄黄、松脂

本 文 篇

22）上清明鑑要経
・神仙除百病枕薬…15）、18）と同じ。

X-2. 本草

薬草名や霊芝についてふれている。丹薬等については『石薬爾雅』『太清石壁記』『黄帝九鼎神丹経訣』『丹房須知』等を参照の事。

1）茅山志
・神芝奇薬…仙芝、参成芝、燕脂芝、夜光洞草、玉芝等五種
・芍薬、黄精、何首烏、附子、烏頭、菖蒲

2）仙都志、草木
・名山之嘉秀云とあり、黄精、菖蒲等178種の薬草名が並ぶ

3）太極眞人雑丹薬方
・六一泥法…牡蠣、赤石脂、白石脂、蟻糞、塩好酸醋

4）三洞珠嚢
・神丹仙薬名品…丹砂、雄黄、空青等二十四種

5）孫真人備急千金要方
・論処方第五…拘杞、地黄、甘草、当帰等四十二種
・論用薬第六…上薬一二〇種、爲君主養命以応天、無毒、多服久服不傷人欲軽身益気不老延年老本上経。中薬一二〇種、爲臣主養性以応人有有毒無毒斟酌其宣、欲遏病補虚羸者本中経。下薬一二五種、爲佐使、主応地、多毒不可久服、欲除寒、邪気、破積聚、愈疾者本下経（『神農本草経　序』を参照）。
・玉石上部…玉泉、丹砂、曽青等十六種
・玉石中部…水銀等八種
・玉石下部…代赭等六種
　以下、草薬（上中下）、木薬（上中下）、獣部（上中下）、虫部（上中下）、米（上下）等。

6）上清明鑑要経
・神枕除百病枕薬方…湯液・処方の15）、18）と同じ。神枕法は『雲笈七籤』（秘要訣法部、巻46）にもある。筆者も「神枕法」について発表している（『牧尾良海博士喜寿記念論攷』山喜房仏書林、1991.3、『東洋医学』17（6）：1989、17（7）：1990）。
・道士九節杖法…一節名太陰星、二節名熒惑星、三節名角星、四節名衡星、五節名張星、六節名営室星、七節名鎭星、八節名東井星、九節名拘星

154

7）三洞道士居山修錬科
・治虫諸方品…茱萸、蕪荑、麻子、栢子、桃仁、巴豆、黍白皮

8）上清太上帝君九真中経
・太一胎精菖蒲圓散方（一名九転胎精太上宝方）…不老長生太一之秘要也。菖蒲、甘草、茯苓、人参、当帰、朮、防風、遠志、菊花

9）太上霊宝柴草品
・青上芝以下一二七種の芝草が並ぶ。例えば図（図表148）の通りで、赤松子、広成子などの仙人がとっていたとある。理解し難い形の茸もあるが、霊芝（拙著『霊芝とその歴史』養生一号、1995、『霊芝と不老長寿の伝記』朝日植物の世界3、1997）といえば五芝がある。

10）雲笈七籤（方薬部、巻七十五）
・雲母長生断穀丸方…雲母、単独で調剤する。
・韓蔵法師療病記…法師とは仏教的な名称で、ここでは全身にパウダーをぬる健康法が記されている。

11）雲笈七籤（方薬部、巻七十七）
・令人愛念好容色延年方…胤丹、麦門冬、万歳、牛膝、耆実、独揺草
・主利関節四肢九竅通百脈令人能食軽身長生法…胤丹、天門冬、苦参、白朮、青木香、兔絲子、桂心、甘草、茯苓、牛膝

12）（道蔵輯要）長生胎元神用経
・去三尸九虫方…管衆、白藜蘆、蜀漆、蕪荑、石蚕、厚朴、狼牙、殭蚕、雷丸子

13）（道蔵輯要）論処方第五、論用薬第六
・上薬一二〇、中薬一二〇、下薬一二五
　玉石上中下、草上中下、木上中下、獣上中下、虫魚上中下、菓上下、果上中、米上中部、二百九十七種

14）（雲笈七籤）孫真人千金方
・石部十七種、草木部四十八種、虫獣類二十九種

X-3. 鍼灸

『道蔵』中の鍼灸にかかわる経典をみてみたい。
『素問』『霊枢』『八十一難経』はここでは鍼灸専門的なものなので除外してある。

本 文 篇

1）修丹妙用至理論

　和気は冬至に湧泉からおこる。湧泉は足心の下にある。十一月から十二月には股に、五月には腰にきてこれを「三陽成」という。二月から三月には項、純陽という。夏至には湧泉から和気がおこり、五月になって膝にくる。六月には股に、七月には腰にくる。これを「三陰成」という。八月には膊、九月に項、十月に頂に気が到る。天地陰陽は人身から離れられないのである。

2）修身十書諸雑著指玄篇

　太乙は太極、大淵の源、虚無錬神の道。一は気也。太丹は純陽で陽は天道である。神と道は結んで形をなす。形に散じて風になる。故に道と通じている。通じれば養気になる。養気は保神の天道といえる。天地は陰陽の精、天気降って又昇る。地気昇ってまた降る。天の陽が結したものは日、地の陰が結したものが月である。日月運行休みなく、純陽錬神の道である。天枢の上は天元の気、天枢の下は地元の気が、天枢の中は陰と陽が混り、上下の動きは終りがない。

　命門は北方太乙になぞらえられ、頭は天、足は地をかたどり、絳宮には五行の正気が入り、ここで散じて筋骨を上行する。天地人は人のおおもと、故に心を守り、神を守り、心を以て柱となし気を以て命とする。

　臍下一寸三分を気海といい、その中に二穴ある。左を太極、右を冲虚という。

3）抱一子三峯老人丹訣

・脊骨二十四節…尾閭穴（下関三節、龍虎穴、2）には龍は気、蛇は火とある）（尾閭穴をまた河車骨ともいっている）。中関（十八節）、下関（十九節より玉枕関、上大部三節、泥丸に至る）（図は尾閭骨、尾骨）（図表149）。

4）霊剣子引導子午記

　眉間一寸を明堂、そこから深さ三寸は洞房、三寸入った処は上丹田で、泥丸宮、中丹田を絳宮、下丹田を気宮といい、各々に神人がいる。それで神宮ともいう。

5）四気攝生図

・自按摩法…両上肢を挙上。閉目、叩歯。両手で脈──耳の後ろを摩擦──腰を動かし、手が熱く感じたら、足を伸し仰をむきゆっくり動かす。こうすると丁度、雲がわき山をかくすように、皮膚→筋肉→腹→四肢五臓と気がわたり、気海より湧泉に到る。日に一〜三回すると耳目聡明となり、病気は治っていく。

6）太清神黄真経

・百竅関連魂存神…百竅は百穴に通じ、百穴は百脈に通ず。眼上に二穴あり肝、心に通ずる。顎上に二穴あり心と鼻に通じる。『洞神明蔵経』に「百脈通じていれば百竅は生き、百関は百節に連なる。もし一穴でも閉じられると百病を生じ、一脈が塞がれば百経は乱れる」とある。

7）三洞枢機雑説

　耳鳴は耳神嬌女が九宮の鐘をならすからである。こうなったら手をこすり、耳を掩って「赤子在宮九真在房清聴神命亦察不詳太一流火以滅万凶」と呪文をとなえる。

8）淵源道妙洞真経

　人は天の気十二の経脈に応じて、天の巡りと応じ、人の三百六十五穴の気穴とも応じている。人の九竅五臓十二節、手足、陰陽もまた天気に通じている。

　脈に浮脈、洪脈等二十四種を記してある。

　経穴名と、所在が記されている。例えば商陸、二間、三間、合谷、陽谿、曲池、缺盆、少沢、前谷、後谿、小腸愈等、殆んどの経穴に及ぶ。

9）易外別伝

・任督二脈…任脈は中極の下から毛の生えている処のうらを上に関元に。さらに咽喉部に至り陰脈の海に入る。督脈は下極から風府に至り脳に上り額から鼻柱の陽脈の海に入る。任脈は女性にとって妊娠に重要なもので、督脈は諸経脈を監督している経脈で海といえる。腎が働けば尾閭はよく通り、鼻がよく通れば任脈のためによい。この二脈が通れば百脈が通る。

10）真誥

・巻七、十…針灸・按摩を施す前に「北帝曲折之法」(北帝とは鄷都北帝)を行う。まず手をこすり、目を閉じ、唾をのむ事三回、叩歯三回し「太上四玄五華六庭三魂七魄天関、地精神符榮衛天胎上明四肢百神九節万霊…」と呪文する。もし弟子がいたら病気がある処を按摩させる。

　こうして針灸、按摩をする前に祈るのである。『針灸大成』(明、揚継洲、1601年頃版)の「針灸秘要」にこの図(図表150、太乙霊符)のような符がのっている。朱丹でこの符を二通かき、一つは焼いて酒と共に病人にのませ、もう一つは病人の室に貼る。そして呪文をとなえその終りに「急急如律令」というきまり呪言をとなえる(南無阿彌陀仏と同じようなもの)。そして心を正し神農黄帝孫真人、韋和真人をおもい一心に針灸を集中して針をさすという方法である。

11）道枢

・巻七：黄庭とは八門を開き金関を封鎖し陰陽二気が蟾宮で交会し、填補血脳することをいう。耳、鼻、口は、心、命関である。三要とは耳目口である。脾長一尺横、心下にあり黄庭の府という。鼻は中嶽、脈行は「環之無端」。胎息は上は気関より下は気海まで口や鼻の呼吸ではなく、「真人の呼吸は踵である」というのである。舌の下に三穴がある。左を金津、右を玉液、中ほどを玄膺といい甘泉がわき、気海を満す。気海は命門ともいい、生死の重要なもので、精、気、神の三宝が集まるところである。

　呼吸法の六気に咽、嘘、呵、吹、呼、吸がある。肝は蔵魂、腎は玄関、心腎が合わさって一脈となる。鹹は骨を、苦は血を、甘は肉を、辛は気を、酸は筋をそれぞれ傷つける。

本 文 篇

三尸は上丹田(脳宮)、中丹田(心、明堂)、下丹田(腸胃)にいて美食、酒色にふけり、身心共に侵すようになる。絶穀、閉目、握固、坐視する。水穀をとる、例えば胡麻の液をのむ。三十日もすると下丹田に神気が充分となり不飢となる。六十日で中丹田が満たさせると体力充実、歩行も長くつづけられる。九十日もすると上丹田が満ちて内には神気凝結、外には肥ってきて悪い所はなくなってくる。

・三十六関…下丹田(素華関)、黄鐘穴(五路関)、尾閭穴(翠微関)、天柱穴(轆轤関)、肛後(元門関)、泥丸(太一関)、玄鷹穴(湧泉関)、十二樓(三元関)、肺(白虎関)、肝(青龍関)、心(蓬宵関)、脾(中黄関)等。また受盛、通元、玉瓊等の二十四錘という関門もある。
　陰陽の気は榮衛により往復しているがその出るものは榮、入るものは衛である。

・巻二十四…東方震、南方離、西方兌、北方坎、中央坤。

・心は火、肝は炭、腎は韝、肺は金液、脾は鑪壇。

・心は丹砂、肺は雲母、肝は空青、腎は磁石、胆は雄黄。

・丹田は真一の鼎であり、九鼎は出会う府で一気は錬真して九気となり九気とは九竅、九州、九転といい、七返八変して九還する。五行の気が動いて、腎→心→肝→肺→脾→丹房→気戸→精室→神室と転化する。

・乾は大腸、坎は腎、艮は膀胱、坎は肝、巽は胆、坎離は火、坎坤は小腸、兌は肺、坎離は水火。

・絳宮の中に、上黒、下赤、左白、右青、中央黄色の五色がある。

・巻三十七…およそ根元となるものは丹田の気海である。男女の精血の一気となりこの気は天気で、これは散ることなくしっかりしている。

・五輪とは目で白目は肺、黒目は腎、瞳孔は脾で、肝胆もそのそばにある。眼角は心である。

・五行で体では五臓、色では五色、声では五声、天では五星、地では五嶽である。

・心は神、腎は気である。

・巻四十…黄庭、外薬、内薬、河車、龍虎虚、黄芽などの道教用語の説明がのっている。

12)黄帝素問霊枢集註
・巻一…九針名、五蔵五腑五五二十五兪、六府六腑経脈十二経絡脈十五、と記されている。太谿、鳩居、胦胕、下陵、三里、陰陵泉、陽陵泉の名が見られる。

13)黄帝内経素問遺篇
・巻一…太敦、營宮、太白、経渠、会陰、合谷、少商、曲池などの経穴名が記されている。

14)玄珠密語
　玄珠子を師とし、自号を啓元子とした。玄珠子に啓問したのでこういう。十巻の書にまとめ「玄珠密語」と名づけた。

15)黄帝八十一難経註蔵図序論
・内境側面図、内境正面図、内境背面図を示しておく。図表151(八十一難経註蔵図序論義)

正面図を見ると肝は左にある。

類似のものは『黄庭経』に記してある。

この道教的身体図が『内経図』図である。

・図(図表152)のような実際に経穴を図示しているのもある。

16) 黄帝八十一難経纂図分解

・巻五…四十四難の七衝門として、飛門(唇)、戸門(歯)、賁門(胃)、吸門(会厭)、幽門(大倉下)、闌門(大腸、小腸)、魄門(下極)をあげている。

17) 至言總

・巻二…偽道養形、真道養神

十二少、十二多(『漢方の臨床』62巻11〜12、2015「陶弘景と養性延命録」を参照)。

髪は血の、歯は骨の、爪は筋の、きわまったものである。何回ともなく髪を梳けば頭髪は白くならず、朝夕歯をみがけばむし歯にならず、爪を何回も切らないでおけば筋肉を変化させるような事はない。

18) 孫真人備急千金要方

・目録…針灸法、灸法等が各巻の治療法に湯液等と並んでいる。呪法もあるので、やはりこの時代(唐)、湯液、針灸と共に呪術的法もあったと思われる。

・巻一、論診候。上医医国、中医医人、下医医病。上医は声を聞き、中医は外形から、下医は脈で診断する。上医は未病を、中医は今の病を、下医はもうすでに病になったものを治す。

三部寸問尺。上部は天肺、中部は人脾、下部は地腎をいう。九候に上・中・下部がある。

・巻九十三…神封、乳根、大谿、大泉、大赫、四海、中極、気街、支溝、築賓、湧泉、然谷、懸鐘等の経穴名とその効能が記されている。

19) 急救仙方

・巻八…霹靂火法。石炭をもやして桶に入れ、病人を裸にして椅子に坐らせ、頭にのせる。荊芥、酸米醋を入れておく。病人が熱すぎない程度にするが老人、体力のないもの、妊婦は不可。汗をかいてきたらおわりとする。

松針法…松枝の堅いものを束ねて、悪い所の経脈にそって軟かい部分に強弱の力でさす。

・巻十一…「黄帝二十一種癆図便序」図(図表153、背兪図)のように背兪穴の図がのっている。

20) 上清霊宝大法

・巻四…璇璣玉衛図というのがある。璇璣玉衛とは北斗七星をいうが(天文器具、渾天儀のこともいう)、これと脈診・方、関、尺が重なっている。一呼吸の間に脈は六寸行くという。心は百神の宿るところ、五官の府で、絳宮というが、気はそれより下の玄泉に、心血は上る。腎精二気と交合し丹田に於て子を孕む。

・巻四…右腎を命門、尾骨穴を亀尾、そこの神がいる処を王母が西南方に向いて西亀之山

本文篇

というところで治めているので金関といい、その左を玉房という。心は霊台、舌下は湧
泉、右腎の気が出る処は湧泉、西亀は脳后に、両側の乳房は眼のもとで、両乳は精を蔵
して目を養う。それで年老いて気が少なくなると目は不自由になり、乳も出なくなり、
腎の精も枯れてくる。手は天にあっては東北、天関というが人の右手を肩井穴という。
人の血気脈は右から始まるからである。上清の壇は蜂宮、太清の壇は丹田。心を霊台と
いう。

・巻二十三、霊宝針…貴重な桃の枝、長さ五寸にして針とする。王清訣を五回となえ、気
を針にふきつけ、痛処に刺すが患者に三呼吸させてせきばらいをしてから針をぬく。

・巻五十一、十二経絡符呪…いわゆる呪文で、腎、心、小腸、六腑、大腸、膀胱、三虫、
三焦についての呪言。太乙珠珠、璇璣玉衛等の名もでてくる。

21）太上助国救民悠眞秘要

・巻七、太陽針法…棗木で長さ三寸六分の針をつくり、治療時に香をたき、右手に針を、
左手の第3指を下に、手掌を上に向け、心臓の前におき、太陽の一点をみつめ、「天地
太陽日角神光灌蕩尸疾邪気亡急急勅殺攝」と三回となえ、吸気を吸って針の上に気をふ
きかけ針をさす。諸病、諸痛、未だ治らなかったものはない。

・巻七、九天玄女飛針法…東南方の桃木の枝を一尺二寸に切り、北に向い、「火之老君に
申し上げます。お教えいただいた針を治療に用いたいと存じます。どうかよろしく急々
如律令」と七回となえる。そして息をふきつけ、左に三回、右に七回転針し、一心に願
い乍ら針をすすめる。

XI. 道教医学を支える古典、経典

　道教と医学の中間にあって、双方の二面性をもっている古典や経典がある。これらのうち、最も重要なものとおもわれるのは『抱朴子』『太平経』『黄庭経』であり、次いで『淮南子』『呂氏春秋』『春秋繁露』などがある。ここではそれぞれについて簡単に解説しておきたい。

XI-1. 抱朴子
ほうぼく し

　『抱朴子』については詳しく既述しているため、ここでは省略する。要するに『抱朴子』は4世紀末、道教に理論的根拠を与えたものである(図表154・155・156・157)。
　『道蔵』の中には

- 抱朴子内篇（既出）
- 抱朴子外篇、図（図表154）
- 抱朴子別旨、図（図表155）
- 抱朴子神仙金汋経、図（図表156）
- 抱朴子養生論、図（図表157）

がある。このうち「内篇」は道教的(神仙、薬物、養生、錬丹)、「外篇」は儒家的で、徳行などの善行、世俗間の生き方などが、「金汋経」は、六一泥、金丹作製の法や、巨勝(ごま)の効果についてふれている。なお、「内篇」には入山符号の符「五岳眞形図」や、三尸説などがあり、普通『抱朴子』といえば「内篇」を指している。
　『抱朴子』以外の『太平経』『黄庭経』には和訳本がないので紹介されていない。

XI-2. 太平経

XI-2-a. 太平経の成立
　『道蔵』には太平経の名を持つものが二つある。

- 『太平経』、図（図表158）
- 『太平経聖君秘旨』、図（図表159）

である。前者はこのあと詳述するので、まず後者の要旨を示している巻頭部分を見てみる。「聖君はいう。三気とは一つで、精・気・神をいう。天地人の気のもとは神は天より、精は地より、間の中和は気がこれを受けている。だからもともとは一つなのだ。それで神は気に

161

本 文 篇

乗っていき、精はその中にいる。この三者は互に助けあい、長生きしたければ、気を愛し、神を尊び精を重く見る事が必要である。人はもともと混沌とした気から生れ、その気は精をうけ、精は神をうむ。神は陰陽の気をうみ、人も混沌とした気から生れ、気は精をうけ、精は神をうむ。従って長寿を願う者は気を守り、神精と共にし、それが体より去らぬよう心懸けることとする」とあって精気神の重要性をとき天地人の一体化をいっている。

干(于)吉(後漢末(一世紀頃)、山東省琅邪の人)が、曲陽の泉のほとりで神より授かったという『太平清領書』がもとで、もとは170巻余りあったというが現存するのはうち57巻のみである(『太平経合校』、王明、鼎文書局台湾、1979年)。于吉の弟子、宮崇は『太平清領書』を時の皇帝の順帝に献上、これが『太平経』とされる。中で、世の太平を願い、君主の天下を導く重要性、人々の幸せを、天に順い、陰陽五行を旨とし、治身、治家、治国の必要性をとき、「興国求嗣の術」を主張する。この言葉は文字通り「国を盛んにする」という事になる。この頃、後漢時代、戦乱、天災、飢饉がつづき人口減少もあったと思われ、後にもふれる「一男二女」という人口増加策もあったと考えられる。

『道蔵』中の『太平経』は中々読むのに苦労する(図表158・159。図表160は駕龍図)。王明氏の『太平経合校』がでるに及んで大変に参考となり有難い。よってここでは『太平経合校』をもとにして摘訳・意譯し重要部分と思われる処を記述することにした。全体としては甲〜酉の十干による分類法をとっている。

XI-2-b.『太平経』の内容

1)太平金闕帝晨後聖帝君師輔歴紀裁以平気去来兆候賢聖功行種民定法本起、第1〜17

・大悪なものは「兵・病・水・火」である。
・経典にいくつかあるが、この中に符をのむとか、身につけるとか、松梨、李棗を食べるとか、拘三魂、利七魄などをみる。

2)合陰陽順道法、巻18〜34、太平経乙部(乙部不合巻)

日の出と共に、ゆったりと、温かくして着座する。体は動かさず、口も動かさず、体の伸びちぢみを楽にして、心の中はゆったりと空にすると鼻に風が通り、口の中は甘く感ずる。これは還年不老のしるしで、さらに天地に順って生きる者は長生きする。四季に順ずれば、その王は栄えるだろう。陰陽をよくわきまえて行えば、世は平安に、その治を失えば世は乱れる。

3)闕題、巻13〜34

無人の室に、四季に応じて五臓の色に従い絵(五臓神像)をかき、窓にかけ、窓からさしこむ光にあて、専心念じる。すると五蔵神は時に応じ、五行神もやって来て難儀を救い、どんな病でも治ってしまう。

日は君主を、月は大臣を、星は百官に象られ、諸々の人々を照らし、万物は共に和やかに生きられる。それで清なるものは天、濁なるものは地、中間にあるのが人である。

XI. 道教医学を支える古典、経典

4）和三気与帝王法、巻18〜34

　元気に三つある。太陽、太陰と中和で、形があるものに三つある。天、地、人で、天に三つのものがある。日、月、星で北極星がその中心である。地に三つある。山、川、平野で、人に三つある。父、母、子で、政治にも三つある。君、臣、民でこの三つはいつも平安で太平であることを願っている。

　男は天に象り、心に女性をいつも思っているが、天が人にそうさせているのである。臣は地に、地はいつも上に昇ろうとし天と合体する。それで万物は地より生れ、上を向いているのだ。恰も雲がのぼって雨となるようなものである。忠臣はいつも上を気遣い、一心にその君を慕っている。これは地がそうさせているのである。人民は中和で、万物を調和するようなものだ。中和は子供のようなもので、父母から生れる。その命は父に、その発育は母に託される。

5）解承負訣、巻18〜34

　上寿は120、中寿は80、下寿は60才、120才まで生きられたら、それは天に応じたため、80才なら陰陽に応じたため、60才のものは中和の気に応じたためである。もし悪行がやまないでいるとこの歳まで生きられるのは無理で若死になる。母の胎内にいるうちとか、成人にも達さないで死んでしまうのは父母の承負の責めを負っているのである。

　頭を病む者は天気、足を病む者は地気が、不快を感じているからで、体のあちこちが病む者は五行の気が争っているからである。四肢を病む者は四時の気が、聾や盲になるものは日月星の光が失われたのである。寒熱にさらされる者は陰陽の気が暴れて争うから、寒冷で死ぬのは太陰の気が害するからで、急死するものは刑罰を天から与えられたため、体のあちこちがはれたり、元気がない者は関節がおかしくなったためで、およそ天地の陰陽の異常は体内に影響し、ひいては万物が病に苦しむようになる。

6）厥題、巻18〜34

　もし肝神が去ると眼は判っきりとしなくなり、心神が去るとその唇は白くなる。肺神が去ると鼻の通りはわるくなり、腎神が去ると耳が聞こえなくなり、脾神が去ると、味のうまさが分らなく、頭神が去ると目のまたたきがままならず、腹神が去ると腹の調子がおかしくなり、消化もわるくなる。四肢神が去るとよく動くことができなくなる。精と神というものはいつも、ひろく、ゆったりとした処にいて、汚濁した処にはいない。神に願うなら斉戒し、神の像を室にかかげて祈れば多くの病気は治る。もし斉戒をしないと精や神は人に反抗し、天に上って神にその人を訴える。こうして病人は日にまし、死人も絶えないのである。

7）分別貧富法、巻35、第41

　陽は奇数、陰は偶数、それで臣は多くて、君主は少ない。陽は尊く、陰は卑しい。それで二つの陰で一つの陽に相当する。故に天は一、地は二で、二人の女性で一人の男性が相応する。一は天、二は地、人は天地の子で、その父母を象っている。今、天下政道、地におち、女性をいやしめ、賊共は女性を殺している。こうして女子は少なくなり男子は多くなる。つまり陰気が絶える。これは天地の法に反している。賊害は地気を殺し、地気が絶えればもの

163

本 文 篇

は生じない。地が大いに怒り、あらわにすると、災害は益々多くなり、王の治世は安らかで
なくなる。男は天、女は地の精神といえ、万物もそれに相感している。王の治世の誤りはた
だ王だけの過ちではなく、人も道をはずしているからである。頭は丸く天、足は平たく地、
四支は四季、五蔵は五行、耳目口鼻は北斗七星と日月星に象るが、人には元来、皆陰陽が備
わり時期がくると子供が産れる。天地と同じように生長し先祖の血統をうけ、天がうむ万物
を助け、地に育つものを助ける。

8）一男一女法、第35、第42

一人の男に、二人の女性を当てがうのがよろしい。陽数は奇数、陰数は偶数で、これらが
うまくいっていれば太和の平和な世がやってくる。ところが、女性が多いと陰気が、男性が
多いと陽気が勝り、勝手気ままな事をして凶となる。

9）与善止悪法、巻35、第43

一男一女があって子をうむ。これは一陰一陽といったもので、陽が極まれば陰をうみ、陰
が極まれば陽をうむ。この二者が互にぶつかり、寒ければ熱くなる、熱ければ反して寒くな
り、これは自然の事である。それで長く生きていられるものだが、もし男女の間がうまく行
かないと跡つぎができない事になる。天地の自然が乱れると人を半殺しの目に合わせる。そ
れで天は万物に衣を与えた。もし衣がなければ洞居生活では半数の者は死にたえる。男は天、
女は地、衣は頼りになるものであるだろう。天地父母は人の体を養うより処になっている。

10）起土出書訣、巻45、第61

天は父、地は母、父母はともに人であり、父は天、母は地だが、父と母はもともと男と女
である。天は人の命を養い、地は人を養う。

人は大きく、背もあるが、人に寄生する疥虫は小さい。人の皮膚の中にひそみ朝、夜とな
く皮膚の中に入りこむ。すると人はそれで死んでしまうこともある。人と地、大と小とはこ
のように小さい虫と大きい人との対比と同じである。つまり小さいものでも積り積れば人を
殺しかねないのである。

今大きな里に百軒の家があったとする。すると百の井戸がある事になり、千戸の街には千
の、県に万戸あれば万の井戸が。都で十万戸あれば十万の、一州に億の家があれば億の井戸
がある事になる。大きな井戸は一丈、中のもので数尺、小さなもので三尺の深さがあるとす
ると地下を掘って深い地層に達してしまう。十の井戸で三丈、百の井戸で三十丈。千の井戸
では三百丈、万の井戸では三千丈、三万丈、十万の井戸では三十万丈の深さとなってしまう。
地をほって水を得るのは、水は地の血脈である。もし人が自分の血脈を穿ったらどうなるだ
ろう。

今この世間では大きな家、丘の上に墓をつくり山をうがっては金石をとり、陶製の瓦や大
きい柱をくり、地をほっている。たとえ、現在水がよく通っていたとしてもいつ止ってしま
うか分らない。地脈が通らなくなると王の治は乱れ、病気が流行する。これは地の神が天に
上告するからで、百の光りも絶だえ、天地ともにおかしくなり、太和の気もちりぢりになっ
てしまう。

164

泉は地の血、石は地の骨、良い土は地の肉だから、洞泉は血の集り、石をこわすのは骨折するのと同じで、良い土を深くほったり、瓦石、大きな木を地に投げつけるのは地はひとり病むのである。地は万物の母である。もし人が妊娠しているとき、このような事をしなければ母は無病でいられるが、反対だと母は病む。

およそ、土地をほるのは三尺を越さないようにする。地下一尺は太陽の光をうけ天、二尺は物が生れる処だから中和、三尺は地に属すから陰となり、これ以下をすぎると地を傷つけみな凶になる。昔は穴居生活をしていたから、表面の地の上で暮し、山谷の間にあって穴をつくり、地中に小さな柱を立て屋根を掩った。その柱も数少なく、川の流れに沿ってつくった。それで病になる土地はなく、従って人も病にはならなかった。後世になるとその過ちも知らず、その結果、長生きはできなくなった。三尺ほって水が出てきたら、うめなおす。その地は薄皮のようなもので近くに地脈があり、薄皮は出血しやすい。出血すると傷がつくりやすくなる。そもそも天地は人の根本で、陰陽の父母であるから、その子はなんでその父母を傷つけてよいものだろうか？

人の乳は泉のようにわき、子は飲もうとしても、地の泉水は飲んでよいが、むやみにその皮膚を傷つけるのは血汁を飲ますようなものだ。

11）上善臣子弟子等爲君父師待仙人方訣、第63

万物がそれぞれ自分に見合った生活ができていれば、天地は互に悦び、君主も長寿でいられる。上は老人、下は幼児まで悪い事も知らず、天下はその君主の年老いていくのを心配する。よって太平ならば天地は必ず神人に霊薬を背負わせやってくる。君主がこれを飲めば命は不久になる。

天上には仙人が集めた不死の薬があり、倉庫に積んである。仙人の衣類も多い。これは家臣の偉いものが集めた白色の衣である。仙人達が宿泊する家は、縣官の家のようである。天上では仙衣とか不死の薬を惜みはしない。人がこの天地で何等功績がなければ、天地もその大病を治すことができない。たとえ陰陽の気が通じても三光(日月星)、四季、五行、天地の神々の為になっていなければ、天はその不死の方とか仙衣を下しはしない。

正しい道には徳多く、正気も多い。それで人は病気になる事も少なく長寿でいられる。反対にあやしげな文がはびこり、邪悪な気が多くなると人は多病になり長生きできなくなる。これは自然のきまりである。

12）三合相通訣、巻48、第48

太とは大きいこと。天のようなもので、天より大きいものはない。平とは太平という事。およそ世を治めるのに公平にという事で、地は下にいて平である。天気は下に、地気は上り、二気相感して中和の気になる。これらが共に万物を養い、何等支障がなくなる。それで太平という。天地、中和が一つになって万物を生み、男女は心を合せて子をうむ。父母子の三人は同心で共に一家をつくる。また君臣民も三人一緒になって国をつくる。

13）去邪文飛明古訣、巻50、第67

天文地理が正しく、陰陽のあり方も間違いなく、適所にあれば、神霊は大いによろこび、

本文篇

人々を助ける。故に帝王は長く安らかに、人々もまた長寿でいられる。よくこの点を考えて一生懸命に勉める事だ。

14）草木方訣、巻50、第70

草木には徳や、道が備わり官位もあり、よく使ったほうがよろしい。名づけて「草木方」という。これは神草木で、もし立ちどころに癒ればそれは天上神草木で、次いで命を延せるものは天上仙草木で、名づけて「立癒之方」というが、一日で癒したものは「一日愈方」といい、100のうちの全てを治してしまう。この草木は精神をもち、よく働き官位をもつ草木である。100％治すものは帝王草、90％のものは大臣草、80％のものは人民草で、これ以下のものは人を誤まらせる。これらは救生救死の方だからよくわきまえる必要がある。そして癒した草木の名は記しておく。これを「立癒方」という。一日で癒したものを「一日癒方」、二日なら「二日方」、三日なら「三日方」という。一日のものは天神の、二日のものは地神の、三日のものは人の魂の治したもので、癒ったり癒らなかったりするのは「待死方」という。

15）生物方、巻50、第71

生きものの中には空を飛ぶ鳥、地をはう獣物がいて病気を治すものがいる。

鳥はその体内に天上の神薬をもっている。天使がこれを司っている。100％治したものは、天神方がその体の中に、90％のものは地精がその体内に、80％のものは人の精、中和の薬をもっている。この三つは天地、中和、陰陽によりでき、病気を治す使者で100％治したものは「帝王上皇神方」、90％なら「王侯神方」、80％なら「大臣白衣至徳の人の方」という。

16）灸刺訣、巻50、第74

灸刺は360の脈を調べ、陰陽の気のとどこおりを除去する方である。三百六十脈とは一年の三百六十日に当り、毎日脈は、四時五行に応じて動き、体の外では体中をまわり、頭から内では五臓につらなり、四季のうつり変りで盛衰があり、病があるとこれに応えず脈の往来も常を失い、或いは結し、或いは傷つき、或いは順、或いは逆となる。灸は太陽の精、公正で明るい、それで悪い処を除去できる。針は少陰の精、太白（金星）の光、悪い処を立ち切る。100％治したものは「天経脈識書」で、90％は陰脈が相応し、精がそのため使われるからで、80％のものは「人道書」で人意がそのために使われる。これ以下のものは治療に用いてはならない。これらは書に記しておく。脈は天地万物に応じている。気に従って巡り、体をまわって又くりかえす。昔の聖人賢人は静かでさっぱりした処にいて坐り自分で脈をみて、四時五行の得失を知り、体調を知った。これは国を安らかに、身を養い、体を全うする事と同じである。

17）神祝文訣、巻50、第75

天上にはいつも神聖な重要な言葉があり、時によって下って人に授ける。神の使いが行ったり来たりしているので、人々はこれを神祝といっている。祝のうち100％当るものは、天上の神がこの祝文を下して病を除く。良師は帝王が用いた処を「祝識書」として書にしておく。90％のものは真の神はやって来ないで中位の神がきて、大臣もいる。80％のものは人神が

XI. 道教医学を支える古典、経典

やってきて人々を治す。これらは天上の神語でよく治すことのできる医師が経脈を見あやまり、生命が危うくなった時、病人の前にこの祝本文をおき、各自の口中でその秘言をとなえればすぐに治る。これは本当の事である。

18）厥題、巻56～64

元気は陽で生を主り、陰はすべての物を養う。天陽は生を主り、地陰は養を主る。日中は陽で生を、月や星の夜は陰で養を主る。春夏は陽で生を主り、秋冬は陰で養を主る。甲丙戊庚壬は陽、生を主り、乙丁己辛癸は陰で養を主る。九の数字は陽で生を、六の数字は陰で養を主る。男子は陽で生を、女子は陰で養を主る。雄は陽、生を主り、雌は陰、養を主る。君は陽で生を、臣は陰で養を主る。天下凡てが一陰一陽で成り立ち互に生や、互に養う。もし一陽が生れなかったら一陰は空虚で養う事はできなくなる。一陰はまた陽の気を受けなかったら陽は生む事ができなくなる。

神人とは天を象り、真人は地を象り、仙人は四時を象り、その四時は凡てのものを変化させる。道人は五行を象り、五行は吉凶を卜占する。聖人は陰陽を象る。陰陽は万物の和合を心懸け陰陽をスムースに動くようにする。賢人は山川に象る。山川は遠方に気を送り、賢者も亦、帝王の為に通達を四方に出す。人々は万物に象る。万物はその生れに高下がない。奴婢は世が衰えると出てくる。草木のようなもので弱々しくいつも下流にいて伸々とできない。

奴婢、賢者は善人になり、善人はよく学べば賢人になれる。賢人は学ぶことを止めなければ聖人になり、聖人も学ぶのをやめなければ天道の門戸を知る。さらに仙人は成仙してやむ事がなければ神となる。神になってもやめなければ天と同じなる。それで神人は北極星、紫微宮にいて天帝と同じで、天心神という。

三万六千もある莫大な天地の間にあって最も善いのは長寿である。それで天、次いで地、神人、真人、仙人、道人、聖人、賢人、の八つは天人といえる。

19）断金兵法、巻65、第99

今、戦いがあり、兵がおこる。これは金気である。王は蔵の初めに刀を下臣に賜り、或いは四方に狩りに出かける。王は金を兵に与える。王金という、金は五行では木を害し、水は火を害する。西北は陰、東南は陽、少陰は王、太陰は大臣を得て、名づけ二家というが、共にその陽に勝つ。東南は極陽、陽極めれば陰を生ずるので、東南は地戸、西北は極陰で、陰極まれば陽を生ずる。それで天門という。天地で東南を少陽というのは君主が生れ、日は東方より出るからである。南方は太陽、君で南方は火で火を君とし、又夏で、夏は四季の中で最も発育、成長が早い時期で、又妊娠も多い時期でその徳は最も大きなものである。

20）三五優劣訣、巻66、第101

天に三皇、地に三皇、人に三皇、天に五帝、地に五帝、人に五帝、天に三王、地に三王、人に三王、天に五覇、地に五覇、人に五覇、がある。天に三皇あるのは三光、人に三王あるのは、地に高下平低があるようなもの、人に三皇あるのは君臣民、天に五帝あるのは五星、地の五覇は五嶽、人の五帝は五行、五蔵である。

本 文 篇

21）天識支干相配法、巻69、第105

南方を君とする。太陽は南にあって君、火は南方にあって君主とする。四季盛夏にあって南方は君、かまどは南にあって君、五蔵は心は南にあって君、君は赤い衣をまとい、火を主る。東方は生、南方は養、東は木、南は火、木と火が動けば上にいく。すなわち君の姿である。東方を少陽、君が初めて生れる方向、それで日は東方から昇る。南方は太陽、君の最盛で少陽は君主の父母、太陽は君主の位、少陽は君主の家、木は火の父母で、君主は少陽を家とし、火を木の子といっている。東南は天に属す。それで万物はみな上に向って発育する。

それで天の色は外に青く木を象り、内は赤で火を象る。天地の位置は、西、北方は北に属す。万物は秋冬になるとみな落ちて土に帰る。人々はみな洞窟に入る。これが地の色で外は黄白、土金を象り内には水をふくみ、黒色、北を象る。

22）致善除邪令人受道戒久、巻71、第108

一に神人、二に真人、三に仙人、四に道人、五に聖人、六に賢人があってみな天の治めを助けている。神人は天、真人は地、仙人は風雨、道人は吉凶を教え、聖人は人々を治め、賢人は聖人を手助けする。これらのうちよく飛べる者は道を得た仙人だけである。

23）斎戒鬼神救死訣、巻72、第109

凡そ天地には神宝があって、自身、光をもち、五行の色をなし、四時の気によって強くなり弱くなり、これで人民万物ができる。天地陰陽の間で、そのお蔭を受けないものはなく、生れてくる。四時五行の気は腹の中に入り五蔵の精神となりその色は天地四時の色に相応している。この四時五行の精神は人に入ると五蔵神となる。五蔵神みな冠をかぶり馬にのる。その馬も五行の色で飾られる。長さ二丈、五枚に画像を描く。東方の騎神は矛、南方の騎神は戟、西方の騎神は弓や斧、北方の騎神は楯と刀、中央の騎神は剣と鼓をもっている。

一人で百病、数十病もっていたとしても、例えば、卜卦師がこのうちの一つをあてて除き、よい医師の薬方と、鍼にたけた人が一病を、灸の上手なものが一病を、病人の罪過をしらべて一病を、祭祀に長じたものが一病を、或いは神に願って邪鬼を払う事がうまいものが一病を、こうして七病を除ける。しかしこの七人の人が力をつくしても余病はまだ残り、人を苦しませ、長い間には死に到る。しかしたとえ一人が一病を除けるのならば十人で十病、百人で百病、千人なら千病、万人なら万病を除けるはずである。一人で万病もあるわけがないからうまく治す事はできるはずである。

24）來善集三道文書訣、巻86、第127

民の間には、皮膚が化膿、潰瘍、或いは疥癬に悩むものが多い。人に虫がとりつき人を食うからで、虫が人を支配しているようなものだ。臣民が無道で悪行していれば、虫はかえって人を喰う。そこでこの虫を逆に使って人を治めることができる。皮膚の病気、疥癬の有無は善人の治め方により、もう虫は見当らなくなる。

25）闕題、巻87

天符還精し、朱書し、呑む。腹中に入ると、百邪は去る。門戸を閉じ外は暗く、内は明る

くして体の中をみつめる（内視をいっている？）。すると天医が降って全ての病を治し長寿でいられる。

26）拘校三古文法、巻92、第132

病を治すという邪説をのせ誤った事が書いてあるものがあるとすると、それにより、一病、十病、千病、万病とおこしかねない。天地が病めば人も亦病む。人が無病なら天も亦無病でいられる。人が半分病めば天もまた半分病む。人が大なり小なりの病をかかえても、天はみな病むのである。

27）三光蝕訣、巻92、第133

日の出の太陽は火の精神、月すなわち太陰は水の精神である。水火は同じ処にはいなく、各自その道をもっている。しかし五行ではこれが互に関係してくる。五臓でいうと、心は火、腎は水で同じ処にはいないで互に争い攻め合っている。

28）万二千固始火始気訣、巻92、第134

天は神霊の長、地は陰で卑、水は陰の劇しいもの、地に属す。陰は懐妊を主り、およそ妊娠して傷をうけると血を見る。血は水の類で陰卑である。水は地の血脈で地の陰である。中和は人が主り、四時五行は共に世を治め、人はいつも調和して暮している。

火は心、心は神を主る。万事は心よりおこる。心は正しく、公平で光をもつ。

29）洞極上平気無虫重複字訣、巻92、第136

皮膚の化膿、潰瘍、疥癬に侵されるのはみな腹の中の三虫のためである。そこでこの虫を下して虫がいなくなれば治る。

30）法薬厭固相治訣、巻93、第137

治癒して100％治ったのは天神が治してくれたもので90％のものは地神が、80％のものは人の精神が治したので、これ以下のものは使わないのがよい。

六畜（牛、馬、羊、犬、豚、鶏）の命は人に属し、その生死は人が握っている。人はこの六畜の司命神といえる。

天は北極を最高とし君長とし、地は崑崙を以て君長とし、日は王を以て君長とし、月は満月を君長とし、星は北極星を君長とし、山は五岳を君長とし、五岳は秦山を君長とし、川は江海を君長とし、甲羅のあるものは神亀を君長とし、鱗のあるものは龍を君長とし、飛んで翼のあるものは鳳凰を君長とし、獣で毛のあるものは麒麟を君長とし、裸虫（毛がないはだか虫）は人を君長とし、その人は帝王を君長としている。

31）敬事神十五年太平訣、巻93、第140

春はすべて生れて、何一つ欠けてなかったら青帝の大平で、夏にものみな生長し、何一つ欠けるものがなければ赤帝の、仲夏の候にものみな養われ何一つ欠けるものがなければ黄帝の、秋にみな成実して収穫し何一つ欠けるものがなければ白帝の、冬にものみな貯蔵されて

本 文 篇

何一つ欠けるものがなければ黒帝の大平である。

32）忍辱象天地至識与神相応大戒、巻96、第153

心が痛むと心腹に及び食事がとれなくなる。これを心配するのは心で、心とは意で、心意は肝の仁なる事を忘れない。それで目には涙、泣く、これは心に誠心があるからで、人を判っきりとさせるのも心である。心配するのは意で、脾である。心は純陽で天に属し、脾は純陰で地に属する。心病のあまり涙が出るのは心が意念に働くからである。意も陰で、憂があれば陽が応じて陽は上って天神に報告する。脾は地をすみ家としているので下にもぐって地に報告する。

○妬道不伝処土助化訣、巻97、第154

大昔の家臣は仙人ほど命長く、その君も長寿であった。中古時代になると家臣は知識もあり道徳も備わっていたからその君臣は何等心配事はなかった。時代がさらに下ると家臣は道徳もなく無智のものが多くなり、従ってその君主も愚になる。こうなるとその政治はたえ間なく乱れて天の心を得るようにはならない。

○経文部数所応訣、巻102、第167

上寿は120才、地寿は100才、人寿80才、覇寿（陽止、陰起の歳）60才、仟寿（陰が陽を変化させる歳）50才である。

33）有過死讁作河梁誠養、巻112、第188

春は生気、夏は成長、秋は収、人々は祭りをして供え物をする。冬には余分な食糧を貯蔵し、また同じ事をくりかえす。

びっしりとした家や、城郭、骨節はいくつも相連なり、筋は城郭のように堅固に、脈は骨格の中を往来し、筋肉は皮膚の下にあって衣のように、神はこの中にあってこれらを見守り、人の善悪をコントロールしている（『抱朴子』にある）。

34）楽怒吉凶訣、巻113、第191

天地共に安らかならば人もそうなる。政治を行うものが正しく行えば平安無事でいられ、天地のきまりが平穏ならば天地も安らかになり、こうなると万物の病はなくなる。

安らかなことは陽、刑を行うのは陰。陰と陽とは互に反して、陽が盛んになると陰は衰える。陰が盛んになると陽は衰える。陽は君、陰は臣、君が盛んなる臣は従い、民を治めるのも容易になる。臣が力をますと君を侮り世は乱れる。これは自然の法則である。時代も下って近くなると、人々はその真意を知らないで、叛いてこの真意を中断してしまったので、陰気が盛んとなり、陽気が衰え、こうして盗賊がはびこり、罪人が絶えなくなり、万物も生じてこなくなった。陰害とはこのようなもので、陽気が盛んとなればこの害を絶つことができる。

天は善人ならよいが、悪人は喜んで迎えない。悪い事をつづけると病は次々に襲い寝たきりになり、食事もとれず、医者も治すことができなくなり、気は滞り、日夜やせ衰える。家

人はこれを見てもうだめとおもい、金のある家は全財産を使いはたし、ついには棺を買う銭もなくなって土中に埋められる。棺もない死骸の魂は、いく処がなくなり鬼になってしまう。あゝ痛ましい限りだ。死んでも行き処がないのは、禍を重ねたからで、もし、腹中に妊娠して子があれば男女の別も分らず、その子がまだ大きくならないうちにその母は他に嫁に、その子は大きくなって、自分の父母は何処にいるのだろうと思う。そうなると人から、「お前の父は悪行をかさねたので、すてられた」といわれ地方に出かけてもその生死も不明でその所在も分らない。人伝てにきくともう死んでしまってどこにいるかも分らない、という。こうして金持ちの家の奴婢となって暮すようになる。

35）病帰天有費訣、巻114、第201

身心疲労し、医師や巫師にも診てもらえず、ただ生きたいと思っても、過去の悪事があるのに悔み、責めないでいると、病は治ることすでにおそく死んでしまう。祈祷、祭祀をしても軽いものはよくなるが、重病のものはだめである。あやしげな祈りの神の前で、頭を下げ自分の体を縄でしばり助けて下さいといっても、死んでしまうものは死んでしまう。医師、巫師、神の祭りを行う人々は金銭を欲しいばかりに治るといい、御馳走をたらふく食い、神をよび、きっと死は免れるというが、天の司命録とは一致せず財産をすべて失い死んでしまうことになる。

36）某訣、巻116、第204

陰陽で動けば音がでるものがある。五行の五音に従い、一宮、三徴、五羽、七商、九角の音階があるが、二、四、六、八の偶数には音がない。

37）闕題、巻115〜116

三光（日月星）がうまく合わさっていれば四季の巡りは順調である。春生、夏長、秋収、冬蔵と五行に逆わず、人々は幸せになる。こうなると帝王は長生きでき、人々は喜んで暮し、邪鬼も起らない。こうなると病人、死人はなくなり、人を傷つけなくなり太平の気がやってくる。どの国も戦いをせず、盗賊もなくなる。天地の神々も共に喜び、天地の間に仙人が生れ、正気が現われ、邪気はなくなる。

38）天咎四人辱道誡、巻117、第208

後世の人々に道を誤らせないためには、第一に不孝、第二に世継のないこと、第三に食糞し、小便をのむ、第四に乞食にならない事などがある。地上の人が、食糞、小便を飲むなどの悪食をすると天はこれをにくみ、雷をならして稲妻を発してこの者を殺す。

地上が善なら、天上も善である。地上が悪なら天上も悪である。従って人が地上で善をすれば天上もまたこれに応じる。つまり天と地の気は通じている。五気は上下同じく連なり、六甲も上下等しい。十二支は上下共に合わさって遠近といわず相応する。上下の善悪は互に等しいので五行は下で動き、五星は天空で明るい。

本 文 篇

39) 禁焼山林訣、巻118、第209

山は太陽、土は地のもと綱、これ等は君。木もまた君で、陽である。火も五行の君で長である。これも陽で、これら山土木火、相まって山が焼ける事がある。地は母だからその子、つまり万物は滅亡し後がつづかない事になる。

40) 焼下田草訣、巻118、第211

草は木の陰、乙に相応、木は甲に相応し陽である。甲は天上の木、乙は天上の草、地は陰、陰は陽を得て吉で生れる。それで天は、田の草を焼いて陽を起す(田野を焼いて種まきする焼畑農耕である)。

41) 三者為一家陽火数五訣、巻119、第212

甲子(干支の初めは11月～冬至をいう)は天正といって日は冬至になってもとにもどる。乙丑を地正といい、物は根をはって初まる。丙寅を人正といって、朝日があがると人は起きて門を開け仕事を始める。この三つは天地人が初めて生れる物の根本である。初めて生れたものは陽で、陽は天地人の気のもと、天気である。それで乾坎艮震は東北の間にあり坎艮の中ほどにある。陰陽は中央で合体する。それ故、妊娠すると胎児は頭を下、足を上にして腹の中央よりやや下にいる。

42) 太平経鈔辛部、巻120～136

食事は少食がよく、喰いすぎはよくない。しかし全く食べないのも胃腸が通らなくなりこれまた凶である。通腸の法は一食がよく、二食にましてもよいが、三食はよくなく、四食すると腸がはれ、五食になるともし飢餓の時に逆に飢えてしまう、六食は最もわるい。諸々の病気はこれにより起り、飢餓時にはために死んでしまう。節食して4日たつと、大腸、小腸は通り何事もおこらなくなる。

心は五臓の主、神の源であり、体の最高のものである。心は王で命を長らえるのに必要欠くべからざるものである。

日に向って坐り温かくすると足は熱くなり、月に向って坐ればすがすがしくなる。

天は太陽、地は太陰、人はその中ほどにいて、万物も亦そうである。天はいつも下に、その気は下に流れ、地はいつも上に、その気は上方に、この天地の気は中央で合する。人はその中央にいるのが正しい。天地二気が合して、万物をうみ、万物はこの天地の気をうけて、形をつくる。よって善いことをすれば天地これを知り、悪い事をすれば天地も亦これを知る。陽精は神で天に属し、赤で心を主る。心神とは天の神である。精は地の精で魂とは人の霊魂のことで、従って地は母、魂は子である。

胎児が母胎内で何も食わないでいられるのは、自然の気によるもので、うまれると陰陽の気を呼吸する。もし自然の気に反することがあれば、もし生れても、陰陽の気を呼吸しても死んでしまう。

43) 太平経壬部、巻137～153

生むのは父、養い育てるのは母、そして子は大きくなる。生は道であり養うは徳、育つの

は仁である。故に生は天、養は地、成は仁に属する。

太平の気は風雨がうまくおこれば万物は生長し多く、長く生きられる。また大平の気は下に向い地はこのため、ますます盛んに富み、やはり長生可能になる。

凶年で雨が適時降らないと、地上の万物は少なくなり、短命となり、地表はうすくなって万物は生長し難くなる。天地の出来事は、陰陽が相合して、太平となり、四時五行の順調につながる。

北方は皇の始、東方は帝の始、西方は王の始、北方は諸侯の始候である。

一は数の始まり、それ故天地未だ別れない時、気がつもって一になる。一は二となり、夫婦になり、天は地を施す。懐妊は玄冥(腎神の名)、その字は甲子、東北方に根をはり、丑は寅の始め、日の出は卯、生れは東南に、辰巳は南に枝をたれ、午を養い、西南にむいて勢いが劣え未から申に、西方に位し日は西に傾く。西北方向は蔵で、戌と亥、それで数は一で始まり十二でとまる。十干の本で五行の根本である。一から十で、さらに百にもなる。それで天は物をうみ春にでき、百日で終る。天の北斗は辰より戌に終わる。太平経170巻というのは天地の数になぞらえ、陰陽に応じてきまりをつくり、四時五行に順って事を行えば間違いがない事を説いているのである。

天に順うものは栄え、逆うものは亡びる。天に四時三部(朝・ひる・夕)がある。朝は生、ひるは養、夕はめぐみの時で、東南方は生、西南方は養、西北方はめぐむになる。東南方で種をまき、西南方で養い生長する。

守一をまもれば長生し不老になる。守一とは無極の道ともいう。人には体と精神があり、体は死、精神は生を主り、いつもこの二が一つなら吉、離ればなれになると凶、精神がなくなると死、精神があれば生きられる。すなわちこの両者が一つなら長生きになる。身と精神の一を守る事が守一で聖人はこれを守り、祈って休むことなく精神は向うからやってきて、相応し百病は除かれる。これが長生久視の道である。

道を得て世をわたるのに、食は第一に気の服用、第二に薬、第三に少食であることである。

44) 太平経鈔癸部、巻154〜170

太は大、天で天は万物をよく覆育するからその功績は絶大である。平とは地、万物を養育する。経とは変らぬ強いすじという事で、天は日月五星を、地は山岳、河川を経とする。天地が道を失えば万物はみな災をうける。

人が過ちをおかすと顔が赤くなるのは、心は五蔵の主で、王である。王はいつも正しくいるが、過ちがあると心が動いて心は赤なので顔が赤くなる。驚くと顔が青くなるのは、肝は主人のようなもので、人が憂いがあると、肝胆は反発して怒る。それで肝色は青、胆の強さが上に昇って顔が青くなる。

45) 以自防却不祥法、太平経鈔癸部、巻150〜170

立冬から立春にかけては太陰の気が盛んでわづかに少陽の気がある。黒い服を着た神の使いがくる。静かな小さい室で45から90日、その像をかけて祈ると耳目聡明となる。立春の頃には徳が盛んで仁があり少陽の気がおこり王気は東方に転じ木が起る。その気は弱いが仁、神の使いは青衣をきて、やはり45〜90日祈りつづけると病はなくなる。春分の前になると、

本文篇

少陽の気が盛んとなりわづかに太陽の気がしのびより少陽を助ける。こうして又祈るとすべての邪気は消失する。立夏の日は徳火が盛大になり王気は高い方に転ずる。太陽の気は中和を以て治める。神の使いは赤衣をきてこの神がくると多くの鬼共は逃げ去る。夏至の日は太陽の気が最も高く、中和の気がある。その神の使いは、どんな病気も治す。季夏6月、王気は西南に転じ天空の中宮に入る。その神の使いは黄衣で、人の口の中が甘く感じるようになる。この18日の間祈る。立秋の日は徳は盛んで金の位置にあり、王気は西方に転じ、万物の生長はとまる。その神の使いは白衣、これを45〜90日祈れば病は除け、骨は強く老寿になれる。秋分の日は少陰の気があり、わづかに太陰の気が入りこむ。

立冬の日、徳は盛んで水で王気は北方に向い、その神の使いは黒衣で、耳の聞こえをよくする。45〜90日間祈れば百病は除かれる。これら四時五行の気は内には体を治し外には邪をよせつけなくなる。

46）遷神邪自消法、太平経鈔癸部、巻154〜170

太陽は天気で神といい、太陰は形（体）が主り、万物を包みこみ養う。それで神は腹中に蔵せられるので地神という。精は万物を中和するもとで、天地陰陽の精はともに万物をうむ。神は生、精は養、形は体を主る。この三者が一つとなり、君臣民の関係になり、なに一つ欠けるわけにはいかない。心神が動揺すれば体は不安を感じるのはこのためである。陰気と陽気は互にぶつかり、磨き合って万物が生れる。人気は体を上下し巡り、精神はこの気に乗って体を出入りしている。精神に気があるのは、丁度、魚と水のようなもので、気が絶えると精神は散り、水がなくなると魚は死んでしまうのと同じである。だから養生の道は身を安らかに、気を養い、欲をかかず、怒喜をしない事である。

47）和合陰陽法、太平経鈔癸部、巻154〜170

天地、日月、陰陽、春秋、夏冬、ひるよる、左右、表裏、白黒、明冥、剛柔、男女、前後、上下、君臣、甲乙、子より丑、五より六、白木と草、牡牝、雌雄、山丘。これらは道の根底で陰陽の中心、神霊が及んでいる処である。

48）令人寿治平法、太平経鈔癸部、巻157〜170

三気は一つで神に基づいている。すなわち三とは精気神をいう。この三つはもとは一つで天地の気によっている。神は天よりうけ、精は地よりうけ、気はその天地の間の中和よりうけている。よって神は気に乗って行き、精はその中にいる。三者は互に助け合い世を治めている。それだから長生きしたい者は、愛気、尊神、重精に心がける。上士はこれで国を、中士はこれで長生を、下士はこれで家を治める。

XI-2-c.『太平経』の章句

『太平経』の中の短文、章句で重要と思われるものを並べてみた。出典を巻数で示してある。『太平経』のいいたいことがこの短かい文脈から分る。

・天悪有四、兵・病・水・火（巻1〜17）

174

XI. 道教医学を支える古典、経典

・生死名簿、在天明堂（巻1〜17）
・爲関守尹喜説五千文（巻1〜17）
・守一（巻18〜34、守一明法）（巻96、守一入空数知神戒）
・清者著天、濁者著地、中和著人（巻18〜34）
・守一明金元法、長寿之根也（巻18〜34）
・元気自然（巻18〜34）
・元気守道（巻18〜34）
・万二千（巻35）（巻38）（巻49）（巻67）（巻56〜64）（巻87）（巻91）（巻93）（巻96）（巻97）（巻115〜116）
・承負（巻18〜34）（巻36）（巻37）（巻39）（巻88）（巻91）（巻96）（巻111）
・心（巻92）（巻120〜136）
・天長干高而清明、地長干下而重渇、中和長養万物也（巻18〜34）
・以天爲父、以地爲母（巻35）
・地好養万物、故稱良臣、稱母也（巻35）
・故一者、洒象天地、仁者、洒象地也（巻35）
・男者、乃天之精神也。女者、乃地之精神也（巻35）
・男者、天也、女者、地者、衣者、依也、天地父母所以養人形身也（巻36）
・仰占天文、俯視地理（巻37）
・長安市、使人寿若西王母（巻39）
・寿若西王母（巻39）
・真人、仙人、大道人悉來爲師（巻42）
・天者主生、稱父、地者主養、稱母、人者主治理之、稱子（巻45）
・天者乃父也、地者乃母也、天者養人命、地者養人形（巻45）
・神人、真人、仙人、道人、聖人、賢人（巻45）
・抱一（巻48）
・天者、君也。地者、臣也。天雨周流、雨之善地、生物善、雨之悪地、生物悪。（巻48）
・君導天気而下通、臣導地気而上通、民導中和気而上通（巻48）
・陰陽交合、天文成（巻50）
・天文地理正、則陰陽各得其所、陰陽各得其所、則神霊大喜、神霊喜、則祐人民、故帝王長安而民寿也。可不力勉乎哉也（巻50）
・山者吐気、水通経脈（巻54）
・天也、陽也、主生徳者、地也、陰也。主養。（巻56〜64）
・助天生物、助地養形、助帝王化民（巻67）
・古者大聖教人、深思遠慮、閉其九戸、休其四肢、使其渾沌、比若環無端。（巻68）
・十干、十二支（巻69）（巻89）（巻115〜116）
・水之甘良者、酒也。酒者、水之王也。長也。漿飲之最善者也（巻69）
・天門者、陽也。君也。地戸者、陰也。民臣也（巻86）
・太陽君也、太陰民臣也。太陽、明也。太陰、闇昧也（巻86）
・人得生於天、長於地、天地愁苦有病、故作怪変以報其子（巻86）
・天有五行、亦自有陰陽。地有五行、亦自有陰陽。人有五行、亦自有陰陽也（巻88）

175

本 文 篇

・巻投一善方、始善養性之術。於書於下便衆賢誦読(巻88)
・日乃太陽、火之精神也。月乃太陰、水之精神也(巻92)
・火者陽也。心者爲心、心者主神。(巻92)
・心者、乃是天之心也。心主神、心正則神常明(巻92)
・疽癘傷疥、盡從腹中三虫之属。(巻92)
・天地人三合同心(巻93)
・人象天数、至十月乃生(巻93)
・天主生、地主養、人主成(巻93)
・父象天、母象地、子象中和(巻93)
・神、真、仙、道、聖、賢、凡民、奴、婢。(巻96)
・六甲、暦、占(巻96)
・起数於一、十而止、十者十干之始、五行之本也(巻102)
・虚無者、乃内実外虚也。有若無也(巻103)
・無爲者、無不爲也。(巻103)
・欲得良薬者、取訣於拘校凡方文面而效之也(巻108)
・欲除疾病而大開道者、取訣於丹書呑字也(巻108)
・延年益寿(巻109)、増命益年(巻110)
・叩頭自搏而啼鳴(巻111)
・有尸解分形、骨骸以分、尸在一身、精神爲人尸、使人見之、皆言已死(巻111)
・天滅人命、得疾有病、不須求助、煩医苦巫、録籍当断、何処復疑(巻112)
・天有四維、地有四維、故有日月相伝推。星有度数、照察是非、寿命有長短、各禀令六甲
　(巻112)
・得天応者、天神擧之。得地王者、地神擧之。得神和応者、人鬼佑之(巻112)
・霊気爲東、駕乗飛龍、神仙從者、自有列行、皆持薄書、不動自斉、恐有所問、動有規矩、
　得其所行(巻112)
・神人、真人求、善人、能伝書文知用、則其人可得、延明増寿、益与天地合。共化爲神霊
　(巻112)
・得楽人法者、人爲其悦喜。得楽治法者、治爲其平安、得楽天地法者、天地爲和。天地和、
　則凡物爲之無病(巻113)
・君気盛則致延年益寿、則上老寿。(巻113)
・行有疾苦、叩頭医前、補洿孝言。承事恭敬、以家所有、貢進上之。敬稱其人、医工見之、
　心敬其人(巻114)
・叩頭自搏(巻114)
・天下之行、孝爲第一(巻114)
・白日昇天之人、百万之人、未有一人得者也。尸解之人、百万之人乃出一人耳。(巻114)
・売薬治病、不得受病者銭(巻114)
・医巫工師(巻114)
・左者陽、右者陰(巻115〜117)
・東南陽好生、西北陰好殺、和気随而往來(巻115〜117)

176

- 六甲五行、即天地之数也（巻115〜117）
- 三皇如天也、故上善之人無一悪、但常欲爲善、其象天地、五気者象地、地者常養而好德、五帝帝之象也（巻115〜116）
- 人頭口象天（巻117）
- 食糞飲小便（巻117）
- 地上善、即天上善也。地上悪、即天上悪也。故人爲善於地上、亦応之爲苦。人爲悪於地上、天上亦応爲悪、乃其気上通也。五気相連上下同。六甲相属上下同。十二子爲合上下者、無有遠近皆相通（巻117）
- 三皇五帝多得道上天、或尸解或有形去。（巻117）
- 上下左右表裏陰陽具相持、而不分別（巻119）
- 甲加其上、有木行、有春気。丙加其上、有火行、有夏気。戊加其上、有土行、有四季中央之気。庚加其上、有金行、有秋気。壬加其上、有水行、有冬気。五身已周、四気已著、乃凡物得生也（巻119）
- 心則五臓之主、神之本根、一身之至也。心則生也。（巻120〜136）
- 天有六甲四時五行剛柔牝牡、孟仲季。仁義礼智文武更相爲親属兄弟（巻120〜136）
- 六甲十二者各異、自有自然元気陰陽（巻120〜136）
- 陽精爲神、俗天、属赤主心。心神、乃天之神也。精者、地之精也。鬼者、人之鬼也。地母也、鬼、子也。（巻120〜135）
- 天地陰陽相伝相生（巻137〜153）
- 生者父、養者母、成者子也、生者道也、養者德也、成者仁也、一物不生、一道閉不通、一物不養、一德不修治、一德不成、一仁不行、欲自知有道德与仁否、観物可自知矣。（巻137〜153）
- 万物不生者、天也。不養者、地也。長而不成者、人也。万物不得時生者、君也。生而不養者、臣也。長而不成者、民也。天与君父主生、此太陽之長也。生之祖也（巻135〜153）
- 天地之性、精神鬼神行治人学人数人、神者居人心陰、精者居人腎陰、鬼者居人肝陰（巻137〜153）
- 大平気、風雨時節、万物生多長、又好下糞地、地為之日壮且富多、可能長生。凶年雨澤不時、地上生物万物疎少、短而不良、不能自糞、則地之爲、日貧薄少、無可能成生万物（巻137〜153）
- 眩目内視（巻137〜153）
- 立冬、立春、立夏、夏至、季夏、立秋、秋分、此五行四時之気、内可治身、外可治邪、天用之生、地用之蔵。能順時気、忠臣孝子之謂也。此名大順天地陰陽四時五行之道。（巻150〜170）
- 人生百二十上寿、八十中寿、六十下寿、過此皆夭折（巻150〜170）
- 日月列星、五行四時、六甲陰陽、万物蚑行動揺之属、皆不空生（巻150〜170）
- 一気爲天、一気爲地、一気爲大、余気散備万物。是故尊天重地貴人也（巻150〜170）
- 太陽天気故稱神。形者、太陰主祖、包養万物、故稱神蔵於腹中、故地神稱神。精者、万物中和精（巻154〜170）
- 天不守神、三光不明、地不守神、山川崩淪、人不守神、身死亡、万物不守神、即損傷

本 文 篇

（巻154〜170）

・三気共一、爲神根也。一爲精、一爲神、一爲気。此三者、共一位也。本天地人気、神者
　受之於天、精者受之於地、気者受之於中和、相与共爲一道、故神者乗気而行、精者居其
　中也、三者相助爲治、故人欲寿者、乃当愛気尊神重精也（巻154〜170）
・老子往西、越八十余年、生殷周之際（附録佚文）
・神者道也（附録佚文）
・積清成精、故胆爲六府之精（附録佚文）
・天甚病之久矣、陰陽爲失其節、其明証也（附録佚文）
・臥在山西、反知山東（附録佚文）
・伝上宰西城王君、王君伝弟子帛和、帛和伝弟子于吉、于君初得悪疾、殆将不救、詣帛和
　求医、帛君告曰「吾伝汝太平本文、可因易爲一百七十巻、編成三百六十章、普伝於天下、
　授有徳之君、致太平、不但疾癒、兼而度也。于吉授教、究極精義、数演成教。当東漢末、
　中国喪乱、斎経有遊呉越、居越東一百三十里、山名大平」（太平経複文序）

XI-2-d.『太平経』の総括
『太平経』の主張する処を以下にまとめた。

1）　後漢時代、世相は乱れ、戦いにあけくれ、流行病がはやり、凶作がつづいた。人は
　　心に救世主の救いと理想郷の出現を願った。善い事も悪い事も、病気も、天地人という
　　関係から天と地は相応し、中間に人がいる。天地の影響をうけ、人、万物も天地の中か
　　らうまれてくると考えた。
　　　この人々の難儀の中から救いの手——宗教が芽ばえてくる。それがここでは『太平経』
　　を信奉する人々がやがて、太平道とすすみ、五斗米道などのいわゆる原始道教になって
　　いく。
2）　天地人の関係はそのまま地上では、父母子、政治的には君臣民となり、君主は上に
　　いて下にいる臣民を治めるが、そのためには自身を正しく、公明でなくてはならないと
　　いう帝王学を説く。帝王が正しければ世も安らかで太平となる。反対に帝王や臣民が無
　　道ならば世は乱れる。
3）『太平経』と医学の接点は各所に見られるが、陰陽、五行説から導かれた五臓説を中
　　心とし、五臓の中でも最も心を重視している。心は神で、君主であり、火であり、南方
　　であり、神は体の中心で、いわゆる精気神のもとになっている。そして願うのは長生益
　　寿である。
4）　十干・十二支にも及び、四季（春夏秋冬）、四方（東西南北）の変化に影響をうけている。
5）　倫理的には「承負」の思想があり、善行も悪行も天が知り、この世の行いは、つもり
　　つもって子孫にも及ぶとされる。また「守一」という老荘思想に影響されたとおもわれる
　　字句もある。
6）　身体各所に神がいて、それぞれ機能している。
7）　戦争、凶年、気候不順などで人口が減少したが、中でも女性が男性より少なくなり、
　　ここで「一男二女」というのを説くようになった。女性は母すなわち地で、地が豊かにな

るためにはその母が必要となる。この「一男二女」というのは、私見ではよく原始宗教で見られる拡道、伝道の方法ではなかったろうか。房中術のはじまりで『道蔵』経典中にも『上清黄書過度儀』という性的祭儀をおもわせる経典もあり、のちに房中術は、道教の教義の一つにまでなる。

8)　実際の治療としては、具体的な記述はないが「草木方」「生物方」「灸刺方」「神祝文」「斎戒鬼神」などの方法が書かれている。呪術的で、巫医分離以前のものだが、実際に治療効果があれば記述してのこすといっている。

9)　『太平経』にはすでに挙げたように「万二千回」という言葉と、「心」(火、神)という言葉がよく出てくる。前者を多数という意味にもとれる。火を重視するのは、古代ペルシアの拝火教を憶い出させる。「拝火教」又は「ゾロアスター教」は主神はアフラ・マズダ(のちに中国では祆教という)で、教祖ゾロアスターの活動は前二千頃から前七〜六世紀と一定はしていない。その教義は善と悪、明と暗の戦いをとき終末論的である。今ではわずかながらイラン、パキスタン、インドにのこっている。大平道がおこったのは一世紀頃だから、その伝来には充分な時間があったとおもわれる。ゾロアスター教の中に「万二千」という言葉があるかは分らないが、どうして「万二千」なのかよく分らない。

10)　『太平経』をよむと、当時、紀元前後の世相と、人々の苦しい生活、そして何に救いをもとめたか、その救いの手段として何があったか、現在にどのような影響が及んでいるかなどが判明する。

なお『太平経合校』にのる図の一部を紹介しておく。

・駕龍図(巻162)(図表160)
・複文(巻107)(図表161)

後述する『上清霊法大法』『霊宝領教済度金音』『道法金元』に類似の書体がある。
　なお、『漢方の臨床』(61巻12号、2014年〜62巻3号、2015年)に『太平経』について書いている。併せて参照されたい。

XI-3. 黄庭経

XI-3-a. 黄庭経
『道蔵』の中に「黄帝」と同じ読みの「黄庭」という経典の一群がある。これはさらに『内景』『中景』『外景』と分かれ、さらにその註釋者により、経典名に違いがある。経典類から見た『黄庭経』類は表(図表162、『黄庭経類』)に一覧しておいた。
　『黄庭経』には和訳本がなく、下記のものを参考とした。

・黄庭経医疏、周椿声疏注、安徽科学出版、1997年8月(同書には韓国版がある)
・黄庭経注譯、太乙金華旨注譯、林琼他、中国社会科学出版、2004年9月

本　文　篇

　『黄庭経』についてはすでに『漢方の臨床』(61巻8号〜61巻9号、2014年)に「黄庭経(1-2)」として発表しているので、併せて見ていただきたい。

　『黄庭経』は西晋時代、4世紀中頃、魏華存という女巫とおもわれるものを教祖とし、息子劉璞―許謐と伝わり茅山で揚義に伝えられ、次第に江南地方に拡がり、梁の陶弘景により上清派が確立される。『太平経』を道教医学の理論的基礎とすると、この『黄庭経』は道教医学の身体観を示すものである。さらに『抱朴子』などの錬丹術に対して、身体内面の修行――服気、内観、内視、存思、符呪――等にも及ぶ。ここで外丹・内丹という形がでてくる。

　『黄庭経』は七言の詩句(前半四、後半三語)で書かれ、口誦にむいていて、これが人々が神の出現を願う祈りの言葉として拡がっていったのではなかろうか。

XI-3-b.「黄庭」の名の由来

　『黄庭内景玉経』「上巻」(梁丘子註)では「黄とは神天の色、庭とは四方の中心である。つまり外には天中・人中・地中、内には脳中・心中・脾中をいう」とある。

　『黄庭内景経』「務成子註、脾長章」では「脾は黄庭の宮」、『黄庭外景経』「梁丘子註、上部経」では「黄庭とは脾で長さ一尺ばかり、太倉の上臍の上三寸」とある。

　『黄庭外景経』「務成子註、上経部」では、上、中、下の三黄庭にはそれぞれ上元、中玄、下黄老君の三老がいる。

　『黄庭外景経』「梁丘子、上部経」には上丹田は頭部とある。

　その他、「精気神の収まる神庭」『黄庭外景経』、「務成子註、上部経」では黄庭とは月という。また、黄庭とは膀胱の上、臍の下、腎の前、肝の左、肝の右、肺の左で卵のようだというものまでいろいろある。この『蔵外道書』「黄庭註解」の図(図表163、黄庭図)を見ると黄庭とはやはり中央にあって、左図は身体の、右図は精神修養の中心である事を示している(身神については後述)。『霊枢』五色では「庭」とは顔だとある。

XI-3-c.『黄庭内景経』の内容

　『黄庭経』類を一覧にしたのが前出の表(図表162)である。

　大別して内・中・外景と、上清、太上が冠名になっているものと道教医学的見地からみた「五臓六腑図」に分けられる。

　内・中・外景では『内景』が主になる。「内景」とは梁丘子の『上清黄庭経解』では「内とは心、景とは外に現われた形、日月星辰雲霞をかたどり、内には肉筋骨臓腑があり、心は体の中にあって中心でもあり、内景という」とある。

　『黄庭内景経』と『黄帝内経』とは似た処がある(図表164)(この表はある中国書を参考として改変した)。つまり『黄庭経』は『黄帝内経』を参考にしてつくられたと思われる。『内景』と『外景』とはどちらが先かというと、後者が先きで前者が後からと言われている。有名な筆跡をのこす王羲之(307〜365年)の筆になる伝『黄庭内景経』といわれるものがある。図(図表165)は黄庭内景経の一部分。右から「以却老年永延、上有魂霊下関元左爲少陽、右爲大陰」とよめる。流れるような美しい行書体である。王羲之の筆では「蘭亭序」がよく知られているが、道教に傾倒し、山東の出だが当時道教の盛んな江南地方で活躍した。図表166は内景、外景の初めの部分を比較してある。

180

ここでは『黄庭内景経』を主にのべておく。『黄庭内景経』は36章まである。道教の幽幻な世界から見た経典だから、難解で比喩も多く、イメージあふれた幻想的な表現がある。意訳して核心的な処のみ触れておく。

1) 上清章　第1

上清(三清の一、他に玉清、太清がある。朦朧とした処)で、太上大道王宸君(最高神)が、一人静かに七言の(七言一句)教えをつくった。これは五行となり万神になる。これを『黄庭』という。この七言を反復となえれば、すべての気は頭の眉間より紫の煙となって出てくる。これを知りたかったら『黄庭経』をよく研究することだ。万遍となく咏誦すれば天に登りあらゆる災い、すべての病はなくなり、虎や狼も恐れる事がなくなり、老永延年になる。

2) 上有章　第2

体の上部には魂霊(脳の精神作用)、下には関元(臍下三寸、鍼灸経穴名と同じ)があり、左は少陽(木、胆)、右は太陰(金、肺)、后に密戸(腎)、前に生門(命門、経穴気海)がある(『外景経』では「上有黄庭下関元、后有幽関、前命門」になっている)。外景経と初文を比較したのがこの表(図表166)である。

こうして元気は丹田(三丹田がある。下記の通り諸説がある)に入る。元気は全身に出ていくが、五官七竅の陽門を通り内から体内を照している(内視内照)。

丹田	上丹田	眉間	心中	脳　元神居
	中丹田	心	脾中	心　元気居
	下丹田	臍下一寸	臍中	臍　元精居

3) 口爲章　第3

口を玉池大和宮という。霊液すなわち唾液(玉津、玉漿、玉泉、醴泉)をのむと口渇することなく、体は元気に香わしく、百邪を防ぎ、体を潤おし顔色もつややかとなる。ひる夜となく寝なくとも道は達成され、こうなると腹中に雷鳴がとどろくような感覚におそわれ恰も水が流れるように、虚無静寂の境地となる。

4) 黄庭章　第4

黄庭の中に(黄は脾、土、中央)人がいて、紫霞の中をとび、裾をひらひらとしている。そのさまは丹青(月は赤、青は木、五行説、木生火)、緑翠(共に青)色をした霊大木の枝がたれているようである。

鎖や鍵で両側の腎の扉をびっしり閉め、精を固め神を養う。口中の唾液は瀧のように上から下に流れる。腎は耳に関係しその神女、矯女は安らかに深い処にいる。これは丁度、腎の精気が霊の中に閉ざされ光っているのと同じようである。天庭(眉間)、地関(足)を斧で切ったにしても天庭が充実、地関が堅実であれば霊台(心)は堅固で永久に衰える事はない。

181

本文篇

5）天中章　第6

　天中(天は頭、天中は頭の中央鼻をいう)の山を修行するものは(精神の修養をいう)、鼻の通りをよくしなくてはならない。鼻は天気と通じているからである。顔面は眉、目、口、鼻があるので霊宅というが、顔はいつも清潔に保ち、ここの目、口、鼻などをおだやかにしておけば、気はよく通り、神気はとびかうので、呼吸の気道の路をふさぐような事をしてはならない。赤珠(舌)、霊裾(唇)は美しく輝き、舌下(気管・咽喉部)は前胸に連なり、清なるものを出し、地の陰気は天に昇り、天の陽気は下降する。もし貴方が人に会ったら、このような故吐納新の方法を永く保てば仙人のようになれると言ってあげるがよい。

6）至道章　第7

　道を極めた者は、無為清浄、真人となりうる。そのような者の泥丸(脳)、百節(全身の各部)には皆それぞれ神がいる(全身各部に神気が及んでいる事)。その中で、身体各部の神は名と字をもっている。表(図表167、『黄庭経』の神名、髪神〜歯神)頭面の以上の七神は泥丸がコントロールし、中に神がいる。部屋(一寸四方)があり、これらの神は紫色の衣服をひらひらさせてとびまわっている。人体にはいろいろな臓器、器官が各自機能し神気をもっている。修身養性の時には心からこれら神々を存念し、各神名の名をよぶ。これが却病延年につながる。

7）心神章　第8

　表(図表167、『黄帝経』の神名)の心〜歯の神名が挙げられている。
　六腑五臓の神気はみな心の元神や精気が神気運行を調節し、昼夜を分たず心の養性に心懸ければ自ら長生できる。

8）肺部章　第9

　肺は華蓋(花笠)のようで、底に子供(皓華虚成)がいて宮門に坐している。七竅は天地に通じているが、その気は七竅からくるので肺は子に相当し気を呼吸して調節している。外では中岳(鼻)はみな同じように外気で通じている。錦をまとい(肺膜のこと)、黄雲の帯(黄は脾、脾気散じて上に肺に到る)をしめている。ぜいぜい喘息のようになり呼吸が苦しくなったら急いで肺神の白元君をよび六気によりよくなる(夜半より日中まで生気、日中より夜半は死気、人身の気血六気とは精、気、津、液、血、脈をいうが道家でいう養生の六気とは、脾、心、肝、肺、腎と胆といい、内丹でいう嘘、呵、呬、吹、呼、嘻も六気である)(六気訣。肺は呬の呼吸)。
　存念し肺神を念ずれば諸気相和す、久視は内視の賜である。鼻は肺の官であり、肺気がよく鼻を通っていれば肺の病にはならない。それで肺を治すには鼻をよくする必要がある。肺がよく働いていれば鼻も自ら通る。涕を治すにはまず腎を治す。そうすれば涕はとまる。水が広くたまるのを止めるのと同じである。

9）心部章　第10

　心には蓮の花が合わさったような形をして、底の方に丹元という子供がいる。寒熱と営衛を調節し、丹色の衣をまとい(心包をいう)その有様は肺に連なる金鈴のようで、朱色の帯をしめ、心臓の鼓動に合わせて踊っているようである。心は主血、肺は主気で、命があるかぎ

り心は働きつづいている。外は口や舌に応じ、五味に係わる。心気が絶えれば人は死ぬ。

10）肝部章　第11

　肝は青色に光りかがやく、翡翠の宮殿のようで、底の方に青童神公子がいて、四方を照し、耳目聡明(肝腎精気作用がある。肝は目、腎は耳にひらく)、青い色の錦をまとい王鈴(胆)をもち、魂魄(三魂七魄)をなだめ、津液を平滑にし、外は両眼(左甲、日、右乙、月)に応じ、百病が集まっても無英公子(肝神名、肝神は体の左にいる。)がいて精神内守、外邪不干の状態を守っている。もし七日たっても病気が治らなくても肝気は自ら充実して治ってくれる(易でいう「七日來復」)。死んだと思っても生きかえる事がある。神はまたかえり、魄(この世にとどまる霊魂)をよび返し長く生きていられるようになる。

11）腎神章　第12

　腎は黒色で円い型をし、中に冥上玄という子供がいる。腎水はいろいろの液のもとである。外は両耳、諸液に応じている。

12）脾部章　第13

　脾は戊(陽土、足陽明胃経又は口をいう)、己(陰土、足太陰脾経又は舌をいう)に属し戊己の日は脾気は旺盛で、口は五味を判別できる。中に明童がいて黄色い衣服をまとっている。食べたものを消化し、その気は全身を巡る。脾は口に開くので歯もまた脾に属する。胃の太倉の明童(脾胃の精気)と共に九重もの金台の城のような処にいる。脾は五味、百穀を調和し、邪気を防ぎ、穀気が充実させる。すると気血は旺盛となる。こうなると顔色は明るく華やかになる。黄色の錦をまとい、帯には虎章(猛々しい肝気を表象)がついている。心から三老(一説に中丹田洞房中の無英公子〔左〕、印光君〔右〕、黄老君〔中〕—『雲笈七籤』五十三—九法)をおもい、身は軽く飄飄としていれば長生きして仙境に入り長く死ぬ事はなくなる。

13）胆部章　第14

　胆神がいる処は六腑の中でも清浄の処である。中に曜威明という童子がいて、力強く雷電をとどろかせ、龍旗をかかげ、火薬(火は胆の気)をつめた鈴(胆の形)をふっては投げている。その姿は冑をかぶり剣をもった勇士のようで(図(図表168)勇士武士像『道蔵、霊宝領教済度金書』(護武威神図))、その怒気は外は眼と鼻柱の間に応じ、髪も怒髪天をつくといった有様である。九色の錦の美しい裾の衣を着て金帯をしめ、そこには龍虎(錬丹術では鉛汞。後ちには、腎が蔵する真気〔嬰児〕と真精〔姹女〕をさす)の文字が刻まれ、威明(胆神名)は慶雲にのり、万霊を使役して三元道君(『老子中経』22に、上元神、中元神、下元神とある)に朝賀する。

14）脾長章　第15

　脾長(膵臓をいう)は一尺、大倉(胃)を掩う。中部老君が明堂(諸侯が会する宮殿、朝廷)を治めている。その字は霊源、名は混康。病人を治し、食物の消化を助ける。黄色の衣服をきて龍虎の印がついている。消化機能が旺盛ならば、気血は満ちて長生できる。三回この神の名を呼べば気は通り、三老(上丹田—神、中丹田—気、下丹田—精)は一同に坐し、そのさまは精気神

が互に通じあった友達のようである。

　精気により胎児ができる。桃核(臍下元精をいう。または命門とも下丹田でもあるといわれその神名は名は桃核、字は合延)は男女間が互に合うと華々しい光を放す。男女が事を行うのは桃康(体の下部神、男女の事を主る)が働くからで、父と母は互に見つめあい、師父(水中の火、真陽、腎陽)と師母(地中の水、腎水、真水)が玄郷(腎)で、陰陽合一し、腎気は充実、一陰一陽の道が達せられる。存思して、虚空に登るような境地にひたり、三関(下記参考)を閉じ、手の拳を固くにぎり(握固)修行する。また口中の唾をためておくと三虫は飢えて死にたえる。心気が昂揚すれば、五臓の雲気はたちのぼり、身体を守り、五官、五臓は完全となり外邪の入るすきもなくなる。

三関	口	手	足
	上関(玉枕)	中関(夾脊)	下関(尾閭)
	上丹田	中丹田	下丹田
	天関	人関	地関

15) 上睹章　第16

　上を見ると日月星の三元が珠のように連なり、光芒をはなす。輝いて隅々まで照しているように三丹田の神気も亦そのようである。五臓の精霊も夜には耀き体の四方を明るく暖かくしている。もし貴方が体内の神々と交流できたら神と体は合一して、道は成り身には鳳凰の衣をまとい、虎符を口にくわえたような有様になる。こうなるとさらに一生懸命修行していれば虚無の境に入る事ができる。心を安らかに、深く、何も思わず、一心不乱に、窓や戸を閉じるように外来の刺激をさけ、精気神の三神(三元)を守り、還精すれば老いる事はなく、この三神は体の内を守り陰陽を平温にするので、人を虚無の境地に導き、延年益寿となる。精と神は腹中に入り、腎臓に注ぐ(腎蔵精)。さらに虎符と同じように玉を口にくわえて、華々しく飾っている有様(内丹の完成した様をいう)になる。さらに万丈もの高い樹があって、地上の帝は、人の名と命を書いた書を天の上帝に届ける。

16) 霊台章　第17

　霊台(心)は心気、旺盛で黄野(脾)を望んでいる。心の下三寸に脾があり、心と脾は上下の位置にある。この間は曲折し、回転して、営衛、気血を上部脳に送っている。

　左神の公子、すなわち脾神の青童公子無英は神語を出し「右に肺神、向元眞君皓華が明堂の金匱玉房にいる。上清真人(胆をいう)は前にいて黄色の衣服を着て、丹気を頗る頻発している」(脾の周囲の胆肝心肺をいっている)、といっている。

17) 三関章　第18

　三関(前出)は精気が奥深くあり、九竅(『素問』「六節蔵象論」に「其気九州九竅皆通乎于天気」とあり、人身天地人九部は、みな精気が浸透し、漲るさまをいう)がありその中は幽陰である。三関とは口を天関(手、両手寸関尺の脈で脾の状態ばかりでなく臓腑の状態を知る)、手を人関(経穴で手掌の労宮、心に応じ人の生死を診る)、足を地関(経穴で足底、湧泉穴。腎に応じて、生命の扉を開け閉めしているよう)という。

18) 若得章　第19

　三宮(心脾腎、又は上中下丹田をさす。中枢である頭脳の中、両眉間から四寸入った玄丹宮にあり、太乙、流珠の二宮はその上にある)を恰も珠がころがるように絶えず深く守って修行すれば崑崙(高い山、泥丸、脳をさす)をも安んじさせる。

　喉には十二階の高層(喉骨、気管支軟骨をいう)の楼閣があり、上は頭顔部の五官七竅に、下は各臓腑に接している。そこを真人がぐるぐる上下している(真気の上下といっている)。

　玉堂絳宇は玄妙な宮殿、璇璣(天枢)、玉衡(北斗七星の斗柄)には天上の王がいる。人も亦このように臍の中に王がいて、多数の神を従えている。天は大宇宙に対し、人体は小宇宙、美しい蘭干に玉が連なっているように臓腑とも連係している。遠くから見ると子供が坐っているようで、はてどこの子が自分の体の中にいるかと思える。なんとかして泥丸(脳)に行きたいとおもっても人体には十以上の重畳と重なる山がたちはだかっているから仲々泥丸にいって道を成すことは難かしいのだ。

　頭の髪は耳門を掩うように生えている。櫛で頭を梳くのは煉気と泥丸を活発にする重要なことである。赤帝(心)と黄老(脾)もよく頭を梳く事で元気になり、自分の魂魄も自ら安定してくる。

　三真(精気神)が働いて、三丹田に津液がまわり、五臓は安定する。肝は木星、左。肺は太白星、右。心は熒惑星で前。腎は辰星で后。脾は鎮星で、この五星の精気がめぐるように自身の体にもめぐっている。

　日月(陰陽)は天の隅々まで動き、人も亦精神活動も同じく活動している。帝郷(眉間より髪際五分)、天中(鼻)、地戸(口)は顔面の神魂が揃っている。

19) 呼吸章　第20

　元気を呼吸して仙人になろうとおもっていても仙人はすでに目の前にいるのだ。

　朱雀(南方神、ここでは舌)は、まるまったり縮んだりしている。歯があり、その間に唾液が流れて全身に及ぶ。唾液は水分で、ものみな水から初まり万物を育生する。また水は精でもあり、精を慎み(房事)、唾液(霊液)をのめば長生可能となる(「太一生水」)(『楚簡老子』)。

20) 瓊室章　第21

　美しい珠玉をもつ部屋(人の重要部分をさす。ここでは脳をいっている)の中に八素(八石とも外丹派でいう八種の原料、すなわち朱砂、雄黄、雌黄、空青、硫黄、雲母、戎塩、硝石をさす)を蔵し、泥丸夫人(腎中の元陰、脳の元陽に対する)は中央にいて長谷(少腸)、玄郷(膀胱)は泥丸夫人(腎)の周囲にあり、宮殿の外の郊外の村のようである。

　長生きしたければ房事は慎むべきで、すぎると火に油を注いだように、精を費し、三魂は亡滅し死路を急ぐことになる。

　呼吸を正しく、精神をしっかりし、房事をひかえれば、四方一寸の心丹田、一尺の家にいる神(顔をいい、諸神が居る)が助けてくれて体も生き帰られる。もしこうならないと、気血の海をこわし、全身の河川は枯渇する(精が尽きること)と危ないので専心修行を怠らず、外来の刺激をさけ、心を乱さず、精をみだりに洩さないようにすれば、泥丸、三奇(日月星、精気神、三丹田)の働きを失うことはなく、恬淡虚無の境地になり、閉目内視(体の中を照らして隅々を見

本 文 篇

わたす内丹術でいうようになる)し気は充実し、外物に侵されることはない。『黄庭経』をよく誦
し、この中に書かれている呼吸の仕方や、修身、養性の道を守れば老いても壮年のようになり
り、上清界(三清)の人のようになれる。

21)常念章　第22

いつも三房(明堂、洞房、丹田、体の上中下をいう)が上下内外の区別なく通じ、房内を内視し
よく口をそそぎ、口渇や、飢を防ぐ。こうすると神華という玉女が六丁(六甲神)を供って
やってくる。それで精室(腎精)を固くし妄りに精を洩さぬように閉じておく。そうすれば長
く生きられるようになる。

見る事のできるものは形(体)、形のないのは気で、気は形に、形は気を互に係わり、両者
の欠けたものが尸(死骸)で、もし気がなければ形は幻である。三房(三丹田)は互に相接し、往
来しやすい。真気はその中にひそみ、互に調節し合っている。虚無の状態は無為、無色で汚
れもない。余念が入り外物に汚染されないよう修道の士は心懸けるべきである。

九室(陰陽二気がいる処。八卦でいうと乾は(☰)で三、陽、坤は(☷)で六、陰、併せて九、陰陽
がいる処となる)は頭の九竅で、明るい方に向いて、清虚静寂に、精神一途、充実させる。
六腑(肝心脾肺腎胆)を内視して修行しないと死ぬ目に合ってしまう。そこで存神服気、をつづ
けると、体の各所が充実、元気となり空を飛んで雲路をいくようになる。

22)治生章　第23

養性修身の道はそう難かしいものではない。『道玄』(『道蔵』中に『洞玄経』類も多い)や『玉篇』
(『黄庭経』のこと)などを反覆口誦する。体内には八景神(下図参照)が人体上中下に各々いるか
ら合計して二十四神(各神には神名がある)いるが、存思存念し錬気、虚静にしていると自然に
これらの神を見る事ができるようになる。

高く両手を胸の前に交叉して挙げる。そして安居静寂して、神を見ることができれば、神
は神語を垂れる。深く幕をたらした紫房(両眉間二寸の洞房)の中にいるようで、あぐらをかい
て坐って祈りつづければ、三五(三は天地人三気、五は三気に五行をうけ、五行は万物をうむ)と一体
になれる。

三神(心脾腎神)が安楽になり、妄りに動いたりしないで、清心寡欲、隠居したような気持
になっていれば、元気は全身をくまなく廻り、何も邪魔するものはなくなる。

三色の雲が朝たなびき、その間を金色で飾られた車にのって大空をかけめぐる。なんで山
に入って『黄庭経』を誦えないのだろうか？　妻子や銭財をはなれ、世俗をたちきり修行する
ことだ。

八景神	上天宮	脳、髪、皮膚、目、項、臀、鼻、舌神
	中天宮	喉、肺、心、肝、胆、腎、脾神
	下天宮	胃、直腸、大小腸、月日、胸膈、肋神

XI. 道教医学を支える古典、経典

23）五行章　第25

　天地人の三気は五行をうむ。この三と五は合体して九十九節（『素問』「六節蔵象論」）に、「一天以六六之節以成一歳、人以九十制会、亦三百六十節以爲天地、…六六之節、九九制会者。所以正天地爲、気之数也」とあり、九九節会とは九九制会という意味で、天地の気は一に始まり九で終り、これに一を足して十とし、十は一つとなりこれを天は反覆くり返している。

　ここで『三五合気九宮八宮図』図（図表169）を紹介しておく。『素問』「九宮八風図」と似ているので、『黄庭経』と『黄帝内経』とは極めて近い関係があるといえる。

　八卦にも関わるが、先天の八卦（『河図』。伏義の時、黄河に現われた霊亀の背部の紋様を移した図。八卦はこれからつくられたという）、天一生水で北、地二生火居南、天三生木居東、天四生金居西、天五生土居中。三五とは東三、南九、北一、西七、中央五。后天八卦は坎一、坤二、震三、巽四、中央五、乾六、兌七、艮八、離九。人体では左三、右七は肩、八と六は足、五は中央、となる。この数は上、下、縦、横をたすとどれもすべて十五になる。

　道家の人は、身をひそめて修行するのに、八術（八つの修練の方法。例えば空を飛ぶ、身をかくす方など。インド南部の伝統医学「シッダ医学」にも同じような八大成就というものがあり、水銀・硫黄を使ったり、仙人と同じようになるのが修業の究極という。中国人も関与していたという。奇妙な一致である。【拙著『チャクラ・丹田・奇経八脈と禅』参照】）を用い伏牛（腎）、幽関（腎がある処）をよく見極め、生死の境いでも三明（天では日月星、人では三丹田の真元気）の明るさで、よくこれを得られば生き、そうでないと失えば死に到る。父は泥丸（陽気、脳）、母は腎中の陰（神）のようなもので、三光（日月星）が輝いて内視内観し脳と腎を守り怠りなくする。

24）高奔章　第26

　日月は早い速さでのぼる。鬱儀（赤錦玉文）、結璘（黄錦玉章）という太上老君の秘文（修行し日月のように体内の照す処がない境地になる）をみて、日月の神を感知すれば玉清虚無老人に会えるようになる。

　口に霊芝（五芝）をくわえ、五星の五官をたずさえ（心気充満しているさま）、神仙の服飾をして東蒙（故名、東魯陰県南）の神仙が集って宴会を開くという処にいるのと同じとなる。

25）玄元章　第27

　「玄元」（『広雅、釋話』に玄に通ずるとあり、『老子』に「玄之又玄、衆妙之門」とある）という修行法。毎日静かな清潔な部屋で玄門（命、形、精、気、神など、物事の根元になるもの）をみつめ、守一（内視存念、一点を見つめる）、死気や汚穢のものをさければ六神（心、肝、脾、肺、腎、胆神）は安定し、虚中（心に何もない事、虚心）におれば恰も諸神が宴会を開いて集まってくるような陰陽和合の状態になれる。

26）仙人章　第28

　仙人道士は神ではなく、刻苦勉励に精気をあつめて真人になったのである。

　『黄庭経』を誦するとその妙なる音がきかれ、何んともいわれないその和やかで美しい調べをきくことができて、養性の助けになる。

　さらに金色のかぶりものをした真人が符を背負ってやって来て七竅（両眼、両耳、両鼻孔、

187

本文篇

口)を開き、甲をして武装した兵士が、神役鬼符をもってくる。そして乱舞し、百丈の剣を
もち錦の旗をひらひらさせる。この有様は恰も神に福を願う祭りのようで、これも身をのび
やかに、安楽とする。

火鈴(爆薬をつめた火器。ここでは道家の符呪の名)を地面に擲げると煙火を発して天気は煙に
つつまれ温かくなる。そこで黄闕(黄庭の真人のいる処)、眉間(天庭という)に元気が充ちてくる。
これは人の末端の出来事ではなく生命の根本にかかわるものである。

27) 紫清章　第29

紫清上皇大道君(紫清すなわち天上の神仙がいる処にいる上皇大道君。道家でいう最高神)は太元(太
虚中の元気)、太和(中和の気)を両側に従え、万物を化生する。こうして練成仙人となり玉ででき
きた車にのり天空のはてまで遊行することができる。

ひるに動き、夜静かにするのは当り前だが、修練、練気して長生したかったら、昼夜をい
とわず恬淡虚無、心乱さず、閉目内視していれば神に自らなれる。

28) 百合章　第30

穀物は土地の精をうけて発育する。五味は見た目はよくても中味は腥臭があり人を傷つけ
るものがある。そこで素食に甘んじ食べるものはよくえらび、土地でできたもの、四季に応
じたものをとる。また多食しない。すなわち返老還童したかったら三魂(胎光・爽霊・幽精)を
絶え間なくよび七魄(七つの人中の濁鬼。尸狗、伏矢、雀陰、呑賊、非毒、除穢、臭肺)をなびき伏せ
る。なんで服気をしないで、なお辟穀しないのか、そうしないと長生もおぼつかないし、三
尸を除去することもできない。

29) 心典章　第31

心典(道家練形の法則)では心は五臓の主、君主である。心和やかに無心であれば、道徳(道は
道路、万事が行きかう処。人が守るべき道、修行の道、自然のありのままの道。徳は道をさとった立派な行
為、善行、身についた品性、功徳とも)に沿って生きられる。

天の気が清浄で光を放つと人気はここから生れる。起居休むことなく棟梁(一身の棟梁、す
なわち心を五臓六腑の主とする)と共に生きる(心は神)。

ひるは明るく、夕は暗くなり休息する。一日の行動は自然に従えば、陰陽も亦、調節でき
るようになる。

30) 経歴章　第32

卯の刻(日の出の刻)から酉(日入の刻)(他に午前、午后と12時前〔ひる前〕〔ひるまで〕、子前、子后〔夜
中前〕〔夜中以后〕があり一日を四分する)の時刻では六合(上下左右四方)はその姿がかくれる(気の昇
降をいっている)。両腎(右腎命門、左腎)の神は、腎が主宰するので精や志を洩さないで閉蔵し
ていれば長寿にいられる。

雄を知り、雌を守れば老いる事はない(『老子』に「知其雄、守其雌」とある)。これは道家の無為
の術をいい、雄は父心、雌は母腎、雄は動き、雌は静かで、雄は陽、雌は陰で、互に和合し、
心腎共に交わるは(心腎交)長生になる。白の光(日中)、黒の暗(月のみちかけ)ともに交わり調和

188

XI. 道教医学を支える古典、経典

され、和光同塵のような立場になって道を修めば得道の道は開けてくる。

31）肝気章　第32

　肝気はもやっと大きくおい茂り、六府(肝心脾肺腎と胆)を並べ、三光(日月と五星)の光を放っ
ている。精神安定、臓腑安定させ、三焦は昇り、肝気は腎水を頼りにして腎水は体を下降す
る。北方の腎水は地気と会って上って雲になり、この時悪気を供って悪気は雲散する(精神安
定にし、血脈が通れば災いを防ぐことになるといっている)。

　髪はよく梳き、歯はよくみがき(叩歯、歯を上下かみならす修行法)、五臓(全身)に気を配る。
唾液を明堂(胃の入口)、玄膺(気道の入口)にのみ入れ、喉嚨(一名重樓、明堂の下、洞房、さらにそ
の下を丹田という)に流せば神明通じ、恰も華蓋(肺)をはべらせて京に遊ぶようなものになる
(津液を通して、溢喉潤肺、肺気清涼となり、心気はのびる)。

　ひらひらと風がなびき、三帝の席は清涼になれば(三帝とは三焦。三焦の気は清涼となる)、五
色の雲は(五蔵の気がわく事)青(肝)色を交えさらに閉目内視すると、心神がやってくる(木生火)。

　七玄(七元、又は七曜、七竅をいう)は命門(七竅の門戸)に開き、天道と相通じるから、ここを
閉じないようにする。

　百二十年たっても生きていられるのは、本当に難かしいので不可能に近い。しかし八瓊丹
(外、内八瓊丹、それぞれ外丹、内丹をいう)を修得し、九転(口中の玉液を反覆周流する)し、精思存
念し七元(数で七は金〔五合気九宮八卦図参照〕。精思存念し、九転還丹する。金は丹)が完了できれば可
能に近い。

　日月の精気(陰陽二気)は老残の憂いを救い、肝気はあまねく体内を流れて終りがない。

32）肺之章　第34

　肺内気は天の陽気を呼吸し上焦からおこる。童瞳子(瞳子、目)は腎に、腎は耳に閉竅し肝は
目に閉竅している。肝は腎の子、視聴内照はみな腎の働き、生死もその目の光で判断できる。

　五華(『素問』「六節臓象論」に肝之華爪、心之華顔、肺之華毛、脾之華唇、腎之華髪)を調制し、髪や歯
をととのえる。三十六咽(道家咽津のきまり)して歯を丈夫に、咽津潤肺し、腎水をあまねく全
身にゆきわたり滋すると自然に体の五臓は輝きまし、生々としてきて、百脈相通じてくる。

　天神の居処(太乙のいる紫宮)に諸神が相連なり座して太乙を仰いでいる(肺は三焦の起る処、百
脈の集まる処、故に全身の神は肺を見て上を仰いでいる)。

33）隠蔵章　第35

　脾にとって朝の清浄な時間がのびのびしている。

　天に二十八宿あり、一宿一舎であり、天舎は天上の宮殿で華蓋(花がさ)をいただく。これ
は脾の上の心肺をいっている。日出の時、東方を向いて、清気を吸い太陽神君の名をよぶ。
胸中は軽ろやか伸び伸びしてくる。この時間脾の練神にとって最もよい時間である。

　脾神は威厳を八方にきかせ黄庭の中央にいて八方ににらみをきかせている。脾は胃家に帰
るは胃の姑(しゅうとめ)。胃は陽土、脾は陰土で同属。霊枢(心腎とも脾腎ともいう)をうるおし
養い枯れる事はない。命門(両腎の間)を閉じて玉都を守れば(命門の火は土をうみ、土はまた腎水
を制御し妄動させないで陰陽を和とす)、長寿がえられる。

189

本 文 篇

守雌(心が妄動しないで精を洩さぬ事)、存雄(自分の陽を保つ事)すれば三光(日月星)は光り輝き、外方内円(外から干渉をうけない、内からは憂乱することもない)の中に神がいる。血脈はよく通り、五臓は豊かになる。

筋骨は髄は霜のよう、骨は鋼のように服気すること千日で力は倍増する。脾気が旺盛ならば七竅の病は除かれる。

日月(日は心、月は脾)が並んで天地相交し陰陽が定まる。心脾が合うというのは男女が合うともとられ、男女会して玉漿(水)がでる。

天の気と地の気(穀気)は合して体をつくる。天から与えられた五穀をとり元気になり、その五味を味うべきであり火土(天地)は互に助けあっている。琅玕(玉に似た石)、玉霜(玉屑、玉の屑)などの淡味、無味のものと五味とは比べられようか?

修行して恍惚になった有様では、何もないようだが、実は満霊の気が芽生えているのだ。台風一過、そこから赤子のような純潔無垢な真気が生れる。

人の上中下、三焦の気は絶えず隈なく巡り周流不休、神明五臓の真気が得られる。腎陽をひそかに蔵し、霊芝、琅玉(美しい玉石)は充分飢えを充たす。上は道家の玄妙な道が、下には修行のきびしい規範がある。修身養性、よく守り、服気辟穀すれば寿命をのばすことができる。

34)沐浴章　第36

頭を洗い、体を風呂に入って洗い、清潔にしておく事は肥る事を防ぎ、体は薫りをもつようになる。入室し東に向い、東方の陽気を吸い、『黄庭経』を口誦する。これを万遍となくくり返すとその意味が分かってきて、髪を整え無欲にしていれば長生きできる。

五味も適正にとらないと五臓を損ずる。

心情が坦々とし安静ならば何等、憂愁にかられたり、煩悶して苦しむ事はない。

『黄庭経』を万遍となく誦読すればその効用で身心ともに安らかで健やかになる。黄華玉女(太陰の神、黄庭の真気)がその様子を告げ、真人は六甲の神(六丁)をして『隠芝大洞経』(黄庭経のこと)を授ける。

朝に『黄庭経』を十誦、四方を拝む。東方の大帝、扶桑大帝は北に向い、弟子達は威儀を正して『黄庭経』を拝受する。

授けられた者は師と盟約して、志を立てる。古代では師弟の盟約で髪を切り、皮膚を切り傷をつけ、その血をすすり手に五雲の錦を描いた棒をもち、鳳凰の衣服をきて、黄金の紐でくくった『黄庭』を手にもち山に入った。『霊枢』禁服にも黄帝と蕾公の師伝の際、同じような場面がある。

こうして『黄庭経』の伝承は張道陵を開祖とする「天師道」(『後漢書』「別焉伝」『魏志張魯伝』)にいう三官(天官・地官・人官)に受けつがれ、妄りに授けられるものでなく、授かれば神仙になれる、不死の道はここに書かれてある。

XI-3-d. 解剖学的変遷

古代中国では大宇宙に対し人身を小宇宙とし、天地を人体に相関して縮小した構造と考えていた。また五行説に基づく五臓六腑説を以て人体の解剖的基本としたため、肝は左にあっ

XI. 道教医学を支える古典、経典

たりして実情に沿わない処があった。『黄庭内景』にも人体解剖図があり、それ以外の解剖図と共に掲出しておくが、どれも大同小異である。後代宋のとき実際に人体解剖を行って、肝が右にあるというようになった(図表170『存眞環中図』揚介、宋、政和三年)。

　以下『黄庭経』や、他の文献に見られる身神図を挙げておく。

1)　黄庭内景五臓六腑補浄図(道蔵)(胡惜)
2)　上清黄庭五臓六腑眞人玉軸経(道蔵)
3)　修眞十書、黄庭内景五臓六腑図(道蔵)(煙蘿子)
4)　四気攝生図(道蔵)
5)　黄庭遁甲緑身経、上清黄庭内経、太上黄庭外景経(雲笈七籤)(明、張君房)
6)　医方類聚(明、相許、金礼蒙)
7)　遵生八箋(明、高濂)
8)　存眞環中図(宋、揚介)

　これらの中に五臓図が動物を代表とし描かれている。図(図表171・172)である。『内経図』も、道教的解剖学を山水画に見たててつくったものでやはり五臓神とその背景がかかれている。
　五臓神は四方神(東西南北の神)に一致しているが胆臓神は亀蛇で描かれ、亀蛇は玄武で北方神のはずである。

XI-3-e.『黄庭経』に出現する鍼灸経穴名
　『黄庭経』の中には別表(図表173、『黄庭経』に出現する鍼灸経穴名)のように鍼灸経穴名と同じ名が出てくる。この表を見ると経絡方面から見ると任脈が最も多く、督脈がこれにつぐ。すなわち正経十二経ではなく奇経八脈の穴名が多い事が分る。これは何を意味しているのか。任督脈の奇経八脈は道家でも重視していて、この頭から下腹部までつながるルートは内丹術でいう精気神のルートでもあり陰陽昇降のみちでもある。『黄庭経』の主旨は精気神—内丹—服気、存念、内祝、坐視に重きをおいたのと重なるようである(ヨーガや禅にも関わっている【拙著『チャクラ・丹田・奇経八脈と禅』参照】)。
　『黄庭経』と『黄帝内経』が極めて近い関係にあるといえよう。前者が内丹、後者が鍼灸を初めとする中国医学の臨床、基礎の出発点である事を思えば『黄庭経』の中に『黄帝内経』の骨組みがある事をみつけるのもまた容易である。

XI-3-f.『黄庭経』の総括
　『黄庭経』を総括してみると次のようになる。

1)　『黄庭経』は上清派の経典であり(上清派は内丹、符術に主力をおいている)、その文体は七言調で口誦にむき、人々の間の伝道に寄与した。
2)　当時、世相は混乱を極め、人々は救世主の来訪を夢見、今世に絶望して理想郷の実現を願った。これが『黄庭経』の中心である。

191

本文篇

3) 『黄帝経』には内・中・外景経があるが、ここでは内景経を中心としてのべておいた。

4) 　基本的には五行説に立脚した身神が各臓腑にあり、各々名と字と、衣飾をもち、機能して互に連係して人体の機能に関わっているとした。

5) 　一方、内視・内観・坐静、清心寡欲などの、のちの内丹術(丹田説)にかかわる処が多い。又符呪的な処もあり、巫医分離以前の呪術的医療時代であった。外丹方面は玉石類の名もあるが具体的な使用はなかった。

6) 『黄庭経』は『黄帝内経』と似ている処があり、後者を下敷にして、宗教的ヴェールで掩ったものともいえる。

7) 　臓腑では『太平経』では心を第一として、『黄庭経』では「脾胃」と「心腎」を重視し「脾長」というと「膵」をいっている。

8) 　上中下、天地人より導かれた身体観である。表(図174、『太平経』と『黄庭経』の三分類)参照。

9) 　臓と腑といえば臓の方に重きがある。

10) 　鍼灸経穴名と同じ名称の霊幻的、建築物の名がありそれも任脈、ついで督脈が多く、陰陽上下の道と同じである。

11) 『黄庭経』を万遍となく口誦すれば天神が救けてくれるといい、宗教の基本的な読誦祈願を示している。

12) 『複文』。『太平経』巻104、第169には、

　　　1) 　興上除害後文、巻104
　　　2) 　令尊者無菖後文、巻105
　　　3) 　徳行吉昌複文、巻106
　　　4) 　神佑複文、巻107

以上の4巻に「複文」がある。「複文」とは道教に残る最も古い符録秘文で、道士が神符を用いて、鬼神を駆使して、神との交流を図ったものである。篆書体の文字を二つ並べたような字形になっている。図(図表175)参照。

　対照として『霊宝・領救済度金書』『上清霊宝大法』などの道蔵中の符録を主とした経典中の文字様符を見ると、図(図表176、経典中の文字様符)のように似ているともいえ、この「複文」が古いものと分る。

　複文とは一般に「返事の文」といった意味があるが、ここでは天に返事をかく文字、つまり天に報告乃至、通じる文字といった意味で符字スタイルの符録である。

13) 　内容は、身体臓腑と不老長生の養生についてのべてあるが、その記されているのはイメージ的で霊幻な難かしい表現になっている。宗教色のこい身体観であるといえ、道教医学からも重要なものと考える。

XII. 符・図・籤・呪・善書

　道教医学と現在の民間信仰・民間療法とが結びつけられているものに、符（おふだ）、図（いわゆる絵馬とか「曼陀羅」類もそうであろう。道教にも道教諸神像があるし、ヒエラルキーもある[例えば陶弘景、眞霊位業図]）、籤（おみくじ）、呪（祈祷）などがある。

　符はその様式から文字（篆書・隷書）から変化したものと思われる。文字は神聖な意味を宿し、それはまた秘めた力をもっていると信じられた。文字を粗末にする事は深く戒められ、文字が書かれた紙をむやみに捨ててはいけない事になっていた。今でも華僑社会の寺廟では字沪（敬字亭、字紙亭）があって、紙をもやす。願い事を書いて紙をやいてその煙が天にのぼり願い事が達成できると考えられている。また死者に送る紙幣に金紙、銀紙がありこれも燃やすことで死者の元に届けられる。符は一般に黄紙に朱書するもので、壁に貼っておがんだり、同時に呪文もとなえたり、門口に貼ったり、焼いてのむ（呑符）、体に佩びる等、いろいろな使い方がある。

　図は『道蔵』によくでてくるし、図説することは科学的でもある。難解な経典、文字の羅列を、図説することで理解がすすむ。

　籤は、筮（めどき）で、古代より伝わる占の一つ。筒に入っている何本もの竹籤を抽籤（一本ぬきとり）し、竹籤についている番号に相当した籤符をもらって吉凶を占うのが本筋だが今では抽籤なしで機械がしてくれたり、いくつも並んでいるもののうち一つを撰ぶなどの方法がある。この場合、大吉、中吉、小吉、大凶、中凶、下凶となっているが、吉対凶は吉の方が多い割合になっているのが普通である。籤の一つの薬籤についてはすでに発表している（『中国の霊籤・薬籤集成』酒井忠夫、吉元昭治他、風響社、1992年6月）。

　このように、符、図、籤は道教が他の宗教と異なっている特色があるといえる。またそれらが医学的事項と関係している事が多々あるのでこの方面からも検討する必要がある。以下にそれぞれについて略述する。

XII-1. 符

　符のスタイルは多種多様である。その形が違っているものを一つ代表に挙げて、以下に経典名を記しておく。

●符の歴史と功能

　符は今では「おふだ」といい、神社、仏閣で頒布されているが、そのルーツは古く、前漢文帝三年（前177年）『漢書』「文帝紀」に、「銅虎符」（銅で製った虎形の割符）の記載がある。これは右半を京都長安に、左半を群守、国相に与え兵を集めるときの信（『説文』に符は信なり、とあり、他に竹を割った「竹使符」もある）としたものである。

193

本文篇

　これらには、巫師とか方士が関与し、符は単なるシグナルではなくなり、天の神の意志を伝えるものとなり、その符の有様も神秘性、荘厳さが加わり、雲形模様の様式化された文字や、篆書体の変形が使用されるものもある。或いは線で描かれたものもあるし、図形化したものもある。文字は一般に神聖なものとされ、力を秘めていると考えられていたから、符を描く巫師、方士の力量も計られることになった。いずれも駆邪、駆鬼の効能が求められていた。『抱朴子』「登渉」にはすでに「入山符」が見られる。山に入るとき、魔に魅入れないように佩びる(「佩符」)ものである。また「太平道」では「符水治病」(『三国志』「張魯伝」)のように符を焼いて水でのむ(呑符)、符を器に浮かして呪文を唱えその水をのむ(符水)、などの方法が見える。「五斗米道」でいう「三官手書」(天官、地官、人官)もこの類といえよう。その他、部落や各家の門戸に貼り邪鬼の侵入を防いでいた(流行病伝染を防ぐ意味の場合もあった)。今も台所に貼る「火の用心」(「火乃要慎」)、或いは京阪地方に見られる「鎮宅霊符」(神)があり、またいわゆる「御守」も護符で身につける佩符である。

　道教の天師道、正一派などは符を重く見て、「符籙派」という道教の一派が生れてくる。これからのべる符が記されている経典に、「上清」「霊宝」を冠名とするものが多いが、これらは上清派、霊宝派の経典である。正一教に対する全眞教(正一派の符籙、祭儀、儀礼に重きをおくに対し、丹鼎派ともいわれる精神修養に重きをおいた)も救済、祭儀には符を用いざるをえなくなってきた。

●符の種類

　符の種類はそのスタイルが万様で判っきりとした区分基準がないが、ここでは大ざっぱに分けて記すことにする。なお、符図の上にその出典経典名があるが、つづく(第○○)とは(第1)とあればその第1頁という事で、必ずしもその頁にはその符はない事もあり、その附近の頁にあることを断っておく。

　○図表177(符-1)

　①、②、④に文字の変形を並べた。①、④は『太平経』の「復文」に似ている。③は「分娩符」で、文字とは関係ないがスペースの関係でここに示している。安産を期待する符である。今でも水天宮には「いつもじ」という安産のお守りがある。お産が初まると五つ書いてあるお守りの神文字を中央―左下―左上―右上―右下とちぎってのむと安産だといわれている。『上清霊宝大法』は『道蔵』の中でもおそらく符について最も多く記されているものと思われ、④は各臓器に対応する符である。

　○図表178(符-2)

　①と②に「血符」があり形が似ている。②は身体各臓器を、③はそれぞれの症状や、各診療科目に対応する符が並んでいる。

　○図表179(符-3)

　①の人形の符二つは似ている。雷符は「使者符」といわれるもの。「天医符」は天医(天にいる最高の医神)の急速な招来救助を願うもので②も1―④、2―③と同じように各臓器病変に対

194

XII. 符・図・籤・呪・善書

応しているが、いろいろな表現があることが分る。

「天医符」の中の治療科目は風科、大方脈、眼科、産科、小児科、外科、耳鼻科、書禁科等13科、ほぼ現在の診療科目をカバーしている。各科毎に病症が記されその数204種あるという。

『霊宝領教済度金書』「巻286」『上清霊宝済度大成金書』「巻29」などを見ると、まず症状を見極めて、焼香、祈祷し、符水をのませたり、祇馬や祇銭を焼いてのませたり、外傷では受傷部に貼ったり、薬と同時にのませたりしている。いずれも同時に呪文を唱える。

『霊宝領教済度金書』「巻116」では天医にも官位があって、「天医司諸霊官」について、診断するもの、薬方をきめるもの、脈を見るもの、薬を与えるものの他に、針をする、看病するものという分担があった事が記されている。

○図表180(符-4)

①は「六甲符」。六甲とは干支で甲で初まる甲子、甲寅、甲辰、甲午、甲申、甲戌の六甲をいい、その日は重要な日とされていた。②は「五方符」、③は三尸を撲滅する符である。

○図表181(符-5)

前のものと同形のようであるが、上部、中部、下部の模様が異っているように見え、その三部は天地人を表現しているともいう。②の右三つは人面が描かれている珍らしいもので、②の「神兵符」は上部に雲らしきものから雨が降っているようである。やはり天地人の表現であろうか。

○図表182(符-6)

「催生符」等の産科関係の符がつづいている。左下の「鎮宅符」は「鎮宅霊符」につながるのであろうか。

○図表183(符-7)

(符-10)まで『上清霊宝大法』がつづく。④は『太平経』「復文」に似ている。いずれも医学的関係符である。

○図表184(符-8)

①は三尸九虫を駆除するのに「三軒の家の井水と共に、ひるの12時にのむ」とか、符と共に乳香、椰枝湯をのむとか、男女和合の符がある。②ではいろいろな治療の符が並んでいる。

○図表185(符-9)

①は、胆、大腸などに気を生じさせる符。去三尸、頭病益精神の符。②では鬼胎(奇胎)、鎮宅、伏尸(柳の板にかき、伝染を防ぐ)、三尸には桑白湯と共に丑の刻(午前二時頃)のむなどの符がある。

○図表186(符-10)

①、②にも「天医符」がある。救急の場合、天医の援けを願う符で、その際、唱える呪文も

本 文 篇

記されている。①の終りが『麒麟降薬符』、上に星、日、月と並びその下に北斗七星、さらに
その下に雲様の模様と共に気薬とあり、最下部に南極天医と記されている。天地の関係と南
極とは南極老人といえば桃を抱えた長寿のシンボル老人像をいう。

　　○図表187(符-11)
　①に貼、焼、埋符とあるが、符の使い方を示すものである。②は玉女の符で玉女像がある。
玉女とは女神であり、天神の側にはべっている。よく薬をもって天から降りてくると信じら
れてもいた。

　　○図表188(符-12)
　①、②とも様式は同じである。①の終りの二つには人頭が描かれ、左方のものは細い重畳
とした符で中央に文字があり、呪言を表わしている。

　　○図表189(符-13)
　『道蔵』の中でも最大の符三種。精密的な微細な構造でよくもこう書いたと思う。

　　○図表190(符-14)
　『道蔵』以外によく知られている符を紹介しておく。
・張天師符。正一教の張天師を画いた符で、万能的効能があるとされ、華僑社会では、
　「関帝」と共に各戸で貼られている。
・雷符。雷神は雷公ともいう。『史記』「殷本紀」に「武乙は無道で、雷にうたれて死んだ」と
　あり『論衡』「雷盧」では「真夏の雷は速い、人を殺す。悪い事をすると天が怒ったからで
　ある」。『山海経』「海内東経」には「雷神は人頭竜身、その腹をたたいて音を出す」などと
　ある。その雷神をシンボル化したのがこの符で『道法会元』「巻五十六」にある。治病、傷
　寒一切の邪病に効があるとされる。

　　○図表191(符-15)
　『太上助国救民総眞秘要』によると、符の形から図のように、「散形」と「聚形」があるとされる。

XII-2. 図

　『道蔵』の中には図が多い。例えば『図経衍義本草』のような図鑑もあるし、『太上霊宝柴草
品』のように芝草を図示(127種)したのもある。図は読むより一目瞭然といったように理解に
役立っている。システム的思考がないと書けない図が多い。ここでは『道蔵』中の全てのもの
を挙げるのは不可能なので撰んで見る事にした。

　　○図表192〜194(図-1〜3)
　これらの図は、みな「十二解結」について同一経典にでてくる神像である。その様式は同じ
ようだがその表情などは微妙に異なっている。

XII. 符・図・籤・呪・善書

「解結」とは、『霊枢』「第一、七十、七十三、七十五」にもでてくる言葉で、経脈中に気血が滞ると痛みや病をおこす(気滞血瘀など)と考え、そこに、何等かの方法、例えば針や灸でその鬱滞している部分(結)をときほぐせば気血は再び通り病は治るという考えである。

道教では『上清太一帝君大円隠書解胞十二結節図』によると人体上部の泥丸、口、頬、目、中部に五臓、太倉(胃)、小腸、大腸。下部の膀胱、性器、肛門、足の十二が結節部(病を起こしやすい部位)だと記してある。

○図表195(図-4)

①は武士の姿をした「護威武神」と、②の剣をもつ「廻骸起死尊神」像である。①に「救苦天尊符」とあるが、この天尊は天医と同じく人の救難、救苦の神符である。

○図表196(図-5)

①は「三魂七魄」、②は「三尸図」(即出)「守尸鬼図」である。

○図表197(図-6)

①は星占、②は血湖説(妊娠、分娩で出血死したものは死後、地獄の血の湖に投げ入れられるという説)、③は天地、陰陽、五行を図式化している。④は「谷神図」で、谷神とは五臓神をいうが、これを図式化している。「三十輻図」では肝(木)—心(火)—脾(土)—肺(金)—腎(水)と人体を表、裏面からみている。「道生一図」では陰陽(男女)、万物生成の課程を表わしている。

○図表198〜199(図-7〜8)

禹歩で、夏の禹の歩行をまねてつくられたといい、『道蔵』中の『太上助国救民総眞秘要』には図のような(図-7)禹歩図がある。禹歩は我が国の陰陽道でいう「反閉」に影響し、舞踊のような儀式で、歌舞伎の荒事や能までもその名残りがある。

②図表199(図-8)は『金鎖流珠引』にのる禹歩図で、いずれも社交ダンスのステップ図のようでもある。③の「璇璣玉衡図」は既出。「天尊分化之図」は気管、食道、肺、胃、大、小腸、直腸という流れを図示している。「道君召霊令以図指類」では上部に消化系、その下に胸部臓器、さらにその下に下部臓器を並べその相互関係を図示している。

○図表200(図-9)

運気説に係わる図である。

○第201〜205(図-10〜14)

図の中で重視されているのが「五嶽眞形図」である。道士が山に入るとき体に佩びる護符で、五嶽(岳)とは「東岳泰山、西岳華山、南岳衡山、北岳恒山、中岳嵩山」をいう。『抱朴子』ではこれと「三皇内文」(三皇とは天皇、地皇、人皇)の重要性を説いている。

『道蔵』中には『太上洞玄霊宝五嶽神符』『洞玄霊宝五嶽眞形図』『五嶽眞形序論』などがある。『五嶽眞形序論』によると、漢武帝や東方朔の関わりが記されている。

「五岳図」には多くの様式があり、大体二通りに大別される。図表201(図-10)は「五嶽眞形

197

本 文 篇

図」の石碑、図表202(図-11)は『三皇内文遺秘』にのる五嶽図。図表203(図-12)は『洞玄霊宝五嶽古木眞形図』で、名のように洞窟のようでもあるし、水流を表わしているような一種の地形図でもある。

　図表204(図-13)は『太上霊宝五嶽神符』にのる五嶽符で山に入るとき体に佩いたのであろうか。経典名からいえば霊宝系のものであることが分る。

　図表205(図-14)は平田篤胤(1776〜1843)の『五嶽眞形図説』の一部でこの書は、「五岳図」のコレクションの観がある。五方の神符図と共に、その右に「五岳神符」、左に「五岳眞形図」があり、彼の並々ならぬ道教への傾倒の一側面がうかがえられる。

XII-3. 籤

　籤は「くじ」で「くじを引く」「くじに当る」といったように、吉凶、禍福、祈願(病気、健康)、家内安全、将来の運命、結婚、失物、旅行等について神意を問い、その答えを求める占術の一つである。易断で用いる筮竹は占い師が行うが、神社、仏閣の筮竹は一般に約50cm位の竹棒で、その一端に干支か番号があり、籤筒に約60本入っている。占う人は神前で祈願し、籤筒をふって出て来た一本についている干支か番号に相当した神籤をいただき、そこには吉凶が記され、籤詩が附されている。籤の一つに薬籤があり、筆者はすでにこれについて発表している(前掲)。これは医学と占術、医学と道教が結ばれているよい例である(図表206)。

　『道蔵』中には七種の籤を記した経典がある。

○図表207〜212(籤-1〜6)

　番号による籤で、いずれも多少の籤詩が付いている。⑤、⑥のようにその解説が記されているのもある。

　⑦は干支による籤で、例えば子の刻(真夜中の12時)から亥の刻(午後10時頃)までの十二支が並び、その時刻に籤をひく。各十二支には30首があり、さらに金、木、水、火、土の五行の籤があり、都合360＋5＝365首と一年の日数に相応している。

XII-4. 呪

　呪とは「まじないの言葉」。もと祝(祝)と同じ。祝は甲骨文によると丅＋兄で、丅は祭卓、兄は祈祷の器を頭にのせている姿を表わしている。巫祝や祝由(「祝由」は『素問』移精変気論に、「祝」は『霊枢』賦風にでてくる)である。巫呪は巫師、巫祝という専門職もいたが、のちに道教に吸収される。日本でも『魏志倭人伝』にのる卑弥呼も女王(巫王)で祭政一致で巫祝と同じシャーマンの類であったろう。『黄帝内経素問』「移精変気論篇」に「祝由」という言葉がでてくる。神に祈り、念呪し、符を書いて焼いて灰にして飲む。又はそのまま飲むなどの方法で『太平経』にも見られる(符水)。巫術的、呪術的面をもつ。この流れは道教の符録派となり、現在でも正一教がつづく。中国南部、東南アジア、台湾で見られる。唐代には呪禁科、つづく明代まで医科十三科の一つとして祝由科があった。『清明上河図』にも祝由科の看板を見ることができる。台湾、香港、シンガポールなどの東南アジアのこの方面については、拙著

XII. 符・図・籤・呪・善書

『道教と不老長寿の医学』に詳しい（『霊枢』官能に「唾癰呪病」とあるので、これも呪術であろう）。

祝はさらに祝福と呪咀に分かれ、後者が呪となる。呪は口＋兄で、口をあけ祈り言葉を発するという意味がある。『尚書』「無逸」に「その口、詛祝す」とあり、呪文が古い事が分る。隋代になると太医署に医師らと共に呪禁師があり、唐制にもあり我が国では大宝令に呪禁博士、呪禁師があり、平安時代の陰陽道につづいていく。

呪は祝が祈福であるのに対し、人に害を与える邪鬼を呼ぶことから、のちには邪鬼を払う言葉になる（『霊枢』官能に「唾癰」とある）。

最も邪鬼が人を襲うのは病気と考えていたから、病気の治療にも悪魔退散を願って呪文を唱えるが、同時に符をのむとか、薬をのむとか、針を刺すときなどに併用するとなお効果をますと考えられていた。

呪文の終りに「急々如律令」と唱える事が多いが、これは漢魏時代の公文書の終りに「急ぎ急いで律令の如くせよ」という意味で、(呪-3)の「唵慈母霊陀勅帝攝」は仏教が影響して呪文のようである。

○図表213(呪-1)

「服符呪」は呑符の際、唱える呪。「召神符」には「東気合肝、南気合心、西気合肺、北気合腎」とあり四方になっているが、中央、脾が欠けている。

○図表214(呪-2)

頭を梳く、衣服を着る、顔を洗う、薬をのむ、食事をする、便所にいく、など日常生活に、いちいち呪文をいうとあり、さぞかし道士の一日は大変であったろう。

○図表215(呪-3)

治病の符と共に呪文を唱えるが、この呪文は仏教系のようである。「風神天医」「召大方脈天医」は救急的に天医の授けを求めている。

○図表216(呪-4)

「十二経絡符呪」「経脈總呪」は共に、道教的見地に立った十二経絡観で、道教医学と鍼灸の関係を示す良い資料である。

○図表217(呪-5)

以後(呪-8)まで『上清霊宝大法』がつづく。

ここには「治万病呪」がある。南極長生之君とあるが、南極とは不老長寿の意味がある事はすでにのべてある。

○図表218(呪-6)

「治眼疾呪」。汚れのない土を一つかみ、東南方に向って九回息を吹きこみ、土をふいて眼を洗う。感染性の赤い眼はよくなるという。「霊宝針」についてはふれている。

本 文 篇

○図表219(呪-7)

①「天医院」に救苦天尊の名があり、天医に危機存亡を訴えている。「焚召天医符」は、天医人聖、地医人聖と呼びかけ、天医の降下を願う符を焼いて、その煙が天に昇ると願いがかない天医が来るという呪文符である。さらに腎官主天一水位之精、心官属地、火位之精、天三主木、木属肝官、四生金属肺官、春属肝為木主青龍、秋属肺為金生白虎、夏属心為火主朱雀、冬属腎為水、主玄武とあって五臓説、五行神が記されている。なお『道蔵輯要』『天医懺』に図表220(呪-8)のように天医(10)神医(6)仙医(13)良医(25)名医(67)の計121の名があり初めの天医には岐伯、扁鵲、巫咸等の名が見られる。医師にも階級があって崇ばれていた事が分る。

○図表221(呪-9)

「三尸符呪」があり、三尸を撲滅するための呪言である。

○図表222(呪-10～11)

①は洗顔時、服薬時の呪言。呪言を唱える治療には『五十二病方』によくでてくる(前出)。

②は以下、『上清黄書過度儀』の初めの冒頭部分である。東漢漢安元年(196、献帝)に老子が張道陵に授けたものとされ、「房中書」である。「黄書」とは「黄赤之道」、「黄書赤界」ともいい黄色紙に符呪を書いたのでこういわれる。南北朝頃には流伝していたらしいが現存するのは一巻である。道教の中でも「房中」は一つの柱だが、そのルーツの一つがこれである。

○図表223(呪-11)

図の左上の横、縦の線は陰陽道でいう「九字切(図表224)」のようである。指で空を五横、四縦に切り印を結ぶ。忍者映画によく出てくる情景である。ここでは(一、坎☵)、(二、坤☷)、(三、震☳)、(四、巽☴)、(五、中)、(六、乾☰)、(七、兌☱)、(八、艮☶)、(九、離☲)で九切となり、さらに「天覆地載、陽思肝心肺脾四蔵、陰思肝心脾肺腎五蔵合成九」とある。

この経典は詳細にみると房中の事が手取り足取りに記され、呪文を唱えながら事に及ぶという。前戯から始まる性戯が祭儀に形式化、儀式化されている。

以上、符、図、籙、呪についてのべたが、これらは「道教医学三層構造」の最外層に位置するもので、なお「養生」についても触れなくてはならないが、これらについてはいくつもの書があるし、養生と道教医学は表裏的関係にもあるので略している。

XII-5. 善書

民間信仰の中に「諸悪莫作、諸善奉行」をかかげた「善書」という一群がある。三教合一の立場から、善行懲悪をすすめ、平易に誰れも理解でき、それを印刷頒布するのが善行とされる。主なものは南宋初の『太上感応篇』(禍福に門なし)を初めとして、『文昌帝君陰隲文』『関聖帝君覚世真経』や『功過格』等があり、江戸時代には我が国でも文人の間で流行した。台湾辺りでも現在、盛んに善書が配布されている(図表225、善書の一部(台湾))。

図 版 篇

I. 歴史と文明

朝　　代	紀　　　元	朝　　代	紀　　　元
伝説時代	前21世紀以前	北朝	
夏	約前21〜前16世紀	北魏	386 〜 534
商（殷）	約前16〜前11世紀	東魏	534 〜 550
周	約前11世紀〜前221年	北斉	550 〜 577
西周	約前11世紀〜前771年	西魏	535 〜 557
東周	前770 〜 前256	北周	557 〜 581
春秋	前770 〜 前476	隋	589 〜 618
戦国	前475 〜 前221	唐	618 〜 907
秦	前221 〜 前206	五代十国	907 〜 960
漢	前206 〜 220	後梁	907 〜 923
西漢	前206 〜 8	後唐	923 〜 936
新朝	8 〜 23	後晋	936 〜 946
東漢	25 〜 220	後漢	947 〜 950
三国	220 〜 280	後周	951 〜 960
魏	220 〜 265	十国	902 〜 979
蜀漢	221 〜 263	宋	960 〜 1279
呉	222 〜 280	北宋	960 〜 1126
晋	265 〜 420	南宋	1127 〜 1279
西晋	265 〜 316	遼	916 〜 1125
東晋	317 〜 420	金	1115 〜 1234
南北朝	420 〜 589	元	1279 〜 1368
南朝		明	1368 〜 1644
宋	420 〜 479	清	1644 〜 1911
斉	479 〜 502	中華民国	1912 〜 1949
梁	502 〜 557	中華人民共和国	1949 〜
陳	557 〜 589		

図表1　中国歴史略表

図版篇

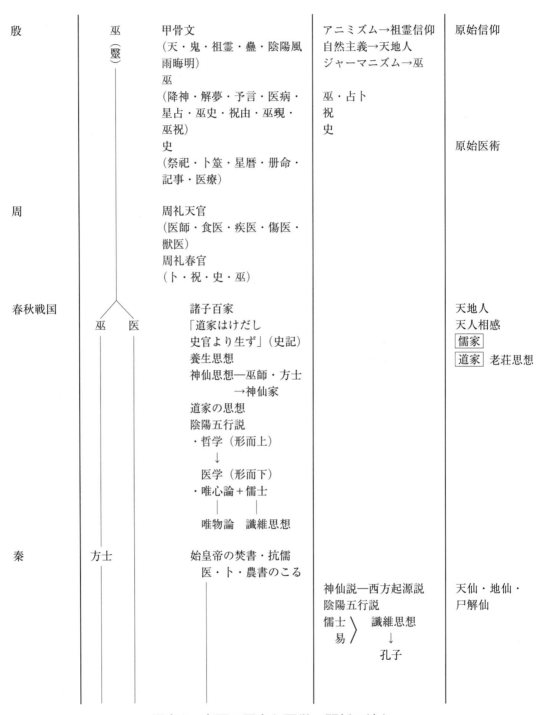

図表2　中国の歴史と医学の関係の流れ

I. 歴史と文明

漢	巫 ↓ 道教医学	医 ↓ 古代中国医学 武威医簡 馬王堆出土医書	漢書芸文志 方技畧 　医方・経方 　房中・神仙 後漢： 　太平道 　五斗米道	黄老思想 仏教
		導引 却穀 調息 服餌 房中		
三国 魏晋南北朝	外丹 道士	鍼灸 湯液・本草 導引、按蹻	天師道 　　　（符録派） 新天師道、寇謙之 正一派 魏晋 　上清派 　　魏華存 　　陸修静 　　陶弘景	道教
五胡十六国				
隋		中国伝統医学		
唐	内丹		林霊素	運気説
宋	儒教―朱子学			印刷術
金	儒の門は宋に別れ 医の門は金元に別る		全真派 　王重陽 　馬丹陽―北宋 　　　　―錬養派 　陳致虚―南宋 　　　　―金丹道	金元医の四大家
元				三教合一 　民間信仰 　民間療法
明	儒教・陽明学			
清				

205

図 版 篇

	黄河中流域	黄河下流域
紀元前8000頃	斐李崗文化（新石器時代） （河南省） 八里崗文化（河南省）	
5000頃 〜 4800	仰詔文化（河南、陝西省） （彩陶）	大汶口文化（山東省）
3500頃 〜 2500		龍山文化（山東省） （黒陶）
1860頃 〜 1600	二里頭文化（河南省） （青銅器出現） （夏王朝）	
1300頃	殷墟文化（河南省）	
1050頃	西周文化（陝西、甘粛省）	

図表3　古代中国文明の展開

伝説時代	前 2000 年以前	隋	589 〜 618
夏	前 2000 〜 1500	唐	618 〜 907
殷（商）	前 1500 〜 1000	五代十国	907 〜 960
周	前 1000 〜 221	宋	960 〜 1279
西周	前 1000 〜 771	北宋	960 〜 1126
東周	前 770 〜 256	南宋	1127 〜 1279
春秋	前 770 〜 476	金	1115 〜 1234
戦国	前 475 〜 221	元	1279 〜 1368
秦	前 221 〜 206	明	1368 〜 1644
漢	前 206 〜紀元 220	清	1644 〜 1911
西漢	前 206 〜紀元 8	中華民国	1912 〜 1949
東漢	紀元 25 〜 220	中華人民共和国	1949 〜
魏晋南北朝	220 〜 581		
魏	220 〜 215		
晋	265 〜 420		
西晋	265 〜 316		
東晋	317 〜 420		
南北朝	420 〜 589		

○王朝存続年数

　　　　　　順位
　周：779年　1
　漢：426年　2
　唐：299年　4
　宋：319年　3
　明：176年　6
　清：267年　5

○中国東西南北抗争
　　古く…西→東　殷・周・秦
　　その後…南→北、
　　　　　　宋・金・元・明・清・中華民国

○中国地理
　　西北高→東南低
　　黄河文明・農耕文明―自然観

○宇宙：時間と空間
　宇（淮南子、斉俗訓）―天地四方、一説
　に天の覆う所
　宙―古来今来――説に地の由る所
　世間又は天地間、万物を包容する空間

図表4　中国の歴史

図版篇

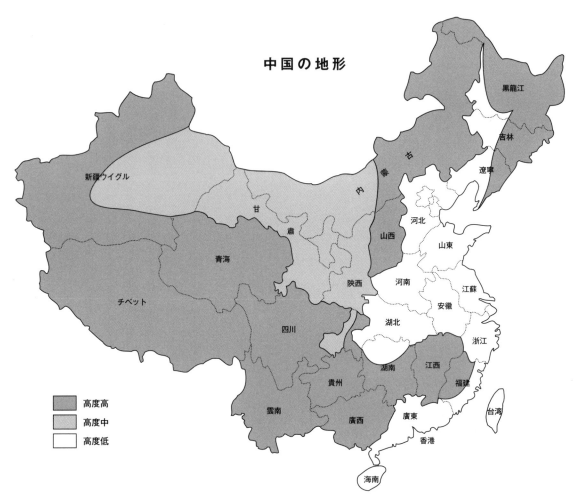

図表5　地図地形図

三皇：史記始皇本紀	天皇・地皇・人皇
史記三皇本紀	伏羲・神農・女媧
白虎通	伏羲・神農・祝融
礼緯	燧人・伏羲・神農
通鑑外記	伏羲・神農・共工
尚書（序）	伏羲・神農・黄帝
太上洞神三皇儀	天皇主気、地皇主神、人皇主生
天皇至道太清玉冊	天皇伏羲木徳・地皇黄帝火徳・人皇軒轅土徳
五帝：楚辞	軒轅・太皞・炎帝・祝融・顓頊
史記五帝本紀	黄帝・顓頊・帝嚳・帝堯・帝舜
上清霊宝大法	五帝在天五行、在地為五星、在人為五臓之神
至始上眞衆仙記	東岳泰山青帝（太昊）・南岳衡山赤帝（祝融）・中岳嵩山黄帝・西岳華山白帝（小昊）・北岳恒山黒帝（顓頊）

図表6　三皇と五帝（道教事典、中華道教大辞典による）

I. 歴史と文明

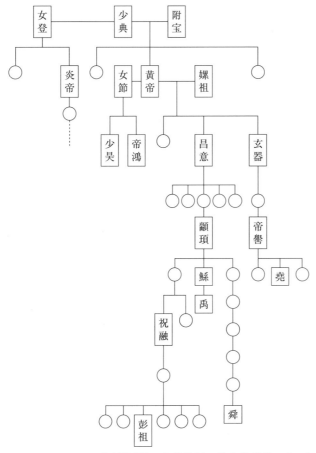

（国語晋語、大戴礼記、路史黄帝等による）〔一部改変〕
図表7　神農・黄帝家系図

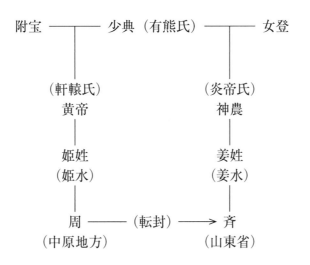

図表8　神農・黄帝家系図

209

図 版 篇

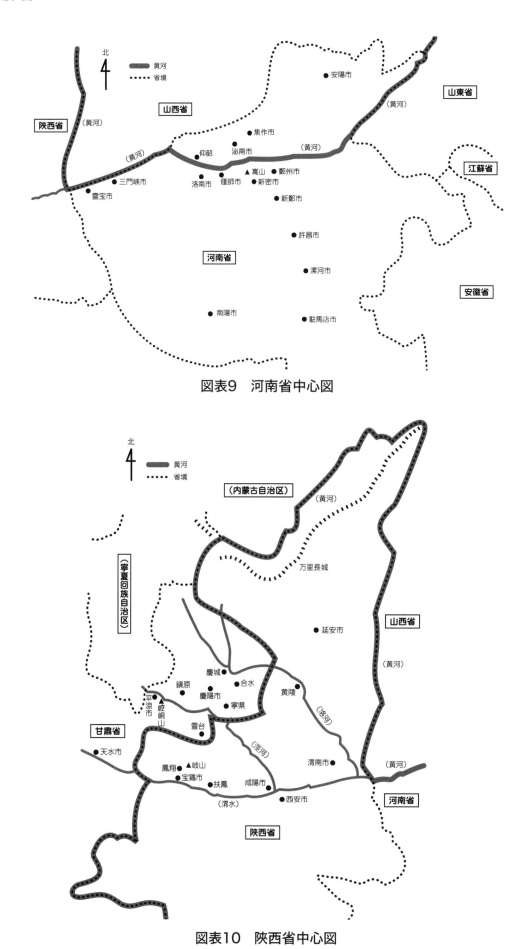

図表9　河南省中心図

図表10　陝西省中心図

I. 歴史と文明

省	市	遺　跡　名
河　南　省	新　鄭　市	軒轅黄帝陵・神仙洞・嵩山・裴李崗文化遺跡・渓水（姫水）
	登　封　市	少林寺
	偃　師　市	二里頭文化遺跡
	焦　作　市	神農山・神仙廟
	安　陽　市	扁鵲廟・殷墟
	許　昌　市	華陀墓
	霊　宝　市	荊山黄帝陵
	義　馬　市	仰韶文化遺跡
	漯　河　市	黄帝廟
	南　陽　市	八里崗遺跡
	駐　馬　店　市	伏羲画封亭
陝　西　省	宝　鶏　市	周公廟・姜城・五丈原・天台山・清姜河
	夙　翔　市	岐山
	咸　陽　市	馬蒐（楊貴妃墓）・周武王陵・隋煬帝陵
	西　安　市	安房宮・始皇帝兵馬俑
	渭　南　市	華山・仰韶文化遺跡・禹王廟
	黄　陵　県	黄帝陵
甘　粛　省	天　水　市	伏羲廟、秦始皇帝本貫地
	平　涼　市	崆峒山
	慶　陽　市	周祖陵・黄河古象化石発掘地、岐伯故地

図表11　黄帝・神農遺跡所在地

211

	中　国	日　本		中　国	日　本
紀元 0年					
年 200				魏晋南北朝 （220〜581）	大和時代（古墳時代） （200〜600）
10000 年前	旧石器時代 （−10万年〜10000）	縄文時代 （−13000〜−10000）			
			400		
9000	新石器時代 （−9000〜−2000）		600	隋（589〜613） 唐（618〜907）	
8000					奈良時代（760〜784）
7000			800		平安時代 （793〜1192）
6000			1000	五代十国（907〜960） 宋（北・南、 960〜1279）	
5000			1200	元（1279〜1365）	鎌倉時代 （1192〜1333）
4000			1400	明（1366〜1644）	室町時代 （1338〜1573）
3000			1600	清（1644〜1911）	江戸時代 （1603〜1867）
2000	夏（−2000〜−1500） 殷（−1500〜−1020） 周（−1020〜−221）		1800	中華民国 （1912〜1949） 中華人民共和国 （1949〜）	明治（1868〜1911） 大正（1912〜1925） 昭和（1926〜1988） 平成（1989〜）
1000			2000 現在		
紀元前 0年	秦（−221〜−206） 漢（前・後、 −200〜200）	弥生時代 （−700〜200）			

§1cm＝500年　　　　　　　　　　　　§1cm＝100年

図表12　歴史一覧（時間尺、（左）紀元前、（右）紀元後）

左：紀元前は1cm＝500年
右：紀元後は1cm＝100年のスケール

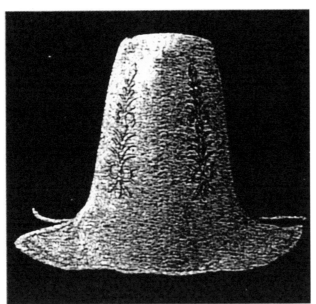 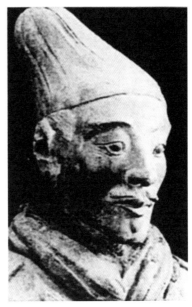

図表13 (左)キルギス人が愛用するカルパック・(右)兵馬俑兵士
(『中国の暮らしと文化を知るための40章』明石書店、2005年より引用)

119年	浙江で疫病
125年	河南で疫病
126年	河南で疫病
151年	河南、安徽、江西で疫病
161年	疫病。位置不定
162年	新疆および青梅の軍隊内に疫病突発。10人中3ないし4人が死亡
171年	疫病。位置不定
173年	疫病。位置不定
179年	疫病。位置不定
182年	疫病。位置不定
185年	疫病。位置不定
208年	湖北の一軍隊に疫病。隊の$\frac{2}{3}$が病気と飢えで死亡
217年	疫病。位置不定

図表14 後漢時代(AD119〜219)に生じた疫病と流行年

図版篇

II. 自然観

五臓気	六府気	五味	五并	五悪	五液	五労	五定	五裁	五発	五邪	五蔵	五主
心=噫（おくび）	肝=怒	酸=肝	肝=憂	肝=風	肝=涙	久視=血	酸=筋	＝酸禁 病在筋	陰病は骨に発す	陽=狂	心=神	心=脈
肺=咳	胃=気逆（しゃっくり）	辛=肺	心=喜	心=熱	心=汗	久臥=気	辛=気	＝辛禁 病在気	陽病は血に発す	陰=血痺	肺=魄	肺=皮
肝=語（多弁）	大腸・小腸=泄（排泄）	苦=心	肺=悲	肺=寒	肺=涕（はなみず）	久坐=肉	苦=血	＝鹹禁 病在骨	陰病は肉に発す	陽に入って転じると癲疾	肝=魂	肝=筋
脾=呑（胸やけ）	膀胱=尿失禁	甘=脾	脾=畏	脾=燥	脾=涎（よだれ）	久立=骨	鹹=骨	＝苦禁 病在血	陽病は冬に発す	（発声不能）陰に入って転じると瘖	脾=意	脾=肌
腎=欠（あくび）	下焦=腹水 浮腫（あくび）	鹹=腎	腎=恐	腎=湿	腎=唾	久行=筋	甘=肉	＝甘禁 病在肉	陰病は夏に発す	静（怒）（陽）に入ると陽より陰	腎=精と志	腎=骨

図表15 『霊枢』九鍼論

礼記（らいき）	周末秦後に「礼」についての諸説をまとめたもの。
老子（ろうし）	またの名は老聃、道家の祖、周末の人で、その語録を『道徳経』、『五千言』などという。八十一章からなる。
荘子（そうじ）	老荘といって老子と並び称せられる。道家の祖の一人。唐代の道教では、荘子の書を『南華真経』と言った。
列子（れっし）	道家の一人。春秋時代の人。唐代の道教では、彼の書を『沖虚真経』と言った。
韓非子（かんぴし）	戦国時代韓非子の書
管子（かんし）	春秋時代管仲の撰、『漢書』「芸文志」では道家に、『隋書』では法家に入る。治国思想を中心とした政治、倫理を主とする。
呂氏春秋（りょししゅんじゅう）	秦の相、呂不韋が撰したもの。彼の多数の食客の言を綴ったものという。
淮南子（えなんじ）	前漢の淮南王劉安の撰。
抱朴子（ほうぼくし）	晋の葛洪の著、道教に理論的根拠を与える。
太平経（たいへいきょう）	『太平清領書』ともいう。後漢順帝の時、于吉が得たという神書、古い道教経典の一つ。
道蔵（どうぞう）	正しくは正統道蔵。明の正統年間（1436年～1449年）に集大成された道教経典集。

図表16 古典の紹介

II. 自然観

自然観 ― 気 ＜ 自然の気 ― 天気・地気 ＞ （交流、循環）
　　　　　　　　　人体の気 ― 人気

　　　　陰陽 ― 日月 ― 易

　　　　天地人 ― 天 ― 天円地方 ― 天地・陰陽・天清地濁

　　　　　　　　　地 ― 天高地広 ― 四季・四方

　　　　　　　　　　　　　　　　（春夏秋冬・東西南北）

　　　　　　　　　　　　　　　＋　（仲夏・季夏・中央・中心）

　　　　　　　　　　　　　五行（万物）

　　　　　　　（ 人 ― 天と地 ）
　　　　　　　（ 万物　　陽と陰 ） より生れる

宗教観 ― 天の信仰 ― 天神・天帝・天命・天運

　　　　星の運行 ― 北極星・北斗七星・天枢

　　　　アニミズム ― 精霊信仰

　　　　原始民間信仰 ― 土俗信仰・トーテズム（龍）・シャーマニズム（巫）

　　　　　　　　　祖先崇拝・母系社会

⇓ ――――――――――――――――――――――――

戦国末期 ― 諸子百家 ― 儒・道家など（思想・哲学・倫理）

魏晋南北朝 ―（仏教）― 道家→道教（宗教）

　　　　　　　　　（ 北朝 ― 寇謙之
　　　　　　　　　（ 南朝 ― 陸修静

南	道家	船	竹簡	陽	湿熱	麦	赤	朱雀	夏	心	低
北	儒家	馬	木簡	陰	燥寒	米	黒	玄武	冬	腎	高

図表17　（上）自然観と宗教観、（下）南と北

図 版 篇

IV. 陰陽説

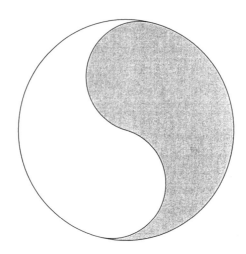

図表18 太極図

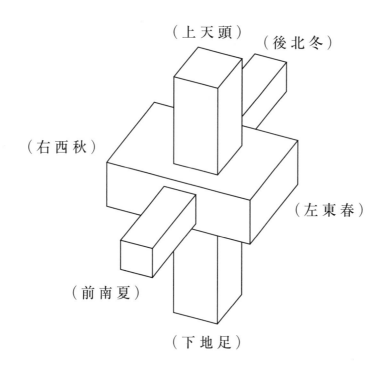

```
┌ 左右者陰陽之道路也       ┌ 天円地方、天高地広
├ 前・上・左・頭 ― 陽      └ 頭円足方
└ 後・下・右・足 ― 陰      前後・左右・上下の交わった処が中心（中央）
                        § 「君子南面」「北面武士」
```

図表19 左右者陰陽之道路也

216

V. 五行説

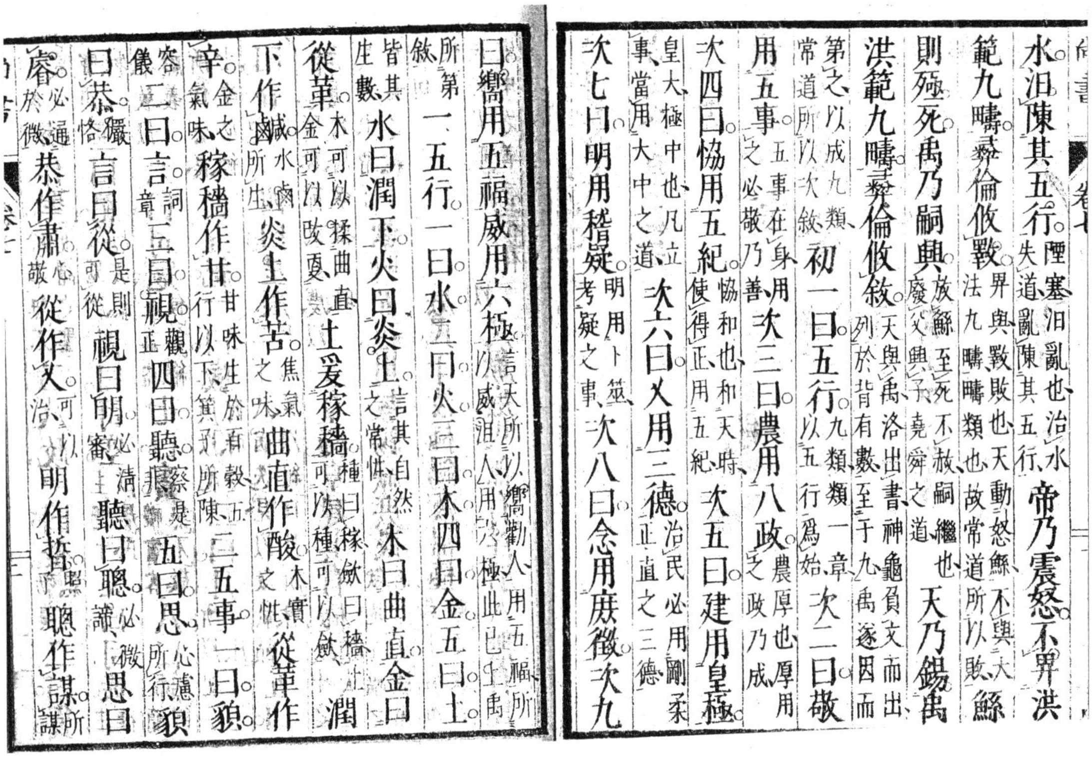

水。汩陳其五行。(陻塞汩亂也治水失道亂陳其五行) 帝乃震怒。不畀洪範九疇。彝倫攸斁。(畀與斁敗也天動怒鯀不與大法九疇疇類也故常道所以敗) 鯀則殛死。禹乃嗣興。(放鯀至死不赦嗣繼也廢父興子堯舜之道) 天乃錫禹洪範九疇。彝倫攸敘。(天與禹洛出書神龜負文而出列於背有數至于九禹遂因而第之以成九類常道所以次敘) 初一曰五行。(九類類一章以五行爲始) 次二曰敬用五事。(五事在身用之必敬乃善) 次三曰農用八政。(農厚也厚用之政乃成) 次四曰協用五紀。(協和也和天時使得正用五紀) 次五曰建用皇極。(皇大極中也凡立事當用大中之道) 次六曰乂用三德。(治民必用剛柔正直之三德) 次七曰明用稽疑。(明用卜筮考疑之事) 次八曰念用庶徵。次九曰嚮用五福。威用六極。(言天所以嚮勸人用五福所以威沮人用六極此已上禹所第敘) 一五行。一曰水。二曰火。三曰木。四曰金。五曰土。(皆其生數) 水曰潤下。火曰炎上。(言其自然之常性) 木曰曲直。金曰從革。(木可以揉曲直金可以改更) 土爰稼穡。(種曰稼斂曰穡土可以種可以斂) 潤下作鹹。(水鹵所生) 炎上作苦。(焦氣之味) 曲直作酸。(木實之性) 從革作辛。(金之氣味) 稼穡作甘。(甘味生於百穀五行以下箕子所陳) 二五事。一曰貌。(容儀) 二曰言。(詞章) 三曰視。(觀正) 四曰聽。(察是非) 五曰思。(心慮所行) 貌曰恭。(儼恪) 言曰從。(是則可從) 視曰明。(必清) 聽曰聰。(必微諦) 思曰睿。(必通於微) 恭作肅。(心敬) 從作乂。(可以治) 明作哲。(照了) 聰作謀。(所謀必成)

「尚書洪範」水　潤下－鹹　　金　從革－辛
火　炎上－苦　　土　稼穡－甘
木　曲直－酸

図表20　尚書洪範

殷	周	春秋	戦国	泰	漢	現代
BC1500 (BC1300) 武丁	BC1050	BC770	BC403	BC221	BC206	21世紀
(絵文字) 甲骨文 金文(石文)	甲骨文 金文	金文	大篆	大篆 小篆	隷書(漢隷) 漢字(楷書)	繁体(台湾) 簡体(中国) 常用漢字(日本)

○漢字＝楷書－行書－草書
○日本＝よみ－和訓・漢音・呉音
漢字－真名
仮名－ひらがな・カタカナ

図表21　漢字の歴史

図版篇

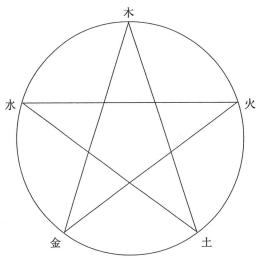

相生—例えば 木→火（木＝母、火＝子）
相克—例えば 木→土
相乗—例えば 土→金
相侮—例えば 木—土—金—木

図表22　ペンタゴン形式（五星形）

方位	色	入通	開竅	蔵精	味	類	蓄	穀	星	音	数	病在	臭
東	青	肝	目	肝	酸	草木	鶏	麦	歳星	角	八	頭	臊
南	赤	心	耳	心	苦	火	羊	黍	熒惑星	徴	七	脈	焦
中央	黄	脾	口	脾	甘	土	牛	稷	鎮星	宮	五	肉	香
西	白	肺	鼻	肺	辛	金	馬	稲	太白星	商	九	皮毛	腥
北	黒	腎	二陰	腎	鹹	水	豚	豆	辰星	羽	六	骨	腐

一般の五行色体表	金匱真言論篇
木	草木
粟	稷
舌	耳
耳、二陰	二陰
口、唇	口

図表23　（上）『素問』金匱眞言論篇、（下）一般の五行色体表と金匱眞言論篇の違い

218

V. 五行説

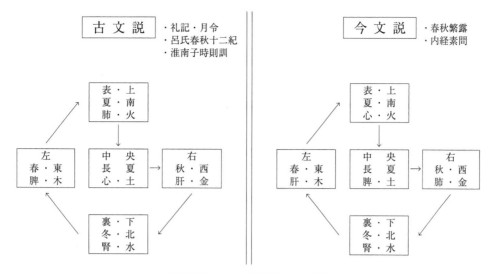

図表24 古文説と今文説

	服(衣服)	味	聴(音)	治(修)	数用
中央本図	黄	甘	宮	和気	五
東方本図	青	酸	角	燥気	八
南方本図	赤	苦	羽	陽気	七
西方本図	白	辛	商	湿気	九
北方本図	黒	鹹	徴	陰気	六

図表25 幼官

『管子』巻第十四　水地篇第三十九

五味	五臓	五生	五竅
酸は	脾を主り	膈を生み	鼻となる
鹹は	肺を主り	骨を生じ	口となる
辛は	腎を主り	脳を生み	耳となる
苦は	肝を主り	胃を生じ	目となる
甘は	心を主り	肉を生じ	下陰となる

『管子』巻第十四　四時篇第四十

方位（五紀）	時節	五気	五行
東（星）	春	風	風は木と骨を生ず
南（日）	夏	陽	陽は火と気を生ず
中央（土）	輔四時	土	土は皮肌膚を生ず
西（辰）	秋	陰	陰は金と指の爪を生ず
北（月）	冬	寒	寒は水と血を生ず

図表26 『管子』の分類

図版篇

		干	帝	神	虫	音	律	数	臭	味	祀臓	天子衣	穀	蓄食	徳	旧暦
春	孟春之月 1月	甲乙	太皞	句芒	鱗	角	太蔟	八	羶	酸	脾	青	麦	羊	木	立春
	仲春之月 2月	〃	〃	〃	〃	〃	夾鐘	〃	〃	〃	〃		〃	〃	〃	春分
	季春之月 3月	〃	〃	〃	〃	〃	姑洗	〃	〃	〃	〃		〃	〃	〃	
夏	孟夏之月 4月	丙丁	炎帝	祝融	羽	徴	休呂	七	焦	苦	肺	赤	菽	鶏	火	立夏
	仲夏之月 5月	〃	〃	〃	〃	〃	蕤賓	〃	〃	〃	〃				〃	夏至
	季夏之月 6月	〃	〃	〃	〃	〃	林鐘	〃	〃	〃	〃				〃	
中央	土用 (新暦7月20日頃より立秋まで)	戊己	黄帝	后土	倮	宮		五	香	甘	心	黄	稷	牛	土	土用
秋	孟秋之月 7月	庚辛	少皞	蓐収	毛	商	夷則	九	腥	辛	肝	白	麻	犬	金	立秋
	仲秋之月 8月	〃	〃	〃	〃	〃	南呂	〃	〃	〃	〃	〃	〃	〃	〃	秋分
	季秋之月 9月	〃	〃	〃	〃	〃	無射	〃	〃	〃	〃	〃	〃	〃	〃	
冬	孟冬之月 10月	壬癸	顓頊	玄冥	介	羽	応鐘	六	朽	鹹	腎	黒	黍	猪	水	立冬
	仲冬之月 11月	〃	〃	〃	〃	〃	黄鐘	〃	〃	〃	〃	〃	〃	〃	〃	冬至
	季冬之月 12月	〃	〃	〃	〃	〃	大呂	〃	〃	〃	〃	〃	〃	〃	〃	

図表27　『呂氏春秋』十二紀

	呂（陰の音）	1、2、4、6、8、10
	律（陽の音）	1、3、5、7、9、11

	月	日	帝	神	虫	音	呂律	数	味	臭	祀臟	天子衣	乗	駕	食	
3	孟春之月	甲乙	大皞	句芒	鱗	角	大族	八	酸	羶	脾	青	蒼龍	鸞路	麦、羊	立春
4	仲春之月	〃	〃	〃	〃	〃	夾鐘	〃	〃	〃	〃	〃	〃	〃	〃	
5	季春之月	〃	〃	〃	〃	〃	姑洗	〃	〃	〃	〃	〃	〃	〃	〃	
6	孟夏之月	丙丁	炎帝	祝融	羽	徴	中呂	七	苦	焦	肺	赤	赤駵	朱路	菽、鶏	立夏
7	仲夏之月	〃	〃	〃	〃	〃	蕤賓	〃	〃	〃	〃	〃	〃	〃	〃	
8	季夏之月	〃	〃	〃	〃	〃	林鐘	〃	〃	〃	〃	〃	〃	〃	〃	
9	孟秋之月	庚申	少皞	蓐収	毛	商	夷則	九	辛	腥	肝	白	白駱	戎路	麻、犬	立秋
10	仲秋之月	〃	〃	〃	〃	〃	南呂	〃	〃	〃	〃	〃	〃	〃	〃	
11	季秋之月	〃	〃	〃	〃	〃	無射	〃	〃	〃	〃	〃	〃	〃	〃	
12	孟冬之月	壬癸	顓頊	玄冥	介	羽	応鐘	六	鹹	朽	腎	黒	鉄驪	玄路	黍、猪	立冬
1	仲冬之月	〃	〃	〃	〃	〃	黄鐘	〃	〃	〃	〃	〃	〃	〃	〃	
2	季冬之月	〃	〃	〃	〃	〃	大呂	〃	〃	〃	〃	〃	〃	〃	〃	

（呂律：3）

図表28 『礼記』月令

図表29 『淮南子』時則訓

	位	日	盛徳	虫	音	律	数	味	臭	祀臓	天子衣	乗	食	
孟春之月	東	甲乙	木	鱗	角	大蔟	八	酸	羶	脾	青	蒼龍	麦、羊	立春
仲春之月	〃	〃	〃	〃	〃	夾鐘	〃	〃	〃	〃	〃	〃	〃	
季春之月	〃	〃	〃	〃	〃	姑洗	〃	〃	〃	〃	〃	〃	〃	
孟夏之月	南	丙丁	火	羽	徴	仲呂	七	苦	焦	肺	赤	赤騮	菽、鶏	立夏
仲夏之月	〃	〃	〃	〃	〃	蕤賓	〃	〃	〃	〃	〃	〃	〃	
季夏之月	中央	戊己	土	蠃	宮	百鐘	五	甘	香	心	黄	黄騮	稷、牛	
孟秋之月	西	庚申	金	毛	商	夷則	九	辛	腥	肝	白	白駱	麻、犬	立秋
仲秋之月	〃	〃	〃	〃	〃	南呂	〃	〃	〃	〃	〃	〃	〃	
季秋之月	〃	〃	〃	〃	〃	無射	〃	〃	〃	〃	〃	〃	〃	
孟冬之月	北	壬癸	水	介	羽	応鐘	六	鹹	腐	腎	黒	玄驪	黍、猪	立冬
仲冬之月	〃	〃	〃	〃	〃	黄鐘	〃	〃	〃	〃	〃	〃	〃	
季冬之月	〃	〃	〃	〃	〃	大呂	〃	〃	〃	〃	〃	〃	〃	

木壮	火壮	土壮	金壮
水老	木老	火老	土老
火生	土生	金生	水生
金因	水因	木因	火因
土死	金死	水死	木死

身神	目耳口等の変化
肝神去	目無明
心神去	唇青白
肺神去	鼻不通
腎神去	耳聾
脾神去	口不知甘

図表30　(左)『淮南子』墜形訓、(右)『太平経』闕題

	文子	淮南子（精神訓）	備急千金方
1カ月	膏	膏	胚
2カ月	血脈	胅	膏
3カ月	胚	胎	胞
4カ月	胎	肌	形体
5カ月	筋	筋	動
6カ月	骨	骨	筋骨
7カ月	成形	成	毛髪
8カ月	動	動	臓腑
9カ月	躁	躁	穀気入胃
10カ月	生	生	生

図表31　胎児成育

図 版 篇

	新暦（月・日）（頃）
冬 の 土 用	1.17
大 寒	1.20
立 春	2.4
庚 申	2.18
啓 蟄	3.6
春 分	3.21
清 明	4.5
春 の 土 用	4.17
八 十 八 夜	5.2
立 夏	5.5
仲 夏	6.6
夏 至	6.21
夏 の 土 用	7.20
立 秋	8.7
庚 申	8.17
秋 分	9.21
秋 の 土 用	10.20
立 冬	11.7
冬 至	12.23

図表32　旧暦四季と新暦

224

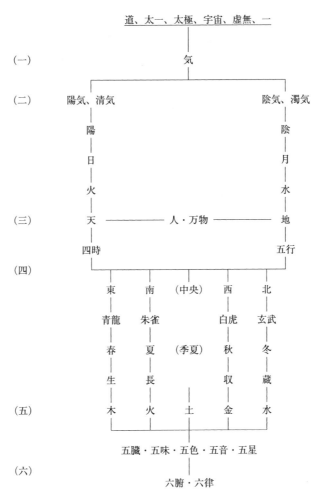

図表33　無から有に（陰陽から五行に）

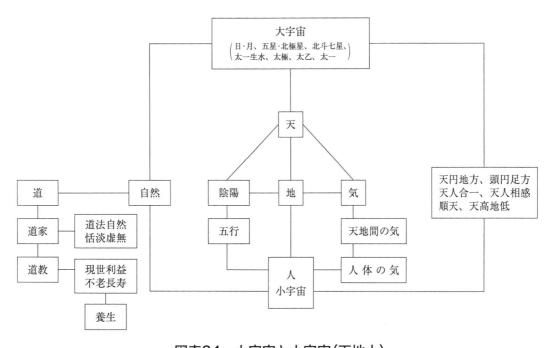

図表34　大宇宙と小宇宙（天地人）

図 版 篇

○天 ── 日月星（三光）

日月 ── 陰陽（陽中有陰、陰中有陽、太極図）

星 ── 北極星 ── 北斗七星 ──（日本）妙見信仰・日蓮宗
　　　　　　　天帝・紫微宮

気 ── 天気 ┐
　　　地気 ┘── 自然の気

　　　人気 ── 人体の気 ┬ 精 ── 耳 ── 腎
　　　　　　　　　　　　│ 気 ── 口 ── 肺
　　　　　　　　　　　　└ 神 ── 目 ── 心

　　　　　　　　　循環 ┬ 気 ── 経絡 ┬ 営 ── 脈内
　　　　　　　　　　　　└ 血 　　　　　└ 衛 ── 脈外

○地 ── 五行

春 ── 東 ── 生 ── 木 ── 少陽

夏 ── 南 ── 長 ── 火 ── 太陽

（仲夏）──（中央）── 土

秋 ── 西 ── 収 ── 金 ── 少陰

冬 ── 北 ── 蔵 ── 水 ── 太陰

○人 ── 陰陽・虚実　　── 病勢

表裏・上下　　── 病位

寒熱・湿燥　　── 病態

喜怒哀悲憂愁驚 ── 病情

○循環の思想

　一年・四季・月・日

　生老病死

○盛衰

　人の一生（幼・青・壮・老）

　生長収蔵

三陰	三陽
少陰	少陽
厥陰	陽明
太陰	太陽

図表35　天地人

V. 五行説

```
       ┌─ 天文…天神、日月星、四季、陰陽、風雨晴明
宇宙    │
自然観 ─┼─ 地理…東西南北、中央、寒暖、山川
       │
       └─ 人事…陰陽、五行、生命、養生、精神と肉体、目耳口
              精気神、経絡、経穴、臓腑、虚実

              思想、倫理、哲学、民俗、民間信仰 ⎛ 巫・呪・占 ⎞
                                              ⎝ 神仙説   ⎠

       ⎛ 生―医 ⎞
       ⎝ 死―宗教 ⎠
```

分：60秒
時：60分
日：24時、午前・午后
月：30日（28日大陰暦、7日×4週）
四季：春・夏・秋・冬、4分
暦：60（干支）
　　八卦

図表36　（上）天地人、（下）時

陰陽・五行	老子 （第42章）	列子（天瑞）	八卦	気
自然観	道	太易 （太極）	太極	元気
天	道生一	太初 （気の初まり）	両儀	天気 （自然の気）
天地、陰陽	一生二	太始 （形の初まり）	四象	冲気 （天地間の気）
天地人	二生三	太素 （質の初まり）	八卦	地気
五行	三生万物			人気 （人体の気）

図表37　陰陽、五行、天地人

227

図版篇

陰陽＝互根・消長・転化・対立（太極図）

五行＝木、火、土、金、水
　　　　五臓・五方（四方＋中央）・五季（四季＋長夏）
　　　　五味・五色・五音・五帝・五星
　　　　五菜・五果・五穀　等

平衡＝中庸・中立・中心・中和・中央・平衡・平人
　　　　平脈・甘味・土・平補平瀉

図表38　陰陽、五行、平衡

○巻第二　人身に配した場合

十干		十二支	
甲乙	頭	子	頭
丙丁	胸脇	丑亥	胸腎
戊己	心腹	寅戌	手
庚申	股	卯酉	腰脇
壬癸	手足	辰申	尻肱
		巳未	胻
		午	足

○巻第二　五臓に配した場合

十干		十二支	
甲乙	肝	寅卯	肝
丙丁	心	巳午	心
戊己	脾	辰戌丑未	脾
庚申	肺	申酉	肺
壬癸	腎	亥子	腎

○巻第三　論配臓腑

五臓		六腑	
肝	木	大腸	雨
心	火	小腸	陰
脾	土	胆	風
肺	金	胃	明
腎	水	三焦	晦
		膀胱	陽

○巻第三　五行の五主

十干		十二支		五行
甲乙	皮毛	寅卯	皮毛	木
丙丁	爪筋	巳午	爪筋	火
戊己	肉	辰戌丑未	肉	土
庚申	骨	申酉	骨	金
壬癸	血脈	亥子	血脈	水

○巻第三　五行の五主

尚書夏候欧陽記		古文尚書記		「礼記」月令	
肝	木	肝	金	秋祭	肝
心	火	心	土	夏祭	肺
脾	土	脾	木	春祭	脾
肺	金	肺	火	季夏祭	心
腎	水	腎	水	冬祭	腎

○巻第三　「黄帝養生経云」

五味	五入	五臓（禁食）	五色	宜食
酸	肝	病在　筋	青	鹹
辛	肺	病在　気	白	甘
苦	心	病在　血	赤	酢(酸)
甘	脾	病在　肉	黄	苦
鹹	腎	病在　骨	黒	辛

○巻第三　「素問云」

	対応	栄	主
皮膚	大腸	毛	心
脈	小腸	色	腎
筋	胆	爪	肺
肉	胃	唇	肝
肌毛	三焦·膀胱	髪	脾

図表39　『五行大義』の五行、十干、十二支

V. 五行説

出典	木	火	土	金	水
管子 水地篇	木・脾	火・肝	土・心	金・腎	水・肺
五行伝 月令	春・脾	夏・肺	季夏・心	秋・肝	冬・腎
時則 十二紀	春・脾	夏・肺	季夏・心	秋・肝	冬・腎
説文引 月令	春・脾	夏・肺	季夏・心	秋・肝	冬・腎
明堂 月令	春・脾	夏・肺	中央・心	秋・肝	冬・腎
礼記 月令	春・脾	夏・肺	中央・心	秋・肝	冬・腎
太玄経	木・脾	火・肺	土・心	金・肝	水・腎
墜形訓	東・肝	南・心	土・胃	西・肺	北・腎
精神訓	風・肝 雷・脾	気・肺	主・心	雲・胆	雨・腎
白虎通 精性	木・肝	火・心	土・脾	金・肺	水・腎

図表40　五行各説

図版篇

VI. 易・干支

十干（エト）　　五行（木火土金水）を陰陽に分けたもの

甲：コウ　キノエ ⎫
乙：オツ　キノト ⎬ 木

丙：ヘイ　ヒノエ ⎫
丁：テイ　ヒノト ⎬ 火

戊：ボ　　ツチノエ ⎫
己：キ　　ツチノト ⎬ 土

庚：コウ　カノエ ⎫
辛：シン　カノト ⎬ 金

壬：ジン　ミヅノエ ⎫
癸：キ　　ミヅノト ⎬ 水

十二支

子：ネ　　　ネ　　　ネズミ
丑：チュウ　ウシ
寅：イン　　トラ
卯：ボウ　　ウ　　　ウサギ
辰：シン　　タツ　　リュウ
巳：シ　　　ミ　　　ヘビ
午：ゴ　　　ウマ
未：ビ　　　ヒツジ
申：シン　　サル
酉：イウ　　トリ
戌：ジュツ　イヌ
亥：ガイ　　イ　　　イノシシ

八卦

乾：ケン　　☰
兌：ダ　　　☱
離：リ　　　☲
震：シン　　☳
巽：ソン　　☴
坎：カン　　☵
艮：ゴン　　☶
坤：コン　　☷

五音

木：角　カク　　　肝　東　春　生
火：微　ビ　　　　心　南　夏　長
土：宮　キュウ　　脾　中央　仲夏
金：商　ショウ　　肺　西　秋　収
水：羽　ウ　　　　腎　北　冬　蔵

六甲：

甲子・甲寅・甲辰・甲午・申申・申戌

図表41　十干・十二支・八卦・五音・六甲（数字）

VI. 易・干支

(五行)	十二支			六十干支				(五行)	十干
		51 甲寅（きのえとら／こういん）	41 甲辰（きのえたつ／こうしん）	31 甲午（きのえうま／こうご）	21 甲申（きのえさる／こうしん）	11 甲戌（きのえいぬ／こうじゅつ）	1 甲子（きのえね／かっし）	(木の兄)	甲（こう／きのえ）
		52 乙卯（きのとう／いつぼう）	42 乙巳（きのとみ／いつし）	32 乙未（きのとひつじ／いつび）	22 乙酉（きのととり／いつゆう）	12 乙亥（きのとい／いつがい）	2 乙丑（きのとうし／いつちゅう）	(木の弟)	乙（おつ（いつ）／きのと）
		53 丙辰（ひのえたつ／へいしん）	43 丙午（ひのえうま／へいご）	33 丙申（ひのえさる／へいしん）	23 丙戌（ひのえいぬ／へいじゅつ）	13 丙子（ひのえね／へいし）	3 丙寅（ひのえとら／へいいん）	(火の兄)	丙（へい／ひのえ）
		54 丁巳（ひのとみ／ていし）	44 丁未（ひのとひつじ／ていび）	34 丁酉（ひのととり／ていゆう）	24 丁亥（ひのとい／ていがい）	14 丁丑（ひのとうし／ていちゅう）	4 丁卯（ひのとう／ていぼう）	(火の弟)	丁（てい／ひのと）
		55 戊午（つちのえうま／ぼご）	45 戊申（つちのえさる／ぼしん）	35 戊戌（つちのえいぬ／ぼじゅつ）	25 戊子（つちのえね／ぼし）	15 戊寅（つちのえとら／ぼいん）	5 戊辰（つちのえたつ／ぼしん）	(土の兄)	戊（ぼ／つちのえ）
		56 己未（つちのとひつじ／きび）	46 己酉（つちのととり／きゆう）	36 己亥（つちのとい／きがい）	26 己丑（つちのとうし／きちゅう）	16 己卯（つちのとう／きぼう）	6 己巳（つちのとみ／きし）	(土の弟)	己（き／つちのと）
		57 庚申（かのえさる／こうしん）	47 庚戌（かのえいぬ／こうじゅつ）	37 庚子（かのえね／こうし）	27 庚寅（かのえとら／こういん）	17 庚辰（かのえたつ／こうしん）	7 庚午（かのえうま／こうご）	(金の兄)	庚（こう／かのえ）
		58 辛酉（かのととり／しんゆう）	48 辛亥（かのとい／しんがい）	38 辛丑（かのとうし／しんちゅう）	28 辛卯（かのとう／しんぼう）	18 辛巳（かのとみ／しんし）	8 辛未（かのとひつじ／しんび）	(金の弟)	辛（しん／かのと）
		59 壬戌（みずのえいぬ／じんじゅつ）	49 壬子（みずのえね／じんし）	39 壬寅（みずのえとら／じんいん）	29 壬辰（みずのえたつ／じんしん）	19 壬午（みずのえうま／じんご）	9 壬申（みずのえさる／じんしん）	(水の兄)	壬（じん／みずのえ）
		60 癸亥（みずのとい／きがい）	50 癸丑（みずのとうし／きちゅう）	40 癸卯（みずのとう／きぼう）	30 癸巳（みずのとみ／きし）	20 癸未（みずのとひつじ／きび）	10 癸酉（みずのととり／きゆう）	(水の弟)	癸（き／みずのと）

十二支・五行（左欄）

(五行)	十二支
水	子（ね／し）
土	丑（うし／ちゅう）
木	寅（とら／いん）
木	卯（う／ぼう）
土	辰（たつ／しん）
火	巳（み／し）
火	午（うま／ご）
土	未（ひつじ／び）
金	申（さる／しん）
金	酉（とり／ゆう）
土	戌（いぬ／じゅつ）
水	亥（い／がい）

（「暦の百科事典」より）

図表42　十干・十二支一覧

図 版 篇

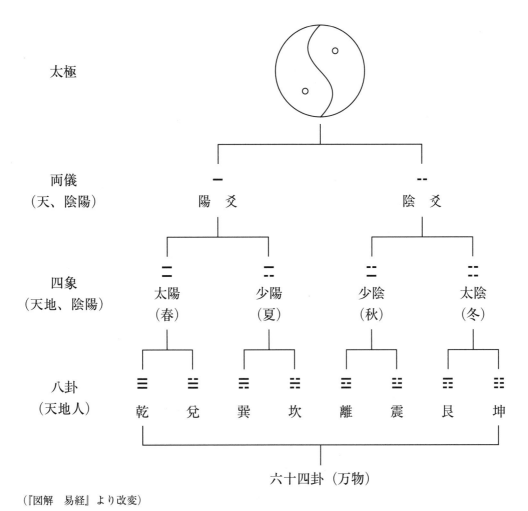

(『図解　易経』より改変)

図表43　太極四像、八卦の図(陰陽八卦図)

232

卦	自然	方角	人間	属性	動物	身体
乾(けん) ☰	天	西北	父	健	馬	首
坤(こん) ☷	地	西南	母	順	牛	腹
震(しん) ☳	雷	東	長男	動	竜	足
巽(そん) ☴	風(木)	東南	長女	入	鶏	股
坎(かん) ☵	水(月)	北	中男	陥	豕	耳
離(り) ☲	火(日)	南	中女	麗(つく)	雉	目
艮(ごん) ☶	山	東北	少男	止	狗	手
兌(だ) ☱	沢	西	少女	説(よろこぶ)	羊	口

（「諸子百家の事典」より）

艮・離

艮（☶）	離（☲）
手	目
心	腎
呼	吸
元神	元精 元気

図表44　八卦の主要な表象

図版篇

坎	陰	☵	月	水	北	吸	腎(耳)	元精 元気
離	陽	☲	日	火	南	呼	心(目)	元神

図表45　坎離

		新暦（月・日頃）	方位	卦	日数
立春	—	2.4	東北	艮	45
春分	—	3.21	東	震	45
立夏	—	5.5	東南	巽	45
仲夏	—	6.6	中央	—	27（夏至） 18（仲夏）⟩45
夏至	—	6.21	南	離	45
立秋	—	8.7	西南	坤	45
秋分	—	9.21	西	兌	45
立冬	—	11.7	西北	乾	45
冬至	—	12.23	北	坎	45

図表46　四季の区分、方位、八卦

暦法
　十二月進
　　　1月（寅）　2月（卯）　3月（辰）　4月（巳）　5月（午）　6月（未）
　　　7月（申）　8月（酉）　9月（戌）　10月（亥）　11月（子）　12月（丑）
　　　閏年はくり上るが正月は必ず（寅）とする。

図表47　暦法

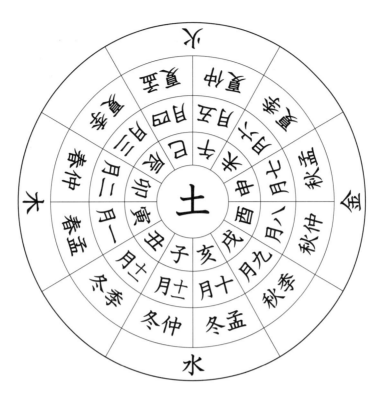

図表48　十二支月建五行所属図

周易参同契	周易参同契註
周易参同契	周易参同契解
周易参同契分章通真義	周易参同契鼎器歌明鏡図
周易参同契発揮	周易参同契釈疑
周易参同契註	周易図
周易参同契註	

図表49　『道蔵』中の『周易参同契』類

周易參同契 第一

周易參同契

盧陵後學　黃瑞節附録

容一

周易參同契五代彭曉解義序曰魏伯陽
會稽上虞人修真潛默養志虛无博瞻文
詞通諸緯候得古文龍虎經盡獲妙音乃
約周易撰參同契三篇復作補塞遺脫一
篇所述多以寓言借事隱顯異文密示青
州徐從事乃隱名而注之桓帝時公復
傳授與同郡淳于叔通遂行於世參雜也
同通也契合也謂與周易理通而義合也
其書假借君臣以彰內外叙其離坎直指○
永鉛列以乾坤算量鼎器明之父母保以
始終合以夫妻拘其交媾譬諸男女顯以
滋生桥以陰陽導之反復示之晦朔通以
降騰配以卦爻形於變化隨之斗柄取以
周星分以晨昏昭諸刻漏莫不託易象而
論之故名周易參同契云

按參同契與注本凡一十九部三十一卷
其日戴夾際鄭氏釜一十九彭曉本最
然分三卷以應九章之數歌如傳卷
鼎器歌一篇以應水上經下經類八如
此盖效河上公分老子為上經下經
十一章而其實非也鮑子云彭本為之近

周易參同契 第二

世洿學妄更袐
脫莫知通從朱
之贅附館所藏民間所録蓋誤所
本始定令不取說云
又辨正文引證依據其所

朱子曰參同契本不為明易姑借此納甲
之法以寓其行持進退之候異時每欲學
者乃以月之晦旦出没言之非以分六卦
之方也此雖非為明易而設然易中无所
不有苟其言自成一家可推而通則亦无
所害於易○伯陽參同契恐希夷之學有些
火珠林者是其遺說所云甲乙丙丁庚辛
壬癸者乃以月之晦朔出没言之非以分六卦
之方也此雖非為明易而設然易中无所
所言納甲之法則今所傳京房占法見於

害於易○伯陽參同契恐希夷之學有些
自其源流○先天圖與納音相應蔡季通
言與參同契合以圖觀之坤復之間為晦
震為初三一陽生八日為兑月上弦十五
日為乾十八日為巽一陰生二十三日為
艮月下弦坎離為日月故不用參同以坎
離為藥餘者以為火俟○邵子發明先天
圖圓傳自希夷又自有所傳蓋方士
技術用以修錬參同契所言是也○參同
契文章極好蓋後漢之能文者為之其用

図表50　『道蔵』中の『周易参同契』の一部

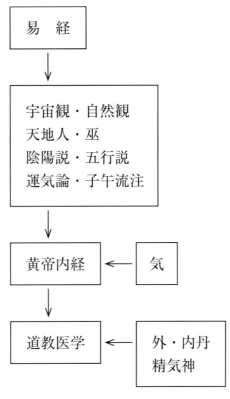

図表51　医易同源

十　干	甲	乙	丙	丁	戊	己	庚	辛	壬	癸
陰　陽	陽	陰	陽	陰	陽	陰	陽	陰	陽	陰
五　行	木		火		土		金		水	
五　方	東		南		中		西		北	
五　季	春		夏		長夏		秋		冬	
五　臓	肝		心		脾		肺		腎	

図表52　十干分類表

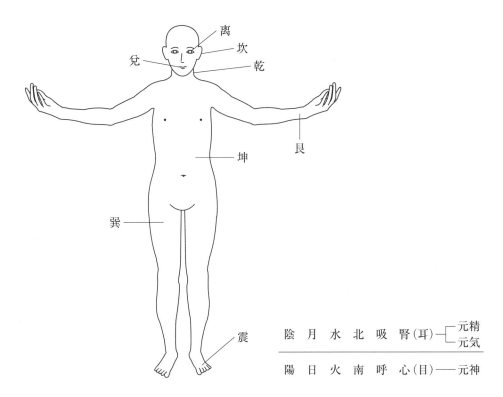

図表53　人体と八卦

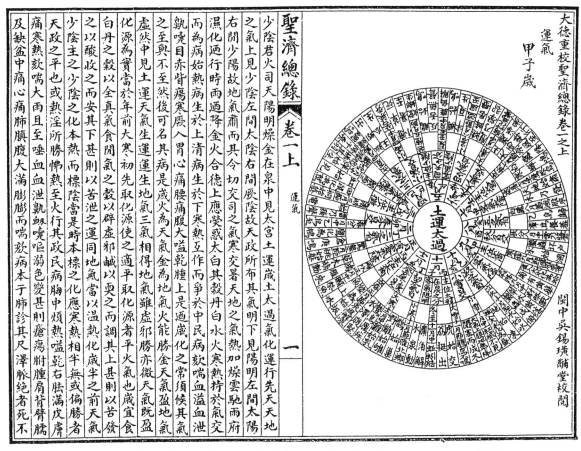

図表54　『聖済総録』巻一、運気論（北宋、政和年間（1111～1117年））

VII. 諸子百家

秦	戦国時代	春秋時代	
BC 250 〈221〉 300 350 400 〈405〉 450 500 BC 550			
289 372? 孟子 479 551 孔子 238? 313? 荀子 435 505 曾子 402 488? 子思			儒 家
286? 369? 荘子 列子? 老子? 290? 360? 宋銒			道 家
233 280 韓非子 395 455 李悝 208 280? 李斯 315? 395? 慎到 333 390? 商鞅			法 家
310? 370? 恵施 242? 330? 公孫竜			名 家
376? 468? 墨子 335? 395? 楊朱			墨 家
309? ---- 張儀 284? ---- 蘇秦			縦横家
235 290? 呂不韋			雑 家
----?---- 許行			農 家
----?---- 孫武 381 440? 呉起 310? 378? 孫臏			兵 家
396 445 魏文侯 320 356 斉威王 301 319 斉宣王 319 369 梁(魏)恵王			諸子を厚遇した諸侯(在位年)

図表55　諸子百家の時代

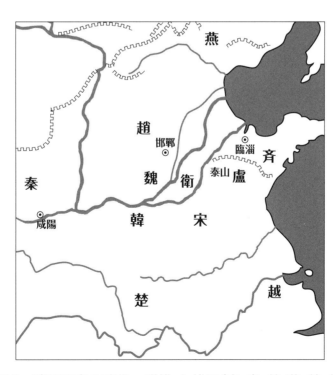

図表56　諸子百家の時代　群雄、七雄図(斉・秦・楚・燕・韓・趙・魏)

図 版 篇

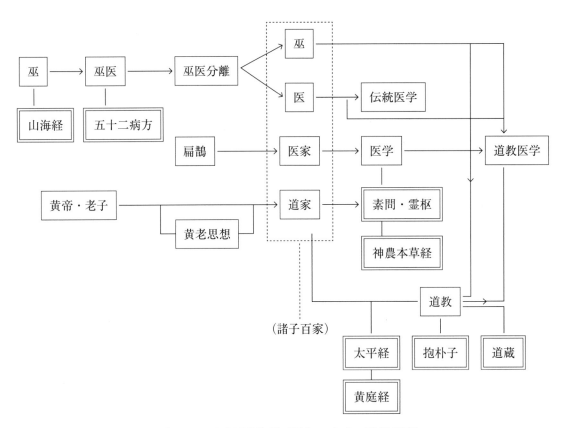

図表57　巫、巫医分離、医家の存在、道教医学

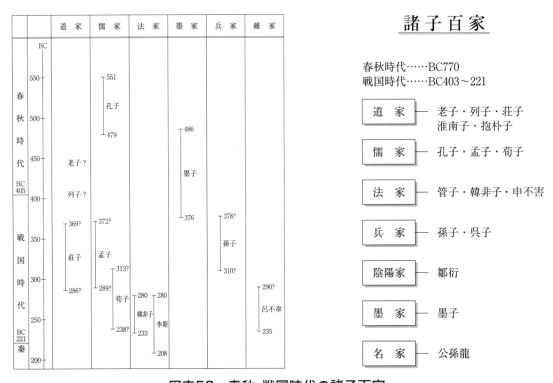

図表58　春秋・戦国時代の諸子百家

240

VII. 諸子百家

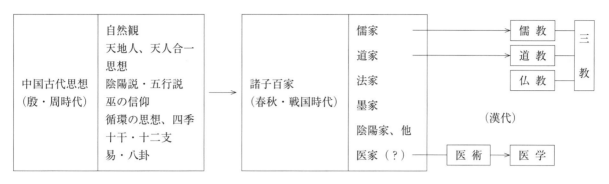

図表59　中国古代思想と諸子百家、宗教

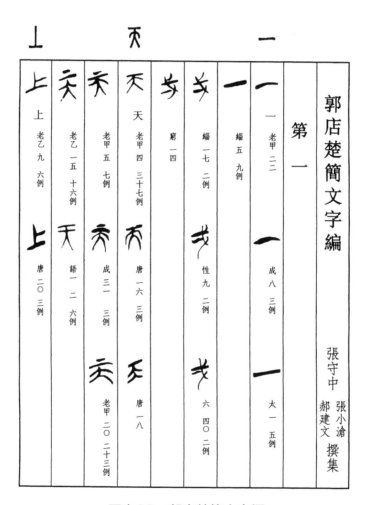

図表60　郭店楚簡文字編

241

図版篇

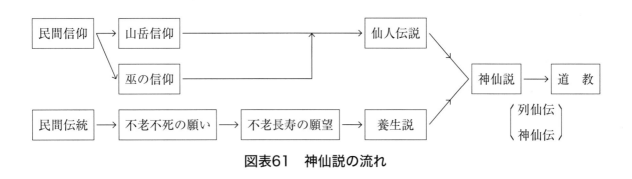

図表61　神仙説の流れ

二十一　目ト耳ト口

私ノ目ハイツモハッキリシテキテ、ヨク見エマス。コレデ本ノ中ノシモ、エモ、センセイノ見セテクダサルイロイロナモノモ見ルノデス。

耳モヨクキコエマス。セイノオッシャルコトヤ、ミンナノイフコトヲキイオトスヤウナコトハアリマセン。

ナニカ　テカレマスト、コノ

図表62　尋常小学校教科書（昭和初期）

242

VII. 諸子百家

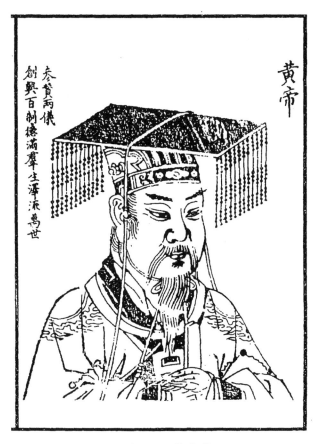

図表63　黄帝像

図版篇

VIII. 古典類等の文献

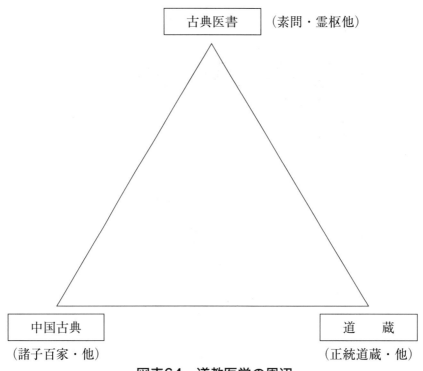

図表64　道教医学の周辺

病名 \ 呪術方法	A 祝(呪文をとなえる)	B 祝日(呪文をとなえていう)	C 日(いう)	D 吉日(いきをはいていう)	E 嚏(さけぶ)	F 涶賁(つばをだしいきをはく)	G 償吹(いきをはく)	H 吹(いきをはく)	I 歕鼓(いきをふきだす)	J 賁(いきをふきだす)	K 涶(つばをはく)	L 寿(祈禱する)	M 三湮汲(三度水をすくう)	N 禹歩三(禹歩を三歩)	O 矢、射(矢を射る)	P 弱(小便をする)	Q 恒以星出時(いつも星の出る時に)	R 東郷(東に向かって)	S 西郷(西に向かって)	T 北郷(北に向かって)	U 睾(伺い視る)	計
1 諸傷(出血)		1																				1
2 嬰児病(小児ひきつけ)		1							1		1											3
3 巢(体臭?)		1																				1
4 瘌(さそりにかまれる)		1		1																		2
5 蚖(毒蛇にかまれる)		1				1	1				1	1								1		6
6 尤(いぼ)	1	1	2	1										1								6
7 㿉病(尿路疾患・尿急・頻尿・尿痛・尿少)								1				1			1		1				4
8 種索(陰嚢腫脹)									1			1					1				3
9 㿗(鼠径ヘルニア)		1		1	1						1		2	2		1	4	1			14
10 闌(熱傷)			1																		1
11 癰(急性皮膚化膿症)								1				1				1			1	4
12 蠚(漆かぶれ)		1	1					2													4
13 身疕(瘙痒性皮膚疾患)		1															1				2
14 諸傷(蠱毒)													1				1	1			3
15 鬼(小児に鬼がとりつく)		1																			1
計	1	10	3	2	2	1	1	1	1	1	4	1	3	7	2	1	1	9	1	2	1	55

図表65　『五十二病方』の病名と呪術方法

244

VIII. 古典類等の文献

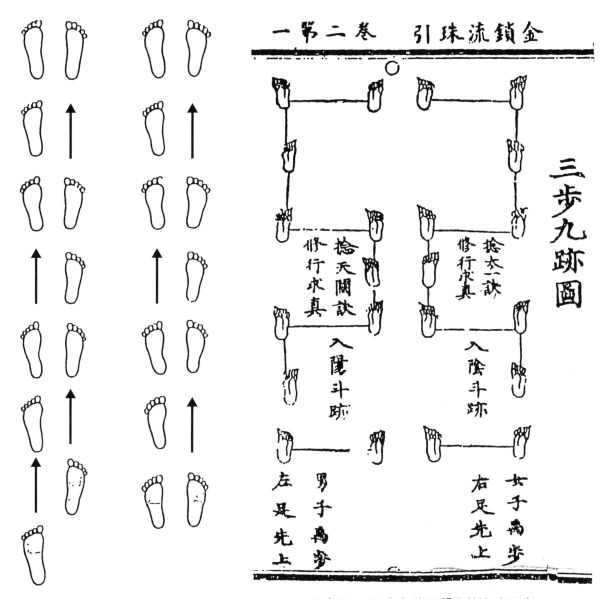

図表66　禹歩図（『洞神八帝元変経』）　　図表67　三歩九跡図（『金鎖流珠引』）

245

図版篇

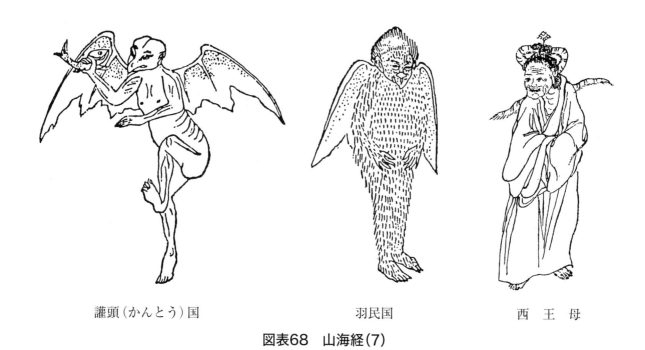

謹頭（かんとう）国　　　　羽民国　　　　西王母

図表68　山海経(7)

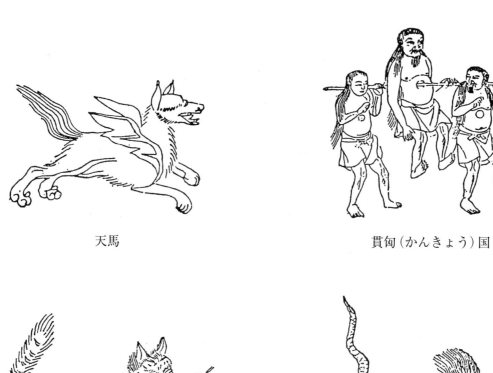

天馬　　　　貫匈（かんきょう）国

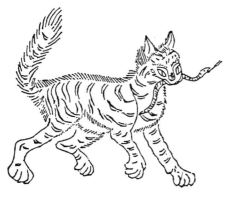

天狗（てんこう）

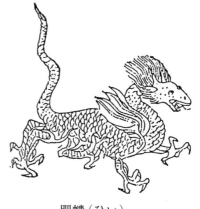

肥螚（ひい）

図表69　山海経(8)

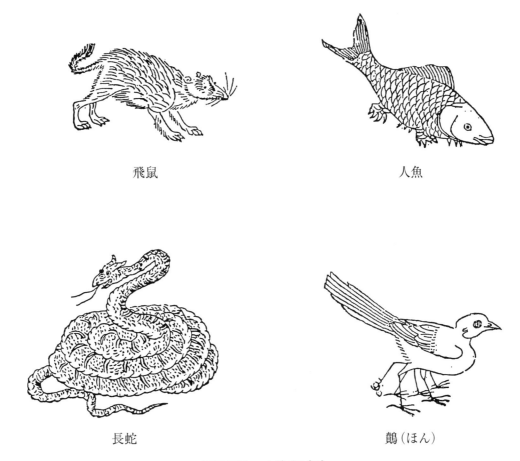

飛鼠　　　　　　　人魚

長蛇　　　　　　　鵪（ほん）

図表70　山海経（9）

鉱物類	金玉（美玉、白玉） 8 玉 7 金 4 石（沙石） 3 丹 1 丹粟 1			
植物類	木 5 草 1 椒 1 荀杞 1			
動物類	獣 13 魚 3 鳥 3 猿 1 亀 1	牛 1 蝮 1 犀 1 象 1 蛇 1	虎 1 水牛 1	
人・神	人面馬身 1 人面龍身 1 人面馬身 1 鯀 1 赤松子 1	穆王 1 天帝 1		

図表71　南山経

鉱物類	金玉（美玉、白玉）12 玉　　　　　　　12 金　　　　　　　11 鉄　　　　　　　9 丹（丹粟）　　　7 銅　　　　　　　6	雌黄　　　6 白金　　　5 石（沙石）5 雄黄　　　4 青碧　　　3	礜石　　2 玉膏　　2 丹木　　2 丹火　　1		
植物類	木　　7 草　　7 果　　2 椒　　1 桂木　1	竹　　　1 芎窮　　1 栯　　　1 松柏　　1 漆　　　1			
動物類	鳥　29 獣　25 魚　9 虫　1 蛇　1	人魚　　1 貝　　　1 天狗　　1 三青鳥　1			
人・神	神黄 后稷 天神 黄帝 陸吾	西王母 少昊（金天） 蓐収 神槐 神狗			

図表72　西山経

鉱物類	玉　　23 金玉　15 銅　　9 碧　　9 鉄　　4 金　　3	砥（砥石）3 石　　　　2 涅石　　　1 文石　　　1 磁石　　　1			
植物類	木　　4 草　　3 松柏　3 竹　　3 芘草　2 桐　　1	葵　1 韮　1 桃　1 季　1 葱　1	栯　　1 柘　　1 芘草　1 柏　　1 椒　　1 漆　　1	芍薬　　1 芎窮　　1 香草　　1	
動物類	獣　20 魚　13 鳥　12 蛇　6 馬　5	鮭　　1 亀　　1 人魚　1 虫　　1 蝦蟇　1 らくだ1			
人・神	人面蛇身　　1 馬身神　　　1 炎帝（神農）1				

図表73　北山経

鉱物類	金玉 10 玉 4 水晶 3 金 2 碧（青碧）2 箴石 2 沙石 2	美石 1 赤土 1 白土 1			
植物類	木 3 桑 2 桃季 2 漆 1 荀杞 1 荊 1	棘 1 辟桐 1			
動物類	獣 12 魚 8 蛇 3 鳥 2 貝 2 亀 1				
人・神	人身龍面 1 蛇身人面 1 人身羊角 1				

図表74　東山経

鉱物類	玉 25 黄金 19 鉄 18 金玉 17 銅 12 石 7 雌黄 6 金 6 砥石 5	白金 4 錫 4 蠟石 4 銀 4 文石 3 碧 3	水晶 2 石墨 2 美土 2 雄黄 1 青土 1 丹 1 沙石 1 赤土 1		
植物類	木 44 草 30 竹 8 桑 6 杵 6 松柏 5	芍薬 4 桃枝 4 橘 4 檀 4 粟 3	柳 3 穀 2 松柏 1 棗 1 天門冬 1 菟糸 1	朮 1 李 1 杏 1 芭 1 桃 1 豆 1	柏 1 楮 1 梨 1 芎窮 1 藷 1 柑 1
動物類	獣 23 鳥 18 魚 6 人魚 5 豹虎 5 鹿 4	蛇 4 かもしか 3 熊 3 蚊 3 蛇 2	牛 2 象 2 猪 2 龍骨様 1 蛙 1	亀 1 ひぐま 1 麝虫 1	
人・神	人面馬身 人面龍身 二首人身 龍身人面 馬身龍首 馬身人面	象（神の宿る処） 穆王 毘吾剣 禹 鯀	百神 巫祝 （交趾）		

図表75　中山経

図版篇

	鉱物類	植物類	動物類	人・神	記載されている国数	備考
1．南山経	6種	4種	12種	7種		
2．西山経	15種	10種	9種	10種		
3．北山経	9種	20種	11種	3種		
4．東山経	10種	8種	6種	3種		
5．中山経	23種	26種	20種	13種		交趾
6．海外南経					12	不死氏、不死樹
7．海外西経					10	巫咸国 群巫
8．海外北経					6	
9．海外東経					6	扶桑
10. 海内南経					3	突厥、匈奴
11. 海内西経					2	開明東、6巫、神医
12. 海内北経					5	犬戎国、三足鳥、倭国 西王母、朝鮮
13. 海内東経					1	小月氏、西胡 天竺国、西王母
14. 大荒東経					17	大人国、三足鳥 大秦国、倭の人
15. 大荒南経					9	巫山、不死国 不姜山、不死樹
16. 大荒西経					11	不周山、十巫 西周の国、姫姓
17. 大荒北経					12	犬戎国、粛慎 北斉の国（姜姓） 深目民の国
18. 海内経					8	不死山 巴人、苗人

図表76　山海経総覧

一第録目　經海山

山海經目録總十八卷

海本三萬九百五十九字　注二萬三千三百五十字

總五十六萬四千一百九十二字

南山經第一　本五千二百六十三字　注五千一百七十字

西山經第二　本五千三百二十六字　注五千七百三十二字

北山經第三　本二千五百三十七字　注三千八百四十二字

東山經第四　本二千一百四十一字　注五千九百三十五字

中山經第五　本四千七百五十一字　注七千八百九十二字

海外南經第六　本三千五百六字　注六百三十一字

海外西經第七　本四千五百二十一字　注五百三十四字

海外北經第八　本五千三百十一字　注八百九十五字

海外東經第九　本四千九十二字　注五百六十二字

海内南經第十　本六千三百九十四字　注七百九十五字

海内西經第十一　本六千四百三十五字　注九百五十九字

海内北經第十二　本五千四百九十五字　注九百五十四字

海内東經第十三　本一千七百九十五字　注六百四十字

大荒東經第十四　本一千八百五十三字　注二百三十三字

大荒南經第十五　本五百九十七字　注二百三十八字

大荒西經第十六　本一千一百二十二字　注二百八十三字

大荒北經第十七　本一千六百五十三字　注二百三十字

海内經第十八　本九百六十七字　注此字

二第録目　經海山

海内經及大荒經本皆逸在外

侍中奉車都尉光祿大夫臣秀領挍秘書言

校秘書太常屬臣望所挍山海經凡三十二篇今定爲一十八篇已定山海經者出於唐虞之際昔洪水洋溢漫衍中國民人失據崎嶇於丘陵巢於樹木鯀既無功而帝堯使禹繼之禹乘四載隨山刊木定高山大川蓋與伯翳主驅禽獸命山川類草木別水土四嶽佐之以周四方逮人跡之所希至及舟輿之所罕到内別五方之山外分八方之海紀其珍寶奇物異方之所生水土草木禽獸昆蟲麟鳳之所止禎祥之所隱及四海之外絶域之國殊類之人禹別九州任土作貢而益等類物善惡著山海經皆賢聖之遺事古文之著明者也其事質明有信孝武皇帝時嘗有獻異鳥者食之百物所不肯食東方朔見之言其鳥名又言其所當食如朔言問朔何以知之即山海經所出也孝宣皇帝時擊磻石於上郡陷得石室其中有反縛盜械人時臣秀父向爲諫議大夫言此貳負之臣也詔問

図表77　山海経　図讃

三十二第二巻 経海山

鴟梁已殃赤驚辟火文莖愈聾是則嘉果鷗
亦衛災厭形惟歷
　流赭

沙則潛流亦有運赭于以求鐵趨在其下蜀
牛之瘍作來于杜

體蒸資自為牝牡
黃雚草肥遺鳥獸

剛鬣之族號曰豪彘毛如攢錐中有激矢厭
　豪彘

獸長臂為物好攦
　索斐巳

浴疾之草厥子赭赤肥遺似鴞其肉已疫〇

有鳥人面一脚孤立性與時反冬出夏蟄帶
其羽毛迅雷不入
　桃枝
　　　竟二

嶜冢美竹厥号桃枝叢薄幽蔚從容蔚猗籜
以安寢杖以扶危
　杜衡

狌狌羣人杜衡走馬理固須因體亦有假足
駿在感安事御者

　　　九

四十二第二巻 経海山

骨容草邊谿獸櫟鳥　前作菁菷
有華無實骨容之樹邊谿類狗皮厭妖蠱黑
文赤翁鳥愈隱痔鸚鸞慧鳥青羽赤喙
　㿈石

稟氣方殊件錯理微磐石殺鼠鸞食而肥
嬰如之獸鹿狀四角馬足人手其尾則白㹶
　嬰如之二歸
　萧三形攀木緣石
　萧

嬰鸞慧鳥栖林喙桑四指中分行則以臂目〇
貽伊籠見幽坐趾

數斯人脚厥狀似鴟鸞獸大眼有鳥名鴟兩
數斯鳥鸞獸鴟鳥

頭四足翔若合飛
　鸞鳥

鸞翔女牀鳳出丹穴拊翼相和以應聖哲擊
石靡詠韶音其絶
　㹤僕鳥朱厭獸

㹤僕朱厭見則有兵類異感同理不虛行推

図表78　山海経　図讃

IX. 道教と道教医学

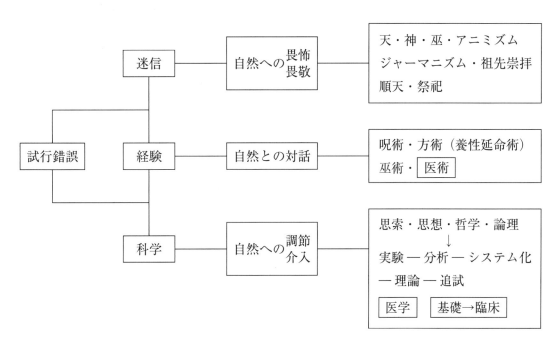

図表79　迷信から科学に

天地開闢 ── 気 → 陰陽 → 天地 → 天地人 → 万物

自然観 ── 四時(四季)・四方(東西南北) → 中央 → 五行

アニミズム(精霊信仰) ── 原始信仰

天と人(天人) ── 天人合一・天人相感 ── 星の信仰

自然と人(地人) ── 自然災害・流行病

シャーマニズム (巫)

```
┌ 巫女 ┬ 呪術・方術(方士) → 道士
│      │                         ┌ 巫医 ── 民間療法
│      └ 易・卜占・符術・巫術 <
│                                └ 医 ── 医学
├ 巫医
│                                    ┌ 政 ── 王
├ 巫王(政祭一致)        巫 <
│                                    └ 祭 ── 巫
└ 巫覡 (男)
```

原始道教 ── 太平道 ── 五斗米道 ＝(魏晋)冠謙之 ── 新天師道 ── 正一教
　　　　　　　　　　　(金元) 全眞教

図表80　創生より道教へ

図 版 篇

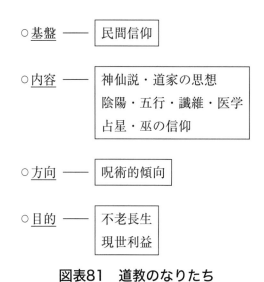

図表81　道教のなりたち

1．理論的部門 ── 道家の思想、老荘思想、黄老思想
　　　　　　　　神仙思想、巫の思想、現世利益主義
　　　　　　　　不老不死（長寿）の思想、道教医学
　　　　　　　　気の思想
2．医学的部門 ── ①　辟穀 ── 食養
　　　　　　　　②　服餌 ── 服薬
　　　　　　　　③　導引 ── 気功
　　　　　　　　④　調息 ── 胎息、行気、吐納
　　　　　　　　⑤　房中 ── 性化学、生殖医学
3．方術的部門 ── 禁呪・符籙・占験（おふだ、おみくじ、うらない）
4．祭祀的部門 ── 斎醮・戒律・修行・祭祀儀式（本来の宗教的部門）

図表82　道教の構造

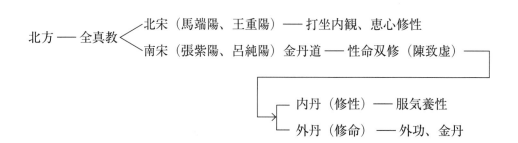

図表83　道教の展開（宋・金・元時代）

IX. 道教と道教医学

○服餌派
○行気派
○房中派
○経籍派
○占見派
○積善派
○金丹派（外丹・内丹）

図表84　道教の流派

① 巫の信仰 ── シャーマニズム、自然崇拝、祖先崇拝

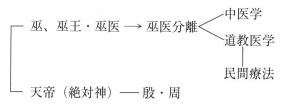

② 神仙思想 ── 春秋戦国時代

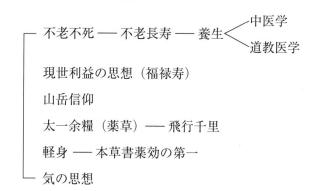

③ 道家の思想 ── 戦国時代 ── 道教（魏晋南北朝に確立）

　　┌─ 道、道法自然、一。
　　│　無為自然、括淡無為
　　│　老荘思想、黄老思想
　　└─ 諸子百家、仏教儒教と競合、習合 ── 三教同源、三宗合一

図表85　道教の三大思想

255

図 版 篇

黄帝内經素問補註釋文　50巻　愼終宜令檠	35—27868
黄帝内經靈樞略　1巻　業上	35—28442
黄帝素問靈樞集註　23巻　業所上	35—28446
黄帝内經素問遺篇　5巻　所上下	36—28556
素問入式運氣論奥　3巻　所下	36—28595
素問六氣玄珠密語　17巻　基	36—28630
黄帝八十一難經纂圖句解　7巻　籍	36—28758

図表86　『道蔵』中の黄帝を冠名とする医学的経典

		正統道蔵	道蔵輯要	雲笈七籤	道蔵精華録	蔵外道書	黄庭経秘義	黄庭経秘註	道蔵分類解題
1	太上黄庭内景玉経	○	○				○		○
2	太上黄庭外景玉経	○							○
3	黄庭内景玉経註	○						○	
4	黄庭内景玉経訣	○							
5	黄庭内外景経解	○							○
6	黄庭内景五臓六腑補瀉図	○							○
7	上清黄庭養神経	○							○
8	太上黄庭中景経	○							○
9	上清黄庭五蔵六府真人玉軸経	○							○
10	黄庭内経註		○						
11	上清黄庭内景経			○	○	○			
12	太上黄庭外景経			○	○	○			
13	黄庭遁甲縁身経			○					○
14	黄庭経解					○			
15	黄庭秘訣					○			
16	太上黄庭内景経註					○			
17	太上黄庭内景玉経註					○			
18	太上黄庭外景経							○	
19	上清黄庭養神経								○
20	黄庭内景玉経註								○
	計	9	2	3	2	6	1	2	10

図表87　道教関連書中の『黄庭経』類

256

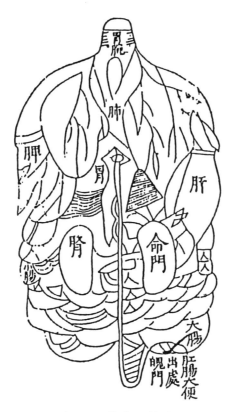

図表88　蔵府形状之図

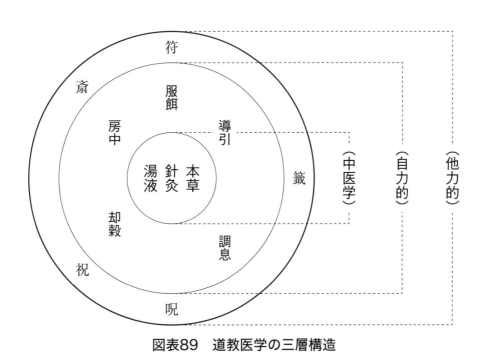

図表89　道教医学の三層構造

図版篇

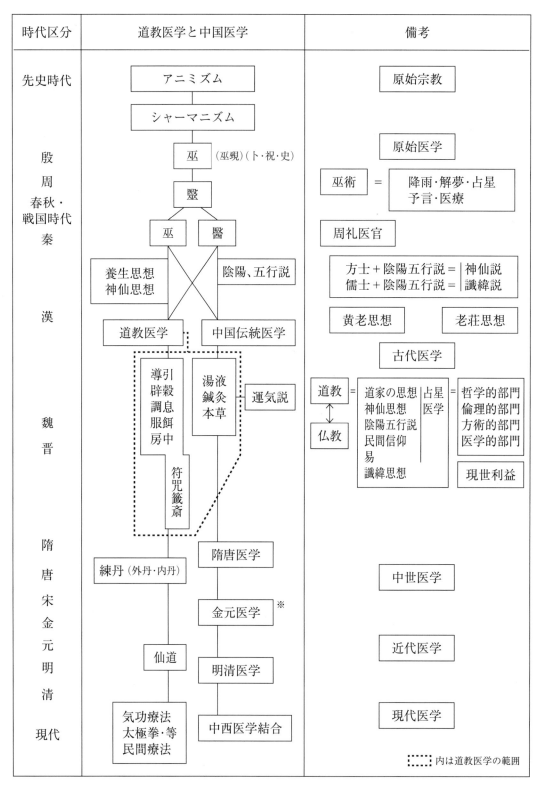

※ 金元四大医家
　儒の門は宋に分れ、医の門は金元に分れる

図表90　道教医学と中国医学の流れ

IX. 道教と道教医学

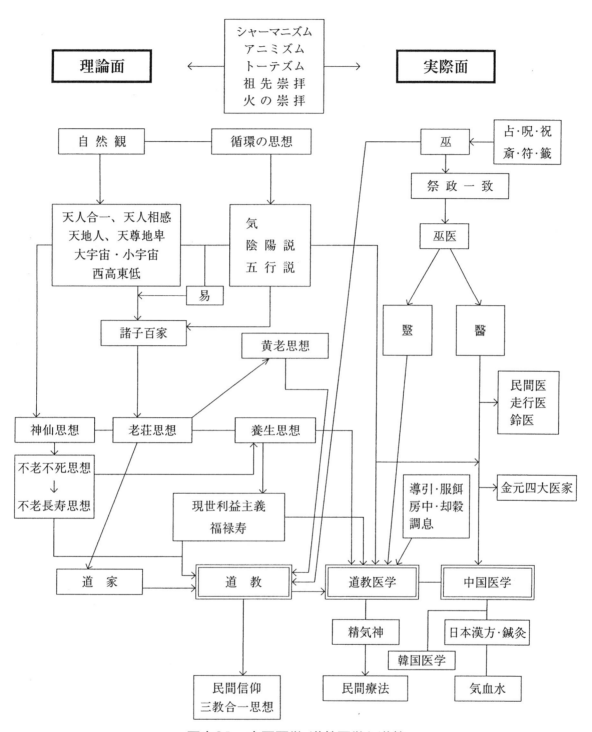

図表91　中国医学、道教医学と道教

図 版 篇

・周（周礼天官）

食医・疾医・瘍医・獣医

・漢

漢書芸文誌…医・経・神仙・房中。漢代に山海経・内経・神農本草経・
太平経・淮南子・傷寒論・呂氏春秋・春秋繁露・周易参同契・五十二病方

・三国・魏晋・難経

華陀中蔵経・甲乙経（皇甫謐）・脈経（王叔和）・博物志・抱朴子（葛
洪）、黄庭経

・五胡十六国

南斉…全元起注

梁…名医別録・神農本草経注（陶弘景）

隋…難経、諸病源候論（巣元方）、隋書経籍志

・唐

黄帝明堂経・千金方（孫思邈）・太素（揚上善）、外台秘要（王燾）、王
冰素問、玄珠密語

・宋

雲笈七籤（張君房）、素問・霊枢・傷寒論・金匱要署注（林億）、素問入
式運気論奥、本草衍義、政和聖済総録

・金元

金元四大家、神応経（1425）、鍼灸大成、正統道蔵（1445）、続道蔵

・清

道蔵輯要（1820）

人物：董奉・華陀・葛洪（抱朴子・神仙伝・肘后救卒方）・

陶弘景（神農本草経集注・養性延命録・導引養生図、真霊位業図）・

孫思邈（千金要方・千金翼方→薬王）・王冰、呉真人（→保生大帝）

図表92　中国の歴史、道教と道教医学

○民間信仰 … 神話、伝説、神仙説
○巫の信仰 … 呪術、巫医
○自　然　観 … 陰陽説
　　　　　　　五行説
　　　　　　　天地人…天文・地理・人事、天人相感（合一）
　　　　　　　気の思想…元気・天気（自然の気）・地気・人気（人体の気）
　　　　　　　循環の思想…四季・経絡・生老病死
　　　　　　　易・暦・十干・十二支・八卦
　　　　　　　精気神…目・耳・口
○不老長寿 … 養生説
○現世利益 … 福・禄・寿

図表93　道教と道教医学の基礎

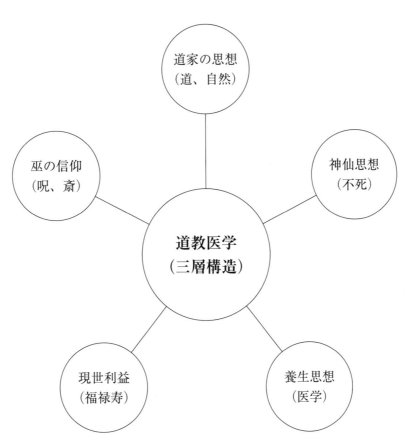

図表94　道教医学の基礎理論

図 版 篇

文字	回数	文字	回数	文字	回数
天	586	春	91	病	1219
地	788	夏	76	疾	47
人	513	秋	85	経	122
陰	1383	冬	84	鍼	69
陽	1394	寒	256	醫	8
陰陽	119	暑	12	祝	3
木	35	寒暑	44	補	77
火	66	熱	177	実	52
土	39	湿	48	泻	2
金	41	燥	44		
水	163	風	89		
肝	134	上	453（上下56 / 上応26）		
心	191	中	209		
脾	108	下	252		
肺	134	精	22		
腎	231	気	1179		
東	15	神	84		
西	12	榮	43		
南	9	衛	67		
北	9	血	847		
目	72	脈	1201		
耳	84	脳	24		
口	38	髄	20		

図表95　『黄帝内経章句索引』の字句出現頻度一覧

	単独字句記載	他の字句と共に記載	計
五蔵	22	118	140
六府	11	29	40
五味	9	24	33
五色	8	25	33
五運		17	17
五行	8	8	16
五気	3	12	15
五穀	2	9	11
五音	4	5	9
五禁	4	1	5
五変	4	1	5
五形	1	3	4
五官		2	2
五菜		2	2

図表96　『黄帝内経章句索引』の「五行」に関する字句出現頻度一覧

IX. 道教と道教医学

書　　　名	著者名	時代	刊行年	西暦年	目録分類	薬数
神農本草経		後漢		220年以前		360
神農本草経	呉普	三国		220年頃	A	
本草経集注	陶弘景	南北朝	大同2年	536	B	730①
名医別録	陶弘景	南北朝				
新修本草	蘇敬等	唐	顕慶4年	659	B	850②
開宝新評定本草	劉翰等	北宋	開宝6年	673		
開宝重定本草	季昉等	北宋	開宝7年	974		967③
経史証類備急本草 （証類本草）	唐慎微	北宋	元豊5年	1082年頃	B	1660③
大観経史証類備急本草	艾晟	北宋	大観2年	1108		
政和経史証類備急本草	曹忠和等	北宋	政和4年	1114		
本草衍義	冠宗奭	北宋	政和6年	1116	B	450④
図経衍義本草	（道蔵本）				B	
紹興校定経史証類備急本草	王継先等	南宋	紹興29年	1159		
重修政和経史証類備用本草	季杲	南宋	淳佑9年	1249	B	1746⑤
滇南本草	蘭茂	明		1450頃		506⑥
本草綱目	季時珍	明	隆慶6年	1578	C	1898⑦
本草綱目捨遺	趙學敏	清	乾隆30年	1765	C	727⑧
神農本草経	孫星衍	清	嘉慶4年	1799	B	
神農本草経	顧観光	清	道光24年	1844	A	
大和本草	貝原益軒（日）	江戸時代	寛永5年	1708	C	1362⑨
本草綱目啓蒙	小野蘭山	江戸時代	享和3年	1803	C	⑩
神農本草経	森立之（日）	江戸時代	嘉永7年	1854	A	

目録分類
A：上・中・下薬（上品・中品・下品）
B：上（金石草木…）・中（同）・下薬（同）
C：上（水・金・草木）・中（同）・下薬（同）

薬数参考
① 本草経集注、人民衛生出版、1994
② 唐、新修本草、安徽科学出版、1981
③ 本草衍義、広文書局（台湾）、1981
④ 本草衍義、人民衛生出版、1990
⑤ 重修政和経史証類備用本草、
　　南天書局（台湾）、1976
⑥ 滇南本草、雲南人民出版、1975
⑦ 本草綱目、商務印書（香港）、1974
⑧ 本草綱目捨遺、商務印書（香港）、1975
⑨ 大和本草（有明書房）、1982
⑩ 日本科学全書14・15巻（朝日新聞社）、
　　1978

図表97　神農本草経の刊行歴史

図 版 篇

上薬	120種	君	養命	応天	無毒	多服久服 不傷人	欲軽身益気不老 延年者
中薬	120種	臣	養性	応人	無毒 有毒	斟酌 其宜	欲遏病補贏 者
下薬	125種	佐使	治病	応地	多毒	不可久服	欲除寒熱邪気 破積聚愈疾者

遏＝止める

図表98 『神農本草経』の上・中・下薬

森立之

上薬（種）	中薬（種）	下薬（種）	計（種）
125	114	118	357

孫星衍

	上薬（種）	中薬（種）	下薬（種）	計
玉石類	18	14	9	41
草　類	74	48	49	171
木　類	20	17	19	56
人　類	1			1
獣　類	6	7	4	17
禽　類	2	2		4
虫魚類	10	17	18	45
果　類	5	1		6
米穀類	2	3	1	6
菜　類	5	3	2	10
	143	112	103	357
			不詳　1	

§上薬：五芝（赤黒青白黄紫芝）
　　　五色石脂（青赤黄白黒）
　中薬：大豆、黄巻、赤小豆
　　　烏賊魚骨
　下薬：粉錫錫鏡鼻
　　　六畜毛蹄甲

図表99 森立之・孫星衍の比較

IX. 道教と道教医学

薬効名	数	%
軽身	135	37.8
不老	64	17.0
延（増）年	51	13.9
殺蠱	47	12.8
明目	44	12.0
益気	43	11.7
積聚	41	10.9
補中益気	39	10.4
不餓	26	6.9
殺三虫	25	6.8
止痛	23	6.3
鬼注伏尸	22	6.0
安魂魄	20	5.4
通神明	16	3.8
強骨長肌肉	16	3.8
強志	16	3.8
利九竅	11	3.0
神仙	10	2.7
利関節	10	2.7
邪気	10	2.7

図表100　『神農本草経』の薬効数と順位

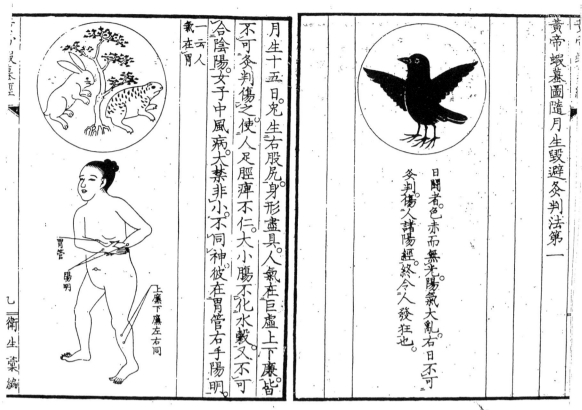

図表101　黄帝内経蝦蟇経

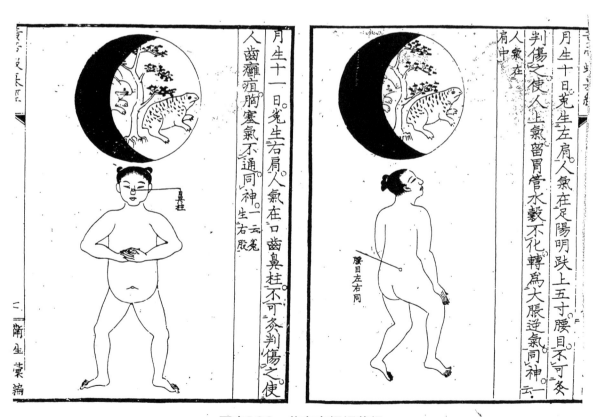

図表102　黄帝内経蝦蟇経

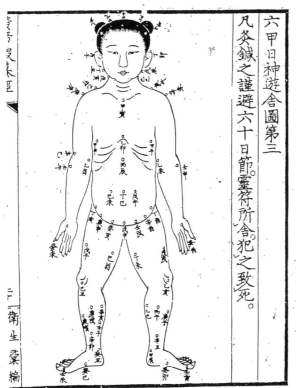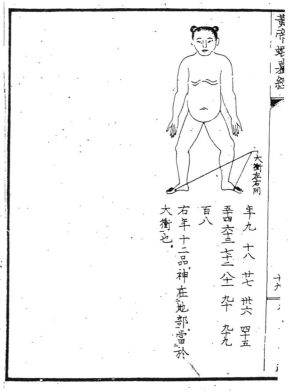

図表103　黄帝内経蝦蟇経

図表104　上清経経典にみえる女神像

図版篇

一甲	寅	木神	主骸骨
二甲	辰	風神	主気息
三甲	午	火神	主湿燥
四甲	申	金神	主牙歯
五甲	戌	土神	主肌肉
六甲	子	水神	主血流

図表105　『道門経法相承次序』巻下

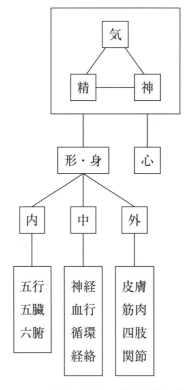

図表106　精気神と分析

268

IX. 道教と道教医学

①	外三宝	内三宝	八卦
	耳	精	坎
	目	気	離
	口	神	兌

②	天関	口
	地関	足
	人関	手

③	上関	泥丸	目
	中関	絳宮	鼻
	下関	下元	口

④ 外：耳 目 鼻 口 舌
　　内：心 肺 脾 肺 腎

① 長生詮経　　　　　§ 泥丸―脳
② 道枢　　　　　　　絳宮―心臓
③ 道枢　　　　　　　（黄庭経）
④ 周易参同契註

図表107　三関

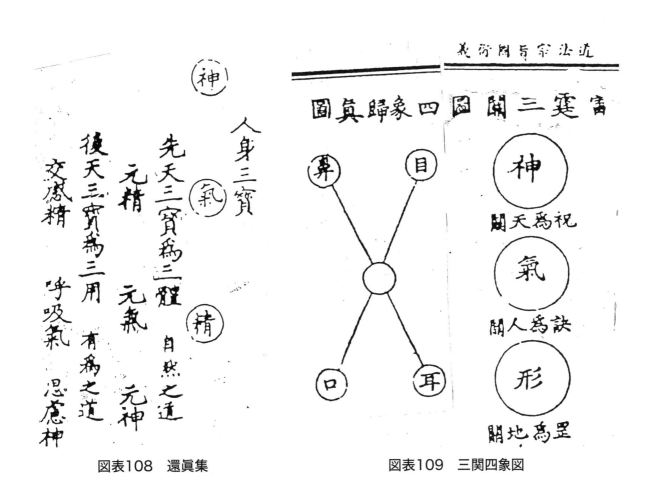

図表108　還眞集　　　　　図表109　三関四象図

図版篇

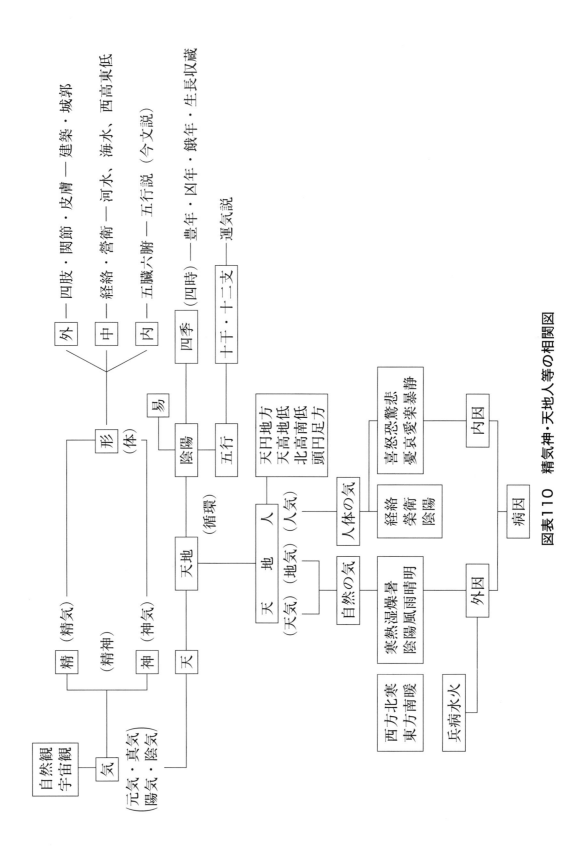

図表110 精気神・天地人等の相関図

IX. 道教と道教医学

外三宝	内三宝	中医学	西洋医学
耳	精	腎	骨・関節系 内分泌系 泌尿器系
口	気	肺	免疫系 呼吸器系 消化器系
目	神	心	中枢系 神経系 精神系
情報系	機能系 調節系	反応系	

図表111　精気神と中医学、西洋医学

『漢書』芸文志

○方技略　（36家、868巻）
　・医経　（ 7家、216巻）
　・経方　（11家、274巻）
　・房中　（ 8家、186巻）
　　　容成子陰道　　　26巻
　　　務成子陰道　　　36巻
　　　堯舜陰道　　　　23巻
　　　湯盤庚陰道　　　20巻
　　　天老雑子陰道　　25巻
　　　天一陰道　　　　24巻
　　　黄帝三王養陽方　20巻
　　　三家内房有子　　17巻
　・神遷　（10家、205巻）

『旧唐書』巻47. 志第27. 経籍下

○医術本草25家. 養生16家. 病原単方2家.
　食経10家. 雑経方58家. 類聚方1家
　計111家　3789巻　（神仙類入る）
　　　玉房秘術　　　　　　1巻
　　　玉房秘録訣　　　　　10巻

『唐書』巻59. 志第47. 芸文3

○医術類64家. 120部. 4046巻
　（養生類. 神仙類入る）
　　　葛氏房中秘術　　　　1巻
　　　沖和子玉房秘訣　　　10巻

『宋史』巻207. 志第160. 芸文6

○医書類　509部. 3327巻
　（養生類. 神仙類はあるが房中類はみあたらない）

『隋書』巻34. 志第29. 経籍2

○医方　（256部　4511巻）
　（神仙類も医方に入る）
　　雑嫁娶房内図術　　4巻
　　玉房秘決　　　　　10巻
　　素女秘道経　　　　1巻
　　素女方　　　　　　1巻
　　彭祖長性　　　　　1巻
　　郊子説陰陽経　　　1巻
　　序房内秘術　　　　1巻
　　玉房秘決　　　　　8巻
　　徐太山房内秘要　　1巻
　　新撰玉房秘決　　　9巻

図表112　房中書の流れ

271

図版篇

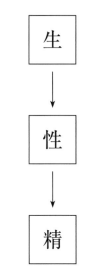

図表113　生・性・精

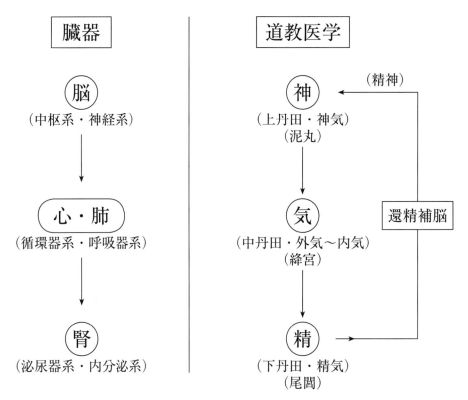

図表114　還精補脳

272

IX. 道教と道教医学

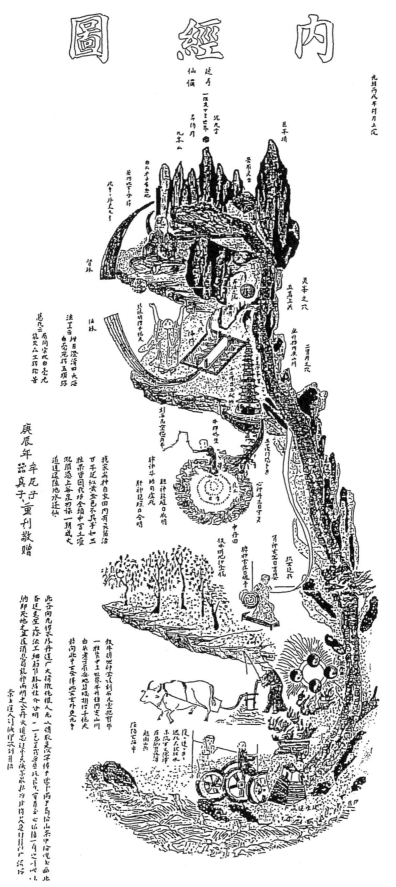

図表115　内経図

	天下至道談	医心方	黄帝内経素問（上古天眞論）		
七損	絶気／閉泄／絶費／渇勿煩	絶気／溢精／奪脉／気泄／機関	百閉／血竭	男子（四損） 女子（三損）	5×8 (40才)　6×8 (48才) 7×8 (56才)　8×8 (64才) 5×7 (35才)　6×7 (42才) 7×7 (49才)	
八益	治気／致沫／智時／蓄気／和沫	竊気／待羸／定傾	固精／安気／利蔵／強骨／調脉	蓄血／益液／道体	男子（四益） 女子（四益）	8 (8才)　2×8 (16才) 3×8 (24才)　4×8 (32才) 7 (7才)　2×7 (14才) 3×7 (21才)　4×7 (28才)

図表116　七損八益

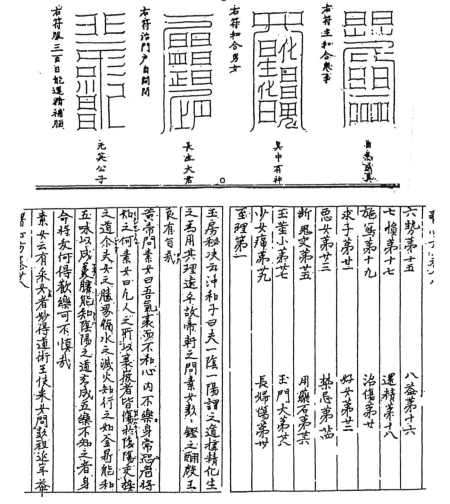

図表117　（上）『上清霊宝大法』と（下）『医心方』目次の一部

IX. 道教と道教医学

儒　教	治身・治家・治国
仏　教	出家、色即是空
道　教	現世利益・房中術

図表118　三教（儒・仏・道教）の性に対する考え方

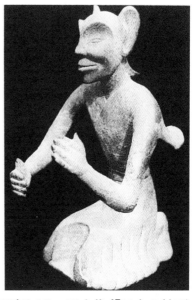

図表119　羽人像（『日本の神話・伝説を歩く』勉誠出版、2014年より引用）

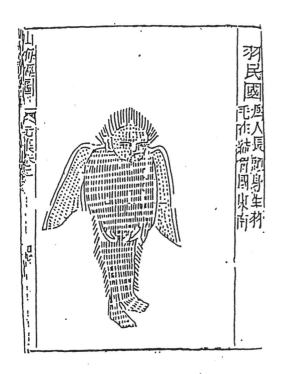

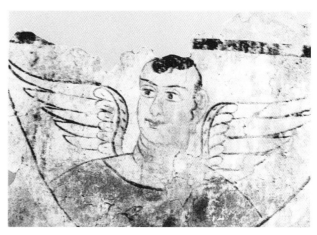

図表121　有翼人物像（『日本の神話・伝説を歩く』勉誠出版、2014年より引用）

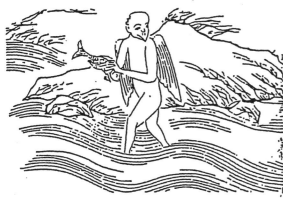

図表120　（上）羽民国と（下）讙頭国

図版篇

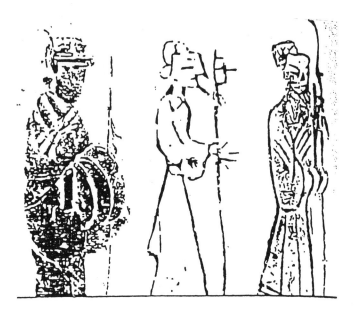

図表122　漢画石にみる仙人の姿の移行（左から右に）

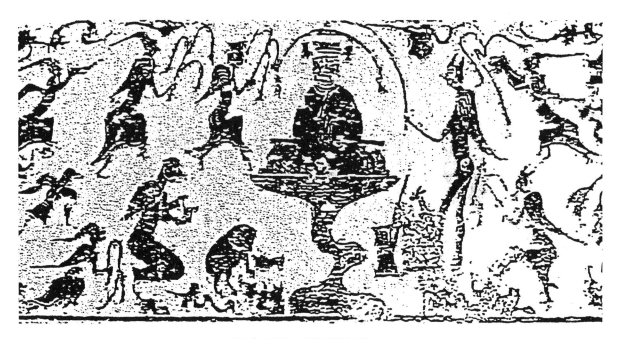

図表123　西王母と羽人

彭倨在人頭中。中尸名彭質在人腹中。下尸名彭矯在人足中。玉樞經注云、上尸名青姑、中尸名白姑、下尸名血姑。抱朴子案易內戒等書言身中有三尸。三尸之爲物雖無形而實竅靈鬼神之屬也。欲使人早死。此尸當得作鬼自放縱遊行饗人祭酹。是以每到庚申之日輒上天白司命道人所爲過失。
每到庚申日輒上詣天曹言人罪過。
眞誥協昌期曰凡庚申之日是尸鬼競亂精神躁機之日也。不可與夫妻同席及言語面會當清齋

図表124 太上感応篇箋注

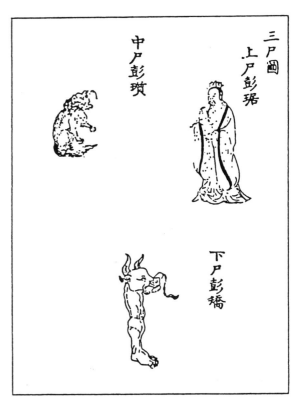

図表125 三尸図（『太上除三尸九虫保生経』）

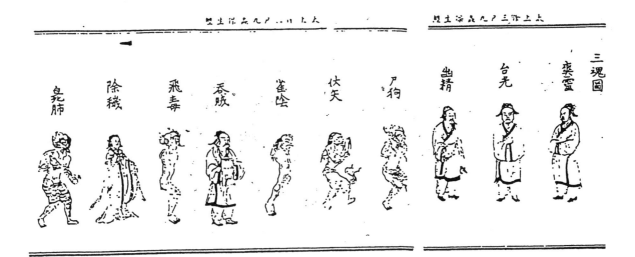

図表126 （左）七魄図と（右）三魂図（『太上除三尸九虫保生経』）

図 版 篇

太上除三尸九虫保生経	長生胎元神用経	孫真人備急十金要方	三尸中経
伏虫長四寸	伏虫長四分	伏虫長四分	
回虫長一寸	蚘虫長一尺	蚘虫長一尺	
白虫長一寸	白虫長一寸	白虫長一寸	白虫長一寸
肉虫如爛李	肉虫如爛杏	肉虫如爛杏	
肺虫如蚕蟻	肺虫如蚕	肺虫如蚕	肺虫
胃虫若蝦蟆	胃虫如蝦蟇	胃虫如蝦蟇	胃虫
鬲虫如苽辧	鬲虫如瓜辧	弱虫如瓜辧	鬲虫
赤虫如生虫	赤虫如生肉	赤虫如生肉	赤虫
蟯虫　色黒	蟯虫如菜虫	蟯虫如菜虫	

図表127　九虫の種類

太上除三尸九虫保生経 老君去尸虫方	長生胎元神用経 去三尸九虫方	雲笈七籤庚申部 下三尸方	その他の道教経典にみる 去三尸薬名
貫衆 五分 殺伏虫	管衆 五分 主蟯虫	貫衆 五分 主伏虫	石蚕
白雀蘆 十二分 殺尤虫	白菅蘆 十二分 主蚘虫	白蔾蘆 十二分 主長虫	狼牙　乾漆
蜀漆 三分 殺白虫	蜀漆 三分 主白虫	蜀漆 三分 主白虫	蕉萤
蕪炭 五分 殺肉虫	蕪炭 五分 主肉虫	蕪炭 五分 主肉虫	藋蘆　呉茱萸
雷丸 五分 殺赤虫	雷丸子 六分 主赤虫	雷丸 六分 主赤虫	山茱萸
僵蚕 四分 殺鬲虫	殭 四分 主鬲虫	殭 四分 主鬲虫	章陸根　桑白皮
厚朴 五分 殺肺虫	厚朴 五分 主肺虫	厚朴 三分 主肺虫	白芷草
狼牙子 四分 殺胃虫	狼牙 四分 主胃虫	狼牙子 四分 主胃虫	槐子　雲母
石蚕 五分 殺蟯虫	石蚕 五分 主伏虫	石蚕 五分 主蟯虫	胡麻　菖蒲

図表128　三尸九虫駆除の処方

IX. 道教と道教医学

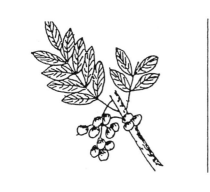

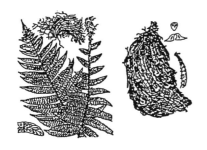

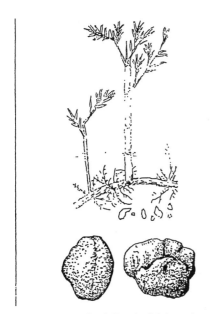

図表129 （上）乾漆、（中）貫衆、（下）雷丸

図表130 『医心方』

図版篇

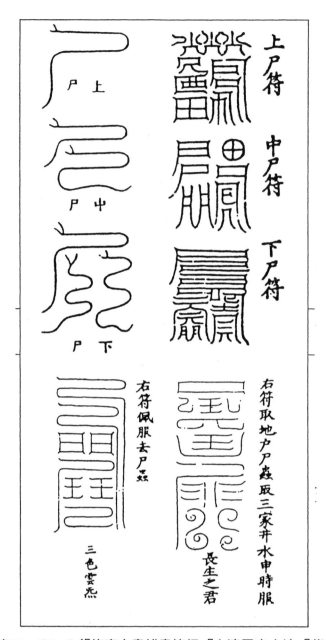

図表131　三尸符のいろいろ（『修真十書雑書捷経』『上清霊宝大法』『紫書大法』などより）

IX. 道教と道教医学

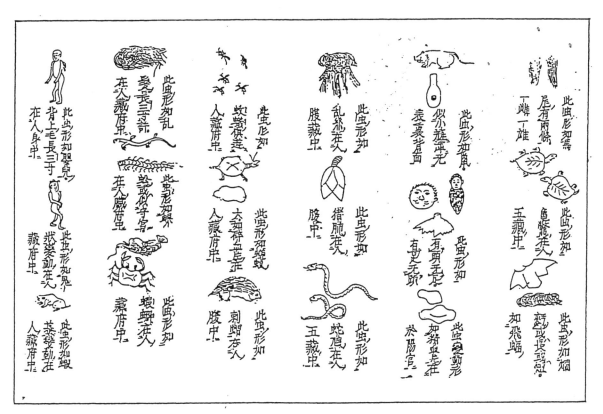

図表132　伝屍虫の変伝(左より第一代、第六代)

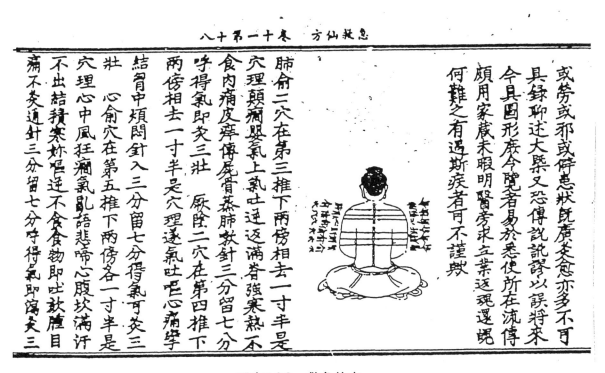

図表133　救急仙方

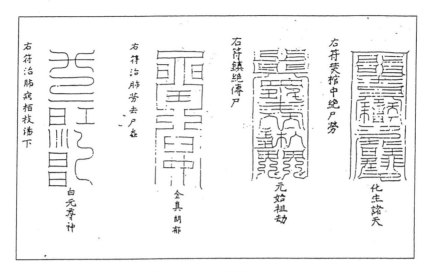

図表134　上清霊宝大法

周礼天官	医師・食医・疾医・傷医・獣医
漢書芸文志方技署	医方・経方・神仙・房中
方　　術	医（薬）・卜（筮）・占（星）・呪（呪術）
道教医学	導引・却穀・調息・服餌・房中 （巫祝・符卜占）
養生延命録	食養・禁忌・服気・導引按摩・房中
唐太医署	医師・鍼師・按摩師・咒禁師
明十三科	大方脈（内科）・小方脈（外科）・婦人・瘡瘍・鍼灸 眼・口歯・接骨・傷寒・咽喉・金鏃・按摩・祝由

図表135　医系の分類

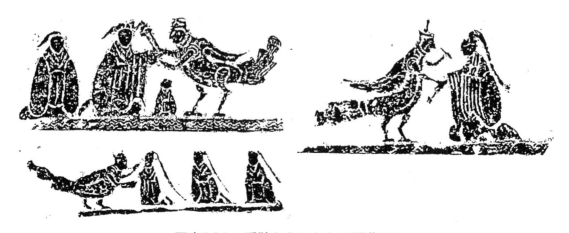

図表136　扁鵲ともいわれる画像石

元始天尊說藥王救八十一難真經　第六

靈應藥王扁鵲君　能救臁腿殰瘡難
靈應藥王扁鵲君　能救觔骨疼痛難
靈應藥王扁鵲君　能救破傷生風難
靈應藥王扁鵲君　能救刀斧損傷難
靈應藥王扁鵲君　能救跌撲損傷難
靈應藥王扁鵲君　能救湯火煬燒難
錄四　五
靈應藥王扁鵲君　能救誤吞銅鐵難
靈應藥王扁鵲君　能救誤吞針刺難
靈應藥王扁鵲君　能救誤中蠱毒難
靈應藥王扁鵲君　能救誤吃食毒難
靈應藥王扁鵲君　能救誤服藥毒難
靈應藥王扁鵲君　能救婦人諸病難
靈應藥王扁鵲君　能救月閉不通難
靈應藥王扁鵲君　能救赤白帶下難
靈應藥王扁鵲君　能救胎前產後難
靈應藥王扁鵲君　能救難產逆生難
靈應藥王扁鵲君　能救胎衣不下難
靈應藥王扁鵲君　能救血崩惡漏難
靈應藥王扁鵲君　能救吹乳膈乳難
靈應藥王扁鵲君　能救小兒風癇難

図表137 『元始天尊説薬王救八十一難経』

抱朴子內篇　卷一　第一

抱朴子內篇卷之一　二 同 巻
暢玄卷第一
抱朴子曰玄者自然之始祖而萬殊之大宗
也眇昧乎其深也故能微焉綿邈乎其遠也
故稱妙焉其高則冠蓋乎九霄其曠則籠罩
乎八隅光乎日月迅乎電馳或倏爍而景逝
或飄滭而星流或滉漾於淵澄或雰霏而雲
浮因兆類而為有託潛寂而為無淪大幽而
下沉凌辰極而上遊金石不能比其剛湛露
不能等其柔方而不矩圓而不規來焉莫見
往焉莫追乾以之高坤以之卑雲以之行雨
以之施胞胎元一範鑄兩儀吐納大始鼓冶
億類佪旋四七匠成草昧轡策靈機吹噓四
氣幽括沖默舒闡粲尉(鬱一作)抑濁揚清斟酌
河渭增之不溢挹之不匱與之不榮奪之不
瘁故玄之所在其樂不窮玄之所去器弊神
逝夫五聲八音清商流徵損聰者也鮮華豔
采彧麗炳爛傷明者也宴安逸豫清醪芳醴
亂性者也冶容媚姿鉛華素質伐命者也其
唯玄道可與為永不知玄道者雖顧眄為殺

抱朴子內篇　卷二　第一

抱朴子內篇卷之二
論仙
或問曰神仙不死信可得乎抱朴子答曰雖
有至明而有形者不可畢見焉雖稟極聰而
有聲者不可盡聞焉雖有大章豎亥之足而
所常履者未若所不履之多雖有禹益齊諧
之識而所識者未若所不識之衆也萬物云
云何所不有況列仙之人盈乎竹素矣不死
之道曷為無之於是問者大笑曰夫有始者
必有卒有存者必有亡故三五丘旦之聖棄
疾良平之智端嬰隨酈之辯賁育五丁之勇
而咸死者人理之常然必至之大端也徒聞
有先霜而枯瘁當夏而凋青含穗而不秀未
實而萎零未聞有享於萬年之壽久視不已
之期者矣故古人學不求仙言不語怪杜彼
異端守此自然推龜鶴於別類以死生為朝
暮也夫苦心約己以行無益之事鏤冰雕朽
終無必成之功未若攄匡世之高策招當年
之隆祉使紫青重紆玄牡龍跱華轂易步趍
鼎餗代耒耜不亦美哉每思詩人甫田之刺

図表138 『抱朴子』

図版篇

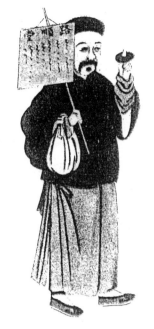
図表139 串鈴医、走方医、鈴医

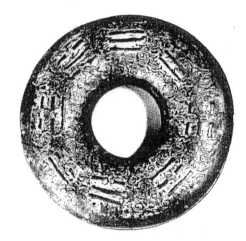
図表140 串鈴

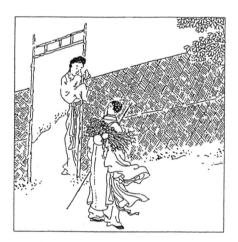
韓康売薬図(『図説三百六十行』下)

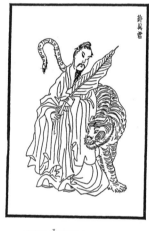
許真君(『仙仏奇蹤』)

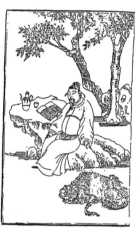
董奉(『絵図列仙全伝』)

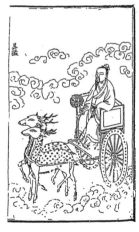
呉猛(『絵図列仙全伝』)

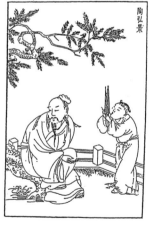
陶弘景(『仙仏奇蹤』)

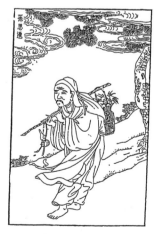
孫思邈(『仙仏奇蹤』)

図表141 有名医師

IX. 道教と道教医学

道教と医師

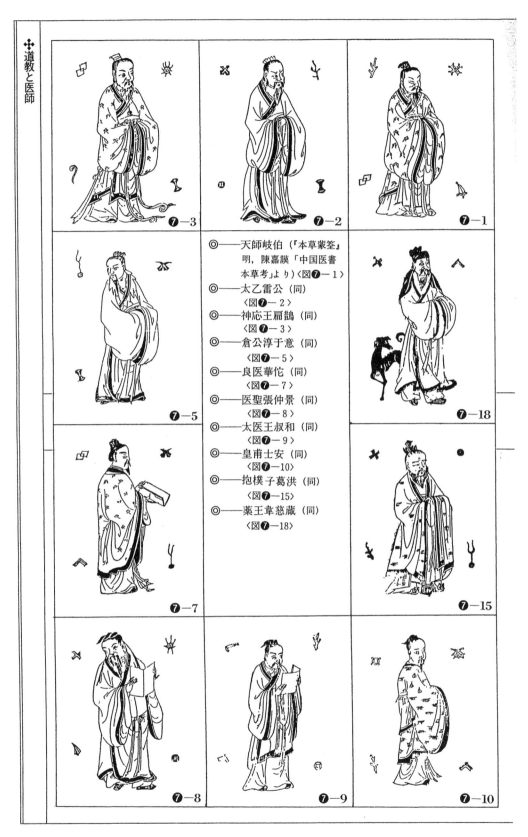

◎——天師岐伯（『本草蒙筌』明，陳嘉謨「中国医書本草考」より）〈図❼-1〉
◎——太乙雷公（同）〈図❼-2〉
◎——神応王扁鵲（同）〈図❼-3〉
◎——倉公淳于意（同）〈図❼-5〉
◎——良医華佗（同）〈図❼-7〉
◎——医聖張仲景（同）〈図❼-8〉
◎——太医王叔和（同）〈図❼-9〉
◎——皇甫士安（同）〈図❼-10〉
◎——抱樸子葛洪（同）〈図❼-15〉
◎——薬王韋慈蔵（同）〈図❼-18〉

図表142　医神像

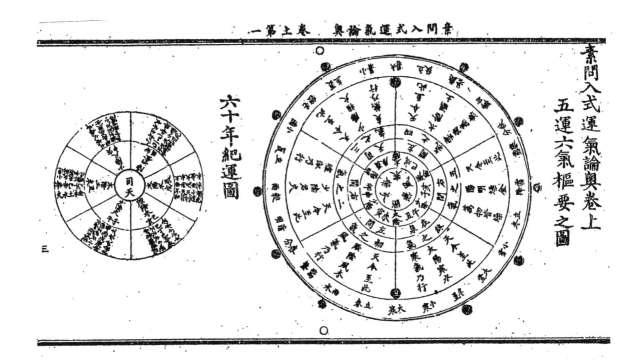

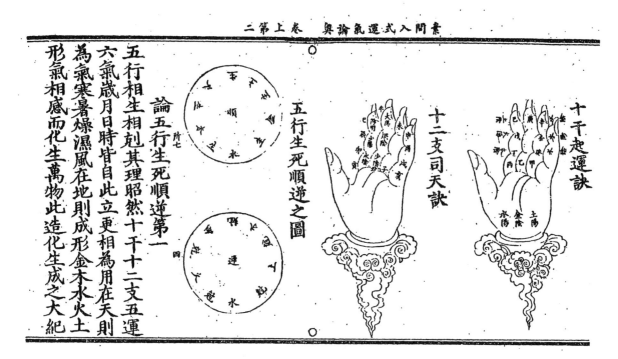

図表143 『素問入式運気論奥』

湯	祖辛	武乙（甲寅、前1147）
太丁	沃甲	文丁（己丑、前1112）
外丙	祖丁	帝乙（庚子、前1101）
太甲	南庚	帝辛（紂）（丙寅、前1075）
沃丁	陽甲	
太庚	盤庚	
小甲	小辛	
雍己	小乙	
太戊	武丁	
中丁	祖庚	
外壬	廩辛	
河甲	康丁	

図表144　殷(商)の約30代の王の名前

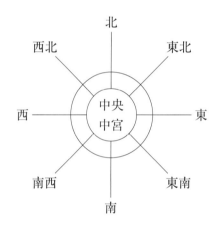

方向(風)	易	八節	八卦	代表	九宮(＋中宮)	太一運行	奇経八脈 霊亀八法
北	坎	冬至	☵	水	叶蟄	45日	申脈
東北	艮	立春	☶	山	天留	46日	内関
東	震	春分	☳	雷	倉門	46日	外関
東南	巽	立夏	☴	風	陰絡	46日	臨泣
南	离	夏至	☲	火	上天	45日	列欠
南西	坤	立秋	☷	地	玄委	46日	照海
西	兌	秋分	☱	河流	倉原	46日	後谿
西北	乾	立冬	☰	天	心洛	46日	公孫

図表145　『霊枢』第七十七　九宮八風

図版篇

方向	風	傷人		気主
		内	外	
南	大弱風	心	脈	熱
西南	謀風	脾	肌	弱
西	剛風	肺	皮膚	燥
西北	折風	小腸	手大陽脈	死
北	大剛風	腎	肩背筋	寒
東北	凶風	大腸	両腋下肢節	一
東	嬰児風	肝	筋紐	湿
東南	弱風	胃	肌肉	体重
聖人	避風、如避矢石			

図表146　八風と影響

六気	陰陽	風雨	暗明			
六方	東西	南北	上下			
六畜	牛馬	羊雞	犬豕			
六味	苦酸	甘辛	鹹淡			
六親	父母	兄弟	妻子			
六情	喜怒	哀楽	愛悪			
六徳	智仁	聖義	忠和			
六賊	色声	香味	触法			
六根	眼耳	鼻舌	心意			
六界	天上	地獄	餓鬼	畜生	修羅	人間
六時	晨朝	日中	日没	初夜	中夜	後夜

図表147　六行説

X.『道蔵』の医学的部分

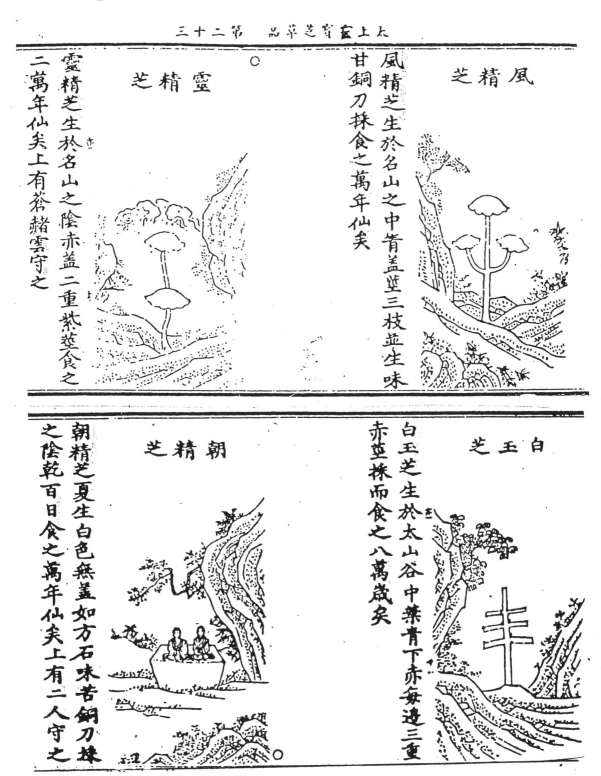

図表148　太上霊宝柴草品

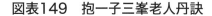
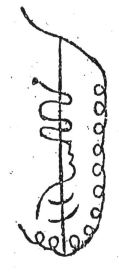

図表149　抱一子三峯老人丹訣　　　　　図表150　太乙霊符

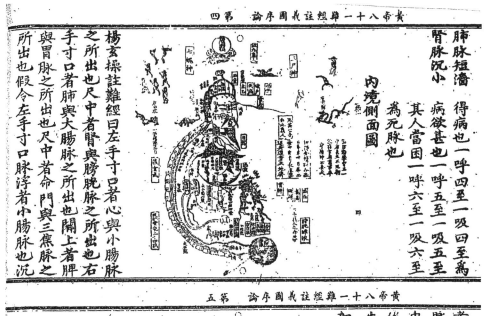
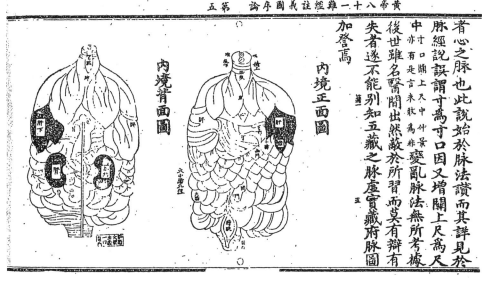

図表151　八十一難経註蔵図序論

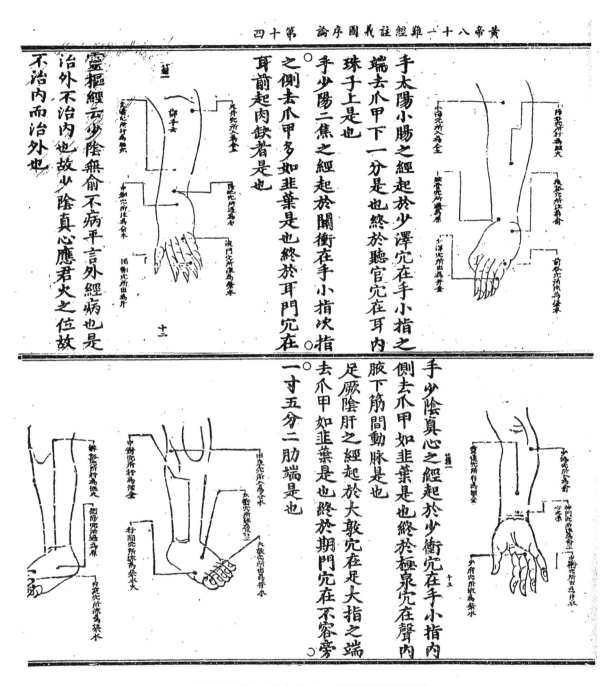

図表152　黄帝八十一難経註蔵図序論

巻十第一十八　仙方救急

取穴法

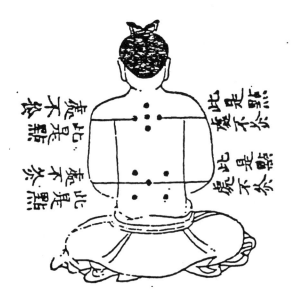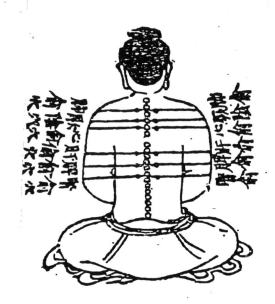

図表153　背兪図

XI. 道教医学を支える古典、経典

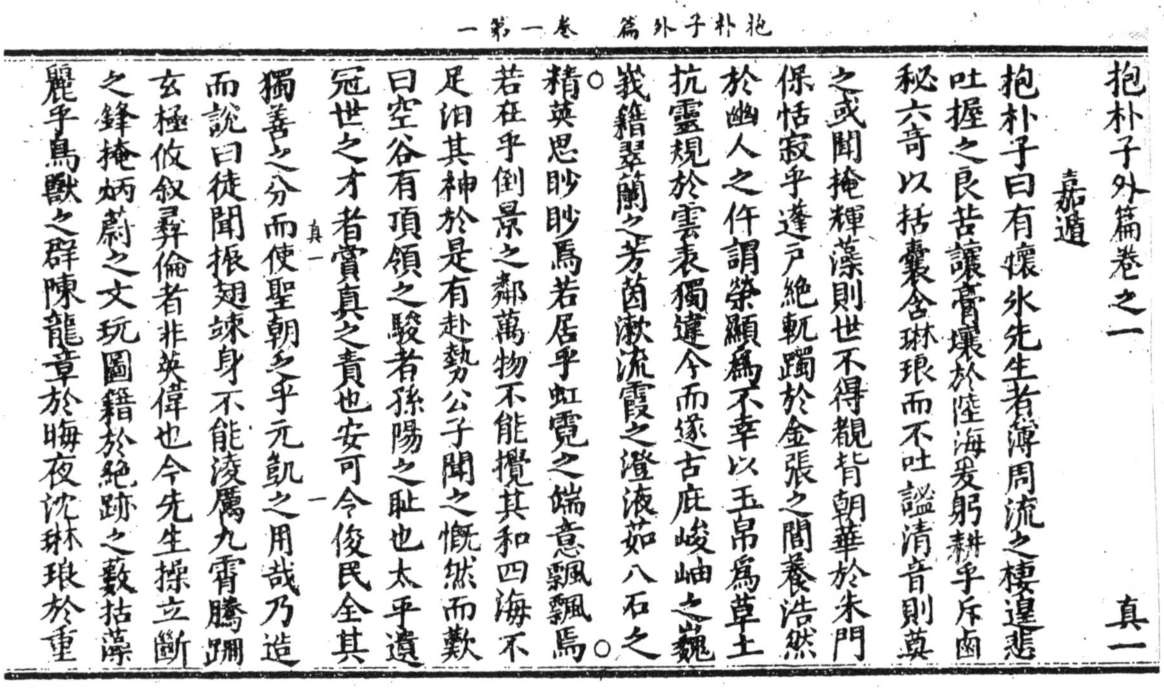

抱朴子外篇　卷一　第一

抱朴子外篇卷之一　真一
嘉遁
抱朴子曰有懷氷先生者薄周流之棲遑悲
吐握之良苦讓膏壤於陸海爰躬耕乎斥鹵
秘六奇以括囊含琳琅而不吐謐清音則莫
之或聞掩輝藻則世不得覩背朝華於朱門
保恬寂乎蓬戶絕軌躅於金張之閭養浩然
於幽人之仵謂榮顯爲不幸以玉帛爲草土
抗靈規於雲表獨違今而遂古庇峻岫之巍
峩籍翠蘭之芳茵漱流霞之澄液茹八石之○
○精英思眇眇焉若居乎虹霓之端意飄飄焉
若在乎倒景之鄰萬物不能攪其和四海不
足汩其神於是有赴勢公子聞之慨然而歎
曰空谷有項領之駿者孫陽之耻也太平遺
冠世之才者賓真之責也安可令俊民全其
獨善之分而使聖朝乏乎元凱之用哉乃造
而說曰徒聞振翅竦身不能凌厲九霄騰躍
玄極攸敘彝倫者非英偉也今先生操立斷
之鋒掩炳蔚之文玩圖籍於絕跡之藪括藻
麗乎鳥獸之群陳龍章於晦夜沈琳琅於重

図表154　抱朴子外篇

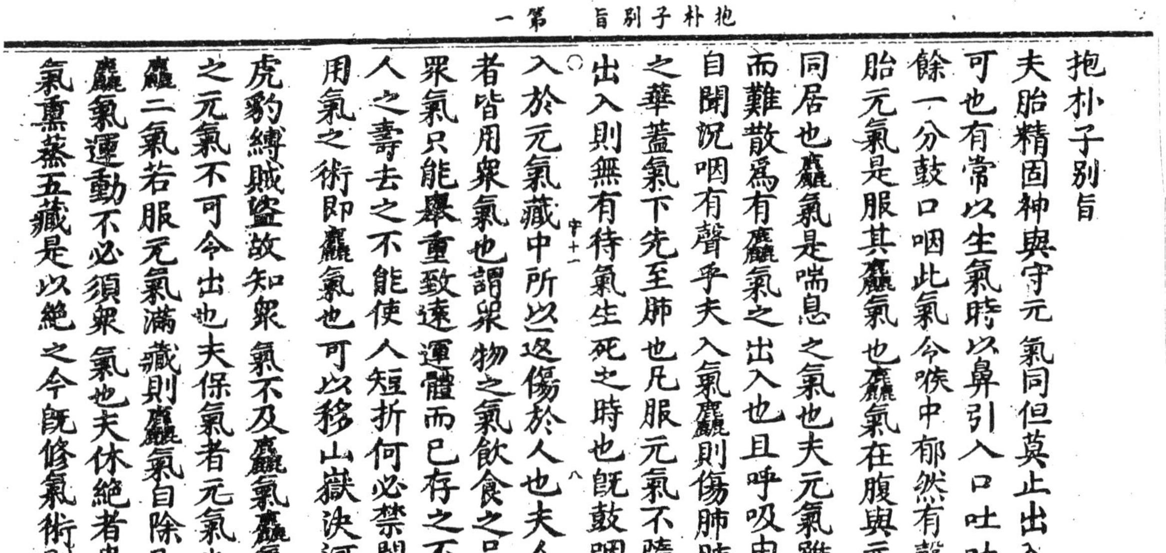

抱朴子別旨　第一

抱朴子別旨
夫胎精固神與守元氣同但莫止出入之息
可也有常以生氣時以鼻引入口吐吐二分
餘一分鼓口咽此氣令喉中郁然有聲此非
胎元氣是服其麤氣也麤氣在腹與元氣不
同居也麤氣是喘息之氣也夫元氣雖至少
而難散爲有麤氣之出入也且呼吸由不欲
自聞況咽有聲乎夫入氣麤則傷肺肺五藏
之華蓋氣下先至肺也凡服元氣不隨麤而
出入則無有待氣生死之時也既鼓咽外氣
○入於元氣藏中所以返傷於人也夫人用力○
者皆用衆氣也謂衆物之氣飲食之品也且
衆氣只能舉重致遠運體而已存之不能益
人之壽去之不能使人短折何必禁閉也且
用氣之術即麤氣也可以移山嶽決河海制
虎豹縛賊盜故知衆氣不及麤氣麤氣可去
之元氣不可令出也夫保氣者元氣也非衆
麤二氣若服元氣滿藏則麤氣自除即自以
麤氣運動不必須衆氣也夫休絕者患其穀
氣熏蒸五藏是以絕之今既修氣術則穀氣

図表155　抱朴子別旨

抱朴子神仙金汋經　卷上　第一

抱朴子神仙金汋經卷上　斯七
金汋還丹太一所服而神仙白日昇天者也
求仙而不得此道徒自苦也其方列之如後
上黄金十二兩水銀十二兩取金鑪作屑投
水銀中令和合
恐鑪屑難鍛鐵質鍛金成薄如絹鉸刀翦
之令如韮葉許以投水銀中此是世間以
塗杖法金得水銀須臾皆化爲泥其金白
不復黄也可瓦器爲之
乃以清水洗之十過也○
以生青竹筒盛之多少令得所勿令長大○
加雄黄硝石各二兩
古者秤重今所謂呉秤者是晉秤殊不知
起魏武帝作之以賞賜軍功金銀半斤耳
今秤此藥宜用古秤計之雄黄硝石亦然
雄黄須武都色如雞冠者無夾石者令鴈　斯七　一
門始興郡雄黄似黄土色不赤又多夾石
恐不消化其氣又薄不能殺金毒也硝石
難得好者不好則不能化雄黄以少許先
試之化雄黄爲水即佳若不化則不可用

図表156　抱朴子神仙金汋経

彭祖攝生養性論　第一

三論同卷　臨五
彭祖攝生養性論
孫真人攝養論
抱朴子養生論
彭祖攝生養性論
神强者長生氣强者易滅柔弱畏威神强也
鼓怒騁志氣强也凡人才所不至而極思之
則志傷也力所不勝而極舉之則形傷也積
憂不已則魂神傷矣積悲不已則魄神散矣○
○喜怒過多神不歸室憎愛無定神不守形汲
汲而懲神則煩切切所思神則敗久言笑則
藏腑傷久坐立則筋骨傷寢寐失時則肝傷
動息疲勞則脾傷挽弓引弩則筋傷沿高涉
下則腎傷沈醉嘔吐則肺傷飽食偃卧則氣
傷驟馬步走則胃傷喧呼詰罵則膽傷陰陽　臨五　一
不交則瘡痳生房室不節則勞瘠發且人生
一世久遠之期壽不過於三萬日不能一日
無損傷不能一日修補徒責神之不守體之
不康豈不難乎足可悲矣是以養生之法不

図表157　抱朴子養生論

XI. 道教医学を支える古典、経典

太平經鈔甲部卷之一　第一

太平經鈔甲部卷之一　外一

太平金闕後聖帝君師輔歷紀歲次平
氣去來兆候賢聖功行種民定法本起
問曰三統轉輪有去有來民必有主姓字可
得知乎善哉子何為復問此乎明師難遭良
時易過不勝喝喝顧欲請聞愚闇昧過厚
懼深噎噎非過也天使子問以開後人今悟者
識正去偽得真吾欲不言恐天悒悒不時
平行安坐當為子道之自當了然無有疑也
昔之天地與今妖地有始有終同無異矣初
善復惡中間與衰一成一敗陽九百六六九
乃周則大壞天地混濛人物糜潰唯積善
者免之長為種民種民智識尚有差降未同
決一猶須師君君明教化不死積錬成
聖故號種民種民聖賢長生之類也長生大
主號太平真正太一妙氣皇天上清金闕後
聖九玄帝君姓李是高上太之胄玉皇虛無
之胤玄元帝君時太皇十五年太歲丙子兆
氣皇平元年甲申成形上和七年庚寅九月
三日甲子卯時刑德相制直合之辰育於此

図表158　『太平経』

太平經聖君秘旨

傳　上相青童君

聖君曰三氣共一為精一為神此
三者共一位幸天地人之氣根者受之於
天精者受之於地氣者受之於中和相與共為
一故神者乘氣而行精者居其中三者相助
為理欲壽者當愛氣尊神童精夫人本於生混
沌之氣氣生精精生神神生明本於陰陽之氣
氣氣轉為精精轉為神神轉為明欲壽者當
守氣而合神精不去其形念此三合以為一
○
久即彬彬自見身中形漸輕精益明光益精
心中大安欣然若喜太平氣應矣修其內反
應於外內以致壽外以致理非用筋力自然
而致太平矣
守一明之法未精之時瞑目冥冥目中無有
光
守一復久自生光明昭然見四方隨明而遠
行盡見身形容群神將集故能形化為神
守一明法長壽之根萬神可御出光明之門
守一精明之時若火始坐時謹守勿失貽赤

図表159　『太平経聖君秘旨』

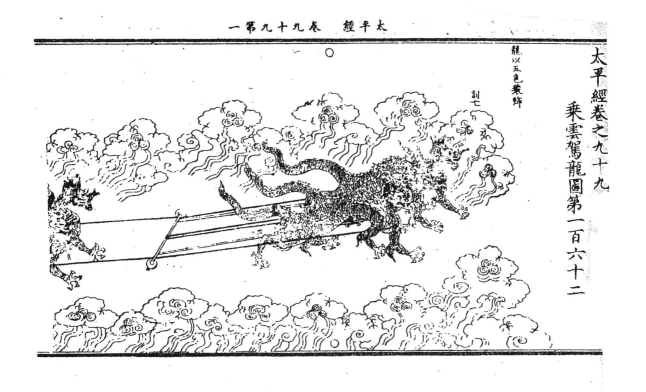
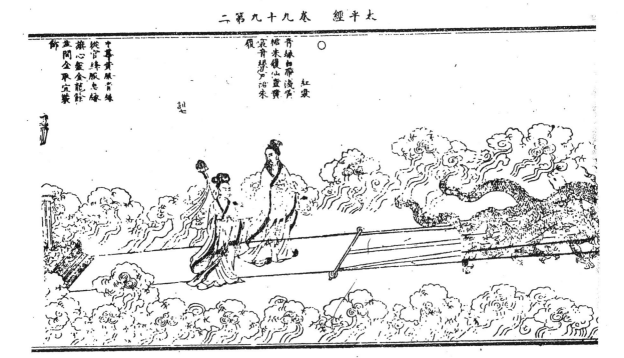

図表160　駕龍図

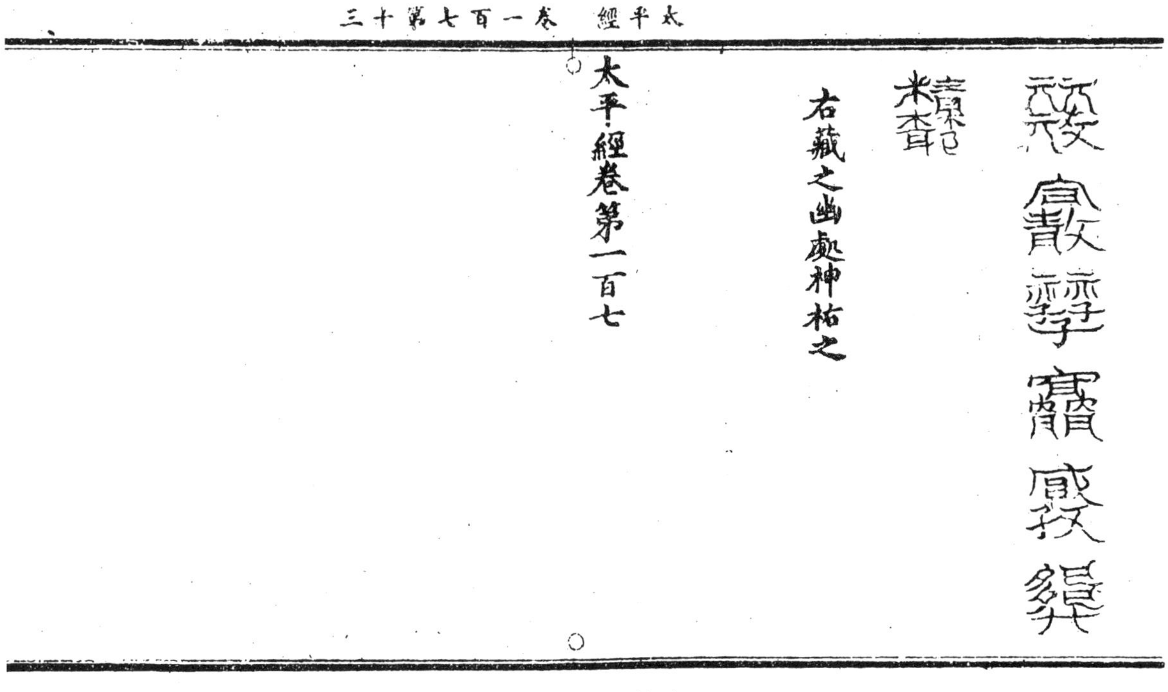

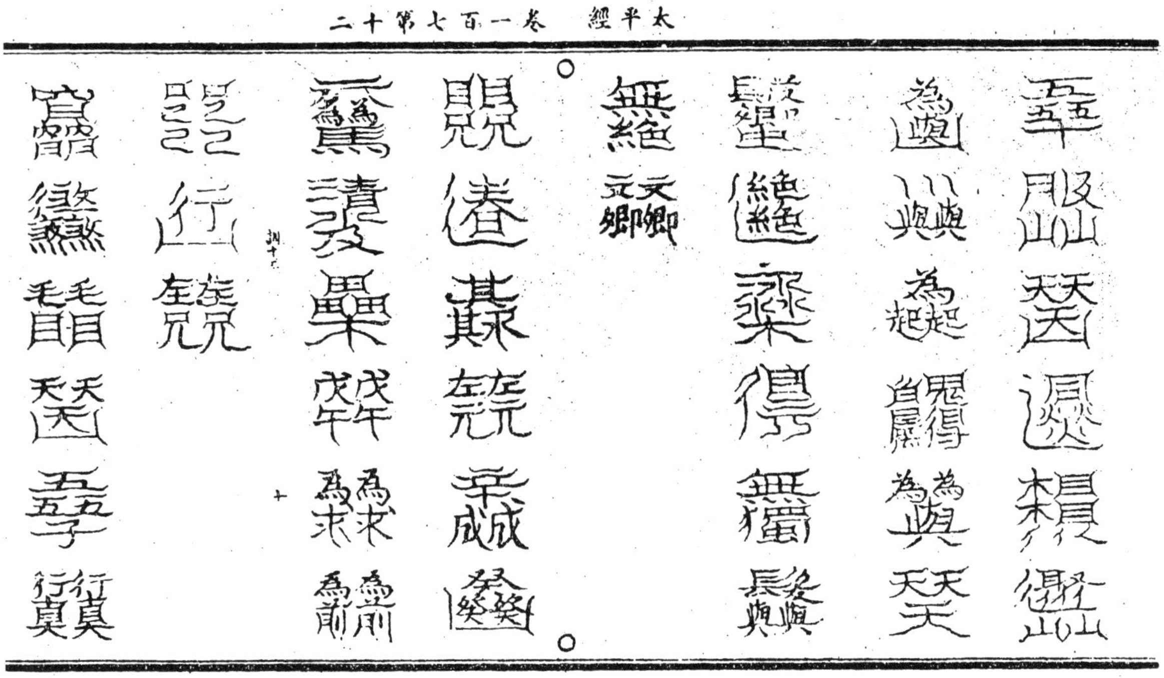

XI. 道教医学を支える古典、経典

図表161　複文

図版篇

出　典	No.	経　　　名
道　蔵	1	太上黄庭内景玉経註
	2	太上黄庭中景経
	3	太上黄庭外景玉経
	4	黄庭内景玉景注
	5	黄庭内外玉経解
	6	黄庭内景五臓六腑補潟図
	7	黄庭遁甲録経
	8	上清黄庭五臓六腑眞人玉軸経
	9	上清黄庭養神経
修身十書	10	黄庭内景玉経註
	11	黄庭外景玉経註
道蔵輯要	12	太上黄庭内景玉経
	13	黄庭内景経
	14	黄庭外景経
	15	太上黄庭内景玉経
	16	太上黄庭中景経
雲笈七籤	17	上清黄庭内景経
	18	上清黄庭外景経
	19	黄庭遁甲録身経
道蔵精華	20	太上黄庭内景玉経
	21	黄庭内景玉経註
	22	太上黄庭外景経
	23	黄庭内景経
	24	黄庭外景経

図表162　経典から見た『黄庭経』類

XI. 道教医学を支える古典、経典

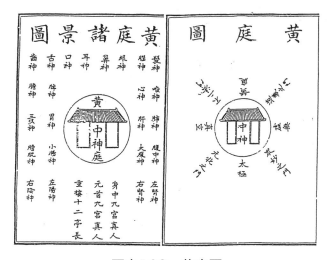

図表163　黄庭図

臓腑	《黄庭経》	《黄帝内経素問》
心	心典一体五藏王 調血理命身不枯 心部之官蓮含華 外応口舌吐五華	心者、君主之官、神明出焉 心主身之血脉 其華在面 心在竅為舌
肝	肝青七葉奇胆倉 肝気鬱勃清且長 和致魂魄津液平 外応眼目日月精	肝者将軍之官、謀慮出焉 肝気上従 肝藏魂 肝主目
脾	是謂脾健当中宮 主調五味百谷香 消谷散気攝牙歯 致于胃管通虚無	脾胃者倉廩之官 五味出焉 脾気通于口 脾気散精
肺	肺部之官似華蓋 七元之子主調気 肺中空洞上下行 肺之為気三焦起	肺者相傅之官、治節出焉 肺気通于鼻 肺朝百脈 肺受気于腎
腎	腎部之宮玄厥圓 主論六府九液源 外応両耳百液津 結珠固精養神根 両腎之神主延寿	腎方閉、為牝藏 腎者作強之官、伎巧出焉 腎主耳、腎主唾、水藏 腎藏精志也 腎脂枯不長
胆	胆部之宮六府精 胆在肝中色緑縈 主諸気力攝虎兵 外応眼瞳鼻柱間	胆者中精之府 胆在肝之短葉 胆者中正之官、決断出焉 胆者筋其応
胃	腎受三升応日月 渇思飲水当玉漿 飢思其内当黄粮	腎者倉廩之官 水穀気血之海 腎為后天之本

図表164　『黄庭経』と『黄帝内経素問』の比較表

299

図 版 篇

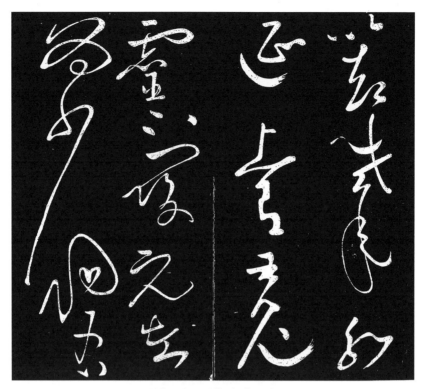

図表165　黄庭内景経

黄庭内景経	上有魂霊下関元、左為少陽、右太陰、后有密戸、前生門、出日入月呼吸存
黄庭外景経	上有黄庭下関元、后有幽闕前命門

図表166　内景経と外景経の比較

XI. 道教医学を支える古典、経典

臓器	名	形色と意義	字	機　能
心	丹元	圓形、赤色	守霊	心主神明、心藏神
肺	皓華	肺葉如花、色白	虚成	肺主气、虚空而受气
肝	龍烟	肝体柔、含気変化如烟	含明	肝主目、故含光明
腎	玄冥	腎属水、色黒而幽深	育嬰	腎藏精、主生育
脾	常在	脾為中央之土、為四时常気	魂停	脾藏意与志
胆	龍曜	胆色緑、如青龍之光	威明	胆主決断、威嚴而明察
脾長	混康	即膵、狭長掩脾混然一体	霊源	膵主消化水穀、為生霊之源
髪	蒼華	髪有黒白之色	太玄	玄為黒色為腎水、腎之華在髪
脳	精根	脳質灰白如精之聚	泥丸	泥丸脳之象、脳為髓海主元神
眼	明上	眼如日月、受光于上	英玄	英通映、映象于太玄（脳）
鼻	玉壟	鼻形如隆起之壟、其質似玉	霊堅	肺通気于鼻、主嗅、霊敏而堅挺
耳	空閑	耳似空合虚以受声	幽田	耳如幽静之田以諦聴
舌	通命	舌為心苗、内通于心	正論	舌能辨五味、髪五音、以正論理
歯	顎峰	顎上之歯峰	羅千	歯如鋒刃、羅衆物而咀

図表167 『黄庭経』の神名

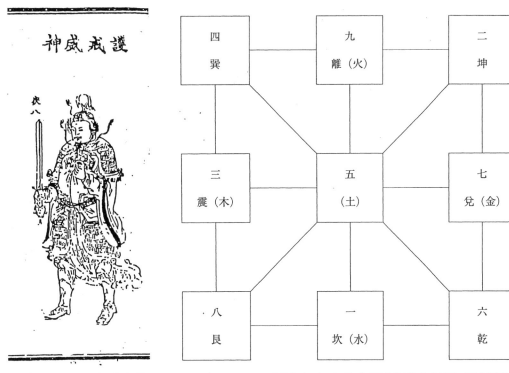

図表168 勇士武士像　　図表169 三五合気九宮八宮図（黄庭内景経、五行章）

301

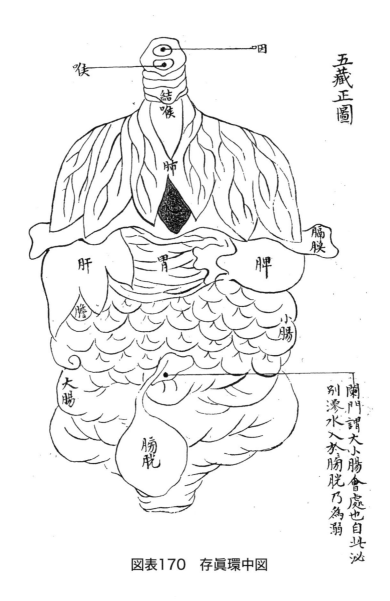

図表170　存眞環中図

XI. 道教医学を支える古典、経典

図表171　五臓図

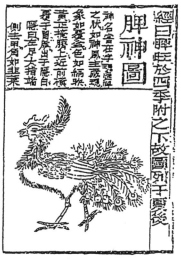
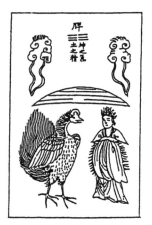

『遵生八牋』の脾神　　　『医方類聚』の脾神

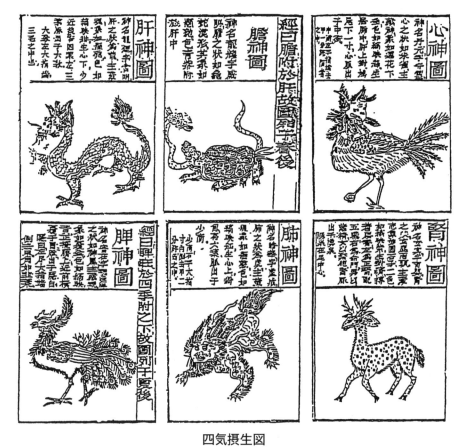

四気摂生図

図表172　五臓図

経穴名	経絡名	経穴名	経絡名
璇璣	任脈	耳門	手少陰三焦経
華蓋	任脈	聴宮	手少陽胆経
玉堂	任脈	神門	手少陰心経
紫宮	任脈	天府	手太陰肺経
中極	任脈	雲門	手太陰肺経
中庭	任脈	日月	足少陰胆経
承漿	任脈	崑崙	足太陽膀胱経
太倉(中脘)	任脈	通天	足太陽膀胱経
陰交	任脈	水泉	足少陰腎経
神闕	任脈	長谷(天枢)	足陽明胃経
紫宮	任脈	太乙	足陽明胃経
関元	任脈	大包	足太陰脾経
霊台	督脈	大横	足太陰脾経
命門	督脈		

図表173 『黄庭経』に出現する鍼灸経穴名

上	天	上丹田	上焦	神	心	目	心火	君	父
中	地	中丹田	中焦	気	脾	口	脾土	臣	母
下	人	下丹田	下焦	精	腎	耳	腎水	民	子

§　脾＝脾胃
　　脾長＝膵
　　脾気＝肺気
　　「太一生水」＝『楚簡老子』

図表174 『太平経』と『黄庭経』の三分類

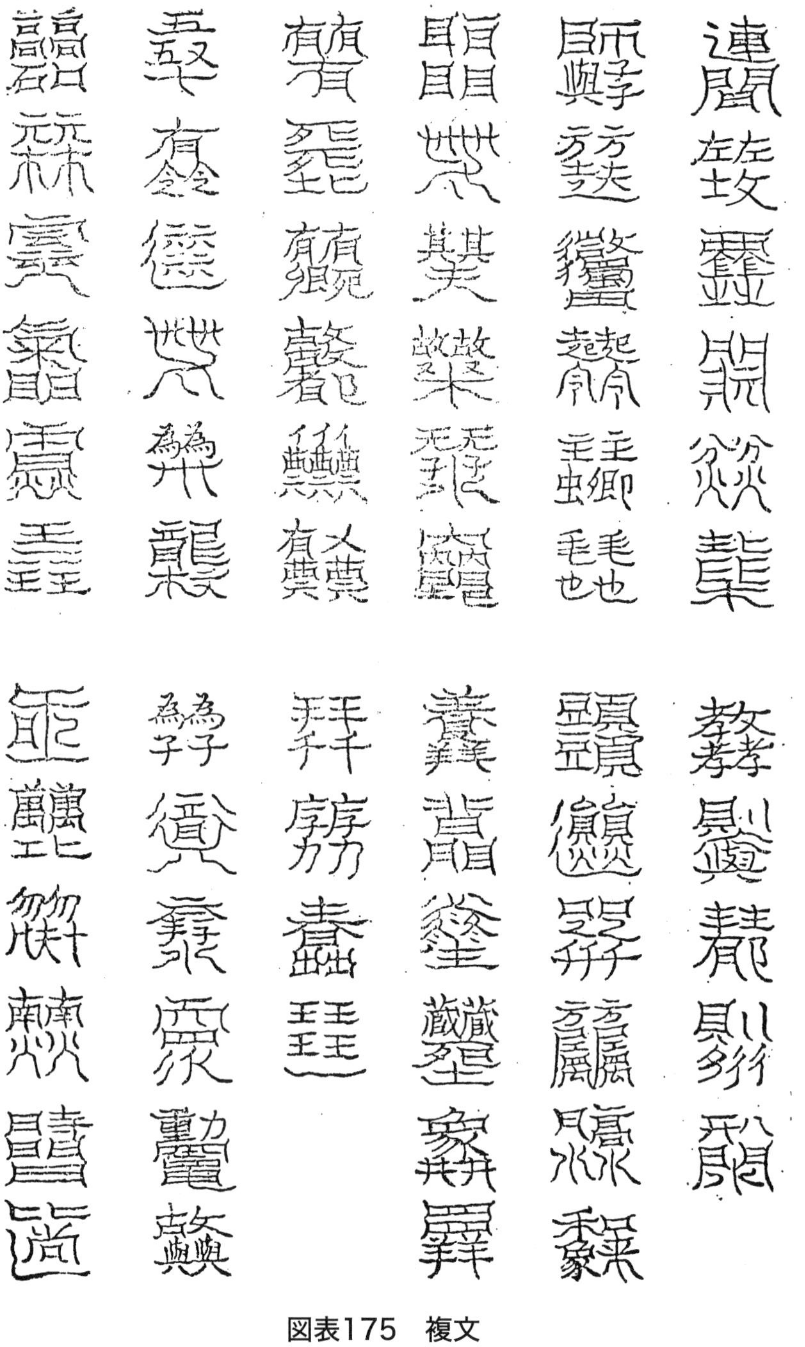

図 版 篇

図表175　複文

306

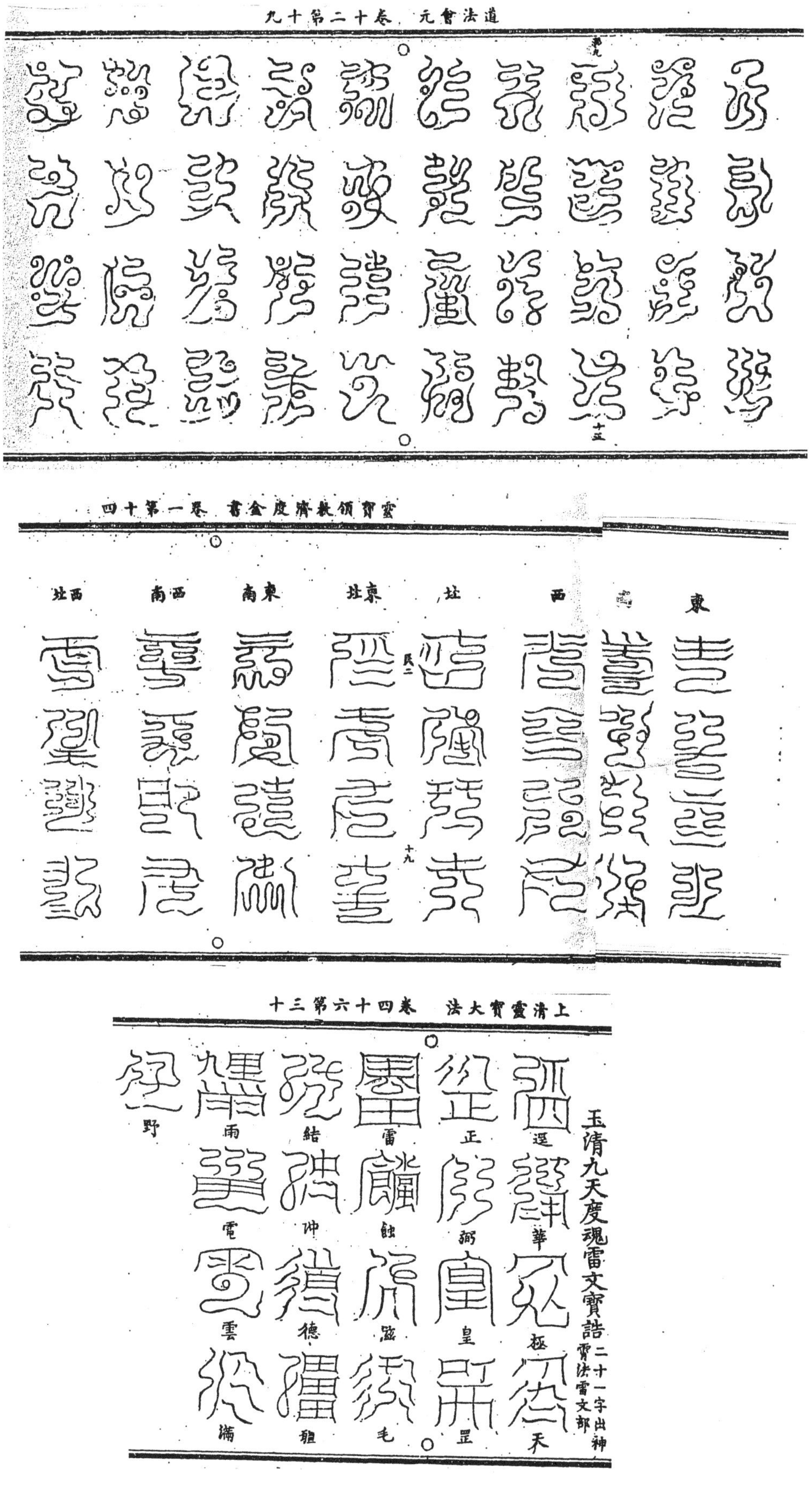
道法會元 卷二十第九十
靈寶領教濟度金書 卷一第十四
上清靈寶大法 卷四十六第三十
玉清九天度魂雷文寶誥 二十一字出神霄法雷文部

図表176　経典中の文字様符

図版篇

XII. 符・図・籤・呪・善書

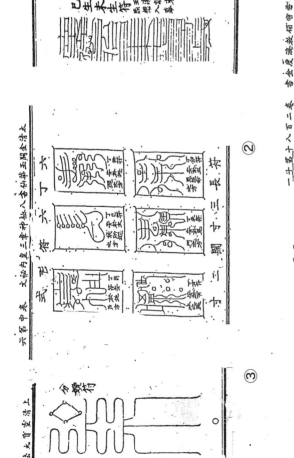

図表177 符-1

XII. 符・図・籤・呪・善書

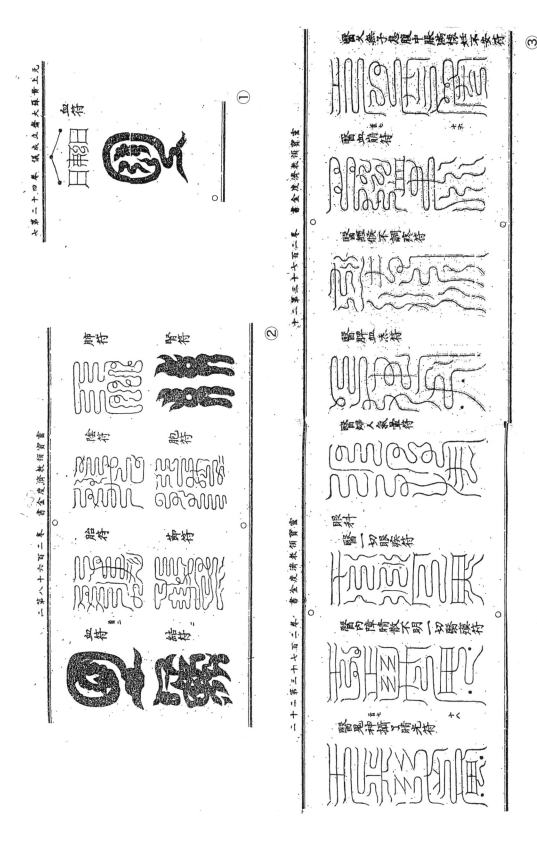

図表178 符-2

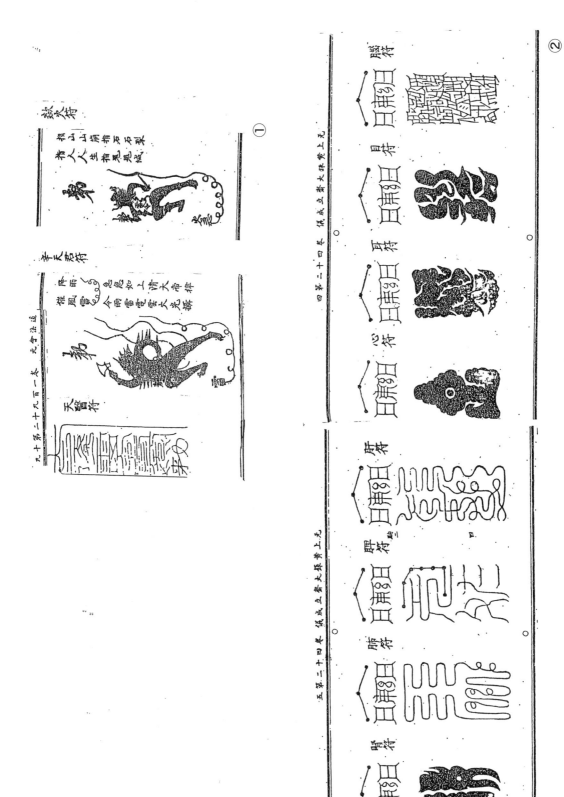

図表179 符-3

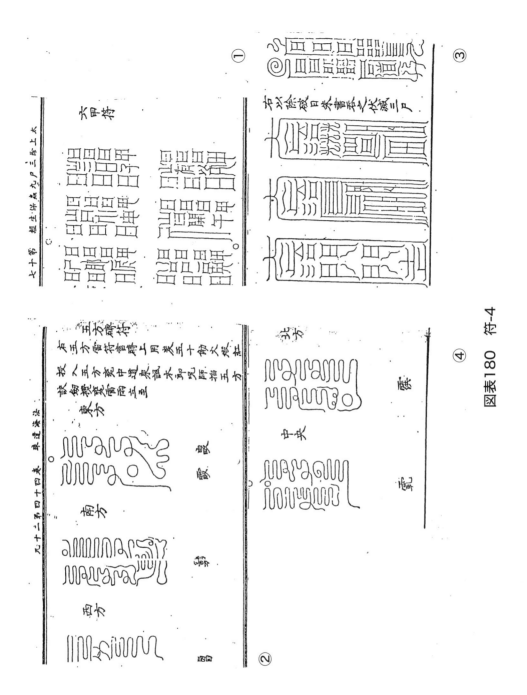

図表180 符-4

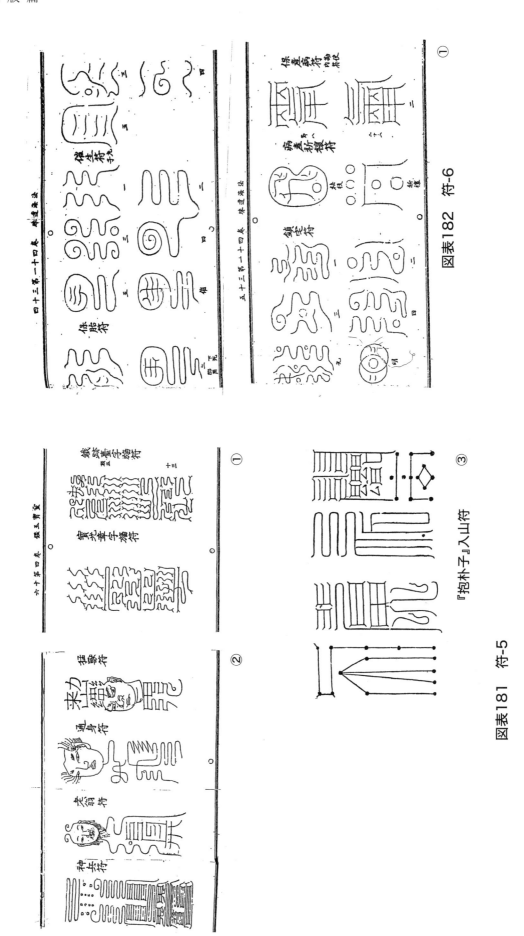

図表182 符-6

図表181 符-5

XII. 符・図・籤・呪・善書

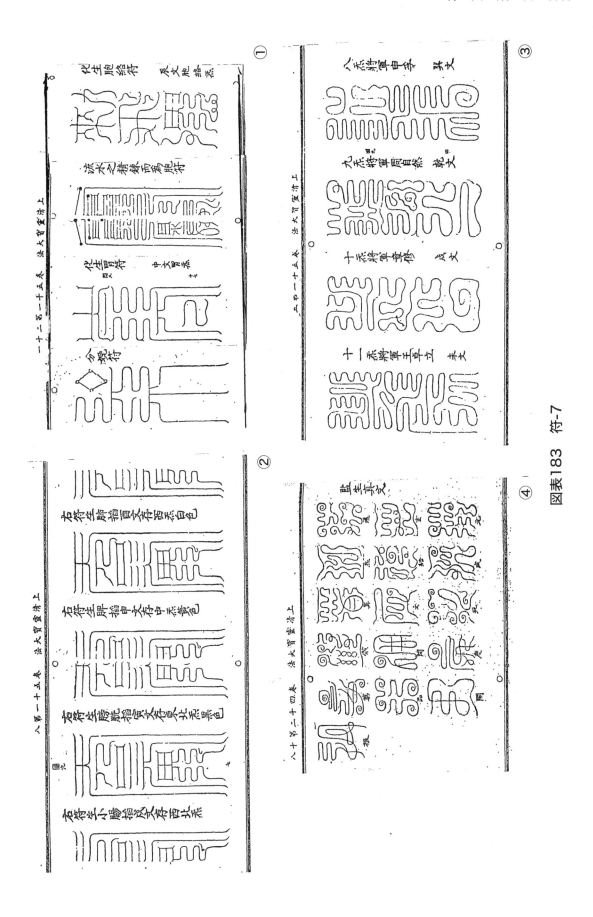

図表183 符-7

図版篇

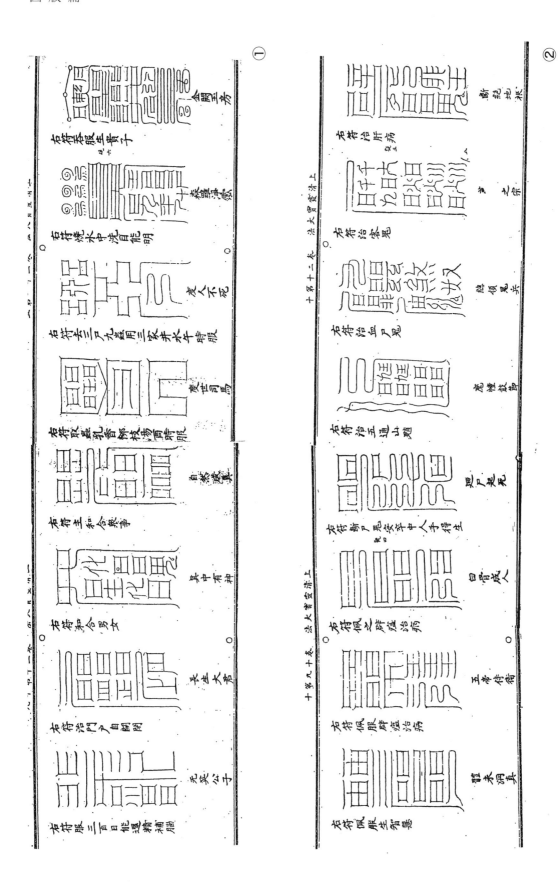

図表184 符-8

XII. 符・図・籤・呪・善書

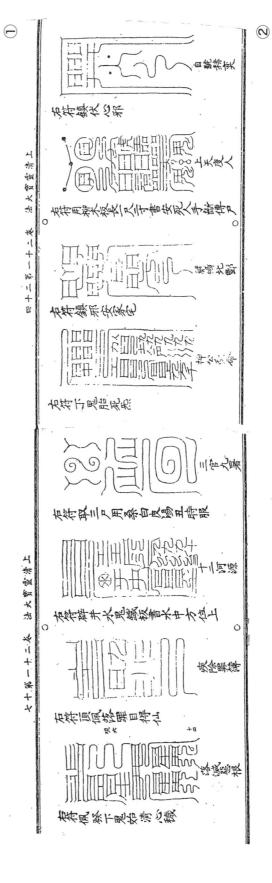

図表185 符-9

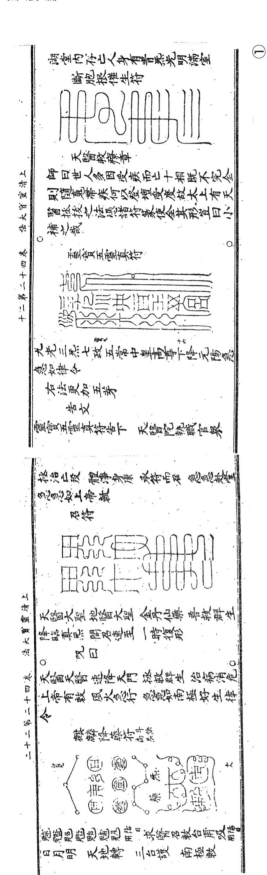
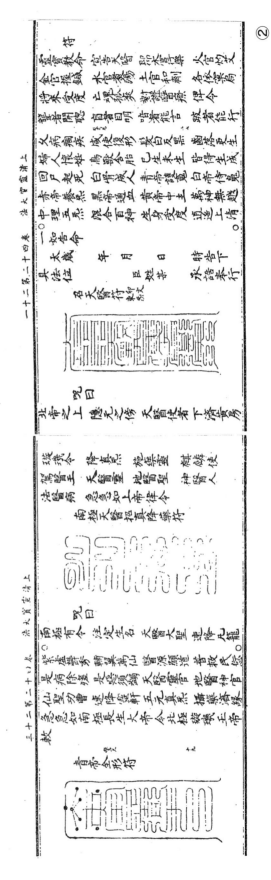

図表186 符-10

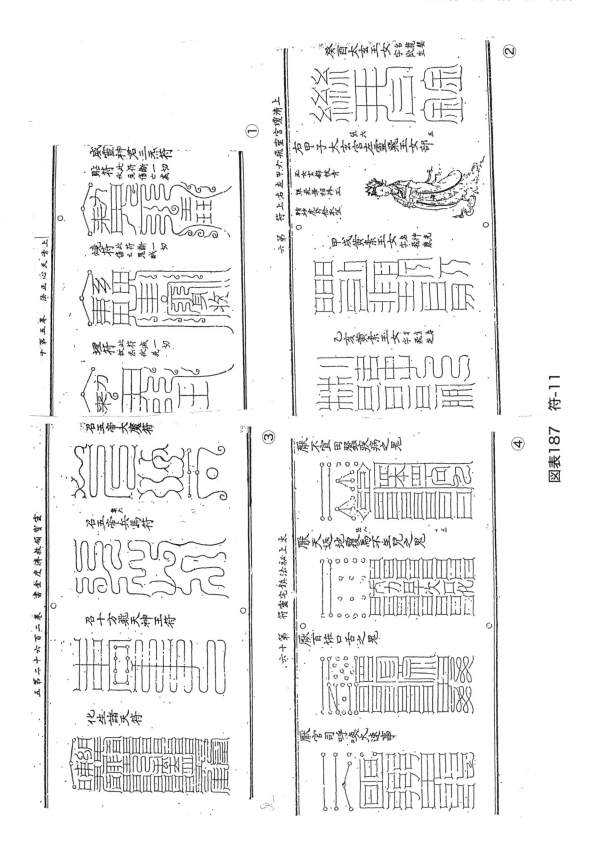

図表187 符-11

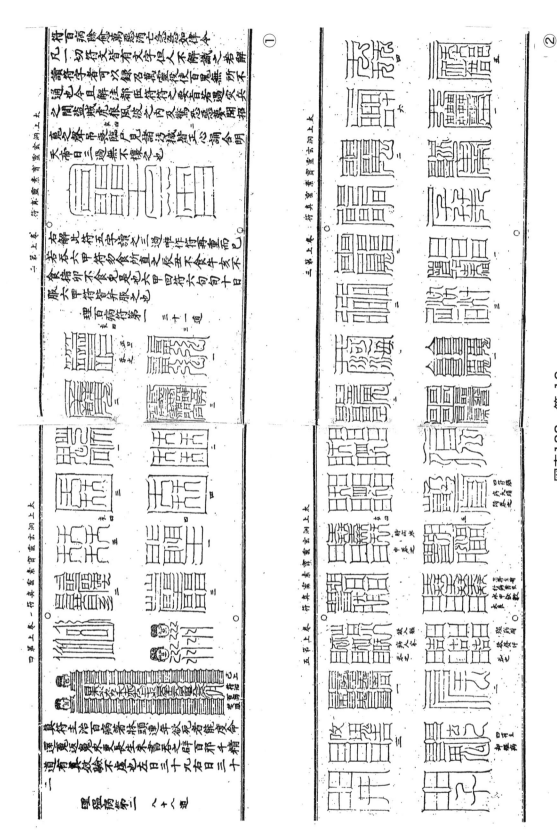

図表188 符-12

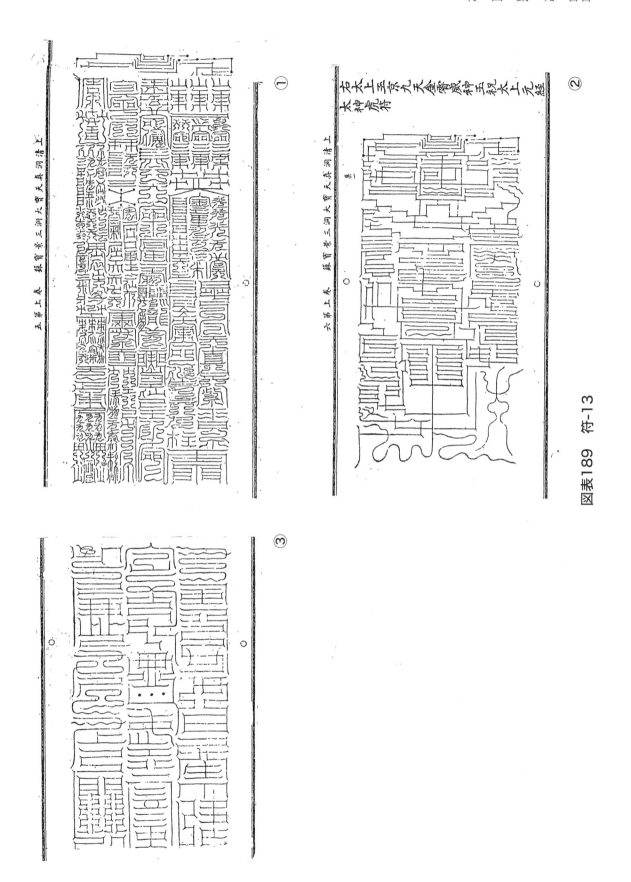

図表189 符-13

図版篇

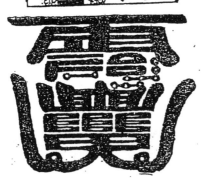
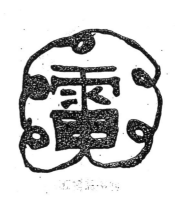

図表190　符-14

図表191　符-15

320

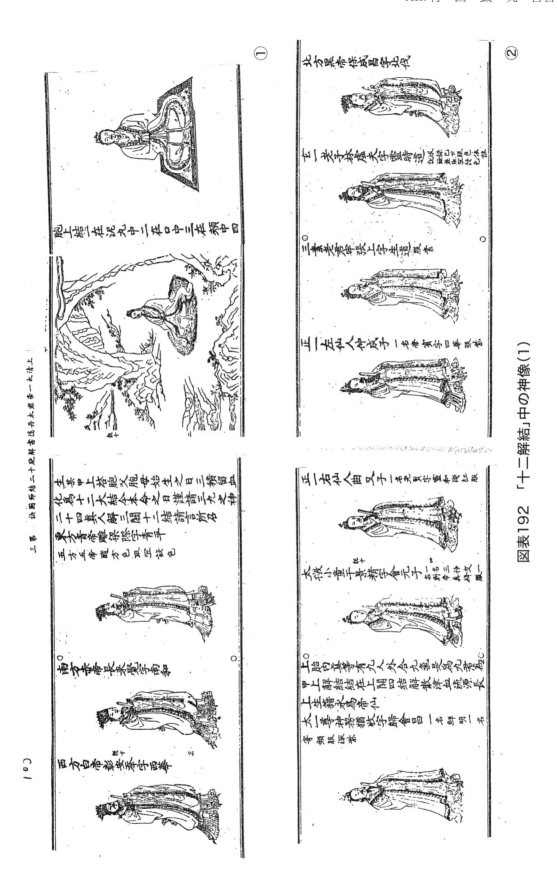

図表192 「十二解結」中の神像(1)

図版篇

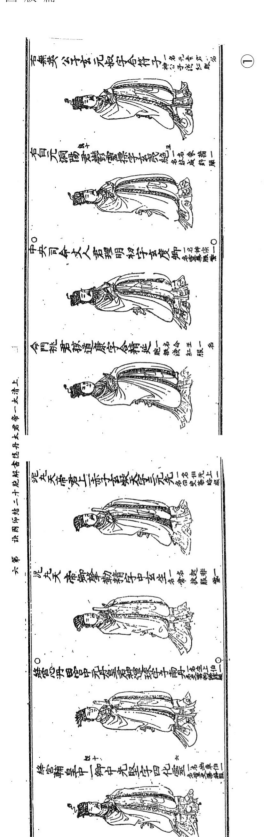
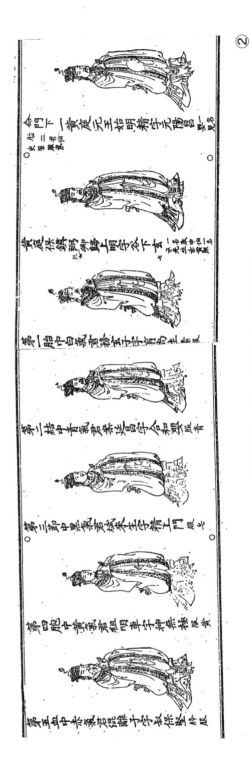

図表193 「十二解結」中の神像(2)

322

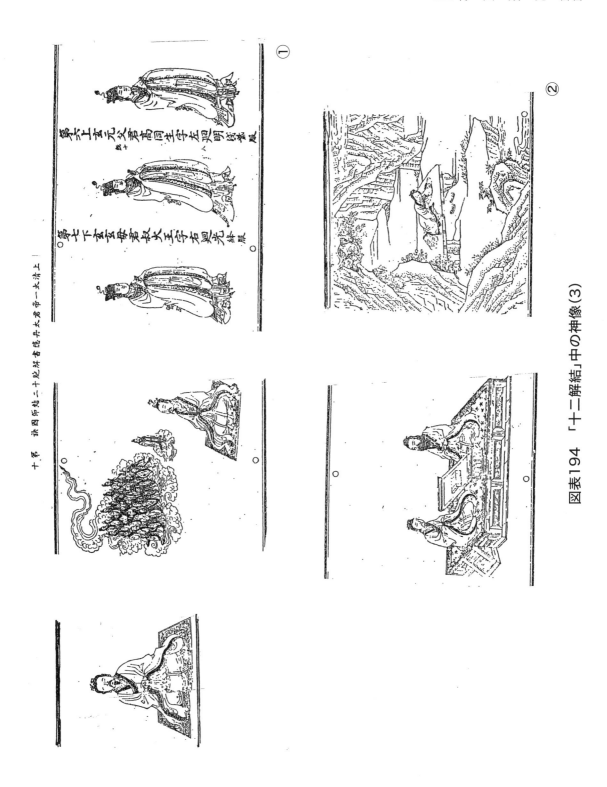

図表194 「十二解結」中の神像(3)

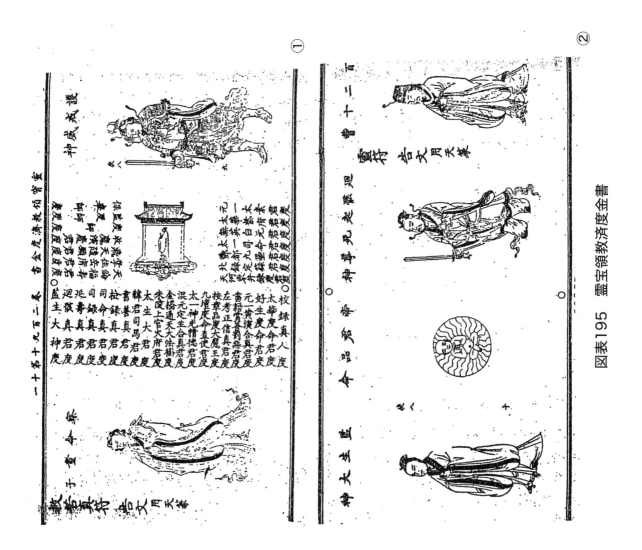

図表195　霊宝領教済度金書

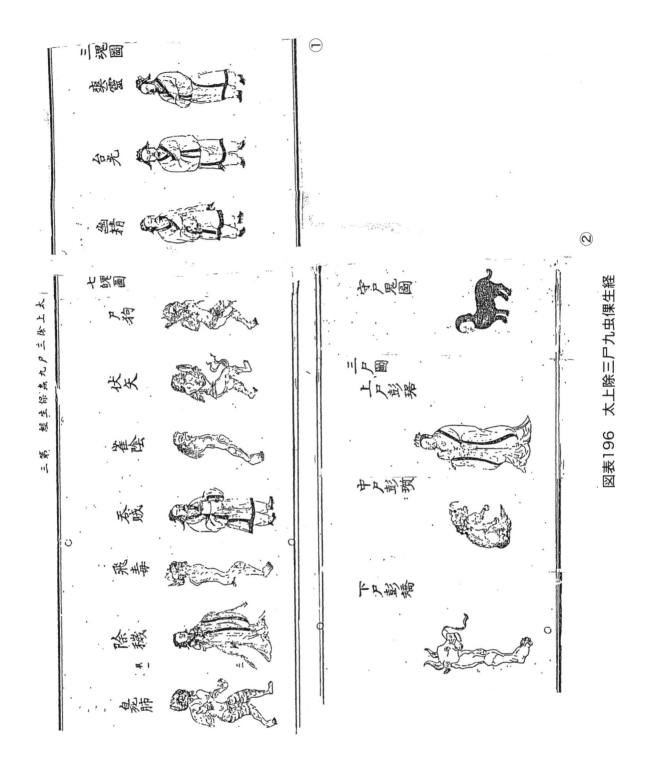

図表196 太上除三尸九虫保生経

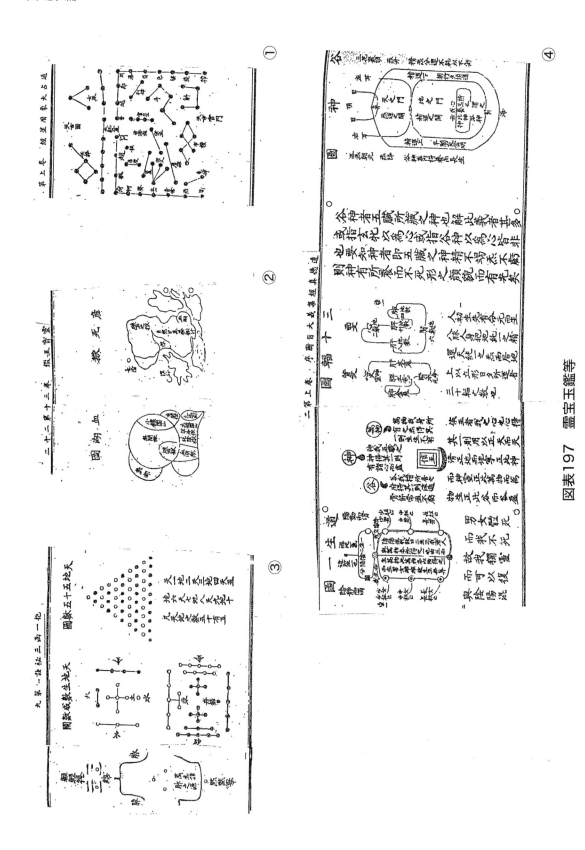

図表197　霊宝玉鑑等

XII. 符・図・籤・呪・善書

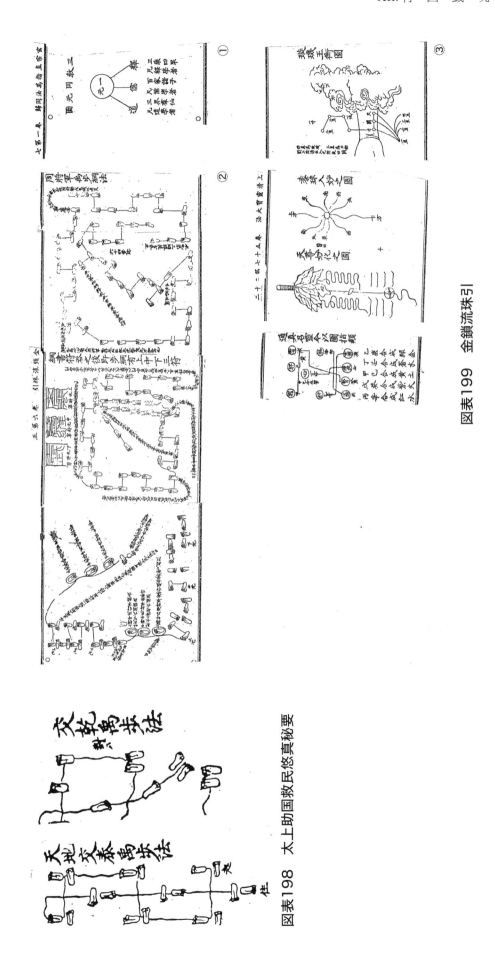

図表199 金鎖流珠引

図表198 太上助国救民悠真秘要

図版篇

図表201　五嶽眞形図

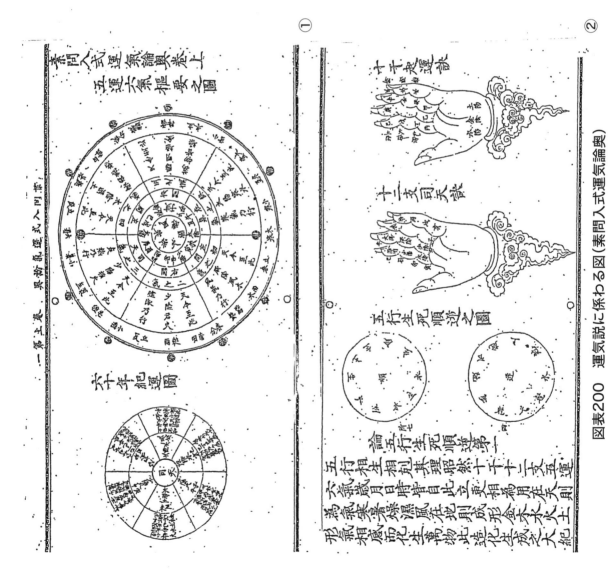

図表200　運気説に係わる図(素問入式運気論奥)

XII. 符・図・籤・呪・善書

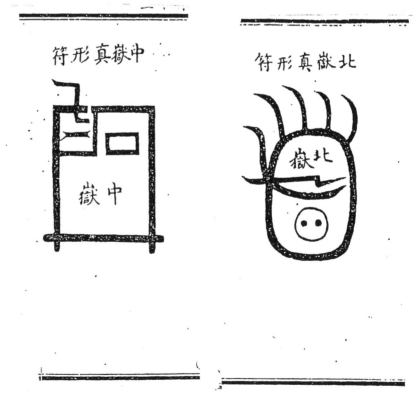

図表202 『三皇内文遺秘』にのる五嶽図

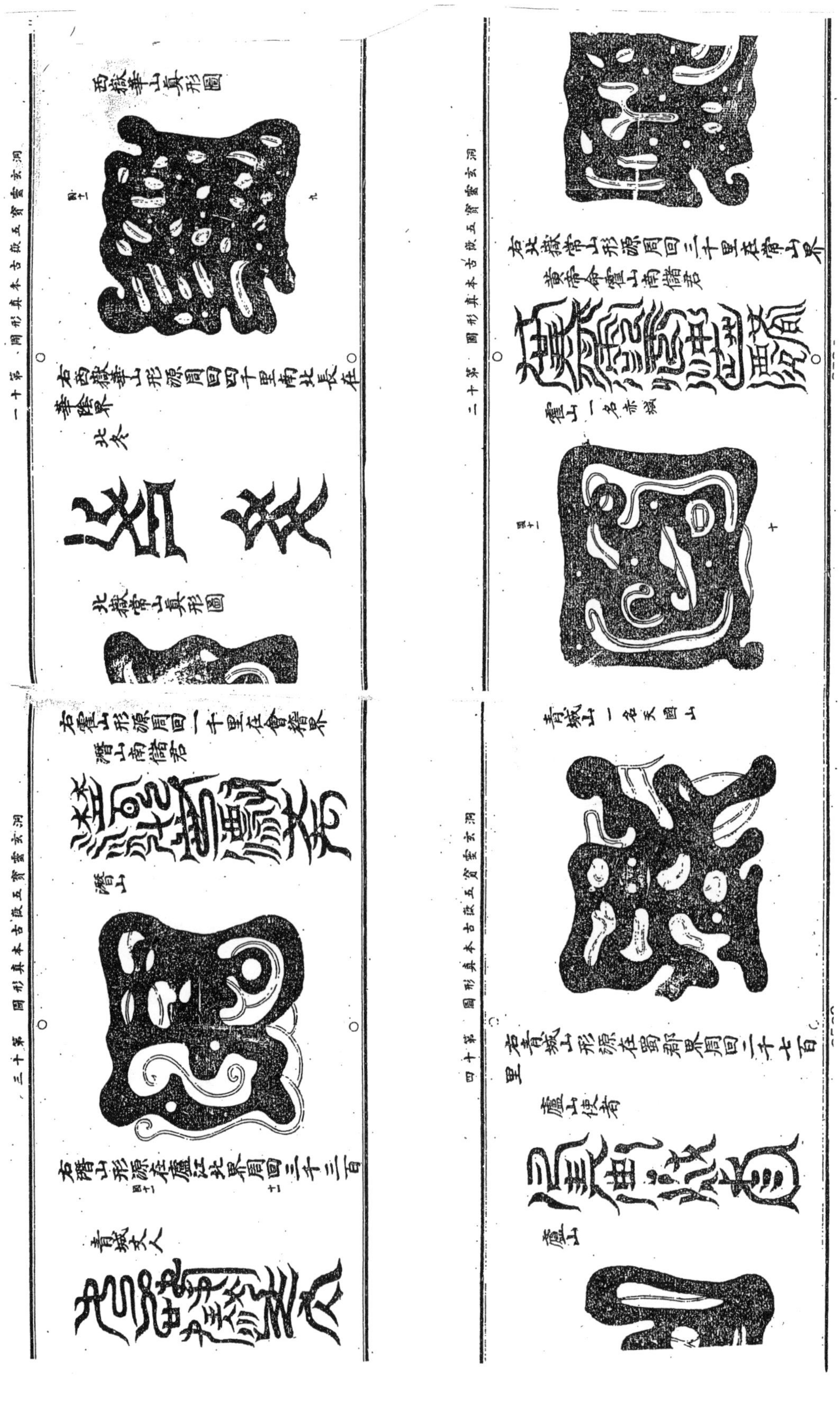

図版篇

図表203 『洞玄霊宝五嶽古本真形図』

330

XII. 符・図・籤・呪・善書

東嶽大証癭光真君之神符

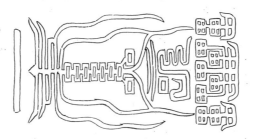

右者好人民官職長命威福冷孫護萬事之
應驗之神符也

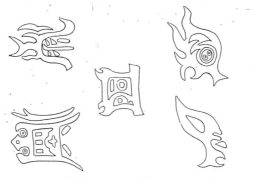

右五嶽圖二式一出道藏一出唐鏡用黃素
朱書誦作小卷長可三四寸許以軸帶
月令唐豪我五嶽真形圖

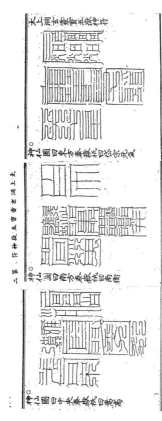

図表205 「五嶽眞形図説」

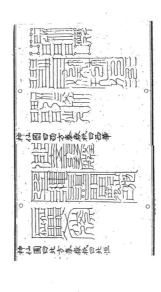

図表204 「太上霊宝五嶽神符」

331

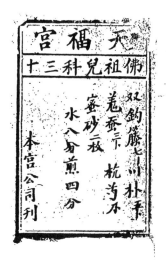
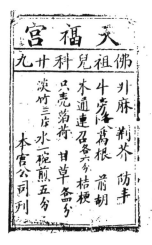
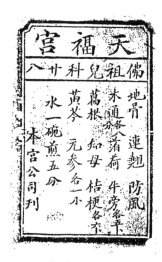

図表206　薬籤の様々

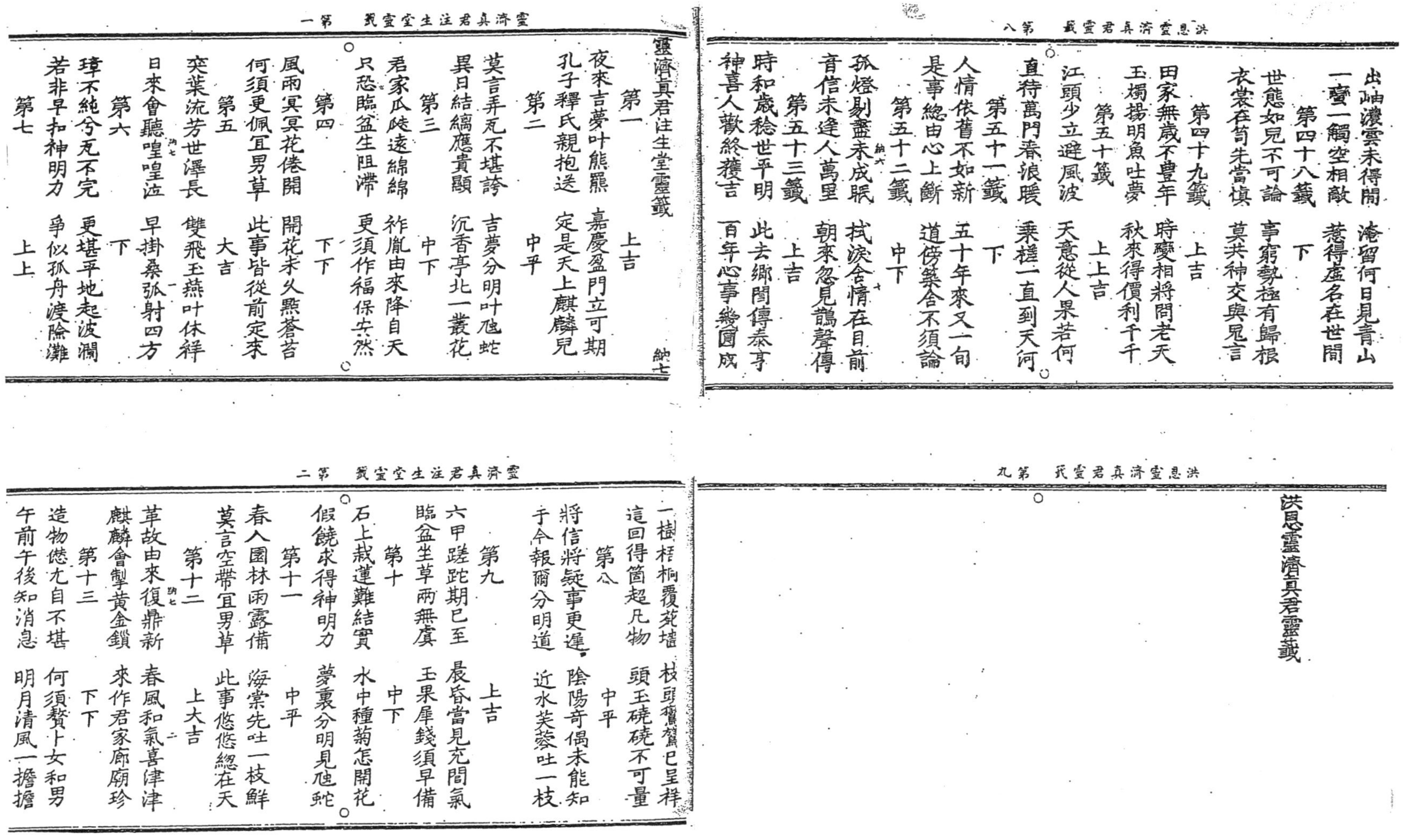

図表207　靈寶真君注生堂靈籤

図表208　洪思斉霊済真君霊籤

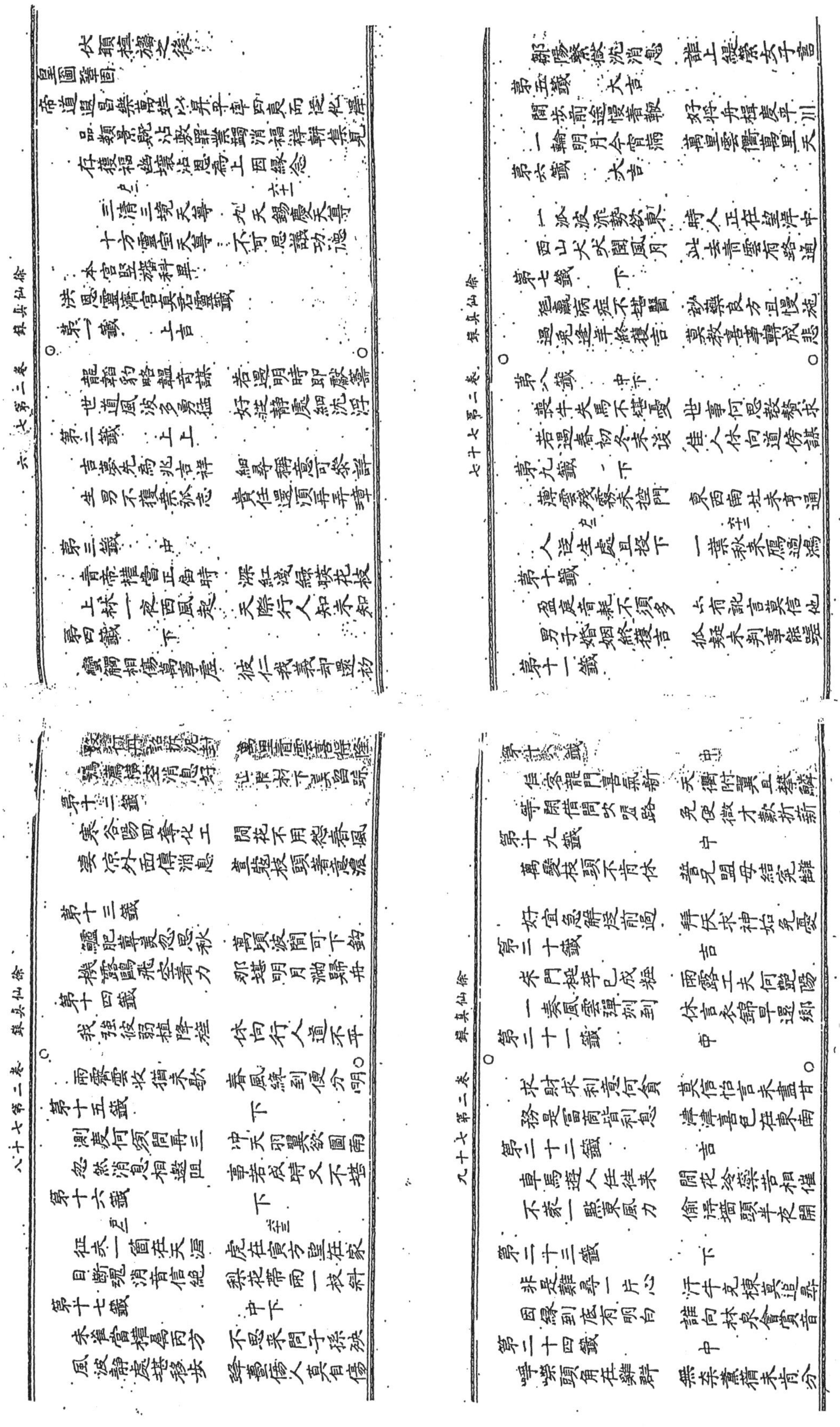

図表209　徐仙真録

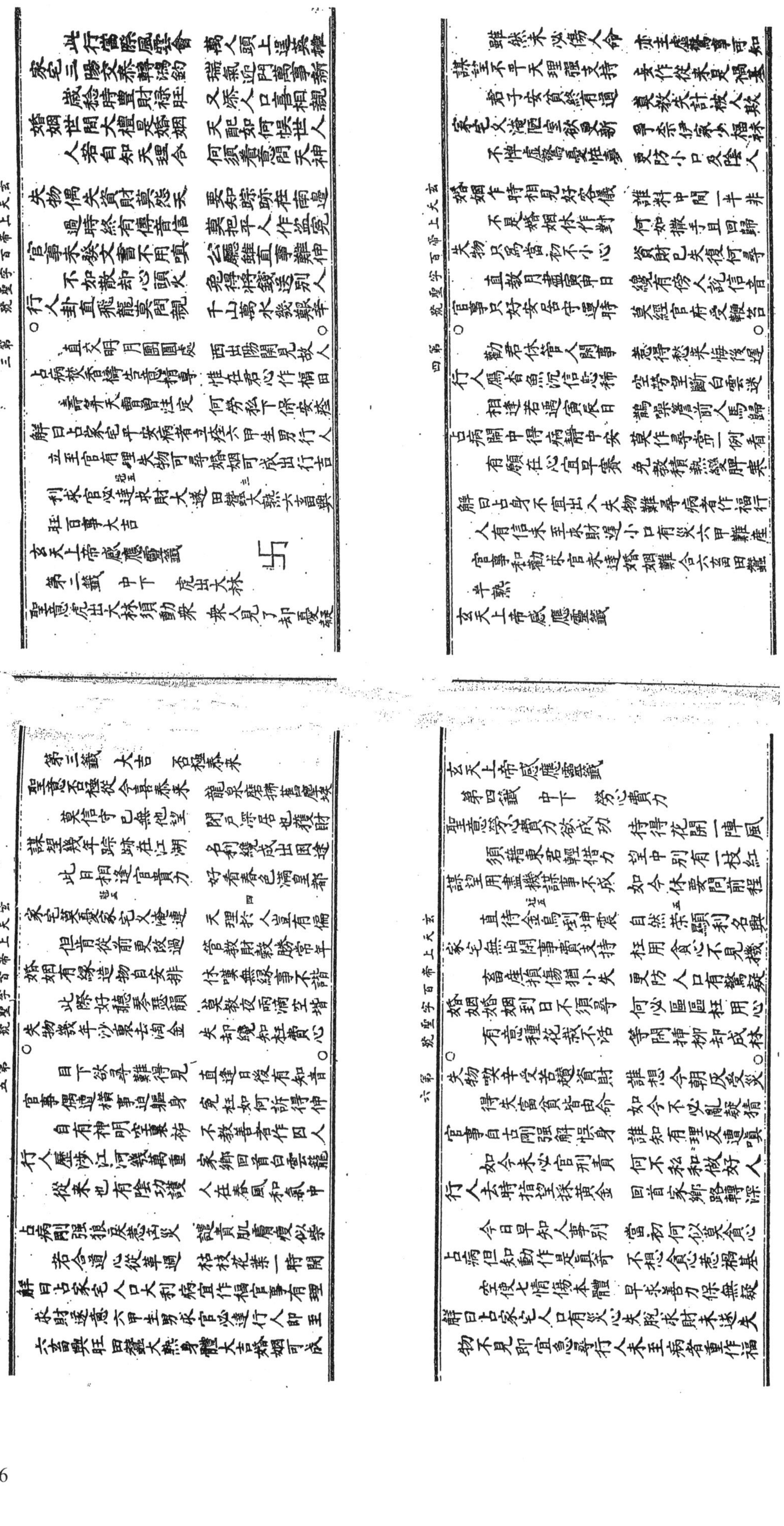

図表210　玄天上帝百字聖號

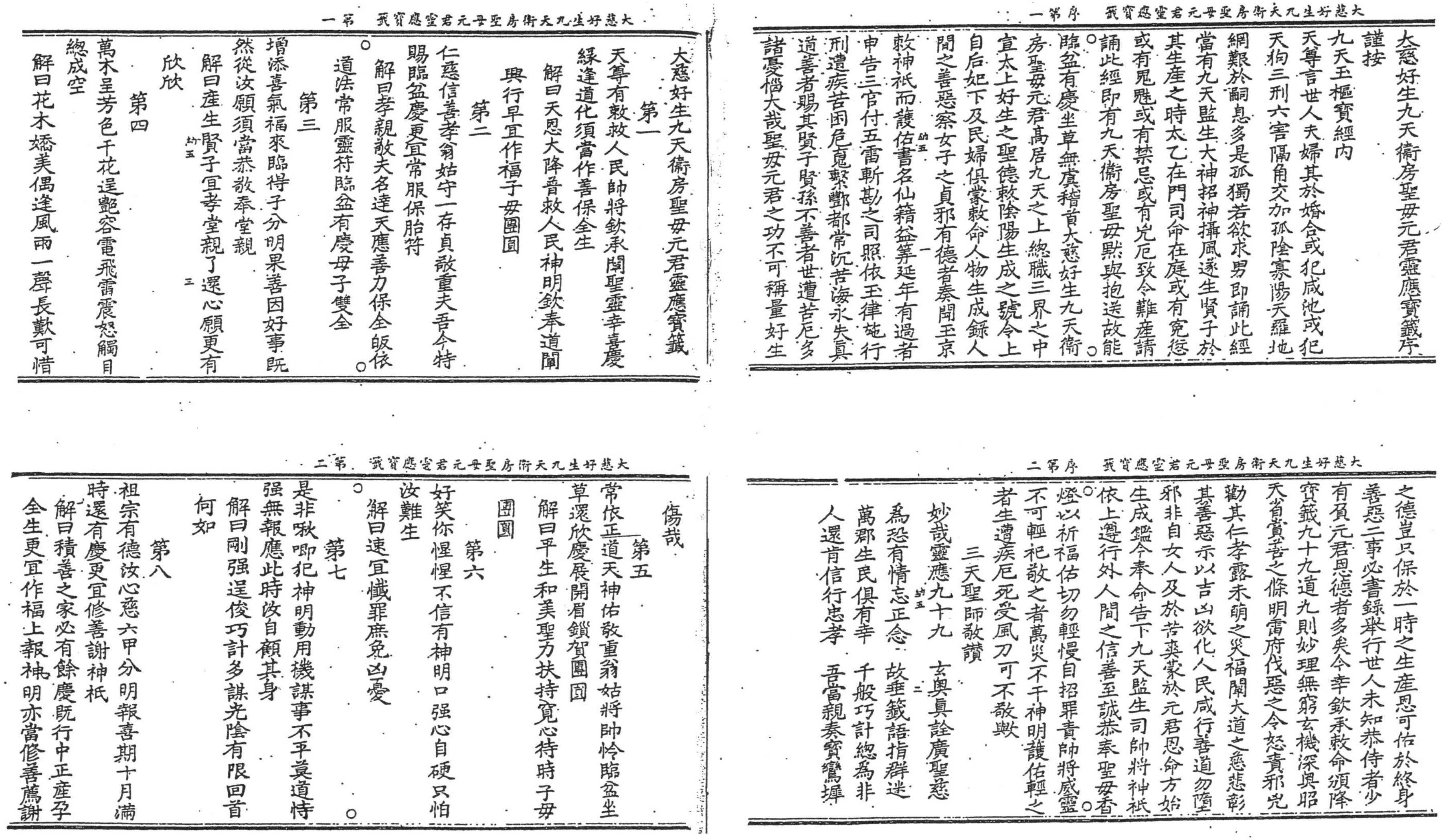
大慈好生九天衛房聖母元君靈應寶籤　序　第一

大慈好生九天衛房聖母元君靈應寶籤序
謹按
九天玉樞寶經內
天尊言世人夫婦其於婚合或犯咸池或犯
天狗三刑六害隔角交加孤陰寡陽天羅地
網艱於嗣息多是孤獨若欲求男即誦此經
當有九天監生大神招神攝風送生賢子於
其生產之時太乙在門司命在庭或有冤愆
或有鬼魅或有禁忌或有咒厄致令難產請
誦此經即有九天衛房聖母默與抱送故能
○臨盆有慶坐草無虞稽首大慈好生九天衛
房聖母元君高居九天之上總職三界之中
宣太上好生之聖德救陰陽生成之號令上
自后妃下及民婦俱掌救命人物生成錄人
間之善惡察女子之貞邪有德者奏聞玉京
敕神祇而護佑書名仙籍益算延年有過者
申告三官付五雷斬勘之司照依玉律施行
刑遣疾苦困厄冤繫酆都常沉苦海永失真
道善者賜其賢子賢孫不善者世遭苦厄多
諸憂惱大哉聖母元君之功不可稱量好生

大慈好生九天衛房聖母元君靈應寶籤　序　第二

之德豈只保於一時之生產恩可佑於終身
善惡二事必書錄舉行世人未知恭侍者少
有負元君恩德者多矣今幸欽承敕命頒降
寶籤九十九道九則妙理無窮玄機深與昭
天眷賞善之條明雷府伐惡之令怒責邪咒
勸其仁孝露未萌之災福闡大道之慈悲彰
其善惡示以吉凶欲化人民咸行善道勿墮
邪非自女人及於若奕家於元君恩命方始
生成鑑今奉命告下九天監生司帥將神祇
依上遵行外人間之信善至誠恭奉聖母香
燈以祈福佑切勿輕慢自招罪責帥將威靈
不可輕祀敬之者萬災不干神明護佑輕之
者生遭疾厄死受風刀可不敬歟
三天聖師敬贊
妙哉靈應九十九　玄奧真詮廣聖慈
為恐有情忘正念　故垂籤語指群迷
萬郡生民俱有幸　千般巧計總為非
人還肯信行忠孝　吾當親奏寶鸞墀

大慈好生九天衛房聖母元君靈應寶籤　第一

大慈好生九天衛房聖母元君靈應寶籤
第一
天尊有敕救人民帥將欽承闡聖靈幸喜慶
緣逢道化須當作善保全生
解曰天恩大降普救人民神明欽奉道闡
興行早宜作福子母團圓
第二
仁慈信善孝翁姑守一存貞敬重夫吾今特
賜臨盆慶更宜常服保胎符
解曰孝親敬夫名達天應善力保全皈依
○道法常服靈符臨盆有慶母子雙全
第三
增添喜氣福來臨得子分明果善因好事既
然從汝願須當恭敬奉堂親
解曰產生賢子宜孝堂親了還心願更有
欣欣
第四
萬木呈芳色千花逞艷容電飛雷震怒觸目
總成空
解曰花木嬌美偶逢風雨一聲長歎可惜

大慈好生九天衛房聖母元君靈應寶籤　第二

傷哉
第五
常依正道天神佑敬重翁姑將帥憐臨盆坐
草還欣慶展開眉鎖賀團圓
解曰平生和美聖力扶持寬心待時子母
團圓
第六
好笑你慳慳不信有神明口強心自硬只怕
汝難生
解曰速宜懺罪庶免凶憂
第七
是非啾唧犯神明動用機謀事不平莫道恃
強無報應此時汝自顧其身
解曰剛強逞俊巧計多謀先陰有限回首
何如
第八
祖宗有德汝心慈六甲分明報喜期十月滿
時還有慶更宜修善謝神祇
解曰積善之家必有餘慶既行中正產孕
全生更宜作福上報神明亦當修善薦謝

図表211　籤（大慈好生九天衛爲聖丹元君霊応宝籤）

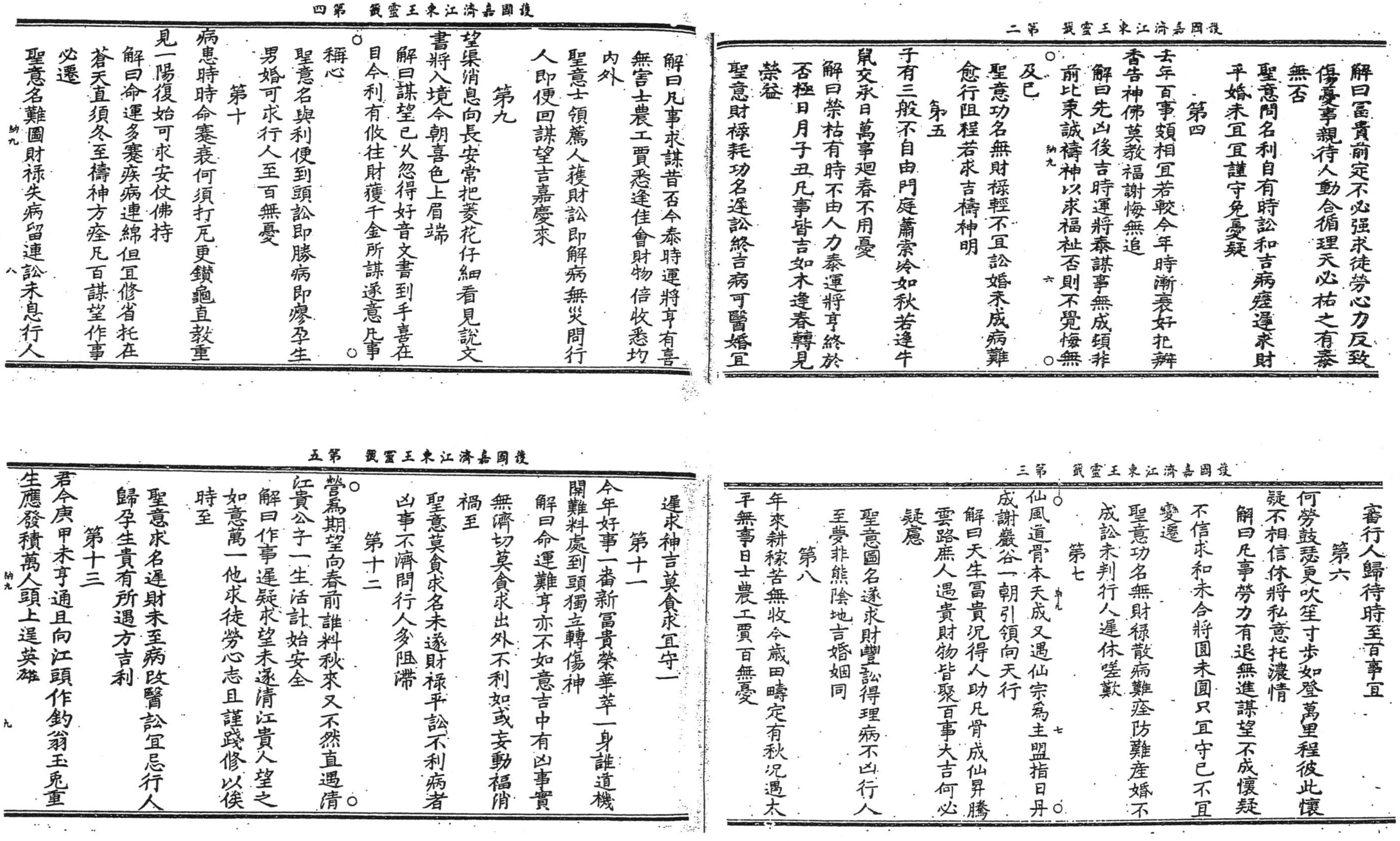
護國嘉濟江東王靈籤　第二

解曰富貴前定不必强求徒勞心力反致傷憂事親待人動合循理天必祐之有泰無否

聖意問名利自有時訟和吉病痊遲求財平婚未宜宜謹守免憂疑

第四

去年百事頗相宜若較今年時漸衰好把瓣香告神佛莫教福謝悔無追

解曰先凶後吉時運將泰謀事無成須排前比東誠禱神以求福祉否則不覺悔無及已

聖意功名無財祿輕不宜訟婚未成病難愈行阻程若求吉禱神明

第五

子有三般不自由門庭蕭索冷如秋若逢牛鼠交承日萬事廻春不用憂

解曰榮枯有時不由人力泰運將亨終於否極日月子丑凡事皆吉如木逢春轉見榮發

聖意財祿耗功名遲訟終吉病可醫婚宜

護國嘉濟江東王靈籤　第三

審行人歸待時至百事宜

第六

何勞鼓瑟更吹笙寸步如登萬里程彼此懷疑不相信休將私意托濃情

解曰凡事勞力有退無進謀望不成懷疑不信求和未合將圓未圓只宜守己不宜變遷

聖意功名無財祿散病難痊防難産婚不成訟未判行人遲休嗟歎

第七

仙風道骨本天成又遇仙宗為主盟指日丹成謝巖谷一朝引領向天行

解曰天生富貴況得人助凡骨成仙昇騰雲路庶人遇貴財物皆聚百事大吉何必疑慮

聖意圖名遂求財豐訟得理病不凶行人至夢非熊陰地吉婚姻同

第八

年來耕稼苦無收今歲田疇定有秋況遇太平無事日士農工賈百無憂

護國嘉濟江東王靈籤　第四

解曰凡事求謀昔否今泰時運將亨有喜無害士農工賈悉逢佳會財物倍收悉均內外

聖意士領薦人獲財訟即解病無災問行人即便回謀望吉嘉慶來

第九

望渠消息向長安常把菱花仔細看見說文書將入境今朝喜色上眉端

解曰謀望已久忽得好音文書到手喜在目今利有攸往財獲千金所謀遂意凡事稱心

聖意名與利便到頭訟即勝病即瘳孕生男婚可求行人至百無憂

第十

病患時時命蹇衰何須打瓦更鑽龜直教重見一陽復始可求安仗佛持

解曰命運多蹇疾病連綿但宜修省托在蒼天直須冬至禱神方痊凡百謀望作事必遷

聖意名難圖財祿失病留連訟未息行人

護國嘉濟江東王靈籤　第五

遲求神吉莫貪求宜守一

第十一

今年好事一番新富貴榮華萃一身誰道機關難料處到頭獨立轉傷神

解曰命運難亨亦不如意吉中有凶事實無濟切莫貪求出外不利如或妄動福消禍至

聖意莫貪求名未遂財祿平訟不利病者凶事不濟問行人多阻滯

第十二

營為期望向春前誰料秋來又不然直遇清江貴公子一生活計始安全

解曰作事遲疑求望未遂清江貴人望之如意萬一他求徒勞心志且謹踐修以俟時至

聖意求名遲財未至病改醫訟宜忌行人歸孕生貴有所遇方吉利

第十三

君今庚甲未亨通且向江頭作釣翁玉兎重生應發積萬人頭上逞英雄

図表212　籤(護国嘉済江東王霊籤)

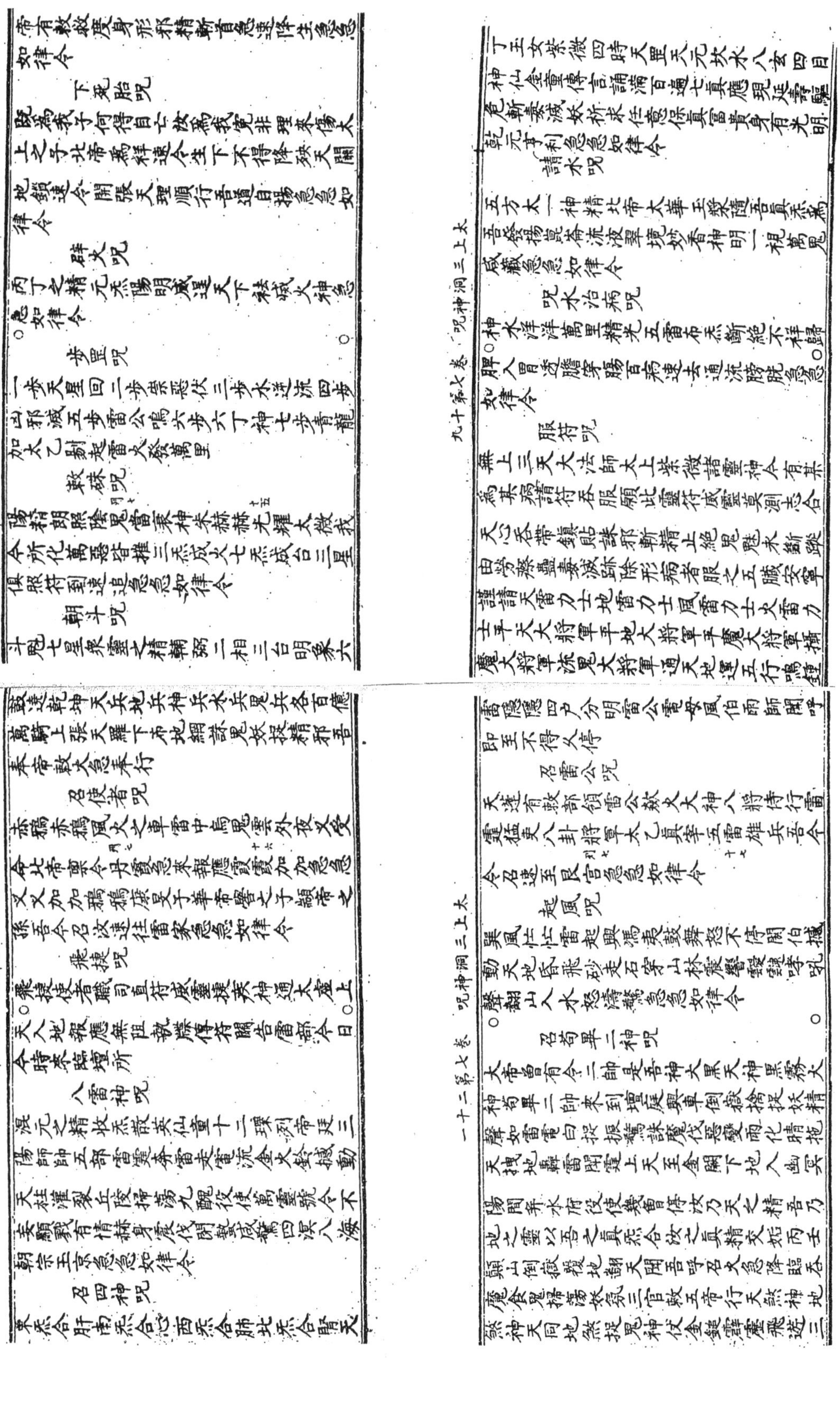

図表213　呪(太上三洞神呪)

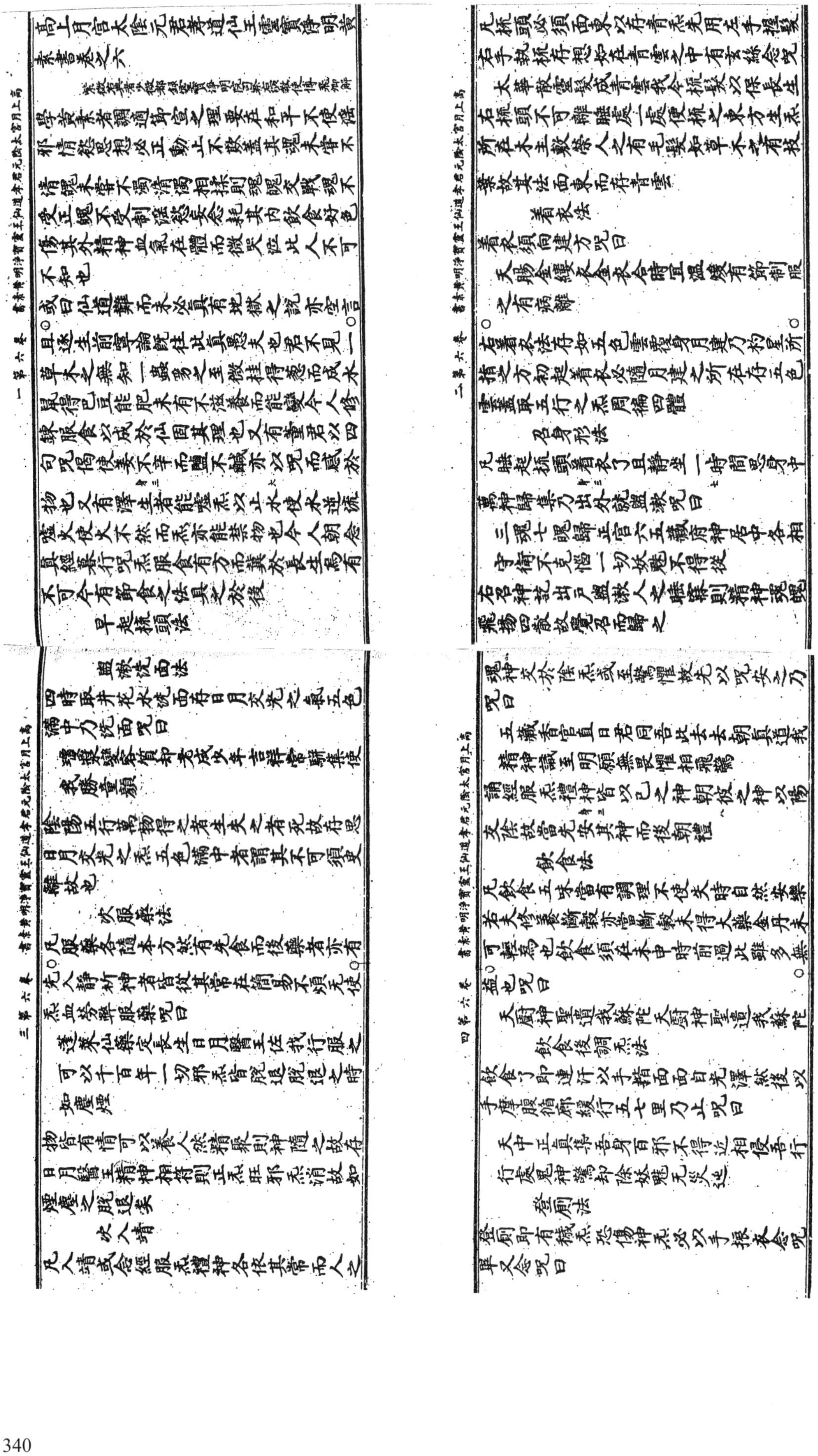

図表214　呪（高上月宮太陰元君孝道仙王霊宝浄明黄素書）

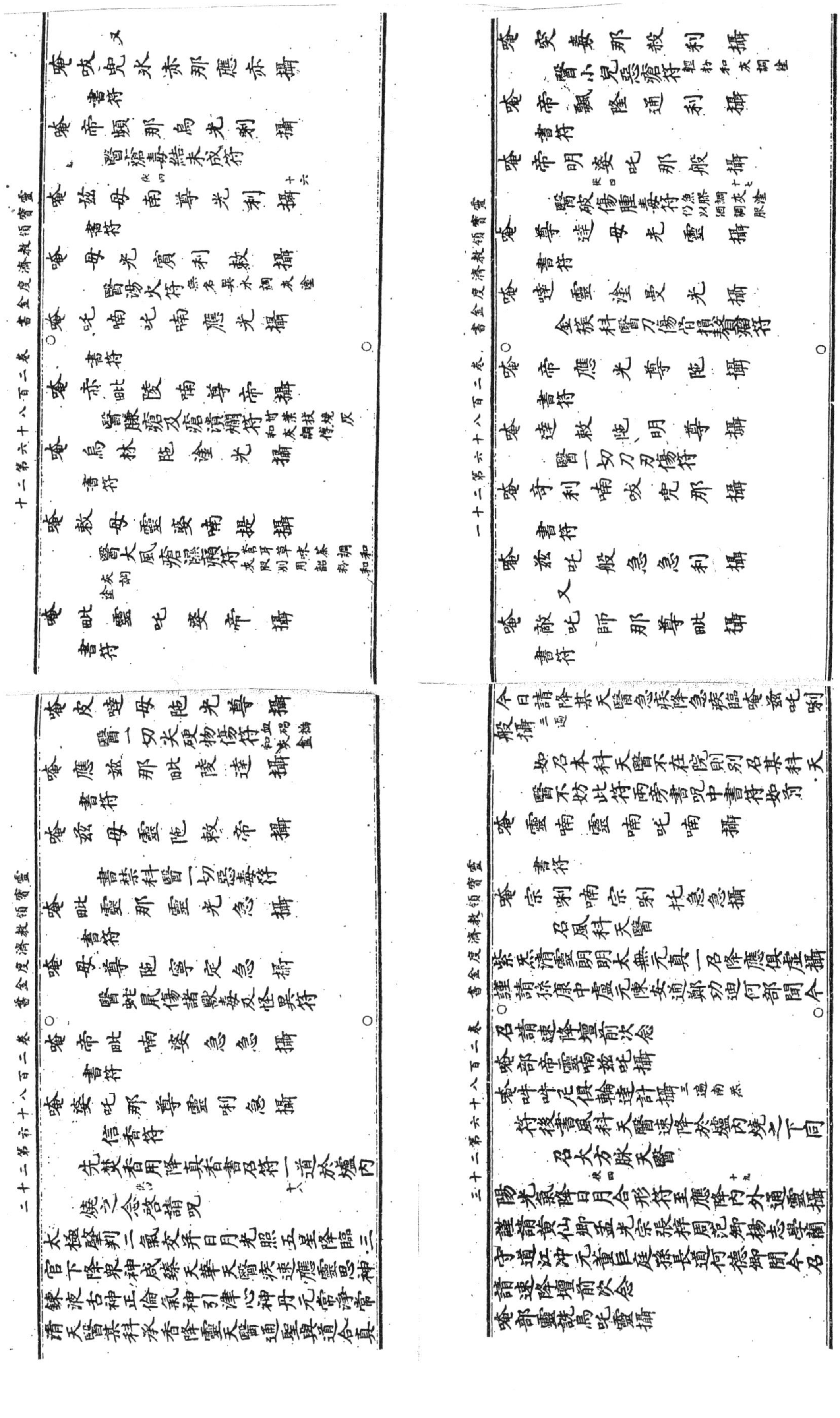

図表215 呪(霊宝領教済度金書)

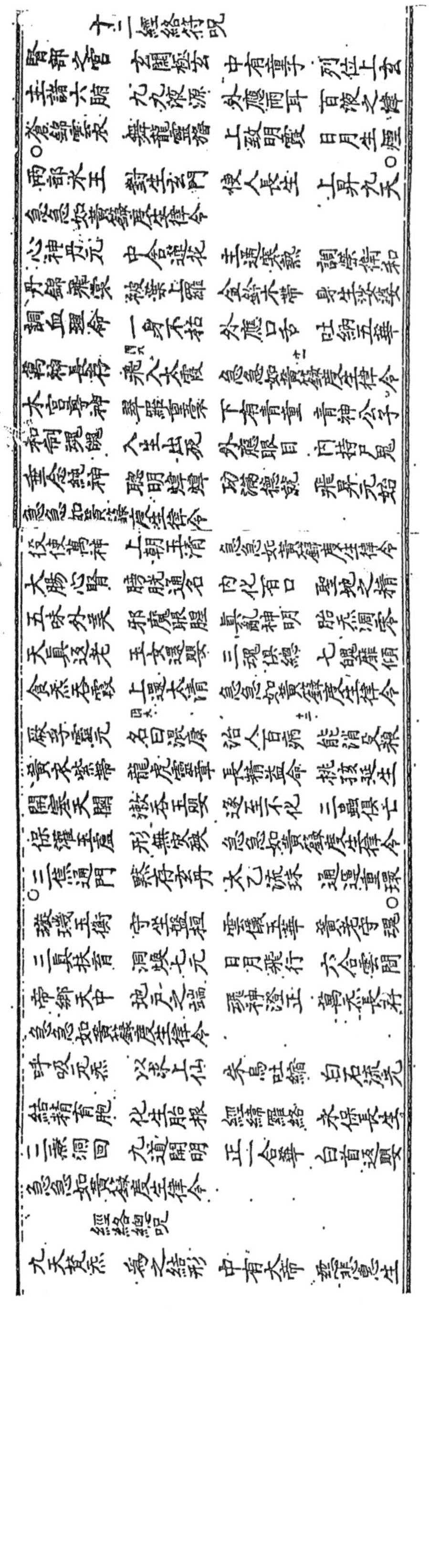

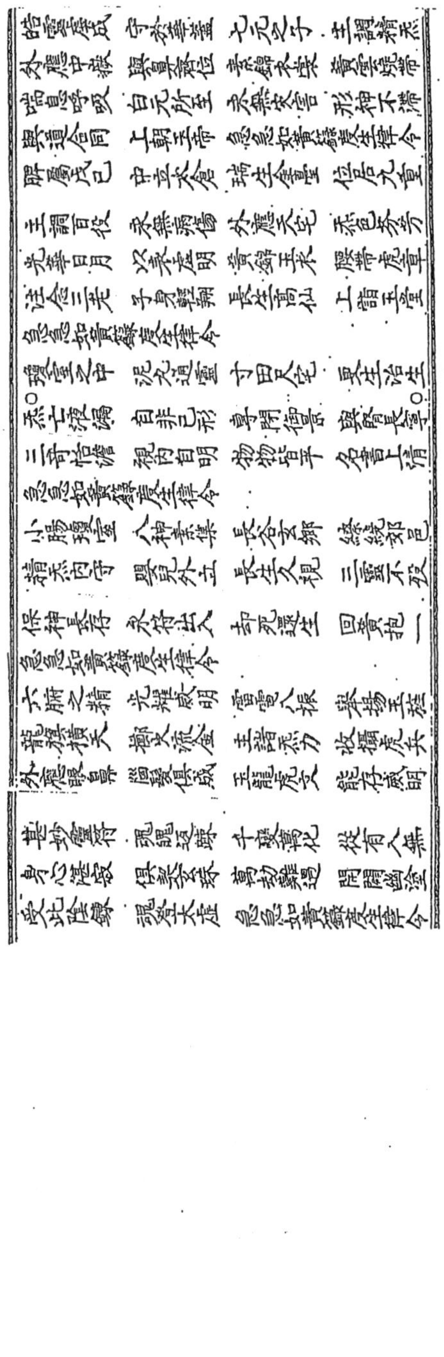

図表216　呪（霊宝領教済度金書）

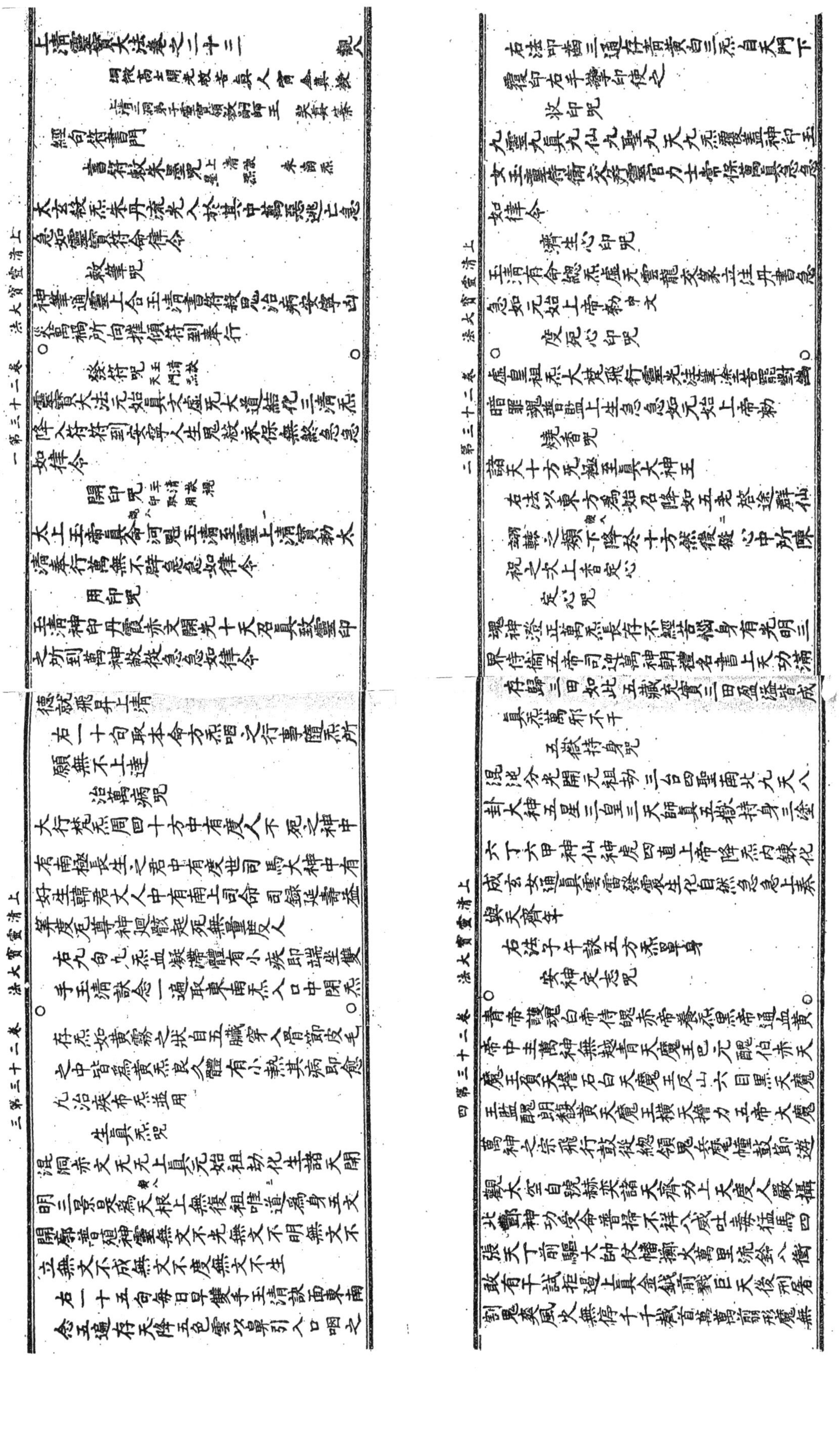

図表217　呪（上清霊宝大法）

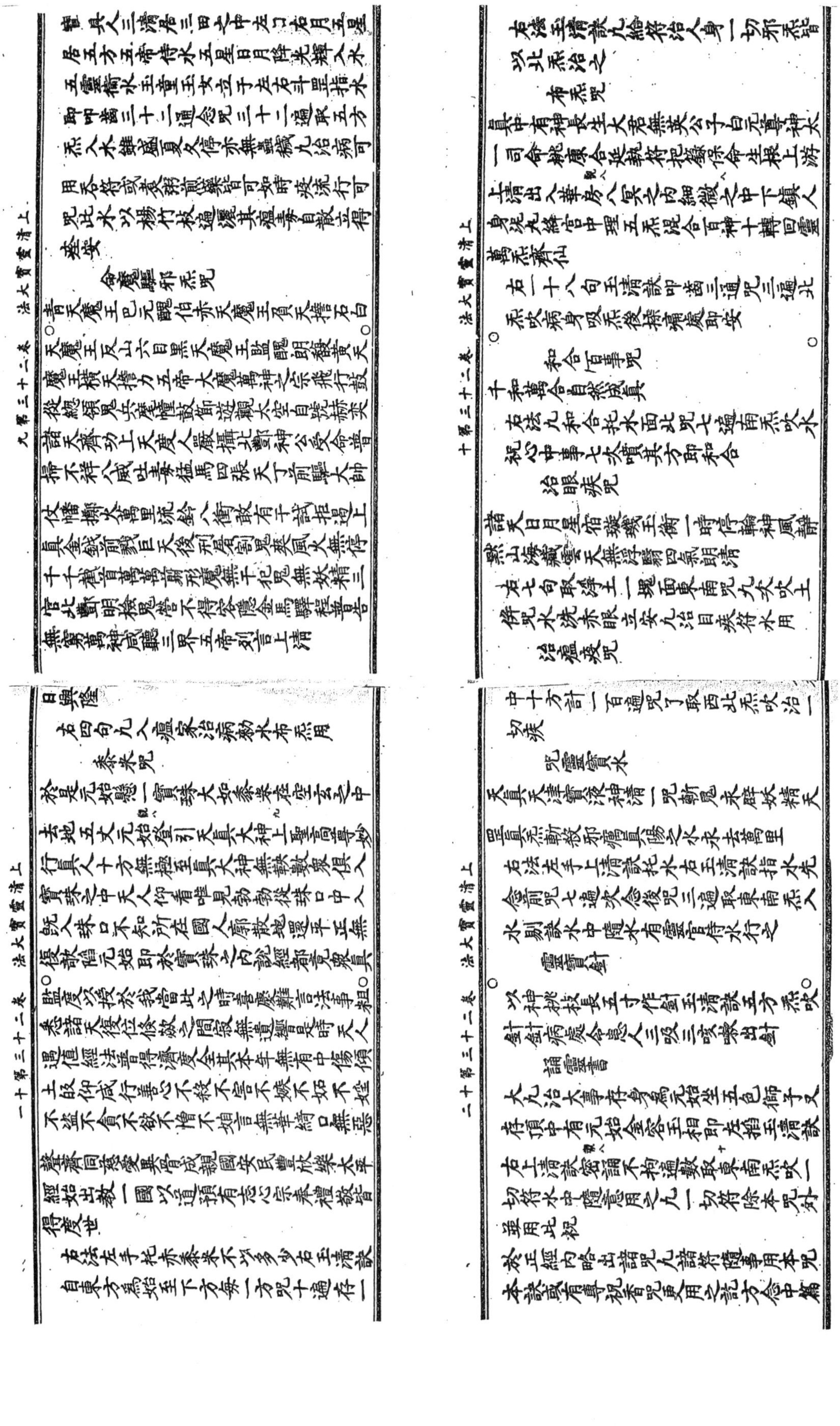

図表218　呪(上清霊宝大法)

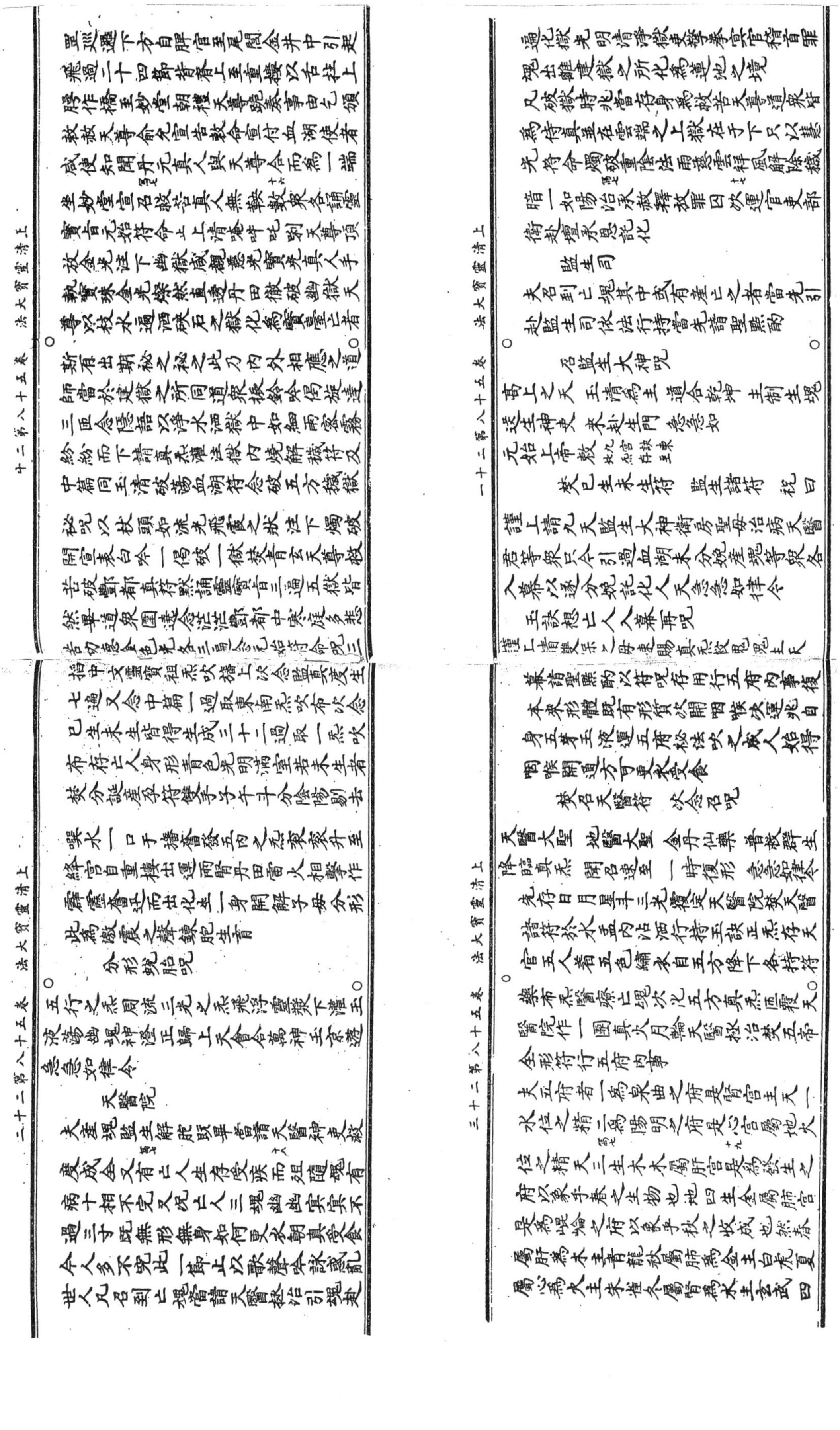

図表219 呪(上清霊宝大法)

図版篇

者聖賢之者師溯夫辨証軒岐探源於宿海沿及著書關許
弟砥柱乎中流素問內經宛乎天工人代隼緷綱目益見博大
昌明爽材散列古今編籍囊充梁楝神者如是名者
又得如是泰有其人漢有其人晉唐亦有其人同抱救災恤患
之心能補天施地生之憾治內治外各顯神奇爲針妙難
殲述宗不爲醫宗之聖則爲醫術之仙指授必頼師承工巧多由
神悟高踪難邇遵澤堪傳今既朝禮乎二眞更思頂禮乎列佐
瓩身版命五體投誠謹焚眞香膽雲叩拜
至心朝禮

天醫大聖僦貸孚公尊師
道藏輯要
天醫大聖辯難岐伯尊師
天醫大聖藥王扁鵲尊師
天醫中聖關經巫咸尊師
天醫中聖炮製雷公尊師
六醫中聖伯高少俞尊師
天醫中聖少師與區尊師
天醫中聖洞達前跗尊師
天醫中聖多識桐君尊師
天醫中聖業術巫彭尊師
神醫倉公開悟後學眞人

道藏輯要
仙醫普救杏林董眞人
仙醫普救金匱葛眞人
仙醫普救麻醫華眞人
仙醫濟世回天安期眞人
神醫授徒輔天長桑眞人
神醫救苦河間玄俗眞人
神醫愈病漢陽鳳綱眞人
神醫綏氏救度季梁眞人
神醫盧氏救漢君相眞人
神醫和氏洞達膏肓眞人
仙醫普救橘井蘇眞人
仙醫普救孝思吳眞人
仙醫普救龍虎係眞人
仙醫普救西河馬眞人
仙醫普救自然冷眞人
仙醫普救洪願何眞人
仙醫普救妙濟何眞人
仙醫普救顯佑黃眞人
良醫普救隻指高眞人
良醫普救邱振梁眞人

図表220　呪(天医籤)

図表221　呪(杜洪霊宝大法)

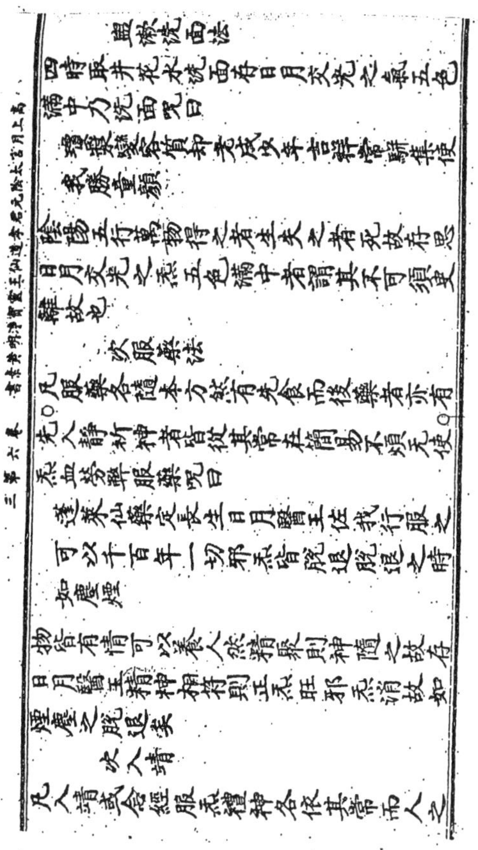

①

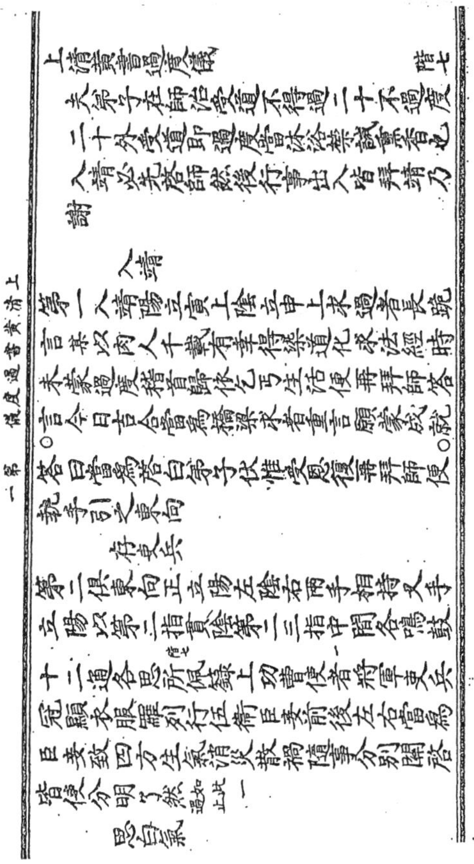

②

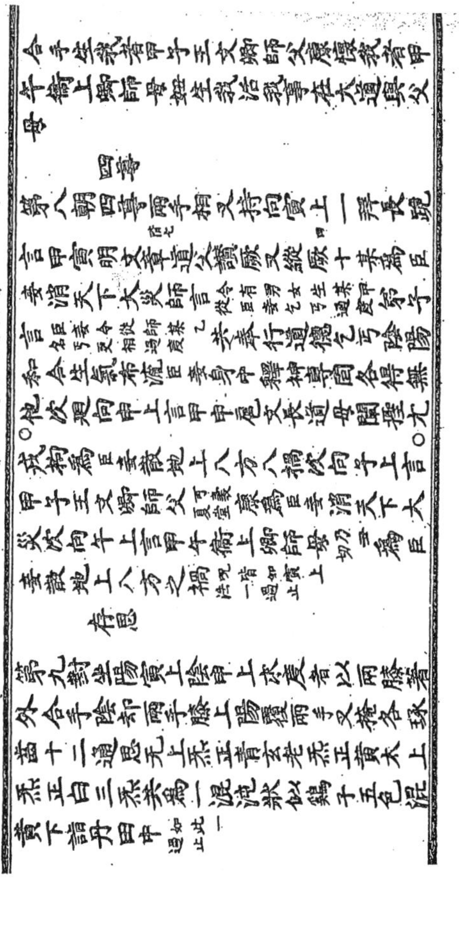

図表222　呪(上清黄書過度儀)

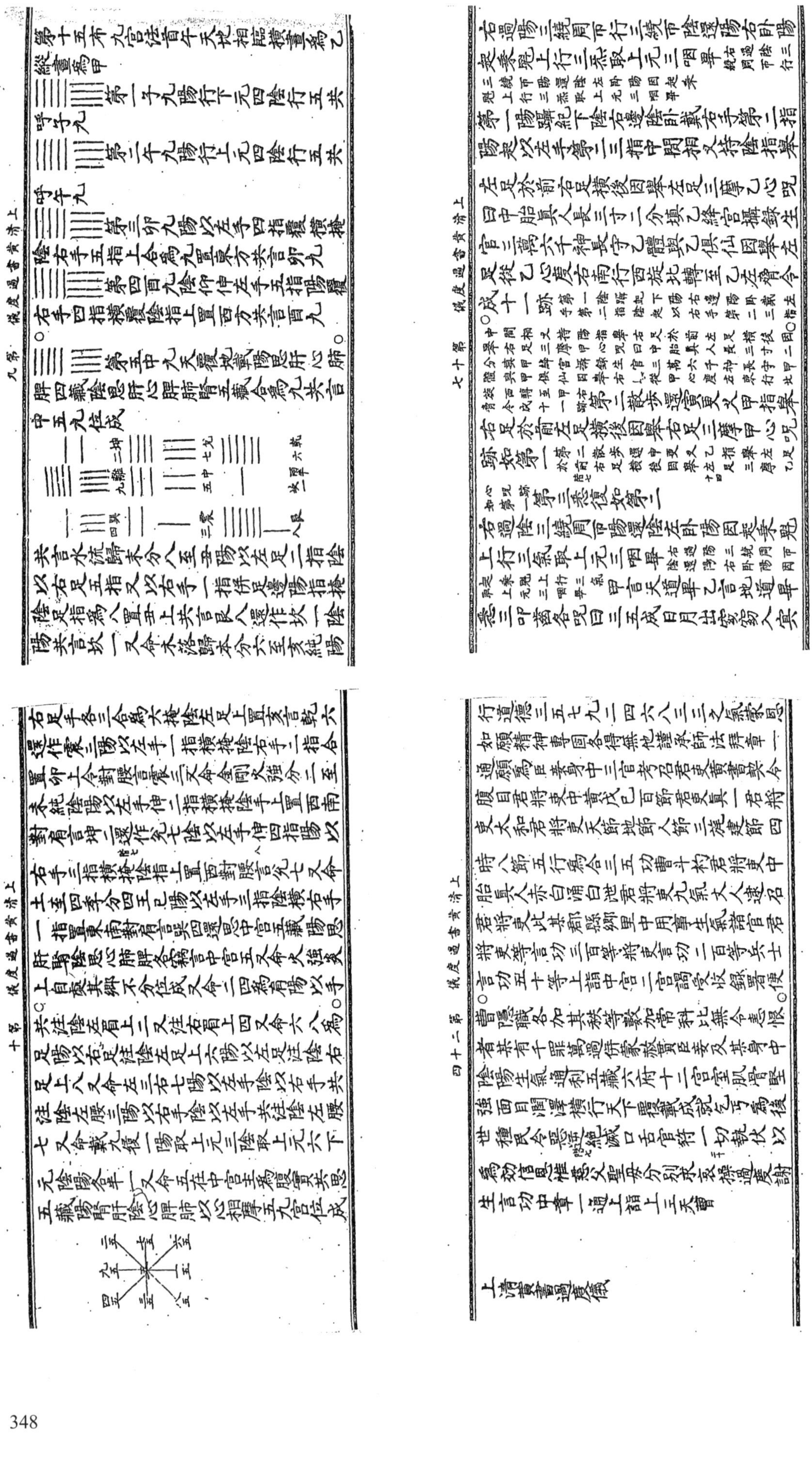

図表223　呪（上清黄書過度儀）

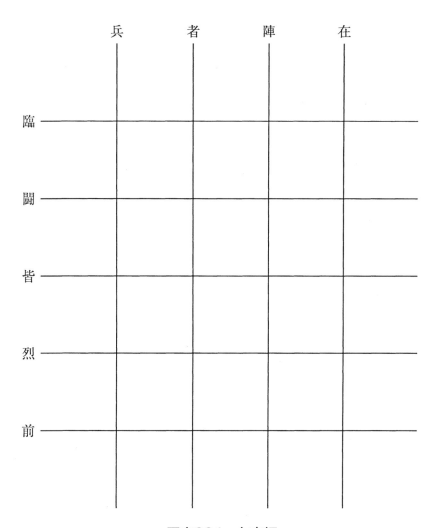

図表224　九字切

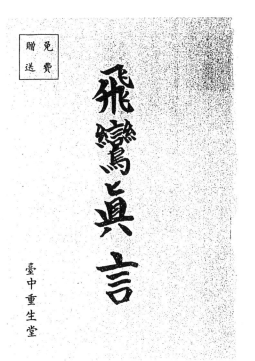
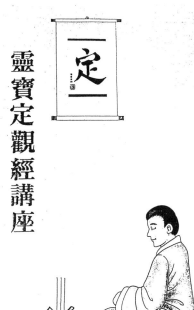

図表225　善書の一部（台湾）

参考メモ

Ⅰ. 理 論 面

実際面（Ⅱ）と２大分類

1）歴史と文明

アニミズム、シャーマニズム、祖霊崇拝、トーテミズム、生殖器崇拝

○土器＝陶器

新石器時代（約１万年前）―黄河中流（紅陶、彩陶器、野やき）

―黄河下流（黒陶、白陶、約8000～6000年前、かまどでやく）

○古代思想

アニミズム―祖霊信仰、日本では八百万神。

シャーマニズム―巫

祖霊信仰―殷、血族、母系崇拝

トーテミズム―黄河下流（魚・亀）、中流（熊・黄熊―黄帝伝説）

○歴史：・旧石器時代―新石器時代

黄河流域――

仰韶文化（BC 4800～3500）（河南省、宝鶏市、山西、陝西省）

二里頭文化（BC 4500～1300）…（夏、河南省偃師市）

農業（原始的）―遊牧に代り定住生活。四季、自然に順応。

殷墟文化（BC 1300）（河南省安陽県）→甲骨文、中原地方

西周文化（BC 1050）（陝西省鎬京）

大汶口文化（BC 4500～3000）、（山東省、紅陶）

龍山文化（BC 2500）、（黒陶、山東省、東方文化）

・神話伝説時代 ―― 磐古・三皇・五帝

三皇：伏羲・神農・黄帝 $\left(\begin{array}{l}\text{「黄帝内経」「神農本草経」}\\ \text{の起源を考える}\end{array}\right.$

燧人・伏羲・神農、天皇・地皇・人皇

五帝：小昊・顓頊・帝嚳・唐堯・虞舜

黄帝・顓頊・帝嚳・堯・舜（史記）

・歴史時代 —— 夏・殷・周・秦・漢・魏晋南北朝・隋・唐・五代十国・
　　　　　　　　宋・金・元・明・清・中華民国・中華人民共和国

・東夷…黄河下流

　西戎…チベット、トルコ系

　南蠻…南海地方

　北狄…蒙古、匈奴、突厥、ウイグル、鮮卑

　中夏（中華）…中原、甘粛・河南・陝西・山西省、黄河中下流域

母系家族 —→ 父系家族

・母系家族（約2万年前、洞居生活、孟子）

　父系家族（約5000年前）神話伝説時代 —— 磐古・三皇・五帝

・上古の世—有巣氏・燧人氏

　中古の世—堯・舜・禹

　近古の世—殷・周　　『韓非子、五蠹』

洞居生活 —— 狩猟（非定住生活）、遊牧

定住生活 —— 農耕、四季・自然に順応

　定住生活（住居、生・長・収・蔵）—— 有巣氏（「路史」）、燧人氏（火）

　黄帝…道教で尚ぶ。黄帝と神農は同族。西北方起源

　堯・虞・禹・周朝…儒家で尚ぶ

○文明：水の制御（禹）・火の発見（燧人氏）・道具の発明・文字の創造（甲
　　　　骨文）・住居の建築・食糧問題（神農氏）

　・文明の移入：反撥・無視・抱含・同化　宗教・思想も同じ。

　・文字…甲骨文・金文・篆・隷・漢字（楷・行・草書）

○時間尺：1万年を1メートルとする。1mmは10年、1cmは100年、10cmは1000年

§：「神農と黄帝、岐伯」漢方の臨床　61（4）：2013

2）自然観、平衡理論

　天 一、陰陽 二、天地人 三、四時（四季）四、五行 五、六甲 六、

　八卦 八、十干、十二支

・自然への怖れと、宥和と祈り→宗教のはじまり

・天災と人災…兵・病・水・火「太平経」

・自然災害と気候変動…天

      人体…外因＝陰陽、風雨晦明

        内因＝喜怒哀楽

・豊年と飢餓…予測不能→祭祀、祈祷

                占い（巫）・運命（国・地域・個人）

・四方（四風）…東・西・南・北（青・赤・白・黒）（肝・心・肺・腎）

  四季…春・夏・秋・冬（生・長・収・蔵）

  五行…（上記に）中央・仲夏・土用・黄・脾臓、

      五臓、五色（目）、五味（口）、五臭（鼻）、五音（耳）

・平衡理論：中和・中庸・中心・中央・バランス、陰陽平衡（健康）、平人

  →天地人のバランス―国・社会・個人のバランス→平和、治国の要諦

・天（陽）がまずでき、次いで地（陰）が生まれ、陰陽（男・女）相摩し、

  万物（人も）は生れた。

・老子：道は一を生じ、一は二を生じ、二は三を生じ、三は万物を生ずる

  （第42章）

・天―陽―尊

  地―陰―卑

  気―冲気

・自然への怖れ…雷・天災

・中和…中央、黄　　　　　　　　　　　　　　斉身・斉家・斉国

・国―平和、社会―平穏、個人―健康・平人・平脈　治身・治家・治国

・水・病・兵・火（太平経）

3）天人合一、天地人、大宇宙と小宇宙

・天地人：天という字。「我命在我、不在天」（淮南子、養性延命録）

  「上知天文、下知地理、中知人事、可以長久」（素問、気交変大論、著至

  教論）

・大宇宙（天）と小宇宙（人）

  宇宙（「淮南子、斉俗訓」）…宇（天地四方）、宙（古往今来）

  北極星の信仰―北斗信仰―太一（泰一）―日本の妙見信仰、日蓮宗

・天地の初まり

　　・太易(未気)—太初(気の初まり)—太始(形のはじめ)・太素(質の初め)

　　・気—天と地と—上清天・下濁地—天地間に沖気

・天円地方、天覆地載、天尊地卑、天気下降、地気上昇　心円腎方

・殷—上帝、周—天帝→天子、秦—天子→封禅　　　前方後円

　太易・太初（気）・太始（形）・太素（質）（列子、天瑞）

| 八十一：老子八十一章 |
| 素問・霊枢八十一章 |
| 八十一難経 |
| 西遊記八十一難 |

　気—天地間に沖気（老子第42章、万物負陰抱陽、沖気以為和）—天地人（素問）

```
 ┌天—生、日・ひる・夜、相生、陽　　　　　　　天文　地理　人事
 │　　　　　　　　　　　　　　　　　　　　　　 ｜　　｜　　｜
 └地—長、月・星　　　　相養、陰　　　　　　　 俯　　仰　　水平
```

　日月星—三光

§：1）、2）、3）—思想・哲学のめばえ、殷・周時代

4）循環の思想

・生・病・老・死——個人の一生（生—幼・少・青年・壮年・老年→死）

・一日——あさ・ひる・夜（3等分）

・一月——十日旬（3等分）（初旬、中旬、下旬）

```
　　　　　　　　　　　　　　（春）（夏）（秋）（冬）
　　　　　　　　　　　　　　　｜　　｜　　｜　　｜
　　　　　　　　　　　　　　　生　　長　　収　　蔵
```

・一年——四季（4等分）

・季——孟（初）・仲（中）・季（晩）（3等分）

・経絡は気血循環

・気は天地人を循環

　　陰陽循環…春夏秋冬、あさ・ひる・夜、

　　　　　　生老病死・経絡（気血循環）

　　　　　禍福に門なし（太上感応篇）

　　気は天地を循環…天気・地気・人気

```
　　　気、道家——養生法—医学
　　　　　　　└道教—内丹
```

10才	幼
20才	弱冠
30才	壮
40才	強
50才	艾
60才	耆
70才	老
80才	耄

5）気・陰陽説・五行説

・太易（太極）—太初（気の初まり）—太始（形のはじまり）

　—太素（質のはじまり）（『列子、天瑞』）

・天気（陽）下降、地気（陰）上昇、人気（中間）

・太一生水（『郭店楚簡丙篇』）

　太一＝太乙＝秦一

・木火土金水
　　　└─→ 光合成、アメーバ─魚陸に上る

・気…循環　上清下濁、雲雨、天地間の気─沖気。
　　　　　　「傷寒論」では風邪が皮膚より入る。

　　　天気・地気・人気

　気…｜循環の気
　　　｜自然の気─風水、（龍脈、山水画）
　　　｜人体の気─経絡
　　　｜動的：導引・蹻躋・五禽戯・気功
　　　｜静的：瞑想・坐忘・内観・内視・行気・守一・六字訣・禪
　　　｜交換：房中

・気─循環の気─天気・天候、陰陽風雨晦明、陽気、生
　　　　自然の気─地気、陰気
　　　　人体の気─人気─先天の気、後天の気、呼吸、内丹、気血の循環

・暦─1年四季──一季は─孟月（初旬）・仲月（中旬）・季月（晩旬）
　　　土用…四季におのおのあったが、今では夏の土用がのこる。（土用のうなぎ）

・陰陽説…互根・消長・転化・対立。太極図
　　　虚実（気虚・血虚・陰虚・陽虚）・表裏・寒熱・上下・背腹・十

・五行説｜古文説（礼記、月令）：脾・肺・心・肝・腎（尚書、洪範）、
　　　　｜　　　　　　　水　・　火　・　木　・　金　・　土
　　　　｜　　　　　　　‖　　　‖　　　‖　　　‖　　　‖
　　　　｜　　　　　　　潤下　　炎上　　曲直　　従革　　稼穡
　　　　｜今文説…（春秋繁露・黄帝内経）木・火・土・金・水、肝・心・脾・肺・腎
　　　　　五臓説…初め祭祀で四季に相当した動物の内臓を捧祀する。のち
　　　　　　　　に人体の中に入り五臓説となる。
　　　　　儒家の五行説…「白虎通」「春秋繁露」

- 五行説
  - 祀臓（古文説）—春之月—祀脾
    - （呂氏春秋）—夏之月—祀肺
    - （礼記）土用之月—祀心
    - （淮南子）—秋之月—祀肝
    - —冬之月—祀腎
  - （礼記、月令）（呂氏春秋、十二紀）、（淮南子、時則訓）
    - —脾・肺・心・肝・腎 ⎫ 古文説
  - （尚書、洪範）—水・火・木・金・土 ⎬
    - 潤下 炎上 曲直 従革 稼穡
  - （春秋繁露）—木・火・土・金・水 ⎫ 今文説
    - （黄帝内経）肝 心 脾 肺 腎 ⎬

古文	脾・肺・心・肝・腎
今文	肝・心・脾・肺・腎

  - 五山—東岳—秦山（山東省）
    - 西岳—華山（陝西省）
    - 中岳—嵩山（河南省、鄭州）
    - 南岳—衡山（河南省、洞庭湖南）
    - 北岳—恒山（山西省、北東）
  - 五星—木星—歳星
    - 火星—熒惑星
    - 土星—鎮星
    - 金星—太白星
    - 水星—辰星
  - 一年四季、一季は ⎰ 孟—初旬（旬＝10日） 四季＝春—生
    - 仲—中旬 夏—長
    - 季—晩旬 秋—収
  - 五行：相生—相克（相侮・相乗） 冬—蔵
  - 和・平和・平庸・補・平衡・平人・平脈・和諧
  - 天一、陰陽二（陰陽相摩し万物を生ず）、天地人三、四季四、五行五、六甲六、八八卦、十干、十二支
  - 道一を生じ、一二を生じ、二三を生じ、三万物を生ず（老子、第一章）。0の概念（古代インド起源）、虚・無の概念

§：「五行説と古典」漢方の臨床　57(11)〜58(9)：2011

6）易、八卦、十干・十二支

・八卦…陰と陽を３つ組み合せると２の３乗、８通りとなる。卦とは組み合せの意味。

・十干…干とは幹、中心となるもの。五行（木火土金水）の五行をそれぞれ陰陽に分けた十の要素。日本ではエト（兄弟）という。

・十二支…支とは枝で幹より分れたものをいう。陰陽家が天体の運行や年月をあらわす十二の要素。日本では動物の十二種をあてる。

・医易同源…周易、運気説。「周易参同契」

・易…易経、周易、占筮の方法とその判断を記した書。儒家五経の一、初め伏羲（包羲氏）が八卦をつくり、神農氏が八卦を重ねて六十四卦（重卦）をつくる。

・卜…亀骨や獣骨をやいてその割目の様子で判断。

・筮…めどき（蓍）の茎を用いて占う。後ちに筮竹。

・春秋三伝｜春秋左氏伝
　　　　　｜春秋公羊伝―董仲舒
　　　　　｜春秋穀梁伝

・四象…⚏少陽・⚌老陽・⚎少陰・⚍老陰

・八卦…乾（☰）・兌（☱）・離（☲）・震（☳）・巽（☴）・坎（☵）・艮（☶）・坤（☷）

7）運気説

王冰は「素問」に天元紀・五運行・六微旨・気交変・五常政・六元正紀・至真要大論の七編の運気説をとり入れた。「九宮八風」。

元符元年（1099）劉温舒「素問入式運気論奥」は五運六気とその医学的応用にふれているが、運気論は次第に減退してくる。

劉完素・張従正も研究し、宋の「聖済総録」にものる。

運気…主運・客運・司天・在泉・客主

六甲…十干・十二支のうち甲のつく字の日、甲子・甲寅・甲辰・甲午・甲申・甲戌の６つの日は神聖の日で天女が天上よりおりて人間の中に入ってくると考えられていた。そしてこの日は謹んで静かにして日をおくり

降ってくる天女をまつ。こうして修行すれば天女と出会いその力で仙人
になれるという。

暦法：殷暦…年初は新暦の12月。六十干支、子より初まる

　　　周暦…年初は新暦の11月…冬至の月、旧暦（10月）、新暦（11月7日頃）

　　　漢暦以后…年初は新暦の1月、寅より初まる。

8）諸子百家

・百花斉放・百家争鳴・百花撩乱

・儒家…孔子・孟子・荀子、仁・義・智・礼・信、孝・悌・忠、楽・書（五経）、
　　　　治身・治家・治国、科挙、個人―家―国、北方（魯、斉）

・道家…老子・荘子・列子・文子、虚・無・一・道・無為・水・弱・謙虚・
　　　　恬淡・順天、自然、小国寡民、治国、反儒、母性崇拝（老子）、馬
　　　　王堆漢墓甲乙本、郭店楚簡、万物斉同（荘子）、南方（楚）

・墨家…墨子（非攻・兼愛・天鬼、節葬）、巨子

・法家…韓非子・申不害、商鞅　　　・医家の存在の可能性：
　　　　　　　　　　　　　　　　　　扁鵲派、『史記、扁鵲倉公伝』
・五行家…騶衍（五徳終始説）　　　虢太子の治療、弟子子陽
　　　　　　　　　　　　　　　　　　『韓詩外伝』に5人、『説苑』に5人の
・兵家…孫子　　　　　　　　　　　　弟子が記されている、各国での治療
・雑家…呂氏春秋・淮南子

　管子…管仲、春秋時代の人。漢書芸文志では道家、隋書経籍志では法家。

・陰陽五行説は諸子百家のフィルターを通して儒家でも道家でもいうように
　なる。

・讖緯説…神秘的・宗教的な性格をもった迷信的な予言。

　　　　　後漢に初まり隋の煬帝の焚書もあって衰退する。

　　　讖とは前兆、しるし、たて糸

　　　緯とはよこ糸。緯言を解釈する書を緯書という。

9）黄老思想

　黄老思想（漢）―『黄帝四経』馬王堆漢墓帛書、老子乙本、「経法、経、稱、道原」

　老荘思想（先秦）

黄—黄帝

老—老子

戦国末より前漢初期にかけて老子の思想は黄帝より初まるという考えが浸透し、前漢文帝・景帝は黄老の学を政治の方針とした。治国の方針に法家思想が入る「文景の治」、董太后の信奉。

文帝の時に河上公本がつくられる。

10) 神仙思想

神仙・老荘・養生思想は三大ベース思想。

・聞一多…神仙西方起源説

・西王母、孫悟空（聖天大聖）

・山海経（BC3世紀、山岳信仰を起源）

・仙人・神人・軽身（「神農本草経」上薬）（仙人とは山の人、神仙とは神人と仙人の合成）

・不老不死→不老長寿

・「列仙伝」「神仙伝」「捜神記」「歴世真仙体道通鑑」

・秦の始皇帝→徐福、漢武帝の信奉（「史記」）

人— (精神—魂 / 肉体—魄) 三魂七魄　　軽—天に帰る / 重—地に帰る

「前灯新話」（明）—牡丹灯篭

「聊斎志異」（清）

霊幻道士—彊屍（キョンシー）

日本「雨月物語」　　→日本の西行—厭世

・八仙　　　　　　　→伯夷と叔斉

・竹林の七賢人　隠遁—阮籍、郭璞（遊仙詩）

・「抱朴子、論仙」…天仙（肉体のまま天に昇る）—上仙

地仙（名山に遊ぶ）—中仙

尸解仙（蝉脱、蛇脱）—下仙

・「詩経」—古代の楽園

ユートピア—理想郷

パラダイス—楽園

曹丕（遊仙詩）

陶淵明（桃花源記）

唐の張鷟（遊仙窟）―山上憶良（沈痾自哀文）

・李白・杜甫（王維は儒）

§：「軽身と軽身薬について」漢方の臨床　37(6)：1990

「神仙説の私見と道教医学」アジア遊学誌　No. 2. 27. 1992.

11）老荘思想

老―老子…順自然、道、一、虚、無、静、謙、括淡、水、治国、母性崇拝

荘―荘子…万物斉同、生死一如、坐忘（道蔵、1036、38－30473、坐忘論）

文子は「老子」の論語版、老子の弟子

「医道同源」「医宗同源」

魏晋時代

郭店楚簡「老子、丙本」…太一生水

§：「老荘とその周辺」（たにぐち書店）

12）養生思想

抱朴子養生論

嵆康養生論

養性…体と心、人としてのトータル

養生…体

性…人の本性、精神＋身体、内養心性、煉心養性―性功

命…形、身体、気・精　　　外養形性、煉身養命―命功 ⎨ 陰陽家
　　　　　　　　　　　　　　　　　　　　　　　　　　　　神仙家

末病

己病

養生― ⎨ before care, precare　　治療―cure

　　　　after care

養生は衣・食・住、日常生活、生病老死すべてにかかわる

　→現世利益主義、不老長寿、末病と己病。

§：10)、11)、12) →春秋・戦国時代

§：「養生医学（1〜3）」東洋医学　26(3)〜26(5). 1998.

§：「養生外史、中国篇、日本篇」（医道の日本）

§：「健康なからだの基礎、養生の実践」（市村出版）、2006.

§：「五十代からの健康ハンドブック」（勉誠出版）、2005.

13) 現世利益主義

・承負

・福禄寿

・ 五福—長寿・富貴・無病息災(康寧)・道を楽しむ(好徳)・
　　　天寿を全うする（善終）　　　　　　　　　　　　　「尚書洪範」
　　六極—若死・病気もち・心配性・貧乏・弱々しい・醜い

14) 道家

老荘

史記「けだし道家は史官より生ず」

老子…季聃、楚の苦県、厲郷、曲仁里（河南省）の人、周の図書館書記。
　　　想爾注　誦経にむく。「黄庭経」も
　　　河上公章句
　　　王弼注

荘子…曾子と混同しないよう「ソウジ」とも、荘周。宋の蒙県（河南
　　　省）の人、万物斉同、坐忘をとく。

15) 道教

taoismとTAOISM：西欧では道家と道教を共にtaoismとするが、我が国
　　では思想・哲学としての道家と、宗教としての道教を区別している。

・原始道教（後漢時代）→農民革命
　　太平道（山東省附近）＝于吉（開祖）—太平清領書（後漢書襄楷伝）—
　　　太平経（道蔵）→張角（組織者）、（2世紀）
　　　符水、九節の杖、思過、鬼道—黄巾の乱（後漢書、皇甫嵩伝）

五斗米道＝天師道―正―教

新天師道（北魏、冠謙之 365〜448）

道教という宗教の体裁、仏教に刺激される。

＝張陵―張衡（子）―張魯（孫）―張盛（3代目）

―龍虎山、天師道

三官手書、五斗米、祭酒（「老子想爾注」をよむ）、姦令（病人
を治す）

→天官賜福…上元、1月15日

地官赦罪…中元、7月15日

水官解厄…下元、10月15日

・茅山脈（上清派）… 500年頃、陶弘景（真誥、登眞隠訣、真霊位業図、神
農本草経集注、華陽隠居、山中宰相…曇鸞）

→魏華存―黄庭経

・金元…太一派、真大道、全眞派→王重陽（12世紀）（呂洞賓）

現在　正一派、全眞派が二大主流。

・医の門は金元に分れ、儒の門は宋に分れ（朱子学―宋、陽明学―明）、→新儒教
道の門は金元明に分れる。

・ 交代宗教―太上老君―玄天上帝―元始天尊―玉皇大帝

自然宗教―宗教には教祖・教典・教義・教堂・教徒の要素

民間信仰―通俗道教（橘撲・中野江漢）

・ 成立道教――吉岡義豊の説

自然宗教 → 民俗宗教というべき

・道教の流派―服餌派・行気派・房中派・経録派・占験派・積善派

外丹・内丹派

・唐、玄宗皇帝　　老子―道徳真経

荘子―南華真経

列子―冲虚真経　　　　　　　　→道蔵

文子―通玄真経

亢倉子（庚桑楚）―洞霊真経

・方術＝医（薬）・卜（筮）・占（星）・呪（呪術）

　　　　…符（服符・呑符・佩符・桃符・桃板）→方士→道士

・道士医師（雲笈七籤、庚申部）

・ ⎰ 煉心養生＝性功　　　先性後命— ⎱
　 ⎰ 　　　　　　　　　　　　　　　　 ⎱ 性命双修
　 ⎱ 煉身養命＝命功　　　先命後性— ⎰

・ ⎰ 形—命
　 ⎱ 本性—性

・ ⎰ 身—精化
　 ⎱ 心—炁（気）化
　 ⎱ 意—神化

・山岳信仰—神仙思想＝山海経—龍虎山—茅山派、山 ⎰ 聖地、修業の地
　　　→不老長寿　　　　　　　　　　　　　　　　　 ⎱ 薬草・鉱物を採集（方士）

・五岳＝（「五岳眞形図、平田篤胤」、入山符）—東岳（秦山）・西岳（華山）・
　　　　南岳（衡山）・北岳（恒山）・中岳（嵩山）

・三尸九虫＝「抱朴子、微旨」「雲笈七籤（太上除三尸九虫保生経）」「急救仙方」
　　　三尸—庚申　　仏教—青面金剛　　神道—猿田彦

・身神—五臓神（「老子中経」）

・防災・防邪・地域の守護—地蔵・道祖神・庚申塔・馬頭観世音・石敢当・鎮宅霊符神

・民間信仰—竈神（年末）・福字・門神・
　　　　　　年画（キリン送子・鯉・多子・寿老人・抱桃・吉祥絞様）

・山水画（「内経図」）

・符—呑符・服符（外服）・貼布・桃符・桃板・黄紙赤字

・歳時記—「荊楚歳時記」（六朝）・「東京夢華録」（宋、開封）・
　　　　　「清明上河図」（宋、開封、薬輔、医師、祝由）

・三跪九拝

・台湾—董乩（言葉）・扶乩（文字）—憑依—神の意志を伝える、神がかり—巫

・倫理面—承負・「功過格」「陰隲文」、天知る　地知る　我れも知る

・（北宋）秦山娘娘廟—碧霞元君…眼光・送子（キリン）・保生・乳母
　　　　　　　　　　　痙疹娘々

・「貴殿は仏教徒か道教徒か？」（表では仏教徒、裏では道教徒。戦中の中国
　農村調査）

・┌ 上清経…（4〜5世紀）啓示、瞑想法（存思、身神）→魏華存「黄庭経」
　└ 霊宝経…儀礼を重視（仏教の影響）

・城隍廟…都市の守護神

・廟・宮・観（以上道教）、寺・堂・山（以上仏教）

・食：辟穀・軽身・外丹・霊芝・服気

・道士：出家道士・在家道士・女性道士（女冠）

・善書：太上感応篇・功過格・陰隲文・関聖帝君覺世眞経、呂祖善書

・三清：全眞経では元始天尊、太上道君（霊宝天尊）、太上老君（道徳天尊）

　　　　「道蔵」┌ 洞眞部―玉清君（天宝君）
　　　　（三洞）┤ 洞玄部―上清君（霊宝君）
　　　　　　　 └ 洞神部―太清君（神宝君）

道教医術的部門：辟穀・服餌・調息・導引・房中、薬籤（筶）（『中国の霊籤・薬籤集成』、
　　　　　　　　　　　　　　　　　　　　　　　　　　　　　　『道教と不老長寿の医学』）
　　　　　　　　　　　　　　　　　　→「素女経」「洞玄子」「玉房秘訣」彭祖
　　　　　　　　　　　→胎息・閉気・吐納・服気・行気・故吐納新
　　　　　　→松実・菊花・松脂・菖蒲・霊芝・丹砂（丹薬）

・服食（周礼天官食医・元、忽思慧「飲膳正要」清、袁枚「隨園食單」）、医食同源

彫壁―屏風（ピンフン、沖縄）

日本の養生書：貝原益軒（養生訓）・竹中通庵（古今養性録）・
　　　　　　　喜多村利亘（導引体要）、三浦梅園（養生訓）

日本の道教┌ 陰陽道―秦山府君・北辰・禹歩―日本、安倍晴明
　　　　　┤ 修験道―符・鏡・九字、役行者・山岳修行
　　　　　└ 庚申信仰、妙見信仰

・先人の研究者：平田篤胤・橘樸・中野江漢・幸田露伴・岡倉天心

・先 人 の 学 者：内藤湖南（日中親戚）・津田左右吉（日中他人）
　　　　　　　　小柳司気太・桑原隲蔵・福永光司・福井康順・吉岡義豊・他

・道教の流れ
後漢―原始道教―太平道（山東地方）　＞農民革命
　　　　　　　　五斗米道（巴蜀）

参考メモ

天師道―新天師道（寇謙之）道教の成立→正一教

（符録派）

魏晋南北朝―新天師道

上清派―魏華存（北魏、河南地方、251〜381、「黄庭経」）

陸修靜（霊宝派、406〜477）

陶弘景（456〜531）―真誥・真霊位業図・神農本草

経集注

茅山派―司馬承禎（647〜735）

唐　　　：林霊素（1076〜1120）

宋・金・元：太一教、眞大道教

全眞派―王重陽（1112〜1190）―北京白雲観

馬丹陽（1123〜1188）

陳致虚（984〜1090）

南宋―金丹道―張紫陽系

北宋―錬養派―馬丹陽系

正一教―呪術的―台湾へ

明：浄明道

§医の門は金元に別れ―金元の四大家、呪術的・医術的方面から訣別

儒の門は宋に別れる―朱子学（宋）

陽明学（明）

・神農本草経…前漢―本草待詔という官名

経方―草石の寒温にもとづき、疾病の浅深をはかる

本草―植物の呪術

鉱物の呪術―金・銀・水銀・玉石

不変・陽。変化＝朱―白―朱、陰

類感。　　　$HgS→Hg＋S→HgS$

神農本草経中、鉱物は　上薬中22、中薬中14

「大清石壁記」

砒素化合物―「周易参同契」

367

・医道—箴石・湯火（漢書芸文志、方技畧）—医
　　　清浄無為　—道 ＞医道同源

魏伯陽—周易参同契

董奉　—杏林

葛洪　—抱朴子、神仙伝

陸修靜（406～477）—霊宝派　霊—性・神、宝—命・気。葛洪の子孫がは
　　　　じめる
　　　元始天尊を尊ぶ

斉戒—焚香・念咒・誦経・儀式・禹歩・音楽
　　　斉—幽室、閉門、解災
　　　戒—戒律（仏教も同じ）＞自己修練
　　　　黄録斎・三元斎・塗炭斎等

唐の22人の皇帝中6人が水銀中毒死

唐詩—王維は儒教、李白は道教

正倉院の「種々薬帳」60種中、25種は唐より輸入

16）道蔵

雲笈七籤（金）

正統道蔵（明）

道蔵輯要（清）

蔵外道書（中華人民共和国）

中華道蔵（中華人民共和国）

道蔵要籍選刊（中華人民共和国）

道蔵提要（数種）

道蔵目録（数種）

・正統道蔵中に何故、「黄帝内経素問・霊枢」「八十一難経」「千金方」など
　が入っていて「傷寒論」が入っていないのか？

・「日本国見在書目録」（9世紀末、藤原佐世、498巻）中の
　　道教関係書　　63種
　　医学関係書　　168種

仙薬方、仙薬合方、老子神仙服薬経、延年秘録、大清神丹経、太清
　　金液丹経、神仙芝草図、仙草図、芝草図など。
・黄帝の紹介…史記・大載礼・黄帝内経素問　雲笈七籤

17）道教医学

・三層構造：中心円＝コアー
　　　　　　　　伝統医学—
　　　　　　　　　　　　　　⎧ 内経（素問・霊枢）
　　　　　　　　　　　　　　⎨ 神農本草経　　　　　—道蔵
　　　　　　　　　　　　　　⎩ 千金方

　　　　　中間円＝道教医学的項目
　　　　　最外円＝民間信仰、民間療法的
　　　　　　　　咒術的—祝・斎・呪
　　　　　　　　巫術的—符・籤

・中国伝統医学・道蔵・中国古典（老子・荘子・列子・文子、管子・論語・
　孟子・荀子・春秋左伝・尚書〔書経〕、周礼、春秋繁露・白虎通・山海
　経・太平経・黄庭経・淮南子・呂氏春秋・抱朴子・中蔵経・韓詩外伝、史
　記、漢書芸文志、魏書経籍志）

・項目…辟穀（軽身、体内より汚濁をとる）・服餌（服食、外丹、服薬、服気、
　医食同源）・調息（内丹、気功、六字訣）・導引（跮蹻、五禽戯、気功）、
　房中（漢書芸文志方技署）

・伝統医学…
　　　　　　⎧ 宗教観念（医術）—巫術
　　　　　　⎨ 哲学思想（理論、思想）—自然観、思考
　　　　　　⎩ 科学思想（医学）—経験・分析・推理・病因・システム化・
　　　　　　　　　　　　　　　　　診断・治療

・医の門は金元に分れ、儒の門は宋に分れ、道の門は金元明に分れる。
　　　儒…朱子学（宋）・陽明学（清）
　　　道…金眞教—北京・北京—北京白雲観（王重陽開祖）
　　　　　正一教—天師道をつぐ—台湾へ。天師。（張陵開祖）

・身神・三尸九虫・服食・軽身・内経図・薬籤

・「周礼天官」　医師・食医・疾医・瘍医・獣医
　　　酸（養骨）・辛（養筋）・鹹（養脈）・苦（養気）・甘（養肉）

369

春（酸）・夏（苦）・秋（辛）・冬（鹹）

・医宗同源、医道同源・医食同源

・服食—服薬、服気、服餌

・「素問、異法方宜論」…導引・按蹻＝中央、道家の養生思想をみる。

・何故先秦医学がのこったか…秦の始皇帝の焚書抗儒で農・卜・医書はのこる。

・漢書芸文志方技畧…医方・経方・神仙・房中
　　　　　　　　　　　　┗本草—本草待詔
　　　　　　　　┗箴・石・湯・火

　五禽戯…「荘子・刻意」「淮南子、精神訓」「後漢書、華陀伝」

　巫…巫祝・祝由（移精変気論）

　　唐太医署…医師・鍼師・按摩師・咒禁師

　　明十三科…祝由科。　　宋の「清明上河図」の祝由

・薬枕・尸解・薬籤・霊芝—民間療法

・「偏道養形、真道養神」（太上老君中経・西昇経）

・「荘子・刻意」（導気令和・引気令柔）

§：「内経の諸説綜覧」漢方の臨床　60(8)、(10)　2013
　　「房中術とその周辺（1、2）」漢方の臨床　61(1)、(2)　2014
　　道教と不老長寿の医学（平河出版）
　　不老長寿と100の知恵（K.K. ベストセラーズ）
　　養生外史（中国篇、日本篇）（医道の日本社）
　　霊籤と薬籤集成（風響社）
　　不老長寿への旅（集英社）
　　老荘とその周辺（たにぐち書店）
　　「道蔵」等中国医学関係経典索引（本書所収）

18）外丹・内丹

　外丹の反省から内丹が生れる。

　　外丹…「神農本草経」上薬、「抱朴子」、錬丹、丹鼎、六一泥方

　　内丹…外丹の反省から、内観、内視、坐忘→禪・気功・守一
　　　　　　　　　　　　　　　　　　　┗→荘子

19) 精気神

内三宝…精・気・神（体・気・心）…外界の刺激を閉じる─心的

外三宝…目・耳・口…内観・坐忘・調息・服気・内祝・内丹─身的

§：「精気神」漢方の臨床　43（4）：1996　「目・耳・口」・旧小学校教科書

三猿（見ざる・聞かざる・言わざる）

20) 民間信仰

・三教合一

・道教の流れ

・民衆の支持

・覡、地域神・予言・予兆・卜占・神がかり、禁忌、治病、─巫、董乩（言葉）、童乩（文字）

・天官賜福（1月15日）・上元、地官赦罪（7月15日）・中元、水官解厄（10月15日）・下元

地域神（城隍廟）

巫師─鸞乩（言葉）・扶乩（文字）・烏頭、紅頭道士

文学─四大奇書─三国志演義・水滸伝（水滸後伝）

　　　　　　　西遊記（後西遊記）・金瓶梅

　　紅楼夢

　　封神演義

　　聊斎志異…日本　雨月物語、古今著聞集、今昔物語集、日本霊異記

　　桃花源記、遊仙窟

21) 民間療法

・呪術的側面、民衆の支持。安い、早い、便利、効果がすぐ分る、精神的要素もある（移精）、道地薬材、巫医、僧医、三姑六婆（『金瓶梅』）

・薬籤、符図

・素食（野菜食）─台湾（医食同源）

・鈴医・行医・走医・串鈴医・江湖医

・金瓶梅・聊斉志異・老残游記・串雅内篇、滇南本草、北京風俗図、清明上河図

民間信仰…巫—方士—道士—三教合一

行医・走医・鈴医—金瓶梅(三姑六婆も)・聊斎志異・老残遊記・北京風俗志

道地薬材—多くは単方、鍼灸は奇経八脈

簡・便・験・廉

薬枕・薬籤・霊芝

「理瀹駢文」「滇南本草」(滇＝雲南省)

台湾・香港・シンガポール—青草（道地薬材）

§：20)、21)…金・元・明・清

§：「金瓶梅における中国医学」日本医史誌　38(1)　1992

　　「金瓶梅における道教医学」東方宗教　79号36、1992

　　「霊芝とその歴史」養生　1号54、1995

　　「霊芝と不老長寿の世界」朝日、植物の世界　4月号12、1997

22)（いわゆる）東洋医学、日本漢方・鍼灸

　　西洋から見た東洋

　　中国から見た東洋

　　日本から見た東洋→　日本漢方（古方派と後世派）

　　　　　　　　　　　　日本鍼灸　漢方　宋・金元、陰陽五行説

§：「東洋医学という言葉」漢方の臨床　61(3)：2014

Ⅱ．実 際 面

理論面と二大分類

経験的、臨床的、医療的

1）巫

シャーマン

甲骨文…｜巫、工は呪具。これをもって神を降し招塊の儀礼を行う。

巫　覡　｜舞って袖をひるがえし祝する。神がかり―「山海経」

「医巫同源」

巫―祝＝〒＋ㄥ　日本の祝詞（ノリト）

2）祭政一致

殷代

上帝

甲骨文…周人をとらえてころす。

祭政一致＝北極星、紫微宮、太（泰）一

星の信仰―北斗七星―日蓮宗で＝日本の妙見信仰

3）巫医

「史記」扁鵲…六不治（巫医を信じて医を信じない）

巫医＝巫　　毉―道教医学に

醫―伝統医学に

祝由―我が国の陰陽道。北宋開封の「清明上河図」に祝由科

4）毉

・呪術的、符術的

・「五十二病方」

・服…外用、外服、佩、符

・祝…祝由科、明の十三科。我が国の陰陽道

- 「我命在我、不在天」
- 「祝」：示：捧げものをおく台。
  　　　　兄：ひざまつき祈り祝いの言葉をだす
- 服 ― 内服―内用薬
  　　　外服―外佩（符佩、咒術的）、外用薬
- 日本
  ○ 奈良期（養老令）：典薬寮―咒禁師（僧尼令）、卜相吉凶、凡道士、信尼等
  　　卜相吉凶及左道、巫術疾療者皆還俗、其依仏法持咒救疾不在禁限、薬獵
  ○ 平安期：（令義解）陰陽道
  　　中務省―典薬寮・陰陽寮・内薬司
  　　　　陰陽寮（896年）、典薬寮に合併。
  　　　　陰陽道…陰陽・天文暦数に分れる。

5）醫

醫―酒は百薬の長、「周礼、天官」に酒正

方技畧―医術に関係する技法

- 酉は酒。「酒は百薬の長」
- 鬯(チョウ)…芳草、百草の華(ハナ)。合醸して神を降す酒にする。
- 「漢書芸文志、方技畧」…医・経・神仙・房中

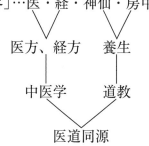

我命在我、不在天―・西昇経　我命章（道蔵）
　　　　　　　　・養性延命録
　　　　　　　　・真気還元銘（道蔵）

374

6）中国（伝統）医学

金元四大家—呪術的・医術的より訣別。

・秦漢・魏晋・唐宋・金元・明清・現代

・金元四大家—現代中医学の基礎。

　　　劉完素…火熱論

　　　張従正…攻邪論

　　　季東垣（季杲）…脾胃論

　　　朱丹渓（震享）…相火論

7）（いわゆる）東洋医学、日本漢方・鍼灸

西洋から見た東洋

中国から見た東洋

日本から見た東洋→　｜日本漢方（古方派と後世派）
　　　　　　　　　　｜
　　　　　　　　　　｜日本鍼灸　　漢方　　宋・金元、陰陽・五行説

医心方（丹波廉頼984）、大同類聚方（出雲連広貞808）

万安方、頓医抄（梶原性全）、有林福田方（有林）

胎生—・「管子」水地篇

　　　・「淮南子」精神訓

　　　・「千金要方」

§：「東洋医学という言葉」漢方の臨床　61（3）：2014

8）韓医学

医方類聚

東医宝鑑（許俊）

方薬合編…たにぐち書店、平8.1

郷薬集成方、東医寿世保元

四象医学（四象→少陰・少陽・太陰・太陽）

§格言：ニーダム・魯迅

○人々は儒者をにくみ、僧侶をにくみ、尼をにくみ、キリスト教徒をにくみ、回教徒をにくむが、道士はにくまない。この理屈が分れば、中国の事は大半分る（魯迅）

○道教のない中国は最も深い根のいくつかが滅びた木のようだ（ニーダム）

○道教は人類がかつて経験したうちで本質的に反科学的でなかった唯一の神秘主義体系である（ニーダム）

○学問に国境なく、学者に祖国あり（パストゥール）

○我命在我、不在天（抱朴子、養性延命録）

○偽道養形、真道養神（西昇経）（老子中経）

○人法地、地法天、天法道、道法自然（老子道徳経）

○上知天文、中知地理、下知人事、可以長久（黄帝内経素問）

○衛生の道はあるが、長生の薬はない（元・丘処機）

○巫は自らを占えず、医者は自らを治せない（古い諺）

○道士医師（雲笈七籤、庚申部）

附　録

「道蔵」等
中国医学関係経典索引

『正統道蔵』経典索引

目　次

No.	項　目	頁
1	湯液・処方	382
2	本草	383
3	鍼灸	384
4	外丹	385
5	内丹	388
6	調息	390
7	導引	393
8	却穀・食餌	394
9	房中	394
10	養生	29
11	符	398
12	図	400
13	占	402
14	籤	402
15	呪	403
16	斎	404
17	禁	405
18	精気神	406
19	気	407
20	運気	408
21	解剖学	408
22	身神	411
23	医科	413
24	三尸説	413
25	血湖説	414
26	産婦人科	415
27	外科	416
28	文学	416
29	道教医学	416
30	道教理論	420
31	神仙	422
32	神枕	423
33	用語・字句	423

『正統道蔵』中、医学に関係する経典中、五回以上出現する経典名‥‥66

＊表中の「頁」は「芸文印書館」版を、「道蔵提要」では「中国科学出版社」
　版を示している。（巻末「参考書目」参照）

項目別占有率　　　　　　『正統道蔵』(芸文印書館版)収録経典1487種

No.	項目	数	%
1	湯液・処方	49	3.2
2	本草	40	2.6
3	鍼灸	37	2.4
4	外丹	78	5.2
5	内丹	85	5.6
6	調息	89	5.9
7	導引	21	1.4
8	却穀・食餌	19	1.2
9	房中	25	1.6
10	養生	96	6.4
11	符	65	4.3
12	図	62	4.1
13	占	14	0.9
14	籤	10	0.6
15	呪	44	2.9
16	斎	42	2.8
17	禁	30	2.0
18	精気神	41	2.7
19	気	24	1.6
20	運気	2	0.1
21	解剖学	72	4.8
22	身神	78	5.2
23	医科	10	0.6
24	三尸説	37	2.4
25	血湖説	9	0.6
26	産婦人科	21	1.4
27	外科	2	0.1
28	文学	14	0.9
29	道教医学	115	7.7
30	道教理論	83	5.5
31	神仙	26	1.7
32	神枕	6	0.4
33	用語・字句	56	3.7

附録　「道蔵」等中国医学関係経典索引

1. 湯液・処方

No.	道蔵冊No	道蔵頁	提要No.	経典名
1	7	5010	232	還丹衆仙論
2	7	5756-62	262	修真十書
3	8	5934	276	修真精義雑論
4	10	7977	387	太上霊宝五符序
5	17	13628	553	霊宝淨明院真師密語
6	18	14020	583	黄帝太一八門逆順生死誥
7	28	22874	761	四気攝生図
8	29	22947	763	図経衍義本草
9	30	24010	772	華蓋山浮丘王郭三真君事實
10	31	24483	811	太清中黄真経
11	31	24610	831	枕中記
12	31	24628	832	養生延命録
13	31	24642	833	三洞枢機雑説
14	31	24664	839	上清経真丹秘訣
15	31	24667	840	太清経断穀法
16	31	24674	841	太上肘後玉経方
17	31	24688	843	保生要録
18	31	24740	845	三元延寿参賛書
19	31	24770	849	太清金闕玉華仙書八極神章三皇内秘文
20	31	24960	865	太上除三尸九虫保生経
21	31	25014	872	紫團丹経
22	31	25070	875	太清石壁記
23	31	25202	880	九転霊砂大丹資聖玄経
24	31	25214	883	太極真人九転還丹経要訣
25	31	25254	890	玉洞大神丹砂真要訣
26	32	25732	936	通玄秘術
27	32	25784	943	太古上兌経
28	32	25924	947	庚道集
29	34	27414	1007	真誥
30	38	30422	1024	至言總
31	38	30454	1025	太玄宝典
32	39	31476	1041	華陽陶隠居集
33	40	31976	1056	上陽子金丹大要

382

No.	道蔵冊No	道蔵頁	提要No.	経典名
34	40	32688	1091	太平経
35	41	33112	1117	洞玄霊宝道學科儀
36	41	33704	1129	無上秘要
37	42	33824	1130	三洞珠嚢
38	43	34718	1153	孫真人備急千金方
39	44	35580	1154	急救仙方
40	47	38068	1196	上清明鑑要経
41	47	38328	1208	高上神宵玉清真王紫書大法
42	47	40570	1209	道法会元
43	52	41326	1211	上清霊宝大法
44	54	43810	1260	三洞道士居山修練科
45	54	44216	1294	葛仙翁肘後備急方
46	55	45054	1320	洞真太上紫度炎光神元変経
47	56	45522	1364	上清太上帝君九真中経
48	56	45946	1393	長生胎元神用経
49	60	48675	1470	呂祖志

2. 本草

No.	道蔵冊No	道蔵頁	提要No.	経典名
1	9	6958	303	茅山志
2	17	13628	553	霊宝淨明院真師密誥
3	17	13906	573	攝生纂録
4	18	14322	597	仙都志
5	19	14784	635	洞神八帝妙精経
6	29	22892	763	図経衍義本草
7	31	24662	838	神仙服食霊草菖蒲丸方
8	31	24667	840	太清経断穀法
9	31	24689	843	保生要録
10	31	24770	849	太清金闕玉華仙書八極神章三皇内秘文
11	31	25497	910	蓬莱山西竈還丹歌
12	32	25688	925	巨勝歌
13	32	25689	926	白雲仙人霊草歌
14	32	25689	927	種芝草方
15	32	25738	936	通玄秘術

附録 「道蔵」等中国医学関係経典索引

16	32	25744	937	霊飛散伝信録
17	32	25745	938	鴈門公妙解録
18	32	25756	940	太極真人雑丹薬方
19	32	25766	942	神仙養生秘術
20	32	25778	943	太古土兌経
21	40	32592	1091	太平経
22	41	33704	1129	無上秘要
23	42	33824	1130	三洞珠嚢
24	43	34684	1153	孫真人備急千金要方
25	44	35580	1154	急救仙方
26	44	35671	1154	仙伝外科秘方
27	47	38068	1196	上清明鑑要経
28	47	38330	1208	高上神宵玉清真王紫書大法
29	47	40570	1209	道法会元
30	54	43816	1260	三洞道士居山修練科
31	54	44216	1294	葛仙翁肘後備急方
32	55	44808	1301	洞真高上玉帝大洞雌一玉検五老宝経
33	55	45096	1320	洞真太上紫度炎光神元変経
34	56	45542	1364	上清太上帝君九真中経
35	56	45946	1393	長生胎元神用経
36	57	45947	1394	太上霊宝芝草品
37	57	46184	1415	太清道林攝生論
38	59	47860	1459	岱志
39	60	48640	1469	天皇至道太清玉冊
40	60	48675	1470	呂祖志

3. 鍼灸

No.	道蔵冊No	道蔵頁	提要No.	経典名
1	7	4994	230	真一金丹訣
2	7	5014	233	修丹妙用至理論
3	7	5428	262	修真十書(雑著指玄篇)
4	8	5938	276	修真精義雑論
5	8	5966	280	抱一子三峯老人丹訣
6	17	13845	566	霊剣子引導子午記
7	17	13918	574	養生秘録

No.	道蔵冊No	道蔵頁	提要No.	経典名
8	28	22884	761	四気攝生図
9	31	24484	811	太清中黄真経
10	31	24638	833	三洞枢機雑説
11	31	24706	845	三元延寿参賛書
12	31	24812	851	秘蔵通玄変化六陰洞微遁甲真経
13	31	25069	875	太清石壁記
14	32	25852	947	庚道集
15	33	22603	986	太上長文大洞霊宝幽玄上品妙経発揮
16	33	26620	989	淵源道妙洞真継篇
17	34	27074	1002	易外別伝
18	34	27420	1007	真誥
19	34	27560	1008	道枢
20	35	27868	1009	黄帝内経素問補注釋文
21	35	28442	1010	黄帝内経霊枢畧
22	35	28446	1011	黄帝素問霊枢集註
23	36	28550	1012	黄帝内経素問遺篇
24	36	28630	1014	素問六気玄珠密語
25	36	28758	1015	黄帝八十一難経纂図句解
26	38	36417	1024	至言總
27	40	32596	1091	太平経
28	41	32874	1099	太上霊宝淨明九仙水経
29	43	34686	1153	孫真人備急千金要方
30	44	35588	1154	急救仙方
31	44	35669	1155	仙伝外科秘方
32	47	39990	1209	道法会元
33	52	41023	1211	上清霊宝大法
34	53	43073	1215	太上助国救民總真秘要
35	54	44224	1294	葛仙翁肘後備急方
36	55	44906	1307	洞真西王母宝神起居経
37	57	46180	1415	太清道林攝生論

4. 外丹

No.	道蔵冊No	道蔵頁	提要No.	経典名
1	4	2680	134	陰真君還丹歌註
2	7	4983	227	龍虎中丹訣

附録　「道蔵」等中国医学関係経典索引

3	7	5002	232	還丹衆仙論
4	7	5238	248	中和集
5	8	6242	295	歴世真仙体道通鑑
6	9	7304	319	洞玄霊宝丹水飛術運度小劫妙経
7	11	8378	418	霊宝衆真丹訣
8	11	8386	419	神仙服餌丹石行薬法
9	17	13592	550	高上月宮太陰元君孝道仙王霊宝淨明黄素書
10	19	14784	635	洞神八帝妙精経
11	19	14852	655	混元八景真経
12	23	18052	710	道徳真経蔵室纂微開題科文疏
13	31	24664	839	上清経真丹秘訣
14	31	24689	843	保生要録
15	31	24882	854	神仙揀丹眞鑄三元宝照法
16	31	25014	872	紫團丹経
17	31	25038	874	太清金液神丹経
18	31	25052	875	太清石壁記
19	31	25074	876	太清金液神気経
20	31	25094	877	太清経天師口訣
21	31	25088	878	太清修丹秘訣
22	31	25102	879	黄帝九鼎神丹経訣
23	31	25202	880	九転霊砂大丹資聖玄経
24	31	25206	881	張真人金石霊砂論
25	31	25214	883	太極真人九転還丹経要訣
26	31	25216	885	大洞煉眞宝経九還金丹砂訣
27	32	25241	887	九獰霊砂大丹
28	31	25254	890	玉洞大神丹砂真要訣
29	31	25263	891	霊砂大丹秘訣
30	32	25279	893	大丹記
31	32	25282	894	丹房須知
32	32	25290	895	石薬爾雅
33	32	25296	896	稚川真人校證術
34	32	25314	898	金碧五相類參同契
35	32	25346	900	陰真君金石五相類
36	32	25350	901	金石簿五九数訣
37	32	25355	902	上清九真中経内訣
38	32	25360	903	龍虎還丹訣

39	32	25388	904	金華玉液大丹
40	32	25410	906	修練大丹要旨
41	32	25496	910	蓬莱山西竈還丹訣
42	32	25502	911	抱朴子神仙金汋経
43	32	25567	913	鉛汞庚申至宝集成
44	32	25610	914	丹房奥論
45	32	25624	916	還金述
46	32	25643	917	丹方鑑源
47	32	25652	920	大還丹照鑑
48	32	25536	912	諸家神品丹法
49	32	25674	923	軒轅黄帝薬方
50	32	25686	924	三十六水法
51	32	25687	925	巨勝歌
52	32	25689	926	白雲仙人霊草歌
53	32	25707	929	丹論訣旨心鑑
54	32	25719	931	大還丹金虎白龍論
55	32	25720	932	大丹篇
56	32	25726	934	金木万霊論
57	32	25728	935	紅鉛入黒鉛訣
58	32	25731	936	通玄秘術
59	32	25742	937	霊飛散傳信録
60	32	25756	940	太極眞人雑丹薬方
61	32	25757	941	玉清内書
62	32	25766	942	神仙養生秘術
63	32	25777	943	太古土兌経
64	32	25862	947	庚道集
65	34	27414	1007	真誥
66	34	27544	1008	道枢
67	39	31420	1036	海客論
68	40	31904	1055	玄宗直指万法同帰
69	40	31974	1056	上清子金丹大要
70	40	32102	1063	還眞集
71	40	32179	1069	金丹眞一論
72	40	32272	1681	還丹至薬論
73	40	33278	1683	金流大丹詩
74	42	33836	1130	三洞珠嚢

附録　「道蔵」等中国医学関係経典索引

75	43	34684	1153	孫眞人備急千金要方
76	54	43806	1260	三洞道士居山修練科
77	54	45534	1364	上清太上帝君九眞中経
78	60	48674	1470	呂祖志

5. 内丹

No.	道蔵冊No	道蔵頁	提要No.	経典名
1	4	2678	133	太上洞房内経註
2	4	2679	134	陰眞君還丹歌註
3	4	2683	135	崔公入藥鏡註解
4	4	2692	136	呂純陽眞人泌園春丹詞註解
5	4	2738	141	紫陽眞人悟眞篇註疏
6	4	2907	143	紫陽眞人悟眞直指詳説三乗秘要
7	4	3061	149	修眞大極混元図
8	4	3061	151	金液還丹印證図
9	4	3094	155	三懊定位図
10	7	4986	228	九還七返龍虎金丹折理眞訣
11	7	4991	229	諸眞論還丹訣
12	7	4998	231	還丹秘訣養赤子神方
13	7	5001	232	還丹衆仙論
14	7	5018	234	丹経極論
15	7	5024	235	金晶論
16	7	5048	239	玉清金筒青華秘文金宝内練丹訣
17	7	5068	240	碧虚子親伝直指
18	7	5074	241	紙舟先生全眞直指
19	7	5082	242	陳虚白規中指南
20	7	5088	243	大丹直指
21	7	5154	245	西山群仙会眞記
22	7	5230	248	中和集
23	7	5302	251	谷神篇
24	7	5326	252	金闕帝君三元眞一経
25	7	5327	253	大洞金華玉経
26	7	5367	258	陶眞人内丹賦
27	7	5378	259	擒玄賦
28	7	5381	260	金丹賦

29	7	5408	261	谷神賦
30	7	5409	262	修眞十書（雑著指玄篇〜雑書捷経）
31	8	5819	263	眞気還元銘
32	8	5844	265	金液還丹百問訣
33	8	5856	266	上乗修眞三要
34	8	5943	277	清微丹訣
35	8	5948	278	先天金丹大道玄奥口訣
36	8	5955	279	金液大丹口訣
37	8	5966	280	抱一子三峯老人丹訣
38	8	6088	291	漢武帝内伝
39	8	6242	295	歴世眞仙体道通鑑
40	9	7280	395	洞玄霊宝自然九天生神章経
41	10	7976	387	太上霊符五符序
42	10	8187	397	洞玄霊宝自然九天生神章経註
43	16	13198	542	霊宝玉鑑
44	17	13512	543	太極祭錬内法
45	17	13560	544	上清天枢院回車畢道正法
46	17	13592	550	高上月宮太陰元君孝道仙王霊宝淨明黄素書
47	17	13618	551	霊宝淨明黄素書釋義秘訣
48	17	13822	562	上清北極天心正法
49	17	13852	567	養命機関金丹眞訣
50	19	14774	634	皇天上清金闕帝君霊書紫文上経
51	19	14796	636	太上老君内觀経
52	19	14797	637	太上老君説了心経
53	19	14799	638	太上老君内丹経
54	19	14864	655	混元八景眞経
55	31	24566	821	胎息抱一歌
56	31	24968	867	黄庭遁甲緑身経
57	31	25014	872	紫團丹経
58	31	25098	878	太清修丹秘訣
59	33	26602	985	太上長文大洞霊宝幽玄上品妙経
60	33	26603	986	太上長文大洞霊宝幽玄上品妙経発揮
61	34	27076	1002	易外別伝
62	34	27077	1003	玄牝之門賦
63	34	27546	1008	道枢
64	39	31388	1034	太上修眞玄章

附録　「道蔵」等中国医学関係経典索引

65	39	31416	1036	海客論
66	39	31427	1037	悟玄篇
67	40	31904	1055	玄宗直指万法同帰
68	40	31974	1056	上陽子金丹大要
69	40	32085	1061	金丹直指
70	40	32096	1063	還眞集
71	40	32211	1074	内丹秘訣
72	40	32254	1079	翠虚篇
73	40	32290	1085	陳先生内丹訣
74	41	32982	1109	太上洞玄霊宝飛行三界通微内思妙経
75	41	33234	1121	道典論
76	41	33698	1129	無上秘要
77	43	34560	1147	重陽眞人金関玉鎖訣
78	44	35950	1156	法海遺珠
79	47	37970	1181	秘伝正陽眞人霊宝畢法
80	40	32322	1087	内丹還元訣
81	47	38014	1190	洞玄霊宝太上六斎十直聖紀経
82	47	39126	1209	道法会元
83	54	43630	1246	諸眞内丹集要
84	55	44410	1295	海瓊白眞人語録
85	58	47328	1453	長生詮経

6. 調息

No.	道蔵冊No	道蔵頁	提要No.	経典名
1	1	768	6	上清大洞眞経
2	2	1282	39	太上導引三光九変妙経
3	2	1287	40	太上導引三光宝眞妙経
4	4	2665	130	胎息経註
5	7	5237	248	中和集
6	8	5930	276	修身精義雑論
7	10	7786	351	太上洞玄霊宝赤書玉訣妙経
8	11	8303	402	黄帝内外玉景経解
9	11	8308	403	上清丹元玉眞帝皇飛仙上経
10	11	8311	404	上清紫精君皇初紫霊道君洞房上経
11	11	8328	407	上清胎精記解結行事訣

12	17	13664	558	霊宝淨明新修九老神印伏魔秘法
13	17	13807	562	上清北極天心正法
14	17	13825	563	霊宝帰空訣
15	17	13834	565	霊劒子
16	17	13845	566	霊劒子引導子午記
17	17	13854	567	養命機関金丹眞訣
18	17	13872	569	玄珠心鏡註
19	17	13883	571	抱一函三秘訣
20	17	13900	573	攝生纂録
21	17	13918	574	養生秘録
22	18	14022	583	黄帝太一八門逆順生死訣
23	19	14860	655	混元八景眞経
24	22	17754	707	道徳眞経集義
25	28	22846	756	太上老君元道眞経註解
26	28	22874	761	四気攝生図
27	31	24487	811	太清中黄眞経
28	31	24500	812	太清導引養生経
29	31	24510	813	太上養生胎息気経
30	31	24515	815	太上老君養生訣
31	31	24529	816	太上服気口訣
32	31	24534	817	荘周気訣解
33	31	24535	818	嵩山太無先生気経
34	31	24550	819	延陵先生集新舊服気経
35	31	24560	820	諸眞聖胎神用訣
36	31	24588	825	気法要妙至訣
37	31	24591	826	上清司命茅眞君修行指迷訣
38	31	24594	827	神気養形論
39	31	24597	829	保生銘
40	31	24602	830	神仙食氣金櫃妙録
41	31	24610	831	枕中記
42	31	24620	832	養生延命録
43	31	24638	833	三洞枢機雑説
44	31	25014	872	紫園丹経
45	34	27418	1007	眞誥
46	34	27570	1008	道枢
47	38	30442	1025	太玄宝典

附録 「道蔵」等中国医学関係経典索引

48	39	31387	1034	太上修眞玄章
49	39	31414	1036	酒客論
50	39	31456	1040	雲宮法語
51	40	32254	1079	翠虚篇
52	41	32982	1109	太上洞玄霊宝飛行三界通微内思妙経
53	41	33178	1120	道教義枢
54	41	33234	1123	道典論
55	41	33378	1129	無上秘要
56	42	33826	1130	三洞珠囊
57	43	34560	1147	重陽眞人金関玉鎖訣
58	43	34718	1153	孫眞人備急千金要方
59	44	35948	1156	法海遺珠
60	45	36414	1158	太上老君中経
61	47	38308	1208	高上神霄玉清眞王紫書大法
62	47	39026	1209	道法会元
63	52	41078	1211	上清霊宝大法
64	54	43032	1215	太上助国救民總身秘要
65	54	43774	1257	上清修身要事経
66	54	43788	1258	正一法文修眞旨要
67	54	43803	1260	三洞道士居山修練科
68	55	44412	1295	海瓊白眞人語録
69	55	44804	1301	洞眞高上玉帝大洞雌一玉検五老宝経
70	55	44820	1302	洞眞太上素霊洞元大有妙経
71	55	44886	1305	洞眞上清開天三図七星移度経
72	55	45058	1320	洞眞太上紫度炎光神元変経
73	56	45138	1333	洞眞太上道君元丹上経
74	56	45342	1343	上清太上玉清隠書滅魔神慧高玄眞経
75	56	45400	1348	上清九天上帝祝百神内名経
76	56	45462	1356	上清廻神飛宵登空招五星上法経
77	56	45470	1359	上清素霊上篇
78	56	45474	1360	上清高上玉晨鳳台曲素上経
79	56	45542	1364	上清太上帝君九眞中経
80	56	45543	1365	上清太上九眞中経絳生神丹訣
81	56	45598	1370	上清九丹上化胎精中記経
82	56	45617	1372	上清太一帝君大丹隠書解胞十二結節図訣
83	56	45906	1390	上清黄庭五蔵六府眞人玉軸経

84	56	45934	1392	上清太極眞人神仙経
85	56	45937	1393	長生胎元神用経
86	57	46182	1415	太清道林攝生論
87	57	46636	1442	太微帝君二十四神回元経
88	57	46637	1443	北斗九星隠諱経
89	58	47324	1453	長生詮経

7. 導引

No.	道蔵冊No	道蔵頁	提要No.	経典名
1	2	1282	39	太上導引三光九変妙経
2	8	5930	276	修身精義雑論　導引篇
3	17	13900	573	攝生纂録　導引篇
4	22	17742	707	道徳眞経集義
5	31	24586	825	気法要妙至訣
6	31	24610	831	枕中記
7	31	24630	832	養生延命録
8	31	24636	833	三洞枢機雑説
9	31	24686	842	混俗頤生録
10	31	24687	843	保生要録
11	31	24740	845	三元延寿参賛書
12	34	27332	1007	眞誥
13	34	27714	1008	道枢
14	34	33230	1121	道典論
15	41	33699	1129	無上秘要
16	47	37968	1181	秘伝正陽眞人霊宝畢法
17	54	43792	1258	正一法文修眞旨要
18	54	44031	1282	上清黄書過度儀
19	55	44906	1307	洞眞西王母宝神起居経
20	56	45940	1393	長生胎元神用経
21	58	47334	1453	長生詮経

附録 「道蔵」等中国医学関係経典索引

8. 却殻・食餌

No.	道蔵冊No	道蔵頁	提要No.	経典名
1	11	8973	462	要修科儀戒律鈔
2	17	13612	550	高上月宮太陰元君孝道仙王霊宝浄明黄素書
3	17	13628	553	霊宝浄明院眞師密語
4	17	13834	565	霊剣子
5	17	13856	567	養命機関金丹眞訣
6	28	22874	761	四気攝生図
7	31	24490	811	大清中黄眞経
8	31	24616	831	枕中記
9	31	24667	840	太清経断穀法
10	31	24690	843	保生要録
11	31	24692	844	修眞秘録
12	32	25776	942	神仙養生秘術
13	32	25924	947	庚道集
14	34	27628	1008	道枢
15	34	30424	1024	至言總
16	41	33230	1121	道典論
17	42	33820	1130	三洞珠囊
18	43	34714	1153	孫眞人備急千金要方
19	54	43810	1260	三洞道士居山修練科

9. 房中

No.	道蔵冊No	道蔵頁	提要No.	経典名
1	3	2438	108	黄帝陰符経集註
2	4	2742	141	紫陽眞人悟眞篇註疏
3	7	5236	248	中和集
4	19	14776	634	皇天上清金闕帝君霊書紫文上経
5	31	24588	825	気法要妙至訣
6	31	24606	831	枕中記
7	31	24633	832	養生延命録
8	31	24658	837	養生詠玄集
9	31	24706	845	三元延寿参賛書

394

No.	道蔵冊No	道蔵頁	提要No.	経典名
10	34	27332	1007	眞誥
11	34	27576	1008	道枢
12	38	30425	1024	至言總
13	38	30443	1025	太玄宝典
14	40	32257	1079	翠虚篇
15	43	34564	1147	重陽眞人金闕玉鎖訣
16	43	34716	1153	孫眞人備急千金要方
17	54	44031	1282	上清黄書過度儀
18	55	44413	1295	海瓊白眞人語録
19	55	44804	1301	洞眞高上玉帝大洞雌一玉検五老宝経
20	55	44830	1302	洞眞太上素霊洞元大有妙経
21	56	45598	1370	上清九丹上化胎精中記経
22	56	45890	1387	太上元宝金庭無為妙経
23	56	45924	1392	上清太極眞人神仙経
24	56	45940	1393	長生胎元神用経
25	57	46174	1415	太清道林攝生論

10. 養生

No.	道蔵冊No	道蔵頁	提要No.	経典名
1	2	1159	20	三光注齡資福延寿妙経
2	2	1159	21	太上長生延寿集福徳経
3	7	5409	262	修眞十書
4	10	7840	357	太上神咒延寿妙経
5	17	13642	556	霊宝浄明大法万道玉章秘訣
6	17	13900	573	攝生纂録
7	17	13919	574	養生秘録
8	18	13931	575	玄圃山霊匱秘録
9	18	13962	576	霊宝六丁秘法
10	18	13970	577	魁罡六鎖秘法
11	18	14007	582	黄帝太一入門入式秘訣
12	18	14016	583	黄帝太一入門逆順生死訣
13	18	14029	584	太上赤文洞神三籙
14	19	14776	634	皇天上清金闕帝君霊書紫文上経
15	28	22854	758	老子説五厨経註

附録　「道蔵」等中国医学関係経典索引

16	28	22871	761	四気攝生図
17	29	22947	763	図経衍義本草
18	31	24483	811	太清中黄眞経
19	31	24500	812	太清導引養生経
20	31	24509	813	太上養生胎息気経
21	31	24514	814	太清調気経
22	31	24525	815	太上老君養生訣
23	31	24529	816	太清服気口訣
24	31	24533	817	荘周服気口訣
25	31	24535	818	嵩山太無先生気経
26	31	24544	819	延陵先生集新舊服気経
27	31	24558	820	諸眞聖胎神用訣
28	31	24566	821	胎息抱一歌
29	31	24575	823	胎息精微論
30	31	24579	824	服気精義論
31	31	24585	825	気法要妙至訣
32	31	24591	826	上清司命茅眞君修行指迷訣
33	31	24594	827	神気養形論
34	31	24595	828	存神煉気銘
35	31	24597	829	保生銘
36	31	24597	830	神仙食気金櫃妙録
37	31	24606	831	枕中記
38	31	24620	832	養生延命録
39	31	24636	833	三洞枢機雑説
40	31	24643	834	彭祖攝生養生論
41	31	24644	835	孫眞人攝養論
42	31	24647	836	抱朴子養生論
43	31	24648	837	養生詠玄集
44	31	24662	838	神仙服食霊草菖蒲丸方
45	31	24667	840	太清経断穀法
46	31	24676	842	混俗頤生録
47	31	24687	843	保生要録
48	31	24692	844	修眞秘録
49	31	24697	845	三元延寿参賛書
50	31	24744	846	太上保眞養生論
51	31	24746	847	養生辨疑訣

396

52	31	24875	856	顕道経
53	31	24966	866	太上老君玄妙枕中内徳神咒経
54	31	24973	868	黄庭内秘訣修行法
55	31	24981	869	太上老君大存思図註訣
56	31	25100	879	黄庭九鼎神丹経訣
57	32	25742	937	霊飛散伝信録
58	34	27332	1007	眞誥
59	34	27512	1008	道枢
60	35	27868	1009	黄帝内経素問補註釈文
61	35	28442	1010	黄帝内経霊枢略
62	36	28916	1017	天隠子
63	38	30411	1024	至言総
64	38	30442	1025	太上宝典
65	38	30497	1028	道体論
66	38	30497	1030	三論元旨
67	39	31387	1034	太上修眞玄章
68	39	31546	1040	雲宮法語
69	40	32417	1090	太平経癸部
70	41	32874	1099	太上霊宝淨明九仙水経
71	41	32980	1109	太上洞玄霊宝飛行三界通微内思妙経
72	41	33206	1121	道典論
73	42	33803	1130	三洞珠嚢
74	43	34556	1147	重陽眞人金関玉鎖訣
75	43	34718	1153	孫眞人備急千金要方
76	47	38232	1205	太上正一延生保命籙
77	53	43033	1215	太上助国救民總眞秘要
78	54	43772	1257	上清修身要事経
79	54	43787	1258	正一法文修眞旨要
80	54	43797	1259	洞玄霊宝眞人修行延年益算法
81	54	43803	1260	三洞道士居山修練科
82	55	44849	1303	洞眞上清青要紫書金根衆経
83	55	44878	1304	洞眞上清太微帝君歩天綱飛地紀金簡玉字上経
84	55	44901	1306	洞眞太上三元流珠経
85	55	44904	1307	洞眞西王母宝神起居経
86	55	45007	1318	洞眞太一帝君大丹隠書洞眞玄章
87	55	45069	1325	洞眞太上金篇虎符眞文経

附録　「道蔵」等中国医学関係経典索引

88	55	45085	1327	洞眞八景玉籙晨図隠符
89	55	45101	1331	洞眞黄書
90	56	45543	1365	上清太上九眞中経絳生神丹訣
91	56	45617	1372	上清太一帝君大丹隠書解胞十二結節図訣
92	56	45937	1393	長生胎元神用経
93	57	46162	1411	太清元道眞経
94	57	46172	1414	唐太古妙応孫眞人福寿論
95	57	46174	1415	太清道林攝生論
96	58	47324	1453	長生詮経

11. 符

No.	道蔵冊 No	道蔵頁	提要 No.	経典名
1	1	768	6	上清大洞眞経
2	2	833	7	大洞玉経
3	2	868	8	太上三十六部尊経
4	2	1282	39	太上導引三光九変妙経
5	2	1317	50	太上説六甲直符保胎護命妙経
6	2	1636	86	太上秘法鎮宅霊符
7	7	5409	262	修眞十書
8	8	5932	276	修眞精義雑論
9	10	7988	387	太上霊宝五符序
10	10	8008	388	太上洞玄霊宝素霊眞符
11	10	8634	389	太上洞玄霊宝五嶽神符
12	10	8058	393	上清太一金闕玉璽金眞記
13	10	8061	394	太上洞玄霊宝投簡符文要訣
14	11	8328	407	上清胎精記解結行事訣
15	12	10682	464	霊宝領教済度金書
16	15	12418	504	無上黄籙大斎立成儀
17	16	13198	542	霊宝玉鑑
18	17	13560	544	上清天枢院回車畢道正法
19	17	13600	550	高上月宮太陰元君孝道仙王霊宝淨明黄素書
20	17	13650	557	太上霊宝淨明秘法篇
21	17	13662	558	霊宝淨明新修九老神印伏魔秘法
22	17	13684	559	太上霊宝淨明飛仙度人経法

23	17	13754	562	上清天心正法
24	18	13942	575	玄圃山霊彼秘籙
25	18	14684	612	太上宣慈助化章
26	19	14770	634	皇天上清金闕帝君霊書紫文上経
27	19	15150	666	太上無極大道自然眞一五稱符上経
28	19	15194	668	太上老君混元三部符
29	19	15214	669	無上三元鎮宅霊籙
30	28	22588	746	太上玄霊北斗本命延生眞経註解
31	31	24770	849	太清金闕玉華仙書八極神章三星内秘文
32	31	24812	851	秘蔵通玄変化六陰洞微遁甲眞経
33	31	24812	854	上清鎮元榮霊経
34	31	24840	855	太上六壬明鑑陰符経
35	31	24962	865	太上除三尸九虫保生経
36	31	24973	868	紫庭内秘訣修行法
37	33	26616	988	上清太淵神龍瓊胎乘景上玄玉章
38	34	27300	1006	金鎖流珠引
39	41	33740	1129	無上秘要
40	42	33824	1130	三洞珠嚢
41	44	35766	1156	法海遺珠
42	47	38036	1192	洞眞八帝元変経
43	47	48276	1208	高上神宵玉清眞王紫書大法
44	47	38450	1209	道法会元
45	52	41023	1211	上清霊法大法
46	52	43007	1215	太上助国救民総眞秘要
47	54	43752	1253	北帝七元紫庭延生秘訣
48	54	43826	1260	三洞道士居山修練科
49	55	44826	1302	洞眞太上素霊洞元大有妙経
50	55	44856	1303	洞眞上清青要紫書金根衆経
51	55	44878	1304	洞眞上清太微帝君歩天綱飛地紀金簡玉字上経
52	55	45007	1318	洞眞太一帝君大丹隠書洞眞玄経
53	55	45044	1320	洞眞太上紫度炎光神元変経
54	55	45109	1332	洞眞太上説智慧消魔眞経
55	55	45135	1333	洞眞高上道君元丹上経
56	56	45386	1346	上清高上金元羽章玉清隠書経
57	56	45482	1360	上清高上玉晨鳳台曲素上経
58	56	45490	1361	上清外国放品青童内文

附録 「道蔵」等中国医学関係経典索引

59	56	45598	1370	上清九丹上化胎精中記経
60	56	45626	1373	上清洞眞天宝大洞三景宝籙
61	56	45671	1375	上清元始高上玉皇九天譜籙
62	57	45906	1090	上清黄庭五蔵六府眞人玉軸経
63	57	45982	1395	洞元霊宝二十四生図
64	57	46088	1400	太上元始天尊説北帝伏魔神咒妙経
65	57	46148	1407	七元召魔伏六天神咒経

12. 図

No.	道蔵冊No	道蔵頁	提要No.	経典名
1	1	2444	109	黄帝陰符経講義図説
2	4	2913	145	悟眞篇註釋
3	4	3104	156	上清洞眞九宮紫房圖
4	4	3107	157	周易図
5	4	3158	158	大易象数鉤深図
6	4	3210	159	易数鉤隠図
7	4	3234	160	易数鉤隠図遺論九事
8	4	3241	161	易象図説内外篇
9	7	5536	262	修眞十書
10	8	5856	266	上乗修身三要
11	8	5904	274	三極至命筌蹄
12	8	5968	280	抱一子三峯老人丹訣
13	11	8508	428	上清長生宝鑑図
14	11	8510	429	上清八道秘言図
15	11	8516	430	上清含象劒鑑図
16	11	8520	431	黄庭内景五臓六腑補淳図
17	11	8534	433	玄覧人鳥山経図
18	11	8537	434	太上玉晨鬱儀結璘奔日月図
19	11	8546	436	上方大洞眞元妙経図
20	11	8554	437	上方大洞眞元陰陽陟降図書後解
21	11	8561	438	上方大洞眞元図書継説終篇
22	11	8564	439	許太史眞君図伝
23	11	8593	440	洞玄霊宝五嶽古本眞形図
24	12	10628	464	霊宝領教済度金書
25	16	13048	542	霊宝玉鑑

26	17	13662	558	霊宝淨明新修九老神印伏魔秘法
27	18	13983	579	上清六甲祈祷秘法
28	18	14018	583	黄帝太一八内逆順生死訣
29	18	14436	607	上清侍帝晨桐柏眞人眞図讃
30	19	14774	634	皇天上清金闕帝君霊書紫文上経
31	23	18467	718	道徳眞経集義大旨図序
32	28	22782	751	太上老君説清静経註
33	28	22826	755	太上老君説常清静神妙経纂図解註
34	28	22857	759	太上三元飛星冠禁金書玉籙図
35	28	22885	762	太上通霊八史聖文眞形図
36	28	22892	763	図経衍義本草
37	28	24981	869	太上老君大存思図註訣
38	34	27102	1004	易筮通変（27101頁：河図）
39	34	27170	1006	金鎖流珠引
40	36	28834	1015	黄帝八十一難経纂図句解
41	40	41896	1005	玄宗直指万法同帰
42	40	32055	1057	上陽子金丹大要図
43	40	32096	1063	還眞集
44	41	32875	1099	太上霊宝淨明九仙水経
45	41	32980	1109	太上洞玄霊宝飛行三界通微内思妙経
46	43	34657	1152	太古集
47	44	35944	1156	法海遺珠
48	47	38030	1192	洞神八帝元変経
49	47	38228	1204	太上北極伏魔神咒殺鬼籙
50	47	38296	1208	高上神宵玉清眞王紫書大法
51	47	39600	1209	道法会元
52	52	41641	1211	上清霊宝大法
53	53	43032	1215	太上助国救民総眞秘要
54	53	43272	1235	太清玉司左院秘要上法
55	54	43757	1254	鄧天君玄霊八門報応内旨
56	54	43846	1265	道法宗旨図衍義
57	54	43880	1269	五嶽眞形図序論
58	56	45617	1372	上清太一帝君大丹隠書解胞十二結節図訣
59	56	45896	1388	上清黄庭養神経
60	56	45906	1390	上清黄庭五蔵六府眞人玉軸経
61	57	45947	1394	太上霊宝芝草品

附録　「道蔵」等中国医学関係経典索引

| 62 | 57 | 45979 | 1395 | 洞玄霊宝二十四生図経 |

13. 占

No.	道蔵冊No	道蔵頁	提要No.	経典名
1	11	8484	426	上清修行経訣
2	16	13294	542	霊宝玉鑑
3	17	13826	563	霊宝帰空訣
4	31	24720	845	三元延寿参賛書
5	44	35588	1154	急救仙方
6	44	35890	1156	法海遺珠
7	47	38309	1208	高上神宵玉清眞王紫書大法
8	47	38668	1209	道法会元
9	53	43100	1215	太上助国救民総眞秘要
10	54	43758	1254	鄧天君玄霊入門報応内旨
11	54	43774	1257	上清修身要事経
12	54	43788	1258	正一法文修眞旨要
13	55	44822	1302	洞眞太上素霊洞元大有妙経
14	56	45470	1359	上清素霊上篇

14. 籤

No.	道蔵冊No	道蔵頁	提要No.	経典名
1	54	44056	1286	四聖眞名霊籤
2	54	44086	1287	玄眞霊応宝籤
3	54	44142	1288	大慈好生九天衛房聖母元君霊応宝籤
4	54	44150	1289	洪恩霊済眞君霊籤
5	54	44155	1290	霊済眞君注生堂霊籤
6	54	44160	1291	扶天広聖如意宝籤
7	54	44194	1293	護国嘉済江東玉霊籤
8	59	47572	1457	徐仙眞録
9	60	48478	1467	法師選択記
10	60	48482	1468	玄天上帝百字聖號(玄帝感応宝籤)

15．呪

No.	道蔵冊No	道蔵頁	提要No.	経典名
1	2	1519	78	太上三洞神咒
2	10	7886	368	太上洞玄霊宝滅度五錬生尸妙経
3	10	8072	394	太上洞玄霊宝投簡符文要訣
4	11	8308	403	上清丹元玉眞帝皇飛仙上経
5	11	8623	445	上清衆経諸眞聖秘
6	11	8977	462	要修科儀戒律鈔
7	15	12293	504	無上黄録大斎立成儀
8	17	13548	544	上清天枢隠回車畢道正法
9	17	13608	550	高上月宮太陰元君孝道仙王霊宝淨明黄素書
10	17	13820	562	上清北極天心正法
11	18	13978	578	太上三辟五解秘法
12	18	14021	583	黄帝太一八門逆順生死訣
13	19	14774	634	皇天上清金闕帝君霊書紫文上経
14	19	14785	635	洞神八帝妙精経
15	28	22684	769	太上説玄天大聖眞武本伝神咒妙経
16	31	24638	833	二洞枢機雑説
17	31	24964	865	太上除三尸九虫保生経
18	41	32597	1091	太平経
19	41	32985	1109	太上洞玄霊宝飛行三界通微内思妙経
20	41	33234	1121	通典論
21	41	33699	1129	無上秘要
22	43	34718	1153	孫眞人備急千金要方
23	44	35770	1156	法海遺珠
24	45	36415	1158	太上老君中経
25	47	38134	1198	太上三五正一盟威籙
26	47	38296	1208	高上神宵玉清眞王紫書大法
27	47	38604	1209	道法会元
28	52	41040	1211	上清霊宝大法
29	53	43032	1215	太上助国救民總眞秘要
30	53	43276	1235	太清玉司左院秘要上法
31	54	43758	1254	鄧天君玄霊八門報応内旨
32	54	43774	1257	上清修身要事経
33	54	43788	1258	正一法文修身旨要

附録　「道蔵」等中国医学関係経典索引

34	54	43802	1259	洞玄霊宝眞人修行延年益筭法
35	54	44020	1278	太上洞神洞淵神咒治病口章
36	54	44038	1282	上清黄書過度儀
37	55	44800	1301	洞眞高上玉帝大洞雌一玉検五老宝経
38	55	44831	1302	洞眞太上素霊洞元大有妙経
39	55	44856	1303	洞眞上清青要紫書金根衆経
40	55	44878	1304	洞眞上清太微帝君歩天綱飛地紀金簡玉字上経
41	55	44930	1311	洞眞太上八素眞経服食日月皇華訣
42	56	45342	1343	上清太上玉清隠書滅魔神慧高玄眞経
43	57	46160	1409	太上紫微中天七元眞経
44	57	46584	1430	太上元陽上帝無始天尊説火車王霊官眞経

16.　斎

No.	道蔵冊No	道蔵頁	提要No.	経典名
1	10	7642	335	太上洞玄霊宝業報因縁経
2	16	12580	505	黄籙救苦十斎転経儀
3	16	12589	506	黄籙十念儀
4	16	12593	507	黄籙五老悼亡儀
5	16	12596	508	黄籙斎十天尊儀
6	16	12600	509	黄籙斎十州三島抜度儀
7	16	12605	510	黄籙斎九幽醮無礙夜斎次第儀
8	17	13830	564	上清大洞九宮朝修秘訣上道
9	18	14380	602	玉音法事
10	18	14492	610	赤松子章暦
11	18	14677	612	太上宣慈助化章
12	19	14776	634	皇天上清金闕帝君霊書紫文上経
13	28	22642	748	太上玄霊北斗本命延生経註
14	28	22757	749	太上老君説常清静経註
15	28	22872	761	四気攝生図
16	30	23809	764	混元聖紀
17	31	24618	831	枕中記
18	31	24642	833	三洞枢機雑説
19	31	24748	848	太上三皇宝斎神仙上録経
20	31	24780	849	三皇内文遺秘
21	40	32646	1091	太平経

No.	道蔵冊No	道蔵頁	提要No.	経典名
22	41	33178	1120	道教義枢
23	42	33846	1130	三洞珠嚢
24	44	35890	1156	法海遺珠
25	47	38036	1192	洞神八帝元変経
26	47	38332	1208	高上神宵玉清眞王紫書大法
27	47	38621	1209	道法会元
28	51	41023	1211	上清霊宝大法
29	52	42466	1212	道門定制
30	52	42628	1213	道門料範大全集
31	53	43064	1215	太上助国救民總眞秘要
32	53	43148	1220	道門十規
33	54	43871	1269	五嶽眞形図序論
34	55	44849	1303	洞眞上清青要紫書金根衆経
35	55	44878	1304	洞眞上清大微帝君歩天綱飛地紀金簡玉学上経
36	55	44888	1305	洞眞上清開天三図七星移度経
37	55	44931	1311	洞眞太上八素眞経服食日月皇華訣
38	55	44968	1316	洞眞太上八道命籍経
39	55	45008	1318	洞眞太一帝君大丹隠書洞眞玄経
40	55	45138	1333	洞眞太上道君元丹上経
41	56	45896	1388	上清黄庭養神経
42	60	48622	1469	天皇至道太清玉册

17. 禁

No.	道蔵冊No	道蔵頁	提要No.	経典名
1	4	2720	140	上清握中訣
2	5	3582	185	太微仙君功過格
3	11	8792	453	太上洞玄霊宝上品戒経
4	11	8908-55	462	要修科儀戒律鈔
5	18	13942	575	玄圃山霊金秘籙
6	28	22873	761	四気攝生図
7	31	24606	831	枕中記
8	31	24622	832	養生延命録
9	31	24643	834	彭祖攝生養生論
10	31	24644	835	孫眞人攝養論
11	31	24676	842	混俗頤生録

附録　「道蔵」等中国医学関係経典索引

12	31	24706	845	三元延寿参賛書
13	31	25067	875	太清石壁記
14	31	25147	879	黄帝九鼎神丹経訣
15	34	27820	1008	道枢
16	38	30424	1024	至言總
17	40	32690	1091	太平経
18	41	33010	1113	太上霊宝昇玄内教経中和品述議疏
19	41	33062	1116	洞玄霊宝三洞奉道科戒營始
20	41	33112	1117	洞玄霊宝道学科儀
21	42	33847	1130	三洞珠嚢
22	43	34703	1153	孫眞人備急千金要方
23	47	39431	1209	道法会元
24	52	42070	1211	上清霊宝大法
25	53	43102	1215	太上助国救民總眞秘要
26	54	43794	1258	正一法文修眞旨要
27	54	43814	1260	三洞道士居山修練科
28	56	45897	1388	上清黄庭養神経
29	57	46177	1415	太清道林攝生論
30	60	48606	1469	天皇至道太清玉冊

18. 精気神

No.	道蔵冊No	道蔵頁	提要No.	経典名
1	2	1300	42	玉清元始玄黄九光眞経
2	4	2732	141	紫陽眞人悟眞篇註疏
3	7	4982	226	眞龍虎九仙経
4	7	5553	262	修眞十書
5	8	5943	277	清微丹訣
6	19	14798	638	太上老君内丹経
7	19	14856	655	混元八景眞経
8	23	18508	718	道徳眞経集議
9	28	22548	744	太上玄霊北斗本命延生眞経註
10	28	22782	751	太上老君説常清静経註
11	28	22828	755	太上老君説常清静妙経纂図解註
12	28	22842	756	太上老君元道眞経註解

13	36	27544	1008	道枢
14	36	28594	1012	黄帝内経素問遺篇
15	38	30448	1025	太玄宝典
16	38	30492	1028	大道論
17	39	30507	1030	三論元旨
18	39	31387	1034	太上修眞玄章
19	39	31426	1037	悟玄篇
20	39	31457	1040	雲宮法語
21	40	31896	1055	玄宗直指万法司帰
22	40	31974	1056	上陽子金丹大要
23	40	32095	1063	還眞集
24	40	32521	1091	太平経
25	41	33178	1120	道教義枢
26	41	33359	1129	無上秘要
27	42	33835	1130	三洞珠嚢
28	43	34560	1147	重陽眞人金関玉鎖訣
29	47	38015	1190	洞玄霊宝太上六斎十直聖紀経
30	47	39026	1209	道法会元
31	52	41062	1211	上清霊宝大法
32	53	43032	1215	太上助国救民總眞秘要
33	54	43792	1258	正一法文修眞旨要
34	54	43846	1265	道法宗旨図衍義
35	55	44381	1295	海瓊白眞人語録
36	55	44808	1301	洞眞高上玉帝大洞雌一玉檢五老宝経
37	55	44828	1302	洞眞太上素霊洞元大有妙経
38	56	45914	1391	上清僊府瓊林経
39	56	45944	1393	長生胎元神用経
40	57	46406	1425	太上老君虚無自然本起経
41	58	47326	1453	長生詮経

19. 気

No.	道蔵冊No	道蔵頁	提要No.	経典名
1	1	767	6	上清大洞眞経
2	2	1122	14	高上玉皇胎息経

附録　「道蔵」等中国医学関係経典索引

3	4	2778	141	紫陽眞人悟眞篇註疏
4	11	8552	436	上方大洞眞元妙経図
5	16	13198	542	霊宝玉鑑
6	17	13834	565	霊劍子
7	31	24542	818	嵩山太無先生気経
8	31	24649	837	養生咏玄集
9	38	30442	1025	太玄宝典
10	40	32055	1057	上陽子金丹大要図
11	40	32450	1091	太平経丁部
12	41	32874	1099	太上霊宝浄明九仙水経
13	41	33176	1120	道教義枢
14	41	33698	1129	無上秘要
15	47	39106	1209	道法会元
16	52	42570	1212	道門定制
17	54	43804	1260	三洞道士居山修練科
18	54	44026	1279	上清経秘訣
19	54	44036	1282	上清黄書過度儀
20	55	44804	1301	洞眞高上玉帝大洞雌一玉検五老宝経
21	55	44828	1302	洞眞太上素霊洞元大有妙経
22	55	45138	1333	洞眞太上道君元丹上経
23	56	45890	1387	太上元宝金庭無為妙経
24	56	45936	1392	上清大極眞人神仙経

20. 運気

No.	道蔵冊No	道蔵頁	提要No.	経典名
1	38	30429	1224	至言總
2	59	47611	1458	儒門崇理折衷堪輿完孝録

21. 解剖学 (道教の身体観)

No.	道蔵冊No	道蔵頁	提要No.	経典名
1	2	1411	64	玉清無上内景眞経
2	3	2439	108	黄帝陰符経集註
3	3	2446	109	黄帝陰符経講義

4	3	2458	109	黄帝陰符経講義図説
5	4	2668	131	胎息秘要歌訣
6	4	2668	132	太清眞人絡命訣
7	4	2673	133	太上房内経註
8	4	2720	140	上清握中訣
9	4	2727	141	紫陽眞人悟眞篇註疏
10	4	3105	156	上清洞眞九宮紫房図
11	7	5324	252	金闕帝君三元眞一経
12	7	5536	262	修眞十書雜著捷径
13	7	5567	262	修眞十書悟眞篇
14	8	5754	262	修眞十書黄庭内景五蔵六府図序
15	8	5766	262	修眞十書黄庭内景玉経註
16	8	5804	262	修眞十書黄庭外景玉経註
17	8	5938	276	修眞精義雜論
18	8	5943	277	清微丹訣
19	8	5968	280	抱一子三峯老人丹訣
20	9	7378	330	太上黄庭内景玉経
21	9	7384	331	太上黄庭外景玉経
22	10	7554	334	太上洞淵神咒経
23	10	7974	387	太上霊宝五符序
24	10	8060	395	洞玄霊宝自然九天生神章経解義
25	11	8241	400	黄庭内景玉経注(劉處玄)
26	11	8265	401	黄庭内景玉経注(梁丘子)
27	11	8303	402	黄庭内外玉景経解
28	11	8520	431	黄庭内景五臓六腑補潟図
29	17	13511	543	太極祭錬内法
30	17	13643	556	霊宝淨明大法万道玉章秘訣
31	17	13829	564	上清大洞九宮朝修秘訣上道
32	17	13854	567	養命機関金丹眞訣
33	17	13928	574	養生秘録
34	19	14858	655	混元八景眞経
35	28	22880	761	四気攝生図
36	31	24992	825	気法要妙至訣
37	31	24606	831	枕中記
38	34	27332	1007	眞誥
39	34	27546	1008	道枢

附録　「道蔵」等中国医学関係経典索引

40	36	28834	1015	黄帝八十一難経纂図句解
41	40	31974	1056	上陽子金丹大要
42	40	32098	1063	還眞集
43	41	32874	1099	太上霊宝淨明九仙水経
44	41	33878	1100	太上霊宝淨明中黄八柱経
45	41	32800	1101	淨明忠孝全書
46	41	32980	1109	太上洞玄霊宝飛行三界通微内思妙経
47	41	33378	1129	無上秘要
48	43	34560	1147	重陽眞人金関玉鎖訣
49	43	34721	1153	孫眞人備急千金要方
50	45	36178	1157	太上感応篇
51	45	36414	1158	太上老君中経
52	46	37112	1172	天原発微
53	47	37960	1180	天機経
54	47	37972	1181	秘伝正陽眞人霊宝畢法
55	47	39080	1209	道法会元
56	52	41060	1211	上清霊宝大法
57	54	43630	1246	諸眞内丹集要
58	54	43808	1260	三洞道士居山修練科
59	54	44026	1279	上清経秘訣
60	55	44801	1301	洞眞高上玉帝大洞雌一玉検五老宝経
61	55	44822	1302	洞眞太上素霊洞元太有妙経
62	55	45124	1332	洞眞太上説智慧消魔眞経
63	55	45135	1333	洞眞太上道君元丹上経
64	56	45333	1342	上清太上開天龍蹻経
65	56	45350	1343	上清太上玉清隠書滅魔神慧高玄眞経
66	56	45470	1359	上清素霊上篇
67	56	45543	1365	上清太上九眞中経絳生神丹訣
68	56	45598	1370	上清九丹上化胎精中記経
69	56	45617	1372	上清太一帝君大丹隠書解胞十二結節図訣
70	56	45890	1387	太上元宝金庭無為妙経
71	56	45900	1389	太上黄庭中景経
72	56	45906	1390	上清黄庭五蔵六府眞人玉軸経

22. 身神

No.	道蔵冊No	道蔵頁	提要No.	経典名
1	4	2722	140	上清握中訣
2	4	3104	156	上清洞眞九宮紫房図
3	7	5323	252	金闕帝君三元眞一経
4	7	5755	262	修眞十書
5	9	7378	330	太上黄庭内景玉経
6	9	7384	331	太上黄庭外景玉経
7	10	7974	387	太上霊宝五符序
8	10	8148	396	洞玄霊宝自然九天生神玉章経解
9	11	8237	399	洞元霊宝定觀経註
10	11	8241	400	黄庭内景玉経注(劉處玄)
11	11	8264	401	黄庭内景玉経注(梁丘子)
12	11	8303	402	黄庭内外景玉景経解
13	11	8320	405	上清紫微帝君南極元君玉経宝訣
14	11	8325	406	霊宝大錬内旨行持機要
15	11	8327	407	上清胎精記解結行事訣
16	11	8460	420	登眞隠訣
17	11	8520	431	黄庭内景五臓六腑補㵼図
18	11	8644	445	上清衆経諸眞聖秘
19	14	10946	464	霊宝領教済度金書
20	15	12559	504	無上黄籙大斎立成儀
21	17	13642	556	霊宝浄明大法万道玉章秘訣
22	17	13829	564	上清大洞九宮朝修秘訣上道
23	17	13845	566	霊剣子引導子午記
24	17	13852	567	養命機関金丹眞訣
25	18	13982	579	上清六甲祈祷秘法
26	19	14719	617	太上玄霊北斗本命延生眞訣
27	19	14778	635	洞神八帝妙精経
28	19	14851	655	混元八景眞経
29	22	17753	707	道徳眞経集義
30	28	22541	744	太上玄霊北斗本命延生眞経註
31	28	22824	754	太上老君說常静経註(唐　杜光庭註)
32	28	22830	755	太上老君說常清静妙経纂図解註
33	28	22842	756	太上老君元道眞経註解

附録　「道蔵」等中国医学関係経典索引

34	28	22872	761	四気攝生図
35	28	23738	764	混元聖紀
36	30	23964	769	太上説玄天大聖眞武本伝神咒妙経
37	30	24154	777	墉城集仙録
38	31	24488	811	太清中黄眞経
39	31	24511	813	太上養生胎息気経
40	31	24562	820	諸眞聖胎神用訣
41	31	24615	833	三洞枢機雑説
42	31	24638	837	養生詠言集
43	31	24708	845	三元延寿参賛書
44	31	24966	866	太上老君玄妙枕中内徳神咒経
45	31	24972	867	黄庭遁甲緑身経
46	33	26597	985	太上長文大洞霊宝幽玄上品妙経
47	34	27574	1008	道枢
48	40	32646	1091	太平経
49	41	33234	1121	道典論
50	41	33378	1129	無上秘要
51	44	35766	1156	法海遺珠
52	45	36411	1158	太上老君中経
53	47	38297	1208	高上神宵玉清眞王紫書大法
54	47	39638	1209	道法会元
55	52	41738	1211	上清霊宝大法
56	52	43805	1260	三洞道士居山修練科
57	54	44037	1282	上清黄書過度儀
58	54	44808	1301	洞眞高上玉帝大洞雌一玉検五老宝経
59	55	44820	1302	洞眞太上素霊洞元大有妙経
60	55	45016	1318	洞眞太一帝君大丹隠書洞眞玄経
61	55	45125	1332	洞眞太上説智慧消魔眞経
62	55	45136	1333	洞眞太上道君元丹上経
63	56	45332	1342	上清太上開天龍蹻経
64	56	45342	1343	上清太上玉清隠書減魔神慧高玄眞経
65	56	45462	1356	上清廻神飛宵登空招五星上法経
66	56	45470	1359	上清素霊上篇
67	56	45548	1365	上清太上九眞中経絳生神丹訣
68	56	45598	1370	上清九丹上化胎精中紀経
69	56	45896	1388	上清黄庭養神経

No.	道蔵冊No	道蔵頁	提要No.	経典名
70	56	45960	1389	太上黄庭中景経
71	56	45906	1390	上清黄庭五蔵六府眞人玉軸経
72	56	45912	1391	上清僊府瓊林経
73	56	45932	1392	上清太極眞人神仙経
74	56	45940	1393	長生胎元神用経
75	57	45982	1395	洞玄霊宝二十四生図経
76	57	46161	1410	枕中経
77	57	46614	1438	紫皇練度玄科
78	57	46636	1442	太微帝君二十四神回元経

23. 医科

No.	道蔵冊No	道蔵頁	提要No.	経典名
1	47	38090	790	太上三五正一盟威籙
2	47	38170	1200	正一法文上籙召儀
3	47	38246	1207	正一法文経章官品
4	47	33866	1208	高上神宵玉清眞王紫書大法
5	47	38628	1209	道法会元
6	52	41804	1211	上清霊宝大法
7	55	44802	1301	洞眞高上玉帝大洞雌一玉検五老宝経
8	57	46584	1430	太上元陽上帝無始天尊説火車王霊宮眞経
9	57	46585	1431	元始天尊説薬王救八十一難眞経
10	57	46589	1432	碧霞元君護国庇民普済保生妙経

24. 三尸説

No.	道蔵冊No	道蔵頁	提要No.	経典名
1	7	5780	262	修身十書
2	9	6778	299	華陽陶隠君内伝
3	10	7989	387	太上霊符五符序
4	17	13928	574	養生秘録
5	28	22548	746	太上玄霊北斗本命延生眞経註
6	28	22684	748	太上説玄天大聖眞武本伝神咒妙経註
7	28	22830	755	太上老君説常清静妙経纂図解註
8	28	22882	761	四気攝生図

附録　「道蔵」等中国医学関係経典索引

9	31	24486	811	太清中黄眞経
10	31	24502	812	太清導引養生経
11	31	24614	831	枕中記
12	31	24636	833	三洞枢機雑説
13	31	24662	838	神仙服食霊草菖蒲丸方
14	31	24959	865	太上除三尸九虫保生経
15	31	25063	875	太清石壁記
16	31	25081	876	太清金液神気経
17	31	25104	879	黄帝九鼎神丹経訣
18	31	25204	881	張眞人金石霊砂論
19	32	25314	898	金碧五相類参同契
20	34	27572	1008	道枢
21	36	28594	1012	黄帝内経素問遺篇
22	40	32292	1085	陳先生内丹訣
23	41	33012	1113	太上霊宝昇玄内教経中和品述議疏
24	42	33820	1130	三洞珠嚢
25	43	34713	1153	孫眞人備急千金要方
26	43	35648	1154	急救仙方
27	44	35950	1156	法海遺珠
28	45	36416	1158	太上老君中経
29	47	38307	1208	高上神宵玉清眞王紫書大法
30	47	40479	1209	道法会元
31	52	41062	1211	上清霊宝大法
32	53	43032	1215	太上助国救民総眞秘要
33	54	43810	1260	三洞道士居山修練科
34	54	44086	1287	玄眞霊宝籖
35	55	44830	1302	洞眞太上素霊洞元大有妙経
36	56	45932	1392	上清太極眞人神仙経
37	56	45946	1393	長生胎元神用経

25．血湖説

No.	道蔵冊No	道蔵頁	提要No.	経典名
1	2	1422	72	元始天尊済度血湖眞経
2	2	1427	73	元始天尊説酆都減罪経

3	4	2720	140	上清握中訣（酆都頌）
4	12	9027	464	霊宝領教済度金書
5	15	12114	504	無上黄録大斎立成儀
6	16	12823	534	太一救苦天尊説拔度血湖宝懺
7	16	13056	542	霊宝玉鑑
8	47	40479	1209	道法会元
9	51	41489	1211	上清霊宝大法

26. 産婦人科

No.	道蔵冊No	道蔵頁	提要No.	経典名
1	2	1317	56	太上玉佩金璫太極金書上経
2	2	1517	78	太上説六甲直符保胎護命妙経
3	9	6707	297	歴世眞仙体道通鑑後集
4	10	7962	386	太上三生解冤妙経
5	12	10628	464	霊宝領教済度金書
6	17	13918	574	養生秘録
7	18	14508	610	赤松子章暦
8	19	14793	636	太上老君内觀経
9	19	14826	648	太上老君説五斗金章受生経
10	19	14848	653	太上妙始経
11	19	14856	655	混元八景眞経
12	28	22485	743	道玄眞経
13	28	22839	756	太上老君元道眞経註解
14	30	23964	769	太上説玄天大聖眞武本伝神咒妙経
15	31	24600	831	枕中記
16	33	26603	986	太上長文大洞霊宝幽玄上品妙経発揮
17	43	34562	1147	重陽眞人金関玉鎖訣
18	43	34738	1153	孫眞人備急千金要方
19	43	35580	1154	急救仙方
20	47	40432	1209	道法会元
21	52	41072	1211	上清霊宝大法

附録　「道蔵」等中国医学関係経典索引

27. 外科

No.	道蔵冊No	道蔵頁	提要No.	経典名
1	44	35622	1154	急救仙方
2	44	35669	1155	仙伝外科秘方

28. 文学

No.	道蔵冊No	道蔵頁	提要No.	経典名
1	39	30508	1031	皇極経世（昔楽）
2	39	31272	1033	伊川撃壌集
3	39	31650	1051	上清太玄集
4	39	31810	1053	洞淵集（長筌子編）
5	41	33176	1120	道教義枢
6	43	34450	1144	重陽全眞集
7	43	34551	1145	重陽教化集
8	43	34571	1150	長春子磻溪集
9	43	34626	1151	譚先生水雲集
10	43	34686	1152	太古集
11	44	35766	1156	法海遺珠
12	57	45983	1395	洞玄霊宝二十四生図経
13	57	46553	1427	皇経集註
14	57	46616	1438	紫皇練度玄科

29. 道教医学

No.	道蔵冊No	道蔵頁	提要No.	経典名
1	8	5942	276	修眞精義雑論
2	15	12127	504	無上黄録大斎立成儀
3	19	14828	645	太上老君説五斗金章受生経
4	19	14858	655	混元八景眞経
5	19	15085	663	沖虚至德眞経
6	22	17742	707	道德眞経集議
7	23	18052	710	道德眞経蔵室纂微開題科文疏
8	24	18938	719	道德眞経広聖義

9	24	19334	721	文始眞経註
10	24	19494	723	冲虚至德眞経鬳斎口義
11	24	19735	724	冲虚至德眞経解義解
12	24	19787	726	冲虚至德眞経四解
13	28	22250	740	通玄眞経(徐霊府註)
14	28	22382	742	通玄眞経讚義
15	28	22488	743	通玄眞経(朱弁註)
16	28	22548	746	太上玄霊北斗本命延生眞経註
17	28	22726	748	太上説玄天大聖眞武本伝神咒妙経註
18	28	22842	756	太上老君元道眞経註解
19	28	22871	761	四気攝生図
20	29	22947	763	図経衍義本草
21	30	24154	777	墉城集仙録
22	31	24489	811	太清中黄眞経
23	31	24526	815	太上老君養生訣
24	31	24550	819	延陵先生集新舊服気経
25	31	24586	825	気法要訣至訣
26	31	24600	830	神仙食気金櫃妙録
27	31	24612	831	枕中記
28	31	24622	832	養生延命録
29	31	24656	837	養生詠言集
30	31	24686	842	混俗頤生録
31	31	24708	844	三元延寿参賛書
32	31	24956	865	太上除三尸九虫保生経
33	31	24972	867	黄庭遁甲縁身経
34	31	25067	875	大清石壁記
35	31	25098	878	太清修丹秘訣
36	33	25126	879	黄帝九鼎神丹経訣
37	33	26597	985	太上長文大洞霊宝幽玄上品妙経
38	33	26617	989	淵源道妙洞眞継篇
39	33	26806	996	周易参同契分章通眞義
40	34	27074	1002	易外別伝
41	34	27300	1006	金鎖流珠引
42	34	27411	1007	眞誥
43	34	27544	1008	道枢
44	35	27868	1009	黄帝内経素問補註釋文

附録　「道蔵」等中国医学関係経典索引

45	35	28442	1010	黄帝内経霊枢略
46	35	28446	1011	黄帝素問霊枢集註
47	36	28556	1012	黄帝内経素問遺編
48	36	28595	1013	素問入式運気論奥
49	36	28630	1014	素問六気玄珠密語
50	36	28758	1015	黄帝八十一難経纂図句解
51	38	30418	1024	至言総
52	39	31414	1036	海客論
53	39	31458	1040	雲宮法話
54	39	31768	1052	洞淵集(季恩聡編)
55	40	31896	1055	玄宗直指万法同帰
56	40	31962	1056	上陽子金丹大要
57	40	32055	1057	上陽子金丹大要図
58	40	32061	1058	上陽子金丹大要列仙誌
59	40	32098	1063	還眞集
60	40	32417	1091	太平経
61	41	32874	1009	太上霊宝淨明九仙水経
62	41	32924	1101	淨明忠孝全書
63	41	32934	1102	太玄眞一本際妙経
64	41	32963	1107	洞玄霊宝太上眞人間疾経
65	41	32986	1109	太上洞玄霊宝飛行三界通微内思妙経
66	41	33010	1113	太上霊宝昇玄内教経中和品述議疏
67	41	33062	1116	洞玄霊宝三洞奉道科戒営始
68	41	33386	1129	無上秘要
69	42	33804	1130	三洞珠嚢
70	43	34561	1147	重陽眞人金関玉鎖訣
71	43	34681	1152	太古集
72	43	34682	1153	孫眞人備急千金要方
73	44	35622	1154	急救仙方
74	44	35669	1155	仙伝外科秘方
75	44	35950	1156	法海遺珠
76	46	37173	1172	天原発微
77	47	37961	1180	天機経
78	47	37969	1181	秘伝正陽眞人霊宝畢法
79	47	38020	1191	道要霊祇神鬼品経
80	47	38040	1192	洞神八帝元変経

81	47	38059	1195	三天内解経
82	47	39082	1209	道法会元
83	52	41078	1211	上清霊宝大法
84	52	42468	1212	道門定制
85	53	43148	1220	道門十規
86	53	43157	1221	重陽立教十五論
87	53	43324	1236	三洞羣仙録
88	54	43645	1250	意林
89	54	43794	1258	正一法文修眞旨要
90	54	43802	1259	洞玄霊宝眞人修行延年益算法
91	54	43803	1260	三洞道士居山修練科
92	54	44221	1294	葛仙翁肘後備急方
93	54	44886	1305	洞眞上清開天三図七星移度経
94	55	44950	1313	洞眞太上八素眞経占候入定妙経
95	55	45126	1332	洞眞太上説智慧消魔眞経
96	55	45136	1333	洞眞太上道君元丹上経
97	55	45312	1142	上清太上開天龍蹻経
98	56	45474	1360	上清高上玉晨鳳台曲素上経
99	56	45588	1368	上清太上黄素四十四方経
100	56	45901	1390	上清黄庭五蔵六府眞人玉軸経
101	56	45912	1391	上清遷府瓊林経
102	56	45944	1393	長生胎元神用経
103	57	46226	1418	道蔵闕経目録
104	57	46248	1419	大明道蔵経目録
105	57	46324	1421	太上中道妙法蓮華経
106	57	46380	1423	上清元始変化宝眞上経
107	57	46406	1425	太上老君虚無自然本起経
108	57	46553	1427	皇極集註
109	57	46585	1431	元始天尊説薬王救八十一難眞経
110	58	47324	1453	長生詮経
111	58	47414	1455	徐仙翰藻
112	59	47622	1458	儒門崇理折衷堪輿完孝録
113	60	48417	1465	譚子化書（参考：化書、39巻、31387、提要1035）
114	60	48674	1470	呂祖志
115	60	48769	1472	老子翼

附録 「道蔵」等中国医学関係経典索引

30. 道教理論

No.	道蔵冊No	道蔵頁	提要No.	経典名
1	2	1159	20	三光注齢資福延寿妙経
2	2	1159	21	太上長生延寿集福徳経
3	3	2458	109	黄帝陰符経講
4	4	2467	110	黄帝陰符経疏
5	4	2486	111	黄帝陰符経集解
6	5	3316	166	眞霊位業図
7	7	5450	262	修眞十書
8	9	7307	320	洞玄霊宝諸天世界造化経
9	10	7710	339	太上洞玄霊宝転神度命経
10	11	8508	428	上清長生宝鑑図
11	17	13828	563	霊宝帰空訣
12	17	13829	564	上清大洞九宮朝修秘訣上道
13	18	14276	593	十洲記
14	18	14282	594	洞天福地嶽瀆名山記
15	19	14849	653	太上妙始経
16	19	14855	655	混元八景眞経
17	19	15036	664	洞霊眞経
18	19	15050	665	南華眞経
19	19	15530	676	宋徽宗道徳眞経解義
20	20	15716	679	道徳眞経四子古道集解
21	20	15820	680	道徳眞経伝(陸希声伝)
22	20	15930	682	道徳眞経三解
23	20	16240	689	道徳眞経疏義
24	21	16730	697	道徳玄経原旨
25	21	16936	701	道徳眞経集註
26	21	16938	702	道徳眞経集註(彭耜集註)
27	22	17476	706	道徳眞経玄徳纂疏
28	22	17888	708	道徳経論兵要義述
29	22	18010	709	道徳眞経蔵室纂微篇
30	23	18052	710	道徳眞経蔵室纂微開題科文疏
31	23	18202	713	道徳眞経取善集
32	23	18467	718	道徳眞経集議大旨図序
33	23	18508	717	道徳眞経集義

34	28	22537	744	太上玄霊北斗本命延生眞経註
35	28	22684	748	太上説玄天大聖眞武本伝神咒妙経註
36	28	22828	755	太上老君説常清静神妙経纂図解註
37	29	22947	763	図経衍義本草
38	33	26597	985	太上長文大洞霊宝幽玄上品妙経
39	34	27332	1007	眞誥
40	34	27512	1008	道枢
41	35	27868	1009	黄帝内経素問補註釋文
42	35	28442	1010	黄帝内経霊枢略
43	35	28446	1011	黄帝素問霊枢集註
44	36	28556	1012	黄帝内経素問遺篇
45	36	28595	1013	素問入式運気論奥
46	36	28630	1014	素問六気玄珠密語
47	36	28758	1015	黄帝八十一難経纂図句解
48	38	30428	1024	至言総
49	40	31896	1055	玄宗直指万法同帰
50	40	32055	1057	上陽子金丹大要図
51	41	32962	1107	洞玄霊宝太上眞人間疾経
52	41	33062	1116	洞玄霊宝三洞奉道科戒営始
53	41	33112	1117	洞玄霊宝道学科儀
54	41	33212	1121	道典論
55	41	33378	1129	無上秘要
56	42	33803	1130	三洞珠嚢
57	43	34562	1147	重陽眞人全関玉鎖訣
58	43	34718	1153	孫眞人備急千金要方
59	44	35950	1156	法海遺珠
60	45	36206	1157	太上感応篇
61	45	36411	1158	太上老君中経
62	45	36452	1162	公孫龍子
63	45	36494	1164	子華子
64	45	36540	1166	墨子
65	45	36657	1167	韓非子
66	45	36829	1168	黄石公素書(宋魏魯註)
67	46	36853	1170	孫子註解
68	46	37094	1172	天原発微
69	46	37441	1174	淮南子鴻烈解

附録　「道蔵」等中国医学関係経典索引

70	46	37696	1175	抱朴子内篇
71	47	37968	1181	秘伝正陽眞人霊宝畢法
72	47	38060	1195	三天内解経
73	47	38450	1209	道法会元
74	55	44410	1295	海瓊白眞人語録
75	55	44666	1300	太上大道玉清経
76	57	46408	1425	太上老君虚無自然本起経
77	57	46552	1427	皇経集註
78	57	46636	1442	太微帝君二十四神回元経
79	58	47289	1452	消遙墟経
80	58	47340	1453	長生詮経
81	60	48408	1463	捜神記
82	60	48479	1468	玄元上帝百字聖號(玄天感応霊籤)
83	60	48512	1469	天皇至道太清玉冊

31．神仙

No.	道蔵冊No	道蔵頁	提要No.	経典名
1	1	742	5	太上無極総眞文昌大洞仙経
2	4	2702	138	學仙辨眞訣
3	5	3312	165	元始上眞衆仙記
4	5	3317	166	洞玄霊宝眞霊位業図
5	7	4978	226	眞龍虎九仙経
6	7	5133	245	西山群仙会眞記
7	8	6111	293	列仙伝
8	8	6183	294	続仙伝
9	8	6163	295	歴世眞仙体道通鑑
10	9	6637	296	歴世眞仙体道通鑑続篇
11	9	6687	297	歴世眞仙体道通鑑後集
12	11	8399	420	登眞隠訣
13	11	8704	446	許眞君仙伝
14	11	8755	449	太極葛仙公伝
15	18	14041	585	道教霊験記
16	18	14162	587	神仙感過伝
17	18	14231	591	仙苑編珠
18	18	14267	592	道跡霊仙記

No.	道蔵冊No	道蔵頁	提要No.	経典名
19	18	14314	597	仙都志
20	18	14445	608	衆仙讃頌霊章
21	30	24154	777	墉城集仙録
22	36	29044	1022	山海経
23	42	33993	1132	仙樂集
24	54	43557	1244	眞仙直指語録
25	54	43596	1245	群仙要語纂集
26	60	48349	1463	搜神記

32. 神枕

No.	道蔵冊No	道蔵頁	提要No.	経典名
1	18	14235	591	仙苑編珠(神仙伝、秦山老父)
2	31	24689	843	保生要録(藥枕方)
3	38	30423	1024	至言総
4	41	33112	1117	洞玄霊宝道学科儀(神枕品)
5	47	38068	1196	上清明鑑要経(神仙伝除百病枕藥)
6	53	43336	1236	三洞群仙録(神仙伝、太上老父)

33. 用語・字句

No.	道蔵冊No	道蔵頁	提要No.	経典名	用語
1	7	5458	262	修身十書金丹大成集要	神水華池、鉛汞、神水、華池、三関
					天関・地関・人関、内三要・外三要
					嬰兒蛇女、腎・心、眞陽、九宮
					金公、黄婆、呼吸、瓊液、神気、十二楼
					簾帷子午
		5459			五嶽、玄北之門、三男三女、龍虎
					沐浴、杏林、三田、三関、神室
		5460			三花聚頂、五気朝元、河車、鉛浮
					銀沈、陽清濁陰、五行相尅、往來
					雌雄
		5461			黒白、寒暑、晦朔、固済、聖胎、黄老
					功夫、野戰

		5478			黄気、黄華、玄関一竅、鉛火龍、汞水虎
	8	5479			五行、眞火、水火交永不老、眞水、左屈離
					右屈坎、貫尾閭通泥丸、共一気上下循環
					而無窮、天地橐籥、地気上升天気下降一気
					周流
2	8	5869	267	乾元子三始論	太易、大初、大始
		5870			太素
3	6	5871	268	至眞子龍虎大丹詩	河車、錬秋石服、吸精之術、玄珠
4	9	7260	315	太上済度章赦	城隍、太乙神、上・中・下元玉女
		7261			沐浴匡治章、青霊、哺飴、天匡博士
					砭石小吏、経絡、榮衛
5	10	7389	333	太上霊宝元陽妙経	生老病苦、福田、焼香散花
					仁義忠孝、地獄天尊、医王
6	10	8222	373	太上洞玄霊宝救苦妙経	眞誥、鈍気・養神・錬養
		8223			太上
		8224			洞玄
7	16	13056	542	霊宝玉鑑	天医論、沐浴
		13057			水火錬度説
8	17	13826	563	霊宝帰空訣	昆崙、陰母、陽公、命門
9	17	13852	567	養命機関金丹眞訣	膚肌者為膏、皮者為血、膏者玉為液血成津
					液入尾閭有三竅
					日魂爲金関、月魄為王戸、中為玉泉
		13853			玉関、黄庭、出庭、泥丸、崑崙、盧門
					重楼十二環、気海・血海・精海・龍海
					神室
		13854			日者龍、月者虎、石室、嬰兒、蛇女
					精是眞水、白鳥牙、刀圭、河車、瓊漿。
					玉液、霊砂
		13855			返砂、眞人、白元君、紫微宮、崑崙宮、玄冥

					中丹田、絳宮、関元宮、臍下三寸謂之丹田。
		13856			大還丹、黄元君、丹田、蘭台宮、霊丹。
10	18	14012	582	黄帝太一八門入式秘訣	叩歯
		14013			禹歩法、天円地方、四時五行、玉女
11	30	23706	764	混元聖紀	天皇
12	30	22685	769	太上存玄天大聖眞武本伝神呪妙経	庚申、脳神、額神、歯神、臍神、肝神、肺神等。
		23707			地皇、人皇
		23708			有巣氏、燧人氏。
		23709			祝融、神農
		23710			黄帝、三皇、五帝、三墳書
		23711			少昊、顓帝、帝嚳、帝堯、帝舜
		23738			上元丹田泥丸宮、中元丹田絳宮、下元丹田命門
		23739			王倪、齧訣。
		23740			倒景
		23741			木公金丹
		23747			五符九丹
		23808			谷神不死、禍福之門。
		23809			自然斎、三元斎、八節斎、洞神斎、指数斎、塗炭斎
13	30	23941	768	猶龍伝	號河上公、授于吉太平経
		23942			守一之法
14	30	24011	772	華蓋山浮丘王郭三眞君事実	感応朝山求藥
15	30	24134	776	大滌洞天記	藥圃、草堂
16	31	24542	818	嵩山大無先生気経	湧泉、胎息
		24543			上丹田泥丸脳宮、中丹田絳宮心、下丹田臍下気海精門
		24562			丹田、冘海、守宮、使眞人胎息訣、黄帝胎息訣
		24563			逍遙子胎息訣、養精・養神・養性・養命
					郭眞人胎息訣、耳不聡、眠不見、鼻不聞・味不味
17	31	24649	837	養生詠玄集	管衛気、榮気、衛気
		24650			魂魄、谷神。

附録　「道蔵」等中国医学関係経典索引

		24653			抱一、胎息
		24654			沖和、自然
		24655			龍虎、上丹田
		24656			開元、中丹田、下丹田、気海
		24657			陰丹
		26658			玄関、玄珠、玄北門、玄門、華蓋、牝門
		24664			菖蒲、痿衆疾法、消冰丸、内灸丸
		24665			十渟丸、通利丸、治衆気丸、通気丸、掃疫丸。
		24688			乾浴、論衣服門、論飲食門
		24689			論居処門、論藥食門
		24964			去三尸出方出蘇仙内伝、太上眞人口訣
		24965			禹歩法
		24972			髪神蒼華字太元形長二寸一分、脳神・眼神
					鼻神・耳神・舌神・歯神とつづく
18	31	24973	868	紫庭内秘訣修行法	丹田宮、神名赤子字光元先、一名帝郷
					絳宮、名眞人、字子丹光堅
					下丹田、名元陽字谷玄
					命門、玄関、名桃康字精延
19	31	25052	875	太清石壁記	太一金英神丹方、造大還丹方
		25053			黄帝九鼎大還丹法、六一泥法
		25062			内丹法、丹経秘要口訣
		25065			作鉄粉法
		25066			服八石丹法
		25067			服八石愼忌法
					八石丹治人癥病法
20	31	25130	879	黄帝九鼎神丹経訣	六一泥法、造丹爐・六一泥法
21	31	25206	881	張眞人金石霊砂論	砒黄篇、成金篇、繹紫粉篇
22	34	27140	1006	金鎖流珠引	禹歩
		27171			存使葛将軍法図
23	34	27559	1008	道枢	黄庭篇
		27796			玄珠
		27797			宴坐之法、還丹九轉

426

		27806			精気神、気海、五輪、心者神也、腎者気也。
		27807			六通（目耳鼻）、五行。
24	38	30416	1024	至言総	辟穢沐浴、道士女冠。
		30417			養生
		30422			養生有五難
25	38	30450	1025	太玄宝典	三宮守一之道、玉泉、勞形・勞気・勞心
		30451			厚生、錬神、大禹歩章
26	39	31428	1037	悟玄篇	玄関一竅、薬物、抱一。
		31429			薬物、採薬、玄牝之門、透関
27	40	31976	1056	上陽子金丹大要	薬物妙用章
		31977			外薬、内薬、心液下降腎気上升
28	41	33112	1117	洞玄霊宝道学科儀下	神枕品
29	41	33212	1121	道典論	道士
		33213			先生
		33230			服餌、導引
		33231			胎息、雲牙
30	41	33387	1129	無上秘要	天宝君、霊宝君、神宝君、天皇・地皇・人皇
		33725			地仙薬品、天仙薬品。
31	42	33812	1130	三洞珠嚢	病癩十年
		33813			太平経第三十三云、太平経第四十五巻云
32	43	34562	1147	重陽眞人金関玉鎖訣	三乗之法（下乗・中乗・上乗）、鬼仙、地仙、劍仙、地仙、天仙、神仙、精気血、八邪訣
		34563			十號、三教
33	43	34722	1153	孫眞人備急千金要方	三百六十孔穴榮衛気行、上医・中医・下医
					三部寸関尺、上部為天肺、中部為人脾
					下部為地腎、三部九候
					気絶水竭則無血土散則身裂然
		34723			百病一生、四百四病、医者意也。
					陰盛、陽盛、陰陽俱盛、肝気盛、肺気盛…。
34	44	35584	1154	急救仙方	茯苓薬散治妊娠小便不通、斬邪丹治鬼胎。
					加味四物湯治妊娠、傷寒諸證

附録 「道蔵」等中国医学関係経典索引

		35586			子病
		35588			烏蛇散治婦人、逆産
		35622			理傷続断法
		35624			縫合
		35625			黒龍散
		35632			治傷損方論、大承気湯、小承気湯、四物湯、陰紅湯、瘀血
		35634			瘀血、洗薬
		35636			接骨散、陰紅湯
		35666			黄帝灸二十一種瘵図并序、経穴名。
		35667			取穴法
35	47	37969	1181	秘伝正陽眞人霊宝畢法	真水・眞気
36	47	38020	1191	道要霊祇神鬼品経	女鬼名羅翁、女鬼名石姜
		38022			鬼名多数あり
					瘟鬼品
		38029			蠱鬼品
37	47	38036	1192	洞神八帝元変経	禹歩
		38040			服薬之法、神室虚所
		38041			斎中供潔
38	47	38068	1196	上清明鑑要経	仙人神酒方、神仙除百病枕薬方
		38069			道士九節杖法、老子枕中符及薬方
		38070			老子玉匣中種芝経神仙秘事
		38071			三尸九虫
39	47	38329	1208	高上神霄玉清眞王紫書大法	神天医眞官孫思邈、天医功曹華陀
40	47	38604	1209	道法会元	医治、天医官吏、布炁攻療師、沐浴化衣
		38605			降甘露呪食、火錬、水錬
		38753			天医大聖六職治官、治病功曹掌薬仙吏。
		38773			速催符、治病符、祛瘟符
		39027			木日受胎於肝内、上日受胎於金肺内
		39080			天枢、地機、玄関一竅、明堂、泥丸、関元、気海
		39118			守一之道、五雷者
		39119			上応天之五星、中応人之五藏、下応地之五嶽、泥丸、右腎溟陰為月、左腎溟陽為日。

428

		39126			心肝脾肺腎胆府噓呵咽唏吁吸。
		39127			舌者心也、性也、神也、火也
		39978			四百四病
		40400			五炁朝元、三花聚頂
		40422			召役天医呪
		40532			満江紅、天罡詩括
41	51	41804	1211	上清霊宝大法	天医院
		41844			血湖
		41845			天医院、焚召天医符
		41951			牒天医普度
		41972			煉度天医牒、天医仙吏、藥敷藥霊官
					治病三五功曹、太医博士、針砭小吏
		42070			八節、避忌日。
		42071			月忌、聖忌、禁忌
		41079			霊枢
		41088			解十二結。
		41596			斷胞根催生符、天医救療章。
		41597			麒麟降藥符、南極天医招眞降藥符
42	53	43032	1215	太上助国救民総眞秘要	催生符
		43033			天蓬救治法、存思五藏五炁変爲五神、左青龍、右白虎、前朱雀、後玄武、頭中七星、足下麒麟
		43079			九天玄女飛針法
43	53	43422	1236	三洞羣仙録	坐忘
44	54	43646	1250	意林	太公金匱二巻
45	54	43781	1257	上清修身要事経	玉清消慮道士叩齒節度法、太上素霊道士聞耳鳴凸法、太上素霊審察耳鳴吉凶法
46	54	43788	1258	正一法文修眞旨要	悪夢吉夢祝、山源
		43789			明耳口訣、青牛道士存日月訣
47	55	44829	1302	洞眞太上素霊洞元大有妙経	守一、三光、三精、三宝、三眞、上丹田、中丹田、下丹田
48	56	45470	1359	上清素霊上篇	泥丸、明堂、洞房、玄丹、魂宮
		45471			泥丸太一眞君、黄闕絳台、耳神嬌女
49	56	45536	1364	上清太上帝君九眞中経	六一泥。

附録 「道蔵」等中国医学関係経典索引

		45542			脾家之治、肺家之治、腎家之治、骨家之治、腸家之治、太一禹余粮、麝香、鹿耳
50	56	45543	1365	上清太上九眞中経絳生神丹訣	金匱、黄者、長谷。
51	56	45617	1372	上清太一帝君大丹隠書解胞十二結節図訣	解結之法
52	56	45937	1393	長生胎元神用経	深根固蔕長生久之道
53	57	46238	1418	道蔵闕経目録	(主なもの)採服松葉等法、古人錬餌杏丹法
					導引図三十六訣、新存導引図、神仙秘訣
					神仙長生藥述、養生諸神仙方、神丹三品鉄精方
					神仙食気金匱妙録、金石霊台記、太上眞君石室記
					正一法文治病消炎千二百官疏
					太上老君消遙録、太上玄女厭怪符
					太清内景経、大清経断穀要法。
					大清経諸薬草木方集要、太上霊枢神景内経
					太上霊枢道言発微論、太始天元玉冊
					太清指眞胎息秘訣、石室図
					印治百病存思立成訣
54	57	46408	1425	太上老君虚無自然本起経	自然之法、導引
55	57	46553	1427	皇経集註	名良医身、医者宜也、薬与病宜、除其疾瘴也
56	60	48514	1469	天皇至道太清玉冊	中央、東方、西方、南方、北方、日月、星辰、宿度
					雲、霧、雨、八風
					天漠、霹電、霜雪、虹蜺、陰陽五行
					生人之始、歳星、道教源流章
					上・中・下三皇
					太上老君、老子
					論尸解
					一理、両儀、二気、三太、三戈、三界、三光、三天
					三清、三境、三宝、古三皇、雷霆三省、三師、三炁
					三洞、三皇、三子、三朔、三令節、三元、三会

						三神山、海中三島、霊光三山、三関、三丹田
						三鬼、三花、道家三車、三河車、醫家三車
						三尸、三寿、三芝、四玉、四象、四時、四気
						四時取火、四方、四維、四夷、天蕾四司
						地府四司、海中四山、四海龍王、四霊石
						攝生四要、四德、五太、五帝、五星、五神
						五士、五気、五色、五紀、五方、五常、五音
						五穀、五土、五行、五德、五官、五竅
						五滝、五藏之気、五藏所生、五藏神藏
						五藏所通、五藏所好、五玉、五劫、五岳
						五方、五帝、五祖、五仙、五等道士、五力
						五苦、五臘、五芝、六合、六親、六府
						南斗六司、六気六神、六腑、六通
						酆都六天官名、六時、北斗七星、七眞
						七魄、八風、唐八仙、淮南八公、八挺
						八紘、八極、八方、九天、九官九星、北斗九星
						九霊、九気、九斎、九転還丹、学仙九難
						學道九患、九官、大九州、九江水帯、太乙
						十干、十干歳陽、十方、十大洞天
						海上十州、十仙、十二歳、十二属、十二月建
						丹法十九訣、二十四治、二十六洞天
						七十二福地
						醮献発品章、玄酒、鬱邑、窊狗
						酒、屠蘇酒、茶、豆腐、寿旦慶寿

附録　「道蔵」等中国医学関係経典索引

『正統道蔵』中、医学に関係する経典中、五回以上出現する経典名

番号	経典	提要No.	正統道蔵冊NO.
1	三洞枢機雑説	833	31
2	三元延寿参賛書	845	31
3	三洞珠嚢	1130	42
4	上清霊宝大法	1211	52
5	三洞道士居山修練科	1260	54
6	上清素霊上篇	1359	56
7	上清九丹上化胎精中経	1370	56
8	上清霊宝五符序	387	10
9	太上老君説常清静妙経纂図解註	755	28
10	太上説玄天大聖眞武本伝神咒妙経	769	30
11	太上除三尸九虫保生経	865	31
12	上清石壁経	875	31
13	太玄宝典	1025	38
14	太上修眞玄章	1034	39
15	太平経	1091	40
16	太上洞玄霊宝飛行三界通微内思妙経	1109	41
17	太上老君中経	1158	45
18	太上助国救民総身秘要	1215	53
19	太清道林攝生論	1415	57
20	正一法文修眞旨要	1258	54
21	四気攝生図	761	28
22	至言総	1024	38
23	法海遺珠	1156	47
24	長生胎元神用経	1393	56
25	長生詮経	1453	53
26	枕中記	831	31
27	洞眞太上素霊洞元大有妙経	1302	55
28	洞眞上清青要紫書金根衆経	1303	55
29	皇天上清金闕常君霊書祭文上経	637	69
30	重陽授丹陽二十四訣	1149	43
31	爰清子至命篇	1078	40
32	高上神宵玉清眞王紫書大法	1208	47
33	海瓊白眞人語録	1295	55

432

34	眞誥	1007	34
35	孫真人備急千金要方	1153	43
36	修身十書	262	7
37	悟眞篇	141-146	4
38	秘伝正陽眞人霊宝畢法	1181	47
39	混元八景眞経	658	19
40	混俗頤生録	842	31
41	無上秘要	1129	41
42	道枢	1008	34
43	道教義枢	1120	41
44	道典論	1121	41
45	道法会元	1209	47
46	養命機関金丹眞経	567	17
47	養生秘録	574	17
48	養生延命録	832	31
49	攝生纂録	573	17
50	霊金領教済度金書	462	12
51	霊宝玉鑑	542	16

◎上記のうち、2・3・5・15・22・34・36・41・42・45は、総合的経典といえる。

『雲笈七籤』経典索引

目　次

No.	項　目	頁
1	湯液	437
2	本草	438
3	鍼灸	439
4	外丹	439
5	内丹	440
6	調息	441
7	導引	443
8	却穀・食餌	443
9	房中	444
10	符	444
11	図	444
12	占	445
13	呪	445
14	斎戒	446
15	禁	447
16	三尸	447
17	文学	448
18	神仙	448

経典数

No.	項　目	経典数
1	湯液	51
2	本草	13
3	鍼灸	4
4	外丹	38
5	内丹	18
6	調息	55
7	導引	5
8	却穀・食餌	7
9	房中	4
10	符	6
11	図	5
12	占	1
13	呪	1
14	斎戒	4
15	禁	2
16	三尸	3
17	文学	4
18	神仙	8

＊表中の「上・中・下」、「巻No.」、「部」、「頁」は「自由出版社」版を示している。（巻末「参考書目」参照）

1. 湯液

No.	上・中・下冊	巻No.	部	頁	経典名
1	中	57	諸家気法	802	服薬論
2		58		818	胎息精微論
3		64	金丹訣法	902	金華玉女説丹経
4				1008	修羽化河車法
5		74	方薬	1050	太極眞人青精乾石䭚飯上仙霊方
6				1054	太上巨勝腴煮玉石法
7				1058	太上肘後玉経方八篇
8				1062	太一餌瑰葩雲屑神仙上方
9				1063	霊飛散方伝信録
10				1064	霊飛散方
11				1066	治雲丹法
12		75		1067	神仙錬服雲母秘訣序
13				1068	錬雲丹法
14				1070	衆仙服雲母法
15		76		1084	霊宝還魂母方
16				1087	還魂丹歌
17				1087	修金碧丹砂変金粟子方
18				1088	修羽化河車法
19				1089	神室河車法
20				1090	九転錬鉛法
21				1090	金丹法
22				1091	伏火北亭法
23				1091	化庚粉法
24				1092	伏薬成制汞爲庚法
25				1092	四壁櫃朱砂法
26		77		1094	大洞西華玉堂仙丹金丹法
27				1094	鎮魂固魄七十四方霊丸
28				1097	五行七味丸法
29				1098	九眞中経四鎮丸
30				1100	黄帝四扇散方
31				1100	王母四童散方
32				1101	帝女玄霜掌上録
33				1102	螢火丸方

附録　「道蔵」等中国医学関係経典索引

No.	上・中・下冊	巻No.	部	頁	経典名
34				1102	黄帝授黄軽四物仙方
35				1103	眞人駐年藕華方
36				1103	老君益寿散方
37				1104	驪山老母絶穀麦飯術
38				1104	文始先生絶穀法
39				1105	太清飛仙法
40				1105	太白星官明眼方
41				1106	九転鉛精法
42				1107	茯苓尒方
43		78		1108	三品頤神保命神丹方敍(四十五方)
44				1109	上品頤神保命篇第一
45				1117	中品和形養生篇第二
46				1121	養生宜食論
47	中	82	庚申	1177	上仙去三尸法
48				1177	下三尸方
49				1180	神仙去三虫殺伏尸方
50				1180	除去三尸九虫法
51				1181	劉根眞人下三尸法

2．本草

No.	上・中・下冊	巻No.	部	頁	経典名
1	上	41	七籤雑法	568	沐浴(薬草)
2				571	沐浴七事獲七福
3	中	48	秘要訣法	684	神枕法
4		57		802	服気精義論、服薬論第五
5		58		818	諸家気法(尹眞人服元気術)
6		64	金丹訣法	909	金華玉女説丹経(守仙五子丸法)
7		74	方薬	1050	太極眞人青精乾石䭀飯上仙霊方
8				1064	霊飛散方
9				1066	治雲母方
10		75		1068	錬雲母方(十方)
11				1070	衆仙雲母方(二十六方)
12		76		1084	霊宝還魂丹法
13		77		1107	茯苓尒方

3. 鍼灸

No.	上・中・下冊	巻No.	部	頁	経典名
1	上	13	三洞経教	213	太清中黄眞経(百竅関連章)(鹹美辛酸章)
2	中	56	諸家気法	771	元気論
3		57		793	五牙論
4		57		808	病候論

4. 外丹

No.	上・中・下冊	巻No.	部	頁	経典名
1	中	63	金丹訣法	892	玄辨元君辨金虎鉛汞造鼎入金秘眞時肘後方上篇
2				898	正隠甲法象天符用火並合金金造鼎肘後方下篇
3		64		902	金華玉女説丹経
4					玄解録
5					王屋眞人口授陰丹秘訣霊篇
6		65		915	太清金液神丹経
7					作六一泥法
8					合丹法
9					祭受法
10					太清金液神丹陰君歌
11		66		928	丹論訣旨心照五篇
12		67		938	金丹序
13					黄帝九鼎神丹序
14					九転丹名
15					大清神丹法
16					九転丹遅速効験
17					九光丹法
18					五霊丹法
19					岷山丹法
20					金流法威喜巨勝法附
21		68		948	太上八景四薬紫漿五珠降生神丹方
22					九還金丹二章、三章
23	中	69	金丹訣法	965	七返霊砂論、序
24		70		981	還丹内象金鑰論序
25					還金術三篇、序

附録　「道蔵」等中国医学関係経典索引

No.	上・中・下冊	巻No.	部	頁	経典名
26		71		994	太清丹経、要訣、序
27					諸丹目録三品
28					神仙大丹異名三十四種
29					神仙出世大丹異名十三種
30					非世用諸丹二十種
31					造六一泥法
32					造金丹法
33					七返丹砂法
34					造玉泉眼薬方
35					波斯用苦棟子
36					造白玉法
37					造眞珠法
38					造石黛法

5. 内丹

No.	上・中・下冊	巻No.	部	頁	経典名
1	中	72	金丹訣法	1013	大還丹契秘図
2					五行
3					四象
4					日月
5					明薬色
6					九還七返
7					眞元妙道修丹歴験
8					三十一幅一穀図
9					採眞鉛汞図
10					六通図
11					陰陽交星図
12					神室図
13					周易七十二候図
14					還丹五行功用図
15		73		1050	古龍虎歌
16					金丹金碧玄通訣
17					陰丹愼守訣
18					大清神丹中経叙

440

6. 調息

No.	上・中・下冊	巻No.	部	頁	経典名
1	上	11	三洞経教	126	上清黄庭内景経
2		12		181	太上黄庭外景経
3		13		203	太清中黄眞経
4		14		226	黄庭遁甲緑身経
5		15		235	黄帝陰符経
6		16		248	霊宝洞玄自然九天生神章経
7		17		257	太上老君内観経
8				260	洞玄霊宝定觀経
9				265	老君清浄心経
10		31	稟生受命	451	太微帝君太一造形紫元内二十四神回元経
11		32	雑修攝生	460	養生延命録(服気療病)(行気)(守一)
12		34		486	太清導引養生経(寧先生引養生経)
13		35		498	化身坐忘法、胎息法、禁忌篇
14		36		507	玄鑑導引法、按摩法、食気法、食気絶穀法
15					攝生月令
16		43	存思	605	存思三洞法
17	中	56	諸家気法	771	元気論
18				792	服気精義論
				793	五牙論
				794	服気論
				800	導引論
				802	服菜論
				805	五臓論
				806	服気療病論
				808	病候論
19				819	服元気法
20				820	胎息口訣
21				823	延陵君修養大畧
22		59		825	赤松服気経
23				826	神仙絶穀食気法
24				828	大无先生服気法
25				829	墨子閉気行気法
26				830	太清王老口伝服気法

附録 「道蔵」等中国医学関係経典索引

27				831	曇鸞法師服気法
28				832	達摩大師住世留形内眞妙用訣
29				834	項子食気法
30				835	張果先生服気法
31				836	王眞人気訣
32				838	玉説山人服気新訣
33		60	諸家気法	840	中山玉櫃服気経
34				840	録神誠誡序
35				844	服気絶粒
36				846	胎息羽化功
37				848	幻眞先生服内気訣
				849	調気法
				850	行気訣
				851	錬気訣
				852	閉気訣
				852	布気訣
				853	六炁訣
				854	飲食調護訣
				856	愼守訣
				857	胎息経
38	中	61	諸気家法	859	用気集神訣
39				859	服五方霊気法
40				865	谷神妙気経
41				868	辨雜呼神名
42				870	十二月服気法
43				870	三一服気法
44				871	服三気法
45				875	延陵君錬気法
46		62		877	太清王老口伝法序
47				877	初学訣法
48				878	服気雜法
49				881	辨腸転數法
50				881	服気十事
51				884	神息法
52				884	服気問答訣法
53				886	姑婆服気親行要訣問答法

442

No.	上・中・下冊	巻No.	部	頁	経典名
54				890	王老人眞人経後批
55	下	94	諸眞学要	1297	坐忘論

7. 導引

No.	上・中・下冊	巻No.	部	頁	経典名
1	上	32	雑修攝生	460	養性延命録(導引按摩)
2		33		476	攝養枕中方(導引)
3		34		486	太清導引養生経
				489	彭祖導引法
				490	王子喬導引法
				494	導引雑説
4		36		507	雑修攝
				507	玄鑑導引法
				508	按摩法
5	中	57	諸家気法	800	服気精義論(導引論)

8. 却穀・食餌

No.	上・中・下冊	巻No.	部	頁	経典名
1	上	13	三洞経教	203	大清中黄眞経
				214	鹹美辛酸章
				215	穀実精華章
2		35	雑修攝生	498	雑修攝生
				504	禁忌篇
				509	食気法
				509	食気絶穀法
3	中	57	諸家気法	792	服気精義論
				793	五牙論
				795	太清行気符
		59		826	神仙絶穀食気経
				834	項子食気法
4		60		840	中山玉櫃服気経(服気絶粒第二)
5		74	方薬	1050	太極眞人青精乾石飯上仙霊方
6		77		1104	文始先生絶穀法
7		78		1121	二十養性宣食論(三品頤神保命篇第二十)

附録 「道蔵」等中国医学関係経典索引

9. 房中

No.	上・中・下冊	巻No.	部	頁	経典名
1	上	32	雑修攝	467	養生延命録
2				478	攝養枕中法
3		35		498	禁忌
4		40	斎戒	557	説百病

10. 符

No.	上・中・下冊	巻No.	部	頁	経典名
1	上	7	三洞経教	82	符字
2		9		106	経釋
				109	釋太上神虎玉符
				109	釋太上金虎符
				110	釋太上金篇虎符
3	中	57	諸家気法	795	太清行気符
4	下	80	符図	1147	洞玄霊宝三部八景二十四住図
5				1150	玉符
6		81	庚申	1174	去三尸符法

11. 図

No.	上・中・下冊	巻No.	部	頁	経典名
1	上	23	日月星辰	350	太上玉晨鬱儀奔日月図
2	中	72	金丹訣法	1013	大還丹契秘図
				1013	混沌華池
				1014	五行・四象
				1015	明鉛汞眞偽
				1016	日月
				1016	明薬色
				1017	九還七返
				1018	金鼎
				1019	造鑪
				1020	火候

『雲笈七籤』経典索引

3		72		1023	眞元妙道修丹歴験抄
				1025	三十輻共一穀図
				1026	採眞鉛汞図
				1027	六通図
				1027	陰陽交星図
				1028	埏埴図
				1028	鑪郭図
				1029	神室図
				1030	周易七十二候図
				1034	鶏子石英證含光図
				1034	瑾瑜證神宝図
				1034	還丹五行功用図
4		79	符図	1131	五嶽眞形図序
				1133	五嶽眞形神仙図記
				1135	王母授漢武帝眞形図
				1140	五嶽眞形図法
5		80		1147	洞玄霊宝三部八景二十四住図
				1158	五稱符二十四眞図
				1159	元覧人鳥山形図

12. 占

No.	上・中・下冊	巻No.	部	頁	経典名
1	上	22	天地	342	登山住止安居審地吉凶法

13. 呪

No.	上・中・下冊	巻No.	部	頁	経典名
1	中	47	秘要訣法	668	安魂魄呪
				668	著衣呪
				668	櫛髪呪
				670	洗手面神呪
				670	耳鳴呪
				670	審耳鳴吉凶法
				671	末食呪
				671	道士三時食飯呪

附録 「道蔵」等中国医学関係経典索引

				671	斎見不詳物解法
				671	行道見死屍法
				672	道士既見死屍上経解殗法
				672	練祝死屍法
				673	修行咀訣
				674	呪玉帝衞霊呪鬼上法
				675	治急病法
				676	金仙内法

14. 斎戒

No.	上・中・下冊	巻No.	部	頁	経典名
1	上	37	斎戒	518	斎戒
				518	斎戒叙
				518	洞玄霊宝六斎十直
				522	釋斎有九食法
				523	説雑斎法
				526	斎科
				527	持斎
				528	陰陽雑斎日
2	上	38	説戒	530	説戒
				530	説十戒
				538	太霄琅書十善十悪
				538	思微定志経十戒
				540	妙林経二十七戒
3	上	39	説戒	543	老君説一百八十戒
				552	老君説五戒
				553	化胡経十二戒
				554	修斎求道当奉十戒
				555	説戒喩
4	上	40	説戒	557	説百病
				559	祟百薬
				561	初眞十戒
				562	清戒
				563	太玄都中宮女青律戒
				563	太上黄素四十四方経戒

No.	上・中・下冊	巻No.	部	頁	経典名
				564	金書仙誌戒
				565	上清大洞戒
				566	霊宝戒
				566	受持八戒斎文

15. 禁

No.	上・中・下冊	巻No.	部	頁	経典名
1	上	33	雑修攝生	476	攝養枕中方
				478	仙経禁忌
2	上	35	雑修攝生	498	禁忌

16. 三尸

No.	上・中・下冊	巻No.	部	頁	経典名
1	中	45	秘要訣法	640	修眞旨要
				649	制三尸日
2	中	82	庚申	1175	三尸篇
				1175	神仙守庚申法
				1175	庚申夜祝尸虫法
				1175	用甲子日除三尸法
				1176	六甲除三尸法
				1176	除三尸法
				1176	祝去伏尸法
				1176	厭尸虫法
				1177	上仙三尸法
				1177	下三尸法
				1177	仙人下三虫伏尸法
				1178	神仙去三尸法
				1179	神仙三尸殺伏虫方
				1180	除去三尸九虫法（並薬術）
				1181	劉根眞人下三尸法
				1181	神仙古方伝授所來遊稚川記
				1184	夢三尸法
3		83		1186	中山玉櫃経服気消三虫訣

附録　「道蔵」等中国医学関係経典索引

				1190	説三尸
				1190	説三尸所居法
				1190	候三尸法
				1191	東方氏制三尸法
				1192	紫微宮降太上去三尸法
				1193	太虚眞人消三尸法
				1193	思念道誠去三尸法
				1193	五行紫文除尸虫法
				1194	存心中赤気去三尸法

17. 文学

No.	上・中・下冊	巻No.	部	頁	経典名
1	下	96	讃頌	1321	讃頌歌
					太微天帝君讃大有妙経頌　等(四十七首)
2		97		1331	歌詩
					太微玄清左夫人歌、等(三十七首)
3		98		1342	詩賛辞
					太眞夫人贈馬明生詩、等(三十四首)
4		99		1353	賛詩詞
					呉子來寫眞賛詩　等(十九首)

18. 神仙

No.	上・中・下冊	巻No.	部	頁	経典名
1	下	108	紀伝	1842	列仙伝
2		109		1493	神仙伝
3		110		1509	洞仙伝
4		112		1529	神仙感遇伝
5		113		1553	伝、続仙伝
6		114		1595	塘城状集仙録叙
7		115-116		1607	伝(1、2)
8		117-122		1629	道教霊験記(1〜6)

『道蔵輯要』経典索引

目　次

No.	項　目	頁
1	符	451
2	図	452
3	呪字、呪	454
4	内丹	454
5	斎	455
6	養生、治療	455
7	道教医学	456
8	解剖学	456
9	伝道	456
10	仏教	457
11	善書	457
12	神仙	457
13	古典、綜合経典	457
14	文学	458
15	用語、字句	458

＊表中の「頁」は「新文豊出版」版を示している。（巻末「参考書目」参照）

1. 符

No.	冊No.	頁	経典名
1	2	463	元始无量度人上品妙経
		443	紫清降福洞微天拿永却宝符
		457	国君佩符等三種
		613	高上仙王降眞之符
		676	太微玉符等九種
		743	元始神符等三種
		803	辟山谷瘴癘佩帯符等四種
	3	876	斬減木宮邪怪霊符等五種
2	3	1130	元始太洞玉経
		1131	照辟符等三種
		1135	天目運書
		1139	太微玉篆等四十二種
3	4	1548	洞玄霊宝自然九天生神章経注
		1548	天兲色符等十九種
		1581	太上金匱玉鏡修眞指玄妙経
			志心敬礼虚無自然元始天尊符等二十九種
4	7	2580	太上元始天尊説玉皇本願尊経
		2582	東方第一眞文神咒金章霊符等五種
5	7	2923	太上玄霊北斗本命延生眞経註解
		2939	北斗第一陽明貪狼太星君符等七種
6	8	3254	高上神宵紫書大法
		3556	智慧消魔萬言符等十四種
		3269	敬皇天符等三十四種
		3272	日魂符等二十九種
		3287	玉清王大洞将軍符二十四種
		3290	混合百神符
		3292	去三戸符
		3293	制魂符
		3314	神宵諸符等十五種
		3324	召仙官総符等五十種
		3339	総監大将軍王文宣符等四十二種
		3353	捉鬼霊官符等二十五種
		3364	萬病卽愈符等五種

附録 「道蔵」等中国医学関係経典索引

		3368	火嶽符等四十種
		3393	總治病符百十一種
		3465	保胎呑符、救産難符、産厄消災符
7	8	3451	洞眞太上三元流珠経
		3454	九臺符等六種
8	23	10401	無上黄録大斎成立儀
			昇天四保挙符百十五種符図
			(脳・目・耳・心・肝・脾・肺・腎・陰・胞・胎・結・節・血・精・気・神・命符等)
9	24	10837	華蓋山三仙君事実
		10850	霊篆

2. 図

No.	冊No.	頁	経典名
1	3	999	元始無量度人上品妙法
		1000	璇璣玉衡之図(脈診)、等二種
		1008	八節九宮図等二種
		1011	存思之図
		1018	大行梵炁図等二種
		1023	二十八宿図
		1039	元網流演図
		1041	太一含華之図
		1062	八卦九宮図訣等三種
2	3	1130	元始太洞玉経
		1132	足歩
		1133	祝香神咒二種
3	7	2840	高上玉皇心印経註
		2843	上薬三品図
		2843	玉皇心印図
4	7	2923	太上玄霊北斗本命延生眞経
			北斗第一陽明貪狼太星君像等十二種
5	8	3064	金碧古文龍虎上経
		3090	金火相交生薬之図等二種
6	8	3253	高上神宵紫書大法
		3265	九宵分布洞陽之図等六種
7	8	3277	神宵玉清太洞秘訣存化眞図

8	8	3253	高上神宵紫書大法
		3290	掌訣図等四種
		3367	火鈴將華図等二種
		3406	北斗咒図
		3432	無上黄籙眞符延生宝誥神像二種
9	11	4587	参同契抱一子法
		4603	鶏子黒白桐符等二種
		4607	法象図等六種
10	12	5255	葛仙翁太極冲玄至道心伝
		5255	太極含一図
		5258	天根月窟三十六宮之図
		5267	督脈二十八穴之図
		5267	仕脈二十四穴之図
11	12	5296	十六品経宝誥
			太極図等五種
13	13	5623	易總自序
			河図洛書図等二十八種
14	13	5939	東園語録
			東園正面、側面図等四種
15	14	6026	玉清金笥青華秘文金宝内錬丹法
			金丹図等十種
16	14	6196	海瓊白眞人集
		6196	白玉蟾眞人像
17	14	6360	金丹火候訣図等十八種
18	15	6530	大公陰符経
		6541	先天方位局式図等四種
			十二支図等十四種
19	21	9189	心伝述證據無極図
		9189	無極図等三十二種
20	23	10007	漢烝相諸葛忠武候集
			八陣図等二十一種
21	23	10401	無上黄録大斎立成儀
		10406	護戒威神像等八種
		10437	印文十八種
22	25	10960	金蓮正宗仙源像伝
			混元老子像等十三種

附録 「道蔵」等中国医学関係経典索引

3．呪字、呪

No.	冊No.	頁	経典名
1	1	411	元始无量度人上品妙経
		454	東方眞文等4種
	2	483	清微金科首題三十六字
		491	禹余玉律天文百六十字
		501	太清大赤天霊文宝章之篇（120字）
2	7	2565	高上玉皇本行集経註解
		2601	青帝秘文書篆二十四字等十九種
		2602	東方青帝符等三十種
	7	2685	太上大光明円満大神咒品
3	8	3193	洞眞太上太宵琅青
		3193	瓊文帝章二百四十音
4	8	3254	高上神宵玉清眞王紫書大法
		3256	智慧消魔万言符等十四種
5	23	10401	無上黄録大斎立成儀
			五方眞文玉字等七種

4．内丹

No.	冊No.	頁	経典名
1	3	928	元始無量度人上品妙経、錬気変化品
2	13	5859	金丹心法
3	14	6027	玉清金笥青華秘文金宝内錬丹法、他
4	14	6113	金丹四百字
5	14	6119	悟眞篇巻之上・下
6	14	6196	瓊琯白眞人集
		6211	金液大還丹賦
7	15	6826	孫不二元君法語
			養気・養丹・胎息・接薬、煉神、服食、辟穀、面壁・女功内丹

454

5. 斎

No.	冊No.	頁	経典名
1	1	411	元始无量度人上品妙経　その他畧

6. 養生、治療

No.	冊No.	頁	経典名
1	3	411	元始無量度人上品妙経
		853	消除疾疫保命延年品
2	4	1310	元始天尊説薬王救八十一難眞経
3	5	2121	大清中黄眞経
		2121	内養形神章
		2122	食気玄微章(三尸)
		2124	五芽感悪章
		2125	百竅関連章
		2125	長存之道
		2126	穀実精華
		2127	九仙眞気
		2127	胎息神仙章
		2128	五蔵眞気章
		2130	太極眞宮章
		2131	九行空門章
4	8	3254	高上神宵玉清眞王紫書大法
5	11	4540	參同契上陽子注
		4565	養性立命
6	12	5037	孫眞人備急千金要方
7	14	6211	瓊琯眞人集
		6315	医癰癤序
8	24	10835	華蓋山三仙事実
		10861	感応朝山求薬

附録　「道蔵」等中国医学関係経典索引

7. 道教医学

No.	冊No.	頁	経典名
1	6	2169	太上黄庭内景玉経
			上清章、上有章、口為章、黄庭章
			中池章、至道章、心神章、肺部章
			心部章、肝部章、腎部章、脾部章
			脾長章、上観章、三関章、若得章
			呼吸章、瓊室章、常念章、隠景章
			五行章、仙人章、百穀章、心奥章
			肝気章、肺之章、隠蔵章、沐浴章
2	6	2194	黄庭内景経
3	6	2203	黄庭外景経
4	6	2206	太上黄庭内景玉経(梁邱子註)
5	6	2217	太上黄庭外景経
6	7	2220	太上黄庭中景経
7	12	5037	孫眞人備急千金要方

8. 解剖学

No.	冊No.	頁	経典名
1	3	948	太上洞玄霊宝無量度人上品妙経
		979	胎兒発育一月〜十月
2	4	1491	洞玄霊宝自然九天生神玉章経
		1505	三関五蔵六腑九宮・三万六千関節

9. 伝道

No.	冊No.	頁	経典名
1	12	5114	鐘呂伝道集
		5121	論五行
		5123	論水火
		5124	論龍虎
		5125	論丹薬
		5126	論鉛汞

		5129	論河車
		5131	論還丹
		5136	論内觀

10. 仏教

No.	冊No.	頁	経典名
1	4	1435	太上中道妙法蓮華経
2	7	2579	玉皇心印妙経誦

11. 善書

No.	冊No.	頁	経典名
1	6	2267	太上感応篇
	6	2304	太上感応篇集註
2	23	10309	十戒功過格
	23	10339	警世功過格
3	23	10174	陰隲文註
4	23	10213	道門功課

12. 神仙

No.	冊No.	頁	経典名
1	24	10675	三洞群仙録
2	24	10861	華蓋山三仙事実
3	25	11015	西山群仙会眞記

13. 古典、綜合経典

No.	冊No.	頁	経典名
1	5	1729	太上道徳経等八種
2	9	3515	南華眞経等二種
3	10	4241	冲虚至徳眞経

附録 「道蔵」等中国医学関係経典索引

4	11	4635	淮南鴻烈解
5	11	4813	抱朴子内篇
6	11	4897	抱朴子外篇
7	12	5037	孫眞人備急千金方
8	18	7907	眞誥
9	19	8043	道枢
10	19	8293	洞玄霊宝眞霊位業図
11	19	8403	雲笈七籤

14. 文学

No.	冊No.	頁	経典名
1	13	5311	呂帝詩集
2	14	6145	悟眞篇
3	14	6165	還源篇
4	14	6169	還丹復命篇
5	14	6176	泥恒集
6	14	6211	瓊琯眞人集
7	15	6393	重陽金眞集
8	15	6585	丹砂証道歌
9	15	6669	水雲集
10	15	6695	洞玄金玉集
11	15	6773	漸悟集
12	15	6805	丹陽神光燦
13	19	8309	鳴鶴余音

15. 用語・字句

No.	冊No.	頁	経典名
1	3	1176	洞経示読
		1201	三関
2		1211	大洞玉経疏要十二義
		1213	泥丸関元
		1214	三一
3	6	2408	太上混元聖紀

			天皇・地皇・人皇、祝融、神農、黄帝、少昊、瑞頊帝、帝嚳、堯、舜、禹、周武王、秦始皇帝
4	7	2579	玉皇心印妙経
			上品三薬神与気精
5	7	2831	高上玉皇心印妙経
		2831	上品三薬神与気精
		2843	上薬三品図
6	12	5143	銅符鉄券
		5152	九鼎
		5156	沐浴
7	12	5291	天隠子
		5291	神仙
		5291	斎戒
		5292	存想
		5292	坐忘
13	19	8375	養眞集
		8375	道
		8376	天地、人生
		8377	老、病
		8378	死
		8380	心
		8383	脈
		8384	色
		8385	物、我
		8386	魔
		8388	善、夢
		8389	鬼、神
		8390	気、精
		8395	存養、戒
		8397	徳
14	21	9163	眞詮
		9171	闡発一點落黄庭、闡発元気為生身処
		9172	闡発元精即淫泆精
		9173	闡発元神用薬材、闡発元神即思慮神
		9177	産薬川源
		9178	凝神入気穴
		9181	胎息

附録 「道蔵」等中国医学関係経典索引

		9185	温養、錬神、結丹
		9186	脱胎、還元、性命雙修
15	25	11015	西山群仙会眞記
		11020	養生
		11021	養形、養気
		11022	養心
		11024	補内
		11025	補気、補精
		11026	補養、補損
		11027	眞水火
		11028	眞龍虎
		11029	眞丹薬
		11030	眞鉛汞、眞陰陽
		11031	錬形化気
		11032	錬気成神
		11034	錬神合道
		11035	錬道入聖

460

主な参考書目

1） 索引書類

1、道藏子目引得：Chinese Materials & Resanch Aids Service Center, Inc. Taipei, 1966。

2、正統道藏目録通検：楊金鸞改編、中文出版社、台湾、1986。

3、道藏索引、施舟人原編、陳耀庭改編、上海書店、1996。

4、道藏提要、任継愈・他、新華書店、1991。

5、道藏提要、任継愈・他（第三次修訂）中国社会科学出版社、2005。

6、正統道藏提要（上・下）蕭登福撰、文津出版、2011。

7、中華道教大辞典、胡孚琛、中国社会科学出版社、1995。

8、道教大辞典、中国道教協会、華夏出版社、1994。

9、道教文化辞典、張志哲、江蘇古籍出版社、1994。

10、増注新修道藏目録、丁培仁、巴蜀出版、2008。

11、道藏分類解題、朱越利、華夏出版社、1996。

12、道藏書目提要、潘雨延、上海古籍出版社、2003。

13、道藏説略上・下、朱越利、北京燕山出版社、2009。

14、道藏研究論文集　陳国符、上海古籍出版社、2004。

15、道教事典、野口鉄郎、他、平河出版社、1994。

16、道教の大事典、坂出祥伸編、新人物往来社、1994。

2） 経典類

1、正統道藏、芸文印書館、60冊、民国66年（1977）。

2、重編影印、正統道藏、中文出版社、30冊、1986。

3、雲笈七籤、張君房、自由出版社、3冊、民国51年（1962）。

4、雲笈七籤、張君房、斉魯出版社、1962。

5、道藏輯要、賀龍驤校、25冊、新文豊出版、民国66年（1977）。

6、藏外道書、巴蜀出版社、36冊、1992。

3） 道教と医学関係書目

1、道教と不老長寿の医学、吉元昭治、平河出版社、1989。

2、医療に寄与する伝承宗教学、前田稔幸、メディカル・トレーナー専門学校、1995。

3、養生外史、中国篇、日本篇、吉元昭治、医道の日本社、1994。

4、不老長寿100の知恵、吉元昭治、K.Kベストセラーズ、1995。

5、従醫療看中国史、季建民、聯経、2008。

6、中国中古時的宗教与醫療、林富士、聯経、2008。

7、道教医学、蓋建民、宗教出版社、2001。

8、中国医道　王君、中国医薬科技出版、2002。

9、宗教与中医学発微、越文、宗教文化出版、2008。

10、儒道仏与中医薬学、薛公忱、中国書店、2002。

11、方術、醫学、歴史、李建民、南天書局、2000。

12、従眉寿到長生、朴正勝、三民書局、2005。

附録　「道蔵」等中国医学関係経典索引

13、道教与養生、韓延傑・他、文津出版社、1997。

14、道教与中医、胡衛国・他、文津出版社、1997。

15、道教与科学、金正耀、中国社会科学出版、1991。

16、道家文化与科学、祝亜平、中国科学技術出版、1995。

17、中国道教科技史、漢魏両晋巻、科技出版社、2002。

18、道教与科学、李崇高、宗教文化出版社、2008。

19、道教生死学、鄭志明、文津出版社、2006。

20、道教服食技術研究、黄永鋒、東方出版社、2007。

21、中国道教思想史(1-4巻)、郷希泰・他、人民出版社、2009。

22、宗教与医療、林富士、聯経、2011。

23、老荘とその周辺、吉元昭治、たにぐち書店、2011。

24、鍼灸雑記、吉元昭治、医道の日本社、2011。

掲載図表一覧

図表1	中国歴史略表	203
図表2	中国の歴史と医学の関係の流れ	204
図表3	古代中国文明の展開	206
図表4	中国の歴史	207
図表5	地図地形図	208
図表6	三皇と五帝(道教事典、中華道教大辞典による)	208
図表7	神農・黄帝家系図	209
図表8	神農・黄帝家系図	209
図表9	河南省中心図	210
図表10	陝西省中心図	210
図表11	黄帝・神農遺跡所在地	211
図表12	歴史一覧(時間尺、(左)紀元前、(右)紀元後)	212
図表13	(左)キルギス人が愛用するカルバック・(右)兵馬俑兵士	213
図表14	後漢時代(AD119〜219)に生じた疫病と流行年	213
図表15	『霊枢』九鍼論	214
図表16	古典の紹介	214
図表17	(上)自然観と宗教観、(下)南と北	215
図表18	太極図	216
図表19	左右者陰陽之道路也	216
図表20	尚書洪範	217
図表21	漢字の歴史	217
図表22	ペンタゴン形式(五星形)	218
図表23	(上)『素問』金匱眞言論篇、(下)一般の五行色体表と金匱眞言論篇の違い	218
図表24	古文説と今文説	219
図表25	幼官	219
図表26	『管子』の分類	219
図表27	『呂氏春秋』十二紀	220
図表28	『礼記』月令	221
図表29	『淮南子』時則訓	222
図表30	(左)『淮南子』墜形訓、(右)『太平経』厥題	223
図表31	胎児成育	223
図表32	旧暦四季と新暦	224
図表33	無から有に(陰陽から五行に)	225
図表34	大宇宙と小宇宙(天地人)	225

図表35	天地人	226
図表36	(上)天地人、(下)時	227
図表37	陰陽、五行、天地人	227
図表38	陰陽、五行、平衡	228
図表39	『五行大義』の五行、十干、十二支	228
図表40	五行各説	229
図表41	十干・十二支・八卦・五音・六甲(数字)	230
図表42	十干・十二支一覧	231
図表43	太極四像、八卦の図(陰陽八卦図)	232
図表44	八卦の主要な表象	233
図表45	坎離	234
図表46	四季の区分、方位、八卦	234
図表47	暦法	234
図表48	十二支月建五行所属図	235
図表49	『道蔵』中の『周易参同契』類	235
図表50	『道蔵』中の『周易参同契』の一部	236
図表51	医易同源	237
図表52	十干分類表	237
図表53	人体と八卦	238
図表54	『聖済総録』巻一、運気論(北宋、政和年間〔1111～1117年〕)	238
図表55	諸子百家の時代	239
図表56	諸子百家の時代　群雄、七雄図(斉・秦・楚・燕・韓・趙・魏)	239
図表57	巫、巫医分離、医家の存在、道教医学	240
図表58	春秋・戦国時代の諸子百家	240
図表59	中国古代思想と諸子百家、宗教	241
図表60	郭店楚簡文字編	241
図表61	神仙説の流れ	242
図表62	尋常小学校教科書(昭和初期)	242
図表63	黄帝像	243
図表64	道教医学の周辺	244
図表65	『五十二病方』の病名と呪術方法	244
図表66	禹歩図(『洞神八帝元変経』)	245
図表67	三歩九跡図(『金鎖流珠引』)	245
図表68	山海経(7)	246
図表69	山海経(8)	246
図表70	山海経(9)	247
図表71	南山経	247
図表72	西山経	248
図表73	北山経	248

掲載図表一覧

図表74	東山経	249
図表75	中山経	249
図表76	山海経総覧	250
図表77	山海経　図讃	251
図表78	山海経　図讃	252
図表79	迷信から科学に	253
図表80	創生より道教へ	253
図表81	道教のなりたち	254
図表82	道教の構造	254
図表83	道教の展開(宋・金・元時代)	254
図表84	道教の流派	255
図表85	道教の三大思想	255
図表86	『道蔵』中の黄帝を冠名とする医学的経典	256
図表87	道教関連書中の『黄庭経』類	256
図表88	蔵府形状之図	257
図表89	道教医学の三層構造	257
図表90	道教医学と中国医学の流れ	258
図表91	中国医学、道教医学と道教	259
図表92	中国の歴史、道教と道教医学	260
図表93	道教と道教医学の基礎	261
図表94	道教医学の基礎理論	261
図表95	『黄帝内経章句索引』の字句出現頻度一覧	262
図表96	『黄帝内経章句索引』の「五行」に関する字句出現頻度一覧	262
図表97	神農本草経の刊行歴史	263
図表98	『神農本草経』の上・中・下薬	264
図表99	森立之・孫星衍の比較	264
図表100	『神農本草経』の薬効数と順位	265
図表101	黄帝内経蝦蟇経	266
図表102	黄帝内経蝦蟇経	266
図表103	黄帝内経蝦蟇経	267
図表104	上清経経典にみえる女神像	267
図表105	『道門経法相承次序』巻下	268
図表106	精気神と分析	268
図表107	三関	269
図表108	還眞集	269
図表109	三関四象図	269
図表110	精気神・天地人等の相関図	270
図表111	精気神と中医学、西洋医学	271
図表112	房中書の流れ	271

図表113	生・性・精	272
図表114	還精補脳	272
図表115	内経図	273
図表116	七損八益	274
図表117	(上)『上清霊宝大法』と(下)『医心方』目次の一部	274
図表118	三教(儒・仏・道教)の性に対する考え方	275
図表119	羽人像	275
図表120	(上)羽民国と(下)讙頭国	275
図表121	有翼人物像	275
図表122	漢画石にみる仙人の姿の移行	276
図表123	西王母と羽人	276
図表124	太上感応篇箋注	277
図表125	三尸図(『太上除三尸九虫保生経』)	277
図表126	(左)七魄図と(右)三魂図(『太上除三尸九虫保生経』)	277
図表127	九虫の種類	278
図表128	三尸九虫駆除の処方	278
図表129	(上)乾添、(中)貫衆、(下)雷丸	279
図表130	『医心方』	279
図表131	三尸符のいろいろ(『修真十書雑書捷経』『上清霊宝大法』『紫書大法』などより)	280
図表132	伝屍虫の変伝(左より第一代、第六代)	281
図表133	救急仙方	281
図表134	上清霊宝大法	282
図表135	医系の分類	282
図表136	扁鵲ともいわれる画像石	282
図表137	『元始天尊説薬王救八十一難経』	283
図表138	『抱朴子』	283
図表139	串鈴医、走方医、鈴医	284
図表140	串鈴	284
図表141	有名医師	284
図表142	医神像	285
図表143	『素問入式運気論奥』	286
図表144	殷(商)の約30代の王の名前	287
図表145	『霊枢』第七十七　九宮八風	287
図表146	八風と影響	288
図表147	六行説	288
図表148	太上霊宝柴草品	289
図表149	抱一子三峯老人丹訣	290
図表150	太乙霊符	290
図表151	八十一難経註蔵図序論	290

図表152	黄帝八十一難経註蔵図序論	291
図表153	背兪図	292
図表154	抱朴子外篇	293
図表155	抱朴子別旨	293
図表156	抱朴子神仙金汋経	294
図表157	抱朴子養生論	294
図表158	『太平経』	295
図表159	『太平経聖君秘旨』	295
図表160	駕龍図	296
図表161	複文	297
図表162	経典から見た『黄庭経』類	298
図表163	黄庭図	299
図表164	『黄庭経』と『黄帝内経素問』の比較表	299
図表165	黄庭内景経	300
図表166	内景経と外景経の比較	300
図表167	『黄庭経』の神名	301
図表168	勇士武士像	301
図表169	三五合気九宮八宮図(黄庭内景経、五行章)	301
図表170	存眞環中図	302
図表171	五臓図	303
図表172	五臓図	304
図表173	『黄庭経』に出現する鍼灸経穴名	305
図表174	『太平経』と『黄庭経』の三分類	305
図表175	複文	306
図表176	経典中の文字様符	307
図表177	符-1	308
図表178	符-2	309
図表179	符-3	310
図表180	符-4	311
図表181	符-5	312
図表182	符-6	312
図表183	符-7	313
図表184	符-8	314
図表185	符-9	315
図表186	符-10	316
図表187	符-11	317
図表188	符-12	318
図表189	符-13	319
図表190	符-14	320

図表191	符-15		320
図表192	「十二解結」中の神像(1)		321
図表193	「十二解結」中の神像(2)		322
図表194	「十二解結」中の神像(3)		323
図表195	霊宝領教済度金書		324
図表196	太上除三尸九虫俣生経		325
図表197	霊宝玉鑑等		326
図表198	太上助国救民悠真秘要		327
図表199	金鎖流珠引		327
図表200	運気説に係わる図(素問入式運気論奥)		328
図表201	五嶽眞形図		328
図表202	『三皇内文遺秘』にのる五嶽図		329
図表203	『洞玄霊宝五嶽古木眞形図』		330
図表204	『太上霊宝五嶽神符』		331
図表205	『五嶽眞形図説』		331
図表206	薬籤の様々		332
図表207	霊宝真君注生堂霊籤		333
図表208	洪思霊済真君霊籤		334
図表209	徐仙真録		335
図表210	玄天上帝百字聖號		336
図表211	籤(大慈好生九天衛爲聖丹元君霊応宝籤)		337
図表212	籤(護国嘉済江東王霊籤)		338
図表213	呪(太上三洞神呪)		339
図表214	呪(高上月宮太陰元君孝道仙王霊宝浄明黄素書)		340
図表215	呪(霊宝領教済度金書)		341
図表216	呪(霊宝領教済度金書)		342
図表217	呪(上清霊宝大法)		343
図表218	呪(上清霊宝大法)		344
図表219	呪(上清霊宝大法)		345
図表220	呪(天医籤)		346
図表221	呪(杜洪霊宝大法)		346
図表222	呪(上清黄書過度儀)		347
図表223	呪(上清黄書過度儀)		348
図表224	九字切		349
図表225	善書の一部(台湾)		350

参考文献

　参考文献は「道教医学」に関係するもののみとし、他は全て省略してある。文中の書名により参考にされたい。

1) 道教と不老長寿の医学、吉元昭治、平河出版社(同訳本、台湾版、中国版、韓国版)、1989年1月
2) 道教医学導論、蓋建民、中華道統出版(台湾)、1996年2月
3) 道教与養生、韓建斌・他、文津出版社、1997年8月
4) 道教与中医、宋文彬・他、文津出版社、1997年8月
5) 論医中儒道仏、薛公忱、中国古籍出版社、1999年12月
6) 方術医学歴史、李建民、台北南天書局、2000年6月
7) 道教医学、蓋建民、宗教文化出版、2001年4月
8) 儒道仏与中医薬学、薛公忱、中国書店、2002年3月
9) 台湾民俗医療、揚翎、国立自然博物館、2002年5月
10) 中国医道、王君、中国医薬科技出版、2002年11月
11) 宗教与民俗医療、鄭志明、大元書房、2004年12月
12) 道教生死学、鄭志明、文津出版社、2006年5月
13) 宗教与中医学発微、越文、宗教文化出版、2008年12月
14) 道医概説、祝守明、中国古籍出版社、2009年3月
15) 道医講義、祝守明、中国古籍出版社、2009年4月
16) 道医学、熊春錦、団結出版社、2009年5月
17) 道家・道教の思想とその方術の研究、坂出祥伸、汲古書院、2010年2月
18) 道教医世思悲溯源、楊洋、巴蜀書社、2016年3月
19) 『道蔵』医方研究、張其成、中国中医薬出版社、2016年9月
20) 道教と科学技術、姜生著、三浦国雄訳、東方書店、1977年7月

あとがき

　中国での三大宗教といえば儒・仏・道教である。

　このうち儒教は人がこの世で生きる道すじを説き、社会と調和した治身・治家・治国を強調し、仁・義・智・礼・信や徳などを求めた。歴代の政治倫理の基本となり、表のものと言えよう。ただし、科挙とか宦官といった他国では見られない制度もあり、果してこれが宗教かとも言われている。

　仏教は中国にとっては外来宗教で、死後の幸せ、極楽往生を強調した。生前に善行を行い、施拾を施し、仏を一生懸命念じればそれはかなうと説いた。この世の苦しみを味わっていた一般民衆の熱い支持もあり、西方浄土はまさにユートピアとして表れたのであった。

　道教は中国固有のもので民間の中から生れた宗教であった。そのため、儒教の孔子、仏教の釈迦といった教祖がなく、老子をかついで道徳天尊として教祖の位置にすえた。仏教の体裁にならい、道像・道経・儀礼・道観(または宮、仏教でいう寺院に相当)なども設けた。

　道教は現世利益・不老長寿を大きな柱としていたから、人々に迎えられ、根強くつづいているが、その一段階前は老荘思想を中心とする道家の主張である、自然に、謙虚に、争わない、などという点もあったためか、他の儒・仏教に比べてパワーに欠け、そうグローバルでもない。日本道教学会が設立されたのは戦後、昭和26年であった。しかし乍ら、人間の在り方、生き方を問うもので他の宗教のような死後の世界(死後の幸せ、極楽・地獄——仏教の影響をうけて道教にもあるはあるが〔道蔵〕)を余り考えず、福禄寿というこの世の幸せを追求し願った宗教である。福と禄は金で買えても寿はどうにもならない。そこで養生を初めとして中国医学に接点を有するようになり、道教医学というものがうまれる。道教もふくめて中国古代思想は今のように科学的なものではなく、自然観から発した思想で、そこに天とか、道とか、一とか、という表現がうまれてくる。

　道教はその後、後漢時代の太平道、五斗米道という農民革命からうまれた宗教的結社が五斗米道に集約されて仏教の体裁にならって天師道をうみ、大体500年頃、仏教の刺激もあって道教という宗教的な姿になった。教祖も老子を道徳天尊といっていたが、元始天尊に代る(今では玉皇大帝、交替宗教といわれる)。また古代アニミズムの血をひいて多神教で、人体の各臓器にも各々身神がいて、神名と神姿がある(道蔵、黄庭経など)。そしてこれらの神々は五行説的に色どられている。古くは、朝鮮経由で仏教が伝来した時、当時の医学が伝えられた。また、後のキリスト教伝来と共にいわゆる南蛮医学がやってきた。以上の例でも分るように宗教単独でなく、医学をふくめた文化もセットで伝来するのである。中国に仏教が入って来たときもそうであろう。禅は500年頃、達磨がもたらしたが、禅のルーツはヨーガだから(インドと中国医学の接点は

あったと考えている)、やはり、宗教と医学は同源、つまり医宗同源、と見るべきである。

　以上をみても分かるように、中国古代の思想―宗教―医学は互につながりがある。しかし、今まで余り関心が寄せられていなかった憾みがある。このストレス社会にあって道教から教わる事は多い。そこで今回、これらの点を平易な文で説明し、また図表を供えて上梓した次第である。広い読者に読んでいただき多くの賛同をえたいとおもっている。

　なお、末尾の「参考メモ」は筆者の長い研究の思考のルートを備忘録的、メモ的に表示し、理解の援けとなるようにしたものである。本文と対照して御覧になっていただきたい。

　筆者がいわゆる東洋医学に関心をもち故間中喜雄先生の門を叩いたのは40歳すぎであり、故吉岡義豊先生について道教を知ったのは50歳近くと記憶する。この分野については晩学の身ではあったが、なんとか今日までこられた。

　なお筆を置くに当って、道教関係で御指導を賜り、また御助言をいただいた諸先生をお名前を挙げて感謝と御礼に代えたい(順不同、略敬称)。

　吉岡義豊・窪徳忠・宮川尚志・酒井忠夫・牧尾良海・福井文雅・中村璋八・秋月觀映・平野顯照・安井香山・野口鉄郎・坂出祥伸・遊佐昇・間中喜雄(医師)・傅維康(中国)・劉枝萬(台湾)・都珖淳(韓国)。

　また本書を世に出る機会を与えて下さり、出版の労をとられた勉誠出版の池嶋洋次社長、吉田祐輔氏、には心より深甚な謝意を述べたい。

　　　平成30年9月10日

　　　　　　　　　　　　　　　　　　　　　　吉 元 昭 治

著作一覧

No.	書　名	単・共著	出版年月	出版社
1	道教(第2巻)	共	1983.4	平河出版
2	足の反射療法	共訳	1984.3	医道の日本(19版)
3	薬籤について (牧尾良海博士領寿記念論集)	共	1984.6	山喜房
4	家庭療法事典	共	1984.7	潮文社
5	足の反射療法(実技篇)	共	1986.6	医道の日本(9版)
6	ラープ博士の体操療法	共	1987.5	医道の日本
7	道教と不老長寿の医学	単	1989.1	平河出版
8	図説顔面診治法(李家雄著)	単訳	1989.8	谷口書店(6版)
9	足のウラから病気を治す	単	1989.11	健友館
10	耳と体のツボ療法	共訳	1989.11	谷口書店
11	臨床医家のための鍼灸療法	単	1990.5	医道の日本
12	経脈操(李家雄著)	単訳	1990.7	谷口書店
13	台湾寺廟薬籤研究	単、中国語	1991.1	武陵出版(台湾)、⑦の台湾版
14	牧尾良海博士喜寿記念論集	共	1991.3	図書刊行会
15	道教와科学	訳、韓国語	1991.12	比峰出版(韓国)
16	道教与中医学(道教第2巻)	共、中国語	1992.1	上海古籍出版(中国)
17	道教와不老長寿医学	訳、韓国語	1992.2	オープン・ブックス(韓国)
18	中国の霊籤・薬籤集成	共	1992.3	風響社
19	道教与不老長寿医学	訳、中国語	1992.9	四川出版(中国)
20	顔面望診法(李家雄著)	単、訳	1993.1	鼎談社(韓国)
21	この病気にこの刺激	単	1993.4	法研
22	養生外史(日本編)	単	1994.10	医道の日本
23	道教事典	共	1994.3	平河出版
24	養生外史(中国編)	単	1994.6	医道の日本
25	ダイオード療法	単	1994.11	エンタープライズ社
26	足の裏刺激健康法	単	1994.11	実業之日本
27	不老長寿と100の智恵	単	1995.6	ベストセラーズ社
28	中国養生外史	訳(中国語)	1996.1	武陵出版(台湾)
29	中国名医案内	監訳	1996.1	河出書房
30	方薬合編	共	1996.1	谷口書店
31	局所診断治療学	単	1996.3	エンタープライズ社
32	顔相診断法(李家雄著)	監修	1996.3	谷口書店

No.	書　名	単・共著	出版年月	出版社
33	マルチハンドブック	監修	1996.4	医道の日本
34	長生不老100招	訳(中国語)	1997.5	暖流出版(台湾)
35	台湾寺廟薬籤研究	訳(中国語)	1997.7	武陵出版(台湾)
36	脚底図解、脚底指圧法	訳(中国語)	1997.11	武陵出版(台湾)
37	발의 반사 요법(足の反射療法)	訳(韓国語)	1998.11	ラブライン社(韓国)
38	不老長寿への旅	単	1998.12	集英社
39	変弱	単	1999.9	医道の日本
40	業績集	単	1999.9	私費出版
41	図解リフレックソロジー	共	2001.10	医道の日本
42	講座道教(Ⅴ)	共	2001.2	雄山閣
43	道教と不老長寿の医学	単	2001.2	平河出版(改訂版)
44	漢方名医マップ	共	2001.5	源草社
45	日本伝説紀行ガイド	単	2001.7	勉誠出版
46	東洋医学の本	共	2001.8	学習社
47	日本全国神話伝説道指南	単	2003.10	勉誠出版
48	まんが漢方入門(中国語→訳)	単、訳	2004.4	医道の日本
49	中国の暮しと文化	共	2005.3	明石書院
50	五〇代からの健康	単	2005.7	勉誠出版
51	健康なからだの基礎	共	2006.4	市村出版
52	足からカラダをなおす本	共	2006.11	枻(えい)出版
53	北京探訪	共	2009.2	愛育社
54	日本全国神話伝説の旅	単	2009.4	勉誠出版
55	笑う門	単	2010.9	勉誠出版
56	老荘とその周辺	単	2011.2	谷口書店
57	鍼灸雑記	単	2011.8	医道の日本
58	「道蔵」等中国医学関係経典索引	単	2013.9	勉誠出版(私費出版)
59	日本の神話・伝説を歩く	単	2014.8	勉誠出版
60	内経・神農本草経分析	単	2016.7	医聖社
61	中・近世の傑人の医学	単	2017.8	医聖社
62	チャクラ・丹田・奇経八脈と禅	単	2018.3	医聖社
63	図説　道教医学	単	2018.10	勉誠出版
64	論文集	単	2018年中	医聖社(近刊)
65	高野長英と蘭医学	単	近刊	医聖社
66	達磨さんが転んだ	単	近刊	山川記念文化財団
67	忘れかけた言葉	単	近刊	医家芸術

索　引

人名索引

【あ行】

威王　　55, 71, 104
禹　　6, 9, 10, 11, 26, 47, 48, 49, 91, 105,
　　107, 108, 111, 112, 114, 116, 126, 197
干(于)吉　　162
偃師　　69
炎帝　　6, 7, 8, 9, 95
王羲子　　180
王喬　　97
王重陽　　138
王冰(王砅)　　54, 144, 148
王母娘々　　147

【か行】

郭璞　　11, 69, 113
華佗　　140, 141, 145, 147
葛洪　　57, 137, 142, 143, 147, 149
関尹　　64, 65
韓嬰　　56, 123
管仲　　28, 68, 69
韓非子　　83, 109
魏華存　　143, 180
箕子　　26, 47
岐伯　　9, 11, 14, 15, 130, 139, 145, 200
魏伯陽　　53, 149
共工　　6, 7, 63, 95, 115, 116
堯帝　　105
許遜　　141, 142, 145
屈原　　56, 126
窪徳忠　　118
軒轅氏　　7
寇謙之　　143
孔子　　8, 26, 40, 41, 47, 53, 56, 65, 66, 69,

72, 77, 79, 80, 81, 82, 83, 89, 98, 99, 100,
101, 103, 105, 106, 108, 123
后稷　　105, 115, 116
亢倉子　　65, 66
公孫丑　　104
黄帝　　3, 6, 7, 8, 9, 11, 14, 15, 24, 39, 40,
57, 63, 64, 69, 78, 83, 84, 86, 87, 89, 91, 95,
102, 114, 115, 116, 120, 123, 130, 139, 140,
142, 145, 169, 190
皇甫謐　　9, 11, 141, 147
五帝　　6, 40, 167, 177
呉猛　　142

【さ行】

左慈　　31, 126, 142
三皇　　6, 145, 153, 167, 177, 197
始皇帝　　7, 11, 12, 29, 50, 55, 56, 87, 88,
　　99, 103, 133, 134
司馬遷　　113
蚩尤　　7, 9, 116
周穆王　　69, 147
祝融　　6, 7, 10, 116
荀子　　106
少典　　7, 8
聖徳太子　　99, 101, 130, 133
女几　　131
神農(炎帝)　　7, 95
申不害　　83, 102, 109
瑞頊　　9, 40
燧人氏　　6, 11
西王母　　69, 114, 115, 116, 125, 147
赤松子　　114, 155
顓頊　　6, 56
顓頊　　9, 63, 95, 115, 116

474

荘子　　　19, 56, 62, 71, 72, 73, 74, 75, 76, 79, 81, 82, 102

曹参　　　83

孫思邈　　16, 138, 143, 145, 147

孫星衍　　124

【た行】

大暤　　　95

太公望　　104

趙学敏　　138, 144, 145

張君房　　119, 191

張騫　　　113

張従正　　54

帝堯　　　6, 9, 95, 115

帝嚳　　　6, 9, 40, 115

帝舜　　　6, 9

湯王　　　63

陶弘景　　8, 89, 124, 143, 180, 193

盗跖　　　81, 82, 91

竇太后　　84, 102

董仲舒　　31, 47, 48, 51, 61, 84

董奉　　　141

曇鸞　　　143

【な行】

娘娘　　　147

任継愈　　123

【は行】

白隠　　　17

斑固　　　47

平田篤胤　198

ファン・フーリック　　132

伏羲氏　　6

武帝　　　11, 12, 26, 31, 38, 47, 61, 84, 102, 103, 133, 135, 143, 147, 197

聞一多　　134

文摯　　　91

碧霞元君　147

ヘロドトス　　133

扁鵲　　　55, 56, 68, 98, 118, 122, 123, 139, 140, 144, 145, 147, 200

褒姒　　　50

彭祖　　　76, 89

庖丁　　　77

墨子　　　56, 89, 105, 106, 107, 108

保生大帝　　145, 146, 147

【ま行】

媽祖　　　146, 147

孟子　　　71, 83, 102, 103, 104, 105, 106, 107, 109

森立之　　124

【や行】

山田慶兒　　56, 139

有巣氏　　6, 11

俞跗　　　98

揚継洲　　157

瑤地金母　147

【ら行】

欒大　　　135

陸修静　　119, 143

李時珍　　8, 124, 145

劉安　　　29, 93

劉温舒　　54, 148

劉完素　　147, 148

劉向　　　47, 48, 51, 55, 56, 57, 113, 115, 123, 131

劉鉄雲　　145

呂不韋　　29, 87

索　引

書名索引

【あ行】

医学入門　138
諱詩外伝　56
医心方　129, 131, 137
運気7篇　54, 148
雲笈七籤　8, 119, 136, 138, 154, 155, 183, 191
易緯乾鑿度　4
易外別伝　157
易経　53, 54
淮南子　5, 6, 7, 9, 13, 20, 29, 31, 40, 51, 82, 87, 91, 93, 108, 115, 125, 135, 161
淵源道妙洞真経　157
往生要集　17
王冰注　144
遠羅手釜　17

【か行】

海外西経　113, 115, 116
海外東経　113, 115
海外南経　6, 113, 114
海外北経　113, 115
海内経　6, 10, 113, 116
海内西経　113, 115
海内東経　6, 113, 115, 196
海内南経　113, 115, 135
海内北経　113, 115, 116
郭店楚簡　60
河上公章句　45, 61
河図　43, 45, 46, 47, 53, 187
串雅内外篇　145
管子　19, 28, 29, 39, 45, 46, 128
韓詩外伝　27, 123
漢書　5, 7, 8, 28, 29, 41, 47, 55, 62, 83, 129, 193
漢書芸文志　61, 102, 113, 124, 129, 132, 140, 144
漢書五行志　41, 47, 48, 49, 50, 51

還眞集　127
還丹衆仙論　151
韓非子　6, 11, 83, 109
奇経八脈考　145
魏志倭人伝　115, 198
急救仙方　137, 138, 141, 153, 159
玉房秘決　129, 131, 132
儀礼　26
金鎖流珠引　111, 197
今文尚書　27, 44
金瓶梅　132
旧唐書　38, 53, 129, 143, 149
公羊春秋　47, 51
芸文類聚　5
元始天尊説薬王救八十一難経　140
玄珠密語　158
玄都宝籤　119
元命苞　39
孝経　41, 45
孔子家語　31
高士伝　9, 61, 141
黄庭　179, 181, 190
黄庭外景経　180
黄帝九鼎神丹経訣　154
黄庭経　120, 123, 143, 159, 161, 179, 180, 181, 182, 186, 187, 190, 191, 192
黄庭経類　120, 179, 180
黄帝甲乙経　45
黄帝四経　84, 86, 101, 102
黄帝素問霊枢集註　158
黄帝内経　13, 15, 16, 17, 20, 27, 54, 93, 125, 139, 140, 141, 144, 145, 180, 187, 191, 192
黄帝内経蝦蟇経　15, 125
黄帝内経章句索引　123, 124
黄帝内経素問　7, 8, 9, 42, 43, 45, 46, 54, 76, 198
黄帝内経素問遺篇　158
黄帝内経霊枢　40, 96

476

黄庭内景経　　180, 181
黄庭内景玉経　　180
黄帝八十一難経　　13, 44, 140
黄帝八十一難経纂図分解　　159
黄帝八十一難経註蔵図序論　　158
黄帝養生法　　43
洪範　　26, 40, 41, 46, 47, 129
洪範九疇　　26, 47, 51
五嶽眞形図説　　198
後漢書　　47, 134, 137, 140, 141, 190
五行大義　　38, 44
国語　　7, 9
穀梁春秋　　47, 51
五経　　46
古今医統大全　　138
五十二病方　　101, 110, 111, 112, 126, 200
古文尚書　　26, 27, 44

【さ行】

西遊記　　13
三関四象図　　127
三元延寿参賛書　　92, 152
三国志　　140, 194
三洞経書目録　　119
三洞珠嚢　　153, 154
三洞枢機雑説　　157
史記　　4, 6, 8, 9, 40, 47, 55, 56, 57, 61, 62,
　　71, 72, 76, 83, 87, 99, 102, 107, 113, 116,
　　123, 125, 133, 134, 135, 139, 196
四気攝生図　　152, 156, 191
至言総　　153
次校正　　144
七損　　130
七略　　55, 113
辞典類　　120
子不語　　131
釋史　　6
釋名　　39, 76, 133
拾遺記　　6, 7
周易　　18, 40, 43, 47, 53
周易参同契　　53, 127, 149
修眞十書　　151, 191

修眞十書雑篇捷経　　136
修身十書諸雑著指玄篇　　156
修真精義雑論　　151
修丹妙用至理論　　156
十薬神書　　137
周礼　　12, 29, 44, 118, 139
荀子　　9, 89
春秋　　47
春秋左氏伝　　27, 43
春秋繁露　　31, 39, 40, 42, 47, 161
傷寒論　　11, 26, 112, 139, 140, 144
尚書　　25, 26, 40, 41, 46, 47, 129, 199
上清黄書過度儀　　179, 200
上清黄庭経解　　180
上清子金丹大要妙用　　153
上清太一帝君大円隠書解胞十二結節図
　　197
上清太上帝君九真中経　　155
上清明鑑要経　　154
上清霊宝　　138
上清霊宝済度大成金書　　195
上清霊宝大法　　131, 137, 138, 159, 192,
　　194, 195, 199
正統道蔵　　118, 119, 121
証類本草　　8, 124
書経　　27, 47
初校正　　144
諸病源候論　　128
鍼灸甲乙経　　9, 11, 45, 141
鍼灸聚英　　128
針灸大成　　157
真誥　　143, 157
新校正　　144
新修本草　　8, 124
神仙伝　　8, 57, 61, 126, 141, 142, 149
神仙服食霊草菖蒲丸方　　152
新唐書　　38, 143, 144
神農本草経　　7, 8, 116, 123, 124, 126, 136,
　　143, 151, 154
神農本草経集注　　8, 124, 143
眞霊位業図　　143, 193
隋書　　8, 28, 38, 124, 125, 129, 140, 144

索　引

図経衍義本草　　124, 152, 196
聖済総録　　54, 148
西山経　　7, 113, 114, 116
石薬爾雅　　154
説苑　　47, 53, 123
山海経　　6, 7, 9, 10, 69, 76, 113, 114, 116,
　　125, 134, 135, 138, 147, 196
千金翼方　　144
仙都志　　154
蔵外道書　　119, 180
宋史　　31, 38, 129, 140, 144
荘子　　5, 6, 9, 19, 56, 59, 62, 63, 64, 65, 70,
　　72, 73, 75, 77, 78, 79, 82, 83, 93, 95, 97, 99,
　　111, 115, 123, 128
捜神記　　7, 9
雙梅景闇叢書　　132
楚簡老子　　56, 185
素女経　　131, 132
素女方　　129, 131, 132
素問　　8, 12, 13, 14, 15, 16, 17, 19, 20, 22,
　　25, 27, 30, 31, 46, 51, 54, 59, 87, 91, 96,
　　116, 120, 123, 124, 125, 127, 130, 140, 144,
　　148, 150, 155, 184, 187, 189, 198
素問玄機原病式　　54, 128, 148
素問玄珠密語　　54
素問入式運気論奥　　54, 148
孫真人備急千金要方　　22, 153, 154, 159

【た行】

大玄宝典　　153
大荒東経　　9, 113, 115
大荒南経　　113, 115
大荒北経　　113, 116
太上感応篇　　60, 82, 98, 200
太上感応篇箋注　　136
太上助国救民総眞秘要　　160, 196, 197
太上除三尸九虫保生経　　111, 136, 137,
　　153
太上肘後玉経方　　152
太上霊宝五符序　　152
太上霊宝柴草品　　155, 196
太清経断穀法　　152

太清神黄真経　　156
太清石壁記　　154
大戴礼記　　8, 9
太平経　　21, 22, 24, 25, 45, 61, 62, 76, 86,
　　123, 161, 162, 174, 178, 179, 180, 192, 194,
　　195, 198
太平経合校　　73, 126, 162, 179
太平御覧　　6, 125
太平清領書　　162
丹房須知　　154
仲夏紀　　90
中華道蔵　　119
中国五千年性の文化史　　132
中国古代房室養生集要　　132
中国女性の歴史　　132
中国の暮しと文化　　76
中国の霊籤・薬籤集成　　193
肘後卒救方　　142
肘後備急法　　137, 143
肘後百一方　　143
中山経　　113, 114, 116
中蔵経　　141
長生詮経　　127
長生胎元神用経　　155
枕中記　　144, 152
通史　　125
帝王世紀　　40
天下至道談　　110, 131
天地陰陽交歡大楽賦　　132
導引図　　110, 113, 140, 143
道教と不老長寿の医学　　137, 138, 148,
　　199
洞玄子　　132
洞元霊宝道学科儀　　153
東山経　　113, 114
登眞隠決　　143
道枢　　22, 127, 136, 138, 157
道蔵　　22, 23, 53, 61, 71, 73, 92, 111, 116,
　　119, 120, 124, 125, 131, 137, 140, 143, 144,
　　145, 148, 149, 151, 155, 161, 162, 179, 186,
　　193, 194, 196, 197, 198
道蔵索引類　　119

道蔵輯要　119, 155, 200
道蔵提要類　120
「道蔵」等中国医学関係経典索引　120, 121, 151
道典　120
道徳経　57, 59, 119
道法会元　137, 196
湯問　5, 63, 65, 68, 69, 71

【な行】

南華真経　72
難経　13, 72, 145
南山経　113, 114, 116
南総里見八犬伝　99
肉蒲団　132
日本全国神話・伝説の旅　127

【は行】

八益　131
脾胃論　128
備急千金方　16, 143
白虎通義　27, 33, 39, 41, 42, 45
『表解』「神農本草経」　124
『表解』「素問・霊枢」　123
文子　30, 31, 57
扁鵲偃側針灸図　140
扁鵲肘后方　140
抱一子三峯老人丹訣　156
茅山志　154
封禅書　76, 134
抱朴子　6, 18, 20, 21, 76, 92, 111, 123, 127, 129, 135, 136, 137, 138, 142, 143, 161, 170, 180, 194, 197
北山経　113, 114, 116
穆天子伝　11, 69
本草綱目　8, 124, 145
本草綱目捨遺　145

【ま行】

馬王堆出土帛書　5, 41, 60, 84, 126, 131
万寿道蔵　119
万病回春　131

孟子　5, 85, 103, 107

【や行】

夜船閑話　17
養性延命録　13, 89, 117, 122, 143, 159
夜鳴く鳥　56, 139

【ら行】

礼記　3, 6, 17, 18, 29, 30, 31, 32, 39, 43, 44, 46
洛書　47, 53
離騒　56, 115, 126
立教十五論　138
呂氏春秋　9, 19, 20, 29, 30, 87, 88, 90, 93, 94, 108, 135, 161
類経　128
霊剣子引導子午記　156
霊枢　7, 13, 14, 15, 16, 17, 28, 30, 31, 41, 45, 51, 91, 96, 120, 123, 124, 125, 127, 128, 129, 130, 139, 144, 148, 149, 155, 180, 190, 197, 198, 199
霊宝玉鑑　137
霊宝領教済度金書　137, 183, 195
列子　5, 19, 56, 62, 63, 65, 68, 69, 70, 71, 74, 76, 79, 82, 86, 95, 123
列女伝　9, 47, 103, 141
列仙全伝　143
列仙伝　8, 57, 131
楼護伝　8
老残遊記　145
老子　4, 13, 18, 30, 41, 45, 53, 57, 58, 59, 60, 61, 62, 64, 71, 72, 75, 82, 83, 84, 86, 93, 97, 101, 102, 127, 187, 188
老子·想爾注　61, 62
呂祖全書　27
論語　30, 55, 56, 57, 83, 98, 99, 101, 105, 108, 123

【A-X】

Sexual life in Ancient China　132

事項索引

【あ行】

医易同源　52, 53, 54
医家　26, 55, 56, 88, 122, 123, 139, 140, 148
医家の存在　55, 122
医系の分類　139
医宗同源　8
一　18, 90, 94, 95
一（道）　87
医道同源　8
糸脈　146
医薬神　141, 145, 147
医薬神の分析　147
殷墟文化　3, 4
陰陽　4, 5, 6, 13, 14, 15, 16, 18, 20, 21, 24, 25, 28, 30, 31, 32, 33, 34, 35, 36, 38, 40, 41, 43, 46, 47, 48, 49, 50, 52, 54, 55, 61, 64, 74, 84, 85, 86, 88, 91, 93, 94, 95, 102, 118, 124, 126, 128, 144, 148, 149, 156, 157, 158, 162, 163, 165, 166, 167, 171, 172, 173, 174, 178, 184, 185, 186, 188, 189, 190, 197
陰陽風雨晦明　43, 44
殷暦　52
羽人　135
禹歩三　111
禹歩図　197
運気七篇　148
運気説　12, 27, 54, 144, 148, 197
運気論　41, 54, 148
榮気　128
衛生の経　78
衛気　14, 15, 44, 128
易　40, 45, 46, 47, 49, 50, 52, 53, 54, 55, 62, 81, 100, 118, 148, 149, 183
温故而知新　99

【か行】

解結　128, 197

外三宝　59, 127, 128
蓋天説　12
解絡　128
各家の五行説　28
華山　26, 31, 40
華胥の国　63, 64
風は百病の本　150
火宅　62
下丹田　13, 130, 136, 156, 158, 181, 183, 184, 185
月令　29
禍福　60, 82, 84, 98, 198
干支　39, 40, 41, 42, 52, 148, 172, 195, 198
寒食散　141, 144
還精補脳　128, 129, 130
串鈴医　56, 139, 144
漢暦　52
気　12, 54, 128
奇貨おくべし　87
気穴　16, 157
季秋　35
姫水　7, 8
偽道養形、真道養神　127
杞憂　70
九宮八風　15, 41, 125, 148, 149
九竅　13, 14, 16, 22, 28, 30, 31, 34, 41, 72, 91, 96, 98, 130, 158, 184, 186
九浅一深　131
九虫図　137
仰詔文化　3, 4
姜水　7
仰天俯地　12
杏林　141
鉅子　108, 109
許真人　141
虚無恬愉　93
今文説　27, 29, 30, 61
愚公山を移す　71
籤　128, 151, 193, 198, 200

九字切　　200

国　　59

卦　　49, 50, 53

軽身　　8, 124, 151

熒惑星　　26, 185

下関　　127, 156, 184

夏至　　12, 33, 35, 36, 125, 150, 156, 174,
　177

血気　　22, 33, 34, 39, 86, 96, 97, 106, 131

元気　　128

現世利益　　122, 129, 132

玄牝　　58, 64

玄武（亀蛇）　　36

紅鉛　　112, 131

黄巾の乱　　91

恒山　　26, 31, 40, 197

庚申信仰　　78, 127

後世畏るべし　　100

浩然の気　　104

『黄庭経』に出現する鍼灸経穴名　　191

『黄庭経』の総括　　191

黄帝を冠名とする経典　　120

後天三宝　　127

後天の気　　127, 128

後天の精　　128

洪範九疇　　26, 47, 51

孔墨の教え　　89

蝙蝠　　129

黄老思想　　83, 102, 120

黄老道　　83, 84, 86, 125

五運　　14, 54

五運六気　　54, 148

五音　　14, 15, 16, 28, 30, 37, 38, 41, 43, 59,
　90, 94, 127, 171

五菓　　44

五岳　　6, 31, 40, 63, 169

五岳図　　197, 198

五官　　40, 45, 160, 181, 184, 185, 187

五行　　14, 21, 22, 24, 26, 27, 30, 31, 32, 34,
　36, 37, 38, 39, 40, 41, 42, 44, 45, 47, 50, 51,
　52, 53, 55, 60, 61, 62, 84, 95, 96, 124, 128,
　148, 149, 156158, 163, 164, 165, 167, 168,

169, 171, 172, 173, 181, 186, 187, 197, 198

五行相克説　　91

五行相生説　　95

五禽戯　　140

五穀　　44, 45, 76, 105, 190

心　　97, 127

五山　　26, 63

腰　　17, 34

五事　　46, 47, 48, 50, 51

五色　　6, 11, 28, 29, 30, 38, 42, 43, 44, 51,
　59, 62, 89, 94, 127, 158, 180, 189

五十二病方　　101, 110, 111, 112, 200

50歩100歩　　103

五常　　30, 41, 44, 46

戸枢不螻　　89

五星　　12, 22, 26, 40, 41, 117, 158, 167,
　171, 173, 185, 187, 189

五声　　16, 29, 43, 44, 158

五石散　　141

五蔵　　13, 16, 44, 45, 164, 167, 168, 173,
　189

五蓄　　44

骨蒸　　137

五帝　　6, 40, 167

五斗米道　　61, 91, 116, 178, 194

五福六極　　129

古文説　　27, 30, 61, 73

五方　　24, 40, 198

五味　　11, 28, 29, 30, 37, 38, 42, 43, 44, 59,
　89, 90, 94, 124, 127, 183, 188, 190

五惑星（五星）　　26

渾天説　　12

【さ行】

塞翁馬を失う　　82

歳星　　26, 95

雑家　　29, 87, 93

殺三虫　　124

坐忘　　5, 77, 78

三官（天官、地官、人官）　　190, 194

三官（目、耳、口）　　97

三関　　97, 127, 184

481

索　引

三魂七魄　　136, 183, 197

三魂七魄図　　137

三尸九虫　　137, 195

三尸説　　136, 161

三神　　184, 186

三星堆遺跡　　4

三大思想　　118

三丹田　　181, 184, 185, 186, 187

山中宰相　　143

三洞四輔　　119

三百六十五　　16, 17

三宝　　127, 158

三要　　157

支　　42

時間尺　　10

四季　　12, 14, 15, 16, 19, 21, 22, 24, 27, 28,
　　29, 30, 32, 34, 35, 36, 40, 41, 44, 52, 53, 61,
　　64, 66, 74, 86, 93, 95, 118, 125, 149, 150,
　　162, 164, 165, 166, 167, 171, 178, 188

子午流注　　54

四神　　26

至人　　65, 72, 76, 77, 78, 80, 92

肢体不自由者　　65, 79, 81

七損八益　　130, 131

十干　　52, 148, 178

シッダ医学　　187

漆葉青黏散　　137, 140

出藍の誉れ　　89, 106

紫微宮　　12, 117, 167

四風　　26

四方　　110, 112

借字　　110

呪　　121, 151, 193, 198, 199, 200

中春　　35

十二支　　39, 52, 148, 178

十二少　　159

十二多　　159

周暦　　52

儒教　　24, 31, 84, 99, 106, 108, 117, 132

祝　　111

祝由　　198

呪術方法　　126

寿星　　129

寿老人　　129

循環の思想　　11, 12, 16, 66

順天　　13, 75

春分　　12, 33, 35, 38, 118, 125, 150, 173

蒸　　36, 137

小宇宙　　12, 17, 26, 38, 125, 185, 190

上関　　127, 184

小国寡民　　59, 82

衡山　　26, 40, 197

上清派　　131, 143, 180, 191, 194

上丹田　　130, 136, 156, 158, 180, 181, 183,
　　184

上・中・下薬　　8, 124

承負　　66, 163, 178

稷下の学　　55, 83, 103

食と性　　5, 105

稷門　　55

食養　　100, 113, 144

諸子百家　　26, 55, 56, 87, 98, 103, 109,
　　122, 123

女子布　　110, 112

仁　　30, 31, 33, 44, 45, 46, 56, 75, 99, 100,
　　101, 103, 104, 105, 106, 108, 146, 170, 173

人蝦　　131, 132

鍼灸　　5, 12, 17, 21, 54, 73, 113, 121, 126,
　　130, 141, 144, 145, 151, 155, 191, 199

心斎　　77

真人　　76, 77, 158, 167, 168, 175, 182, 185,
　　187, 188, 190

辰星　　9, 26, 95, 185

腎精　　121, 128, 130, 186

神仙説　　11, 62, 63, 64, 65, 69, 76, 129,
　　132, 133, 134, 135

神仙説の起源　　133

神仙説の西方起源説　　134

神仙説の芽生え　　62, 64, 76

心臓　　22, 31, 34, 45, 68, 69, 94, 96, 127,
　　160, 182

神人　　72, 76, 77, 114, 156, 165, 167, 168,
　　175, 176

神農　　6, 7, 8, 89, 95, 114, 116, 145, 148

秦の東西交流　　133
図　196
水・病・兵・火　　24
髄海　130
嵩山　7, 9, 26, 31, 40, 197
スキタイ　　133
須佐の高山　　8
性　　5, 39, 40, 42, 98, 105, 106, 107, 127,
　　129, 130, 131, 132
生　129
精　128, 129
性悪説　　106, 107
精気神　　54, 78, 90, 97, 126, 127, 128, 130,
　　162, 174, 178, 180, 183, 184, 185, 191
西戎　　11, 134
西周文化　　4
清浄恬愉　98
精神　97
性善説　　103, 105, 106
生長収蔵　　19, 150
西方起源説　　11, 69, 76, 134, 135
性命双修　127
青龍　26, 36
生老病死　66
赤鳥(朱鳥)　36
石器時代　3, 10
璇璣玉衡図　160
賤・験・便　145
善書　136, 193, 200
先生　55, 85, 141
先天三宝　127
先天の気　128
先天の精　128
仙人　133, 135
宣夜説　12
相克(相勝)　27
荘周の夢　75
相生　27, 34, 38, 41, 95, 96
蔵府形状之図　121
走方医(串鈴医)　144
惻隠の心　104

【た行】

太易　4, 19, 62
太一生水　41, 60, 61, 124, 185
太一神　149, 150
太一余糧　124
大宇宙　12, 17, 26, 38, 125, 185, 190
大寒　35
太極図　25
内経図　130, 159, 191
泰山　12, 26, 31, 40, 169
太始　4, 19, 62, 94
太初　4, 5, 19, 62
太素　4, 19, 62, 125
太白星　26, 185
大汶口文化　4
『太平経』の総括　178
『太平経』の内容　162
太平道　91, 116, 178, 194
涿鹿　9
丹田　158, 160, 181, 186, 187, 189
智　30, 44, 46, 104, 105, 110
地関　127, 181, 184
治国治身　18, 19
治身治国　91
中夏　27, 35, 36, 40
中関　127, 156, 184
冲虚至徳眞経　71
中宮　149, 174
中国医学、道教医学と道教　122
中国伝統医学と道教医学の接点　122
中秋　35
中丹田　130, 136, 156, 158, 181, 183, 184
中冬　35
中府　14
中和　11, 24, 34, 38, 43, 62, 100, 126, 161,
　　163, 165, 166, 169, 174, 188
頂・串・截　145
長夏　27, 29, 30, 37
朝三暮四　74
重陽節　13, 146
治療法　56, 137, 138, 144, 159

索　引

陳蔡の厄　　56, 99, 101, 123
鎮宅霊符　　194, 195
泥丸　　127, 130, 136, 156, 158, 182, 185,
　　187, 197
定住医　　56, 139
天円地方　　12, 14, 20, 21, 22, 95, 128
天関　　127, 160, 184
天后　　146, 147
伝屍説　　137, 138
天師道　　118, 190, 194
篆書　　26, 27, 193
天上聖母　　146
天人合一(相関)思想　　28, 83, 84, 96, 117
天枢　　17, 116, 156, 185
塡星　　26
恬澹無為　　193
天・地・人　　18, 32, 124
天長地久　　18, 22, 60
天覆地載　　12, 16, 93, 200
東夷　　11
導引図　　110, 113, 140, 143
湯液　　121, 141, 151, 154, 159
登遐　　63, 65, 134
道教　　117, 118
道教医学　　121
道教医学と中国医学の流れ　　122
道教医学の基礎理論　　122
道教医学の三層構造　　121, 122
道教医学の周辺　　121
道教と医学　　110, 116, 121, 129, 161
道教と道教医学の基礎　　122
道教への素地　　76
道士医師　　138
道蔵　　22, 118, 119, 120, 121, 192
『道蔵』の医学的部分　　151
徳　　31, 32, 38, 40, 58, 59, 75, 79, 80, 81,
　　87, 91, 92, 93, 99, 100, 101, 103, 142, 165,
　　166, 167, 172, 173, 174, 188
徳澤下流　　59
吐故納新　　97
土用　　29, 30, 36, 37

【な行】

内三宝　　59, 127, 128, 130
内丹派　　129
南華眞人　　72
南蛮　　11
肉体(形)　　94
日蝕　　50, 51
入山符　　161, 194
二里頭文化　　3
人間万事塞翁が馬　　82

【は行】

肺癆　　137, 138
莫逆の友　　80, 81
藐姑射　　63, 76, 115
八卦　　6, 18, 27, 39, 45, 47, 51, 52, 53, 54,
　　57, 118, 148, 149, 150, 186, 187
八景神　　186
八風　　15, 16, 149
母　　3, 5, 9, 21, 39, 44, 57, 58, 59, 85, 103,
　　110, 112, 117, 128, 129, 141, 143, 145, 146,
　　147, 163, 164, 165, 171, 172, 178, 179, 184,
　　187
万物斉同　　19, 72, 73, 74, 75, 81
百草翁　　141
白虎(秋)　　36
病人　　61, 66, 67, 79, 91, 98, 107, 137, 138,
　　140, 157, 159, 163, 167, 168, 171, 183
斐季崗文化　　3, 9
尾閭　　130, 157, 184
巫　　53, 67, 68, 79, 98, 111, 113, 115, 116,
　　117, 118, 122, 133
符　　112, 121, 125, 131, 137, 142, 151, 157,
　　161, 162, 187, 193, 194, 195, 196, 198, 199,
　　200
巫医分離　　118, 122, 179, 192
複文　　179, 192
不周山　　7, 95, 116
符水治病　　194
符の種類　　194
符籙派　　194

文　　85
焚書抗儒　　55, 99
平衡理論　　24
兵馬俑　　11, 103, 134
遍歴医　　56, 139, 140, 144
彭琚　　136
彭矯　　136
方士　　7, 8, 61, 113, 116, 124, 125, 134,
　　135, 138, 194
封禅　　12, 116
房中　　5, 55, 121, 124, 126, 128, 129, 131,
　　132, 144, 200
彭躓　　136
卜　　31, 53, 55, 116, 167
墨守　　108
北辰　　149
卜筮　　53
北狄　　11, 116
北斗七星　　12, 17, 22, 39, 117, 149, 160,
　　164, 185, 196
祠　　36
北極星　　12, 17, 99, 117, 149, 150, 163,
　　167, 169
本草　　7, 8, 121, 151, 154

【ま行】

麻沸散　　140
摩耶夫人像　　135
水　　58
道　　18, 57, 64, 75, 84, 94
道と法　　84
無為自然　　63, 64, 72, 75, 84
目、耳、口　　78, 97
命門　　46, 72, 121, 130, 156, 158, 160, 181,
　　184, 188, 189
孟冬　　29, 33, 35
孟母三遷の教え　　103

【や行】

薬王　　140, 144, 145
薬皇　　145
薬効数と順位　　124

楊朱　　69, 71
養生　　38, 60, 62, 68, 77, 78, 88, 89, 97, 98,
　　124, 126, 129, 132, 136, 143, 144, 161, 174,
　　182, 192, 200

【ら行】

裸虫　　169
龍山文化　　4
流水不腐　　89
良渚文化　　4
輪廻思想　　4
礼　　5, 29, 30, 33, 36, 44, 45, 46, 55, 65, 75,
　　81, 98, 100, 104, 105, 106, 108, 141
鈴医　　56, 139, 144
霊応薬王扁鵲君　　140
礼楽　　32, 77, 78, 80, 90, 99
霊宝針　　160, 199
歴法　　52
列姑射　　63, 64, 76
老子帛書　　101, 102
六気　　43, 44, 45, 54, 158, 182
六甲　　52, 125, 125, 126, 171, 176, 195
六府　　29, 44, 45, 189
呂律　　29

【わ行】

淮南　　93
淮南鴻烈　　93
和光同塵　　60, 73, 189

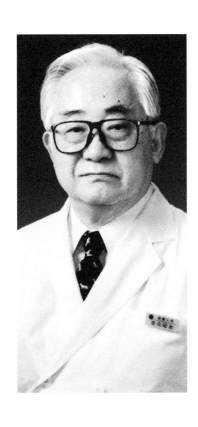

著者略歴
吉元昭治（よしもと・しょうじ）

1928年（昭和3年）	東京神田に生れる。
1950年（昭和25年）	順天堂医学専門学校卒。国立東京第一病院実地修練。
1951年（昭和26年）	順天堂大学産婦人科教室入局。
1963年（昭和38年）	小平市に吉元病院を開設。現在に到る。

この間、医学博士、順天堂大学講師、非常勤講師等。米国カリフォルニア州鍼灸師、ドイツ鍼アカデミー名誉会員、中港中医師公会名誉会長。

研究略歴
○道教、道教と中国医学との関係についての研究・発表
○全国47都道府県を「神話と伝承」の取材と出版
○リフレクソロジー（足の反射療法）を日本に初めて紹介、普及
○鍼麻酔の研究
○鍼灸療法の臨床
○漢方薬の治験発表
○ダイオード療法の開発
○レーザ療法の改良
○薬籤の集成
○蜂鍼の研究
○「人体反射理論（局所理論）」の展開と発表
○「人体情報信号系理論」の展開と発表
○随筆の執筆、落語等を書く

図説 道教医学
東洋思想の淵源を学ぶ

2018年10月25日　初版発行

著　者　吉元昭治
発行者　池嶋洋次
発行所　勉誠出版株式会社
　　　　〒101-0051　東京都千代田区神田神保町3-10-2
　　　　TEL：(03)5215-9021（代）　FAX：(03)5215-9025

印刷・製本　中央精版印刷

©YOSHIMOTO Shoji 2018, Printed in Japan
ISBN978-4-585-24009-9　C3047

日本全国
神話・伝説の旅

日本のあけぼの飛鳥・宇陀から渡来人の足跡まで、日本人のルーツを今に伝える800以上の伝承地を、1200超の豊富な写真資料とともにフルカラーで紹介。

吉元昭治 著
本体 9,800 円（＋税）

日本の神話・
伝説を歩く

日本各地には神話・伝説・伝承を伝える史跡や遺物が数多く残されている。日本文化の根源を知るためのガイドブック。400箇所にわたる伝承地をカラー写真で紹介！

吉元昭治 著
本体 4,800 円（＋税）

５０代からの
健康ハンドブック

がんや糖尿病など熟年層のかかりやすい病気の予防法・対処法、各種健康診断データの読み方など、知っておきたい知識が満載。

吉元昭治 著
本体 2,400 円（＋税）

落語　笑う門
おなじアホなら笑わにゃ
そんそん

妙薬は口を通らず笑いを生ず。名付けて『笑う門』　別名「医者いらず」またの名「大菩冊」。病前に味読すれば、邪気欝気を払い元気潑刺。名医が処方する究極の妙薬！

吉元昭治 著
本体 1,000 円（＋税）